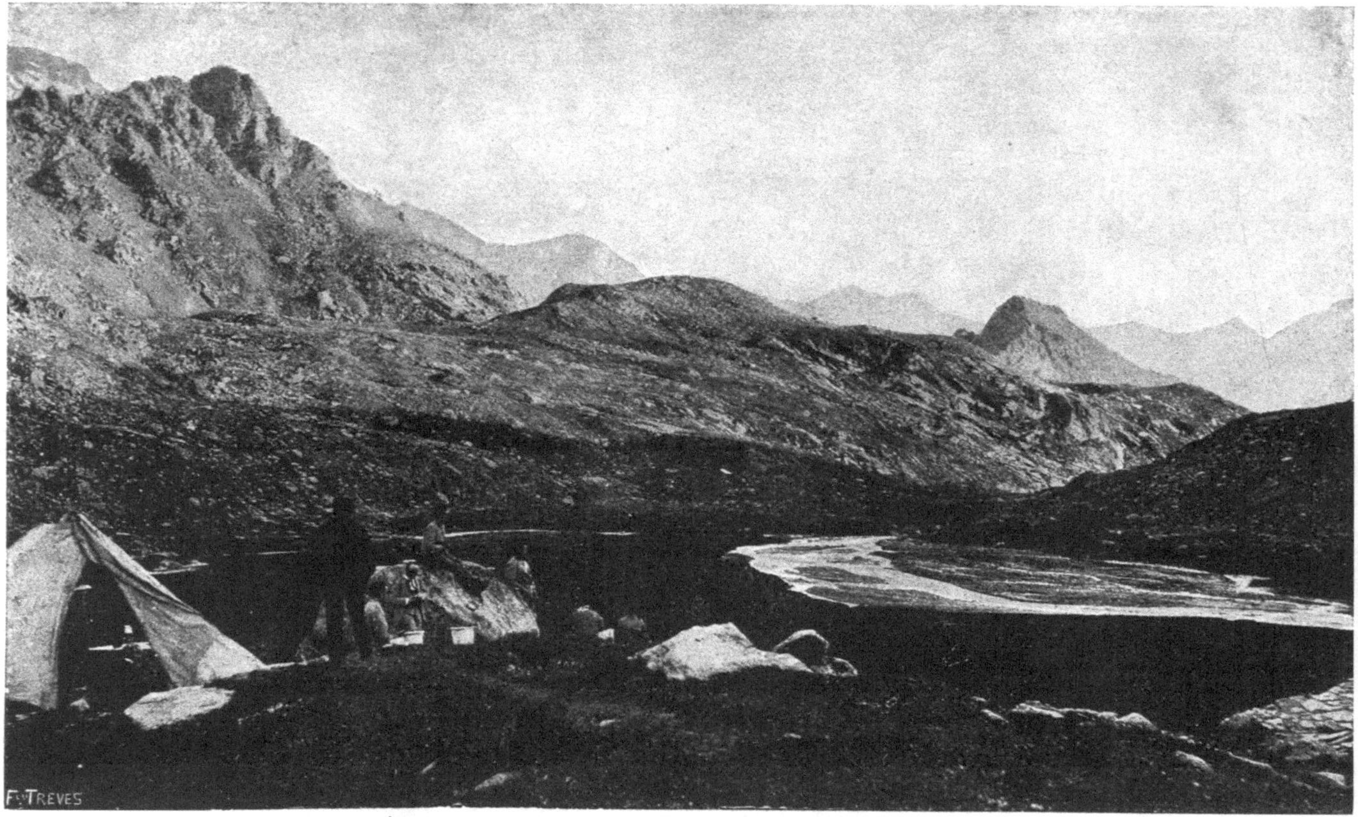

Lager bei Indra (2515 m ü. d. M.).

DER MENSCH AUF DEN HOCHALPEN.

FORSCHUNGEN

VON

ANGELO MOSSO,
PROFESSOR AN DER UNIVERSITÄT TURIN.

MIT ZAHLREICHEN FIGUREN, ANSICHTEN UND TABELLEN.

LEIPZIG,
VERLAG VON VEIT & COMP.
1899.

Druck von Metzger & Wittig in Leipzig.

MARGHERITA

KÖNIGIN VON ITALIEN

DIE UNSERE ALPEN LIEBT UND EINE IHRER HÖCHSTEN SPITZEN SELBST ERSTIEGEN HAT

EHRFURCHTSVOLLST

ANGELO MOSSO

Vorwort.

Mit den Vorbereitungen für meine Expedition auf den Monte Rosa begann ich im Jahre 1893, als die Hütte Königin Margerita auf der Spitze Gnifetti (4560 m ü. d. M.) erbaut worden war. Es war für meine Studien notwendig, auf dem Monte Rosa einige Wochen zu verweilen. Da ich aber exakte Versuche über die am Menschen in diesen Höhen auftretenden physiologischen Erscheinungen an den Führern und Trägern allein nicht anstellen konnte, so erbat ich mir vom Hohen Kriegsministerium zu Rom zehn Bergsoldaten und einen Militärarzt. Nach Bewilligung meines Gesuches begab ich mich nach Ivrea, und machte bei dem dort stationierten Regimente der Alpinisten meine Absicht bekannt. Augenblicklich erbot sich eine große Schar von Soldaten, mit mir auf den Gletschern des Monte Rosa einen Monat zuzubringen.

Vom 19. Juni bis zum 11. Juli 1894 war ich mit Voruntersuchungen beschäftigt. Es konnte mir nicht genügen, aus der großen Menge derjenigen, die mich begleiten wollten, die Auswahl einfach nach dem Augenscheine zu treffen, sondern ich mußte Versuche anstellen, um mich über die Körperbeschaffenheit der Einzelnen genau zu unterrichten, damit ich vor allen Dingen ersehen konnte, in wie hohem Grade sie der Ermüdung Widerstand zu leisten vermochten. Ich traf daher eine erste größere Auswahl und stellte mit dieser in den Vorbergen zwischen Ivrea und Turin Marschübungen an, die ich bis auf 60 km ausdehnte. Nach den Ergebnissen dieser Versuche wählte ich dann jene zehn Mann aus, die mir für meine Untersuchungen auf dem Monte Rosa gedient haben. Die Gewählten ließ ich jedoch nicht alle zu gleicher Zeit aufsteigen, sondern teilte sie in zwei Abteilungen, von denen ich zunächst die größere, aus sieben Mann bestehend, selbst zur Hütte Königin Margerita hinaufführte. Diesen Aufstieg führte ich absichtlich langsam aus, so daß wir wöchentlich nur ungefähr 1000 m zurücklegten. Nachdem wir uns in der Hütte eingerichtet hatten, ließ ich die noch fehlenden drei Mann in einem Zeitraume von drei Tagen schnell nachkommen. Ich traf diese Anordnung, um feststellen zu können, wie sich der menschliche Organismus bei langsamem und wie bei schnellem Höhenwechsel verhält. Jeder der beiden Abteilungen hatte ich Leute von stärkster und solche von mittlerer Körperkraft zugeteilt.

Die Namen der mich begleitenden Soldaten zu erwähnen, findet sich oft Gelegenheit; ich möchte jedoch hier hervorheben, daß das Betragen derselben während der ganzen Zeit unseres Zusammenseins ein lobenswertes war, und daß es mir ein Bedürfnis ist, diesen

Männern für die stete Bereitwilligkeit, mit der sie sich an den Versuchen beteiligten, hier meinen aufrichtigen Dank auszusprechen.

Als weitere Begleiter nahmen an der Expedition teil mein Bruder Ugolino, Professor der Pharmakologie an der Universität Genua, sowie die Herren Stabsarzt Dr. Victor Abelli und stud. med. Benno Bizzozero. Leider sollte uns der letztere schon nach einem Jahre durch einen frühzeitigen Tod entrissen werden. Die künstlerische Begabung dieses jungen Mannes befähigte ihn in hohem Maße, uns als Photograph zu dienen. Viele der von ihm aufgenommenen Ansichten habe ich meinem Buche eingefügt, um in dem Leser eine Vorstellung von der Umgebung zu erwecken, in welcher die Untersuchungen ausgeführt wurden. Einen anderen Teil der Ansichten verdanke ich meinem Freunde Victor Sella.

Ein einziges Ereignis hat unseren Aufenthalt auf den Alpen getrübt. Es war dies eine Lungenentzündung, von welcher der Soldat Ramella befallen wurde, während wir uns in der Hütte Königin Margerita befanden. Dieser ziemlich schwere Krankheitsfall unterbrach die Untersuchungen und nötigte uns, schon zehn Tage nach unserer Ankunft in jener Hütte und früher als es in unserer Absicht lag, die Berggruppe des Monte Rosa wieder zu verlassen.

Schon in früherer Zeit sind auf den Alpen Versuche am Menschen von Physiologen angestellt worden, aber es geschah dies unter so ungünstigen Bedingungen, daß es den Betreffenden nicht gelang, den Einfluß der Ermüdung und der Kälte von dem des Höhendrucks zu sondern. Da mir diese Fehlerquellen bekannt waren, so konnte ich alle Vorsichtsmaßregeln treffen, um sie zu vermeiden. Insbesondere hebe ich noch hervor, daß für die Verpflegung, sowie für die nötigen Bequemlichkeiten in ausreichendstem Maße Sorge getragen war.

Dem Herrn Minister Baccelli bin ich zu Dank besonders verpflichtet, weil er die Güte hatte, zu den von mir für diese Expedition aufgewandten Kosten eine Beihilfe von 1350 Lire zu gewähren.

Es war seit langer Zeit mein Wunsch, in einem nicht zu umfangreichen Buche den Geist der modernen biologischen Forschung darzulegen und die Methoden zu beschreiben, welche beim Studium der wunderbaren Maschine unseres Körpers angewandt werden. Mein Buch hält sich deshalb nicht in den Grenzen des Alpinismus, es möchte mehr sein als eine einfache Schilderung der auf den Alpen verlebten glücklichen Tage. Durch eine Reihe neuer Beobachtungen hoffe ich auch einen Beitrag zur Physiologie des Menschen geliefert zu haben.

Von meinem Assistenten, Herrn Dr. F. Kiesow, ist dieses Buch unter meiner Mitwirkung übersetzt worden.

A. Mosso.

Inhalt.

Erstes Kapitel.

Die Untersuchung der Muskelkraft auf großen Höhen.

Zweites Kapitel.

Eine Monte Rosabesteigung im Winter.

Drittes Kapitel.

Die Atmung auf den Bergen.

Viertes Kapitel.

Der Kreislauf des Blutes in der verdünnten Luft.

Fünftes Kapitel.

Die Ermüdung des Herzens.

Sechstes Kapitel.

Unfälle, welche durch eine hochgradige Ermüdung und durch nervöse Erschöpfung herbeigeführt werden.

Siebentes Kapitel.

Die Bergaufstiege. Unsere Lagerplätze. Die Hütten Gnifetti und Königin Margerita.

(Seite 140—159.)

Achtes Kapitel.

Die Ernährung und das Fasten.

(Seite 160—175.)

Neuntes Kapitel.

Die Körpertemperatur während der Bergbesteigungen.

(Seite 176—187.)

Zehntes Kapitel.

Die individuellen Differenzen.

(Seite 188—201.)

Elftes Kapitel.

Das Trainieren. Die vitale Kapacität. Der Alpinismus.

(Seite 202—220.)

Zwölftes Kapitel.

Die Ursachen der Bergkrankheit.

Dreizehntes Kapitel.

Eine Expedition auf den Montblanc im Jahre 1891.

Vierzehntes Kapitel.

Beobachtungen über die Bergkrankheit.

Fünfzehntes Kapitel.

Die Chemie der Atmung auf den Bergen.

Sechzehntes Kapitel.

Analyse der Asphyxie und der Bergkrankheit.

Siebzehntes Kapitel.

Wirkung der Bergluft auf das Nervensystem. Der Kopfschmerz. Der Wind.

Achtzehntes Kapitel.

Der Kreislauf des Blutes im menschlichen Gehirn.

Neunzehntes Kapitel.

Der Schlaf bei Bergbesteigungen. Versuche an Affen und Murmeltieren.

Zwanzigstes Kapitel.

Die Wirkung des Lichtes. Die Transpiration. Die Kälte.

Einundzwanzigstes Kapitel.

Über die Veränderung des Blutes auf den Alpen.

(Seite 383—398.)

Zweiundzwanzigstes Kapitel.

Erklärung der Bergkrankheit. Die Akapnie.

(Seite 399—427.)

Dreiundzwanzigstes Kapitel.

Das neue Observatorium und die Alpenstation auf dem Monte Rosa.

(S. 428—442.)

Verzeichnis der Abbildungen.

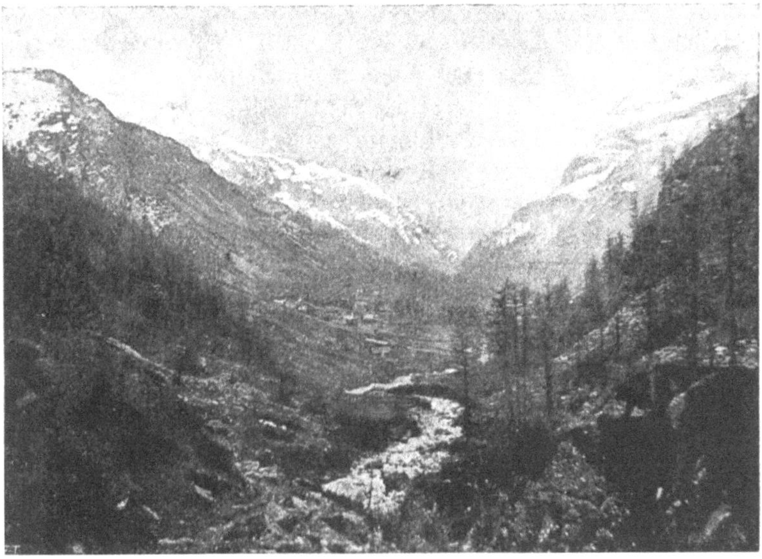

Thal von Gressoney.

ERSTES KAPITEL.

Die Untersuchung der Muskelkraft auf großen Höhen.

I

Es wird mir stets in Erinnerung bleiben, was mir Joseph Maquignaz von der Erbauung der ersten Hütte auf dem Matterhorn erzählte. Wir saßen zusammen am Feuer in der Schutzhütte des Théodule und warteten das Aufhören des Sturmes ab, der unsere Hütte wütend umtobte.

Irre ich nicht, so wurde diese 4114 m ü. d. M. gelegene Hütte i. J. 1867 erbaut. Bis dahin hatte, wie Maquignaz mir sagte, auf den Alpen noch niemand in einer solchen Höhe eine volle Woche hindurch gearbeitet. Alle Führer von Val Tournanche waren der Reihe nach dabei beschäftigt gewesen, und so war die Hütte in ungefähr drei Wochen fertig gestellt worden. Maquignaz und seine Gefährten hatten die Arbeit in jener Höhe sehr viel ermüdender gefunden als in der Ebene. Beim Behauen der Felsen hatten sie schon nach wenigen Schlägen inne halten müssen, um Atem zu schöpfen.

Während sie hier oben auf den Felsen, dem Wind und den Schneeschauern ausgesetzt, auch die Nächte zubringen mußten, hatte sich der Appetit bei ihnen verringert. Als Maquignaz sich einmal vorgenommen hatte, rasch ein Mauerwerk zu vollenden, wurde er von einer solchen Atemnot befallen, daß er einer Ohnmacht nahe war.

Maquignaz war ein bescheidener Mensch. Wir verbrachten einen ganzen Tag zusammen, aber ohne mein Befragen würde er mir nicht erzählt haben, daß er dieselbe Tour, die er jetzt mit mir machte, bereits mit unserer Königin gemacht hatte, um die hohe Dame auf das Breithorn zu führen. Er schien nicht zu wissen, daß er eine der größten Autoritäten der Alpenwelt war. Als er aber scherzend einmal äußerte, daß das Matterhorn gewissermaßen die Hochschule des Alpinismus sei, konnte ich nicht umhin, ihm lächelnd zu erwidern, daß er an seiner Universität ein berühmterer Lehrer sei, als ich an der meinigen.

Maquignaz war wortkarg, doch antwortete er bereitwillig auf alle Fragen, die ich beständig an ihn richtete, um mich an seinen treffenden und sinnreichen Bemerkungen zu erfreuen. „Wenn sich auf den Höhen der Berge Beschwerden einstellten,“ sagte er unter anderem, „so achtete ich nicht darauf; denn ich wußte, daß die verdünnte Luft nicht ungesund ist, und daß diese Belästigungen nach kurzer Ruhezeit wieder verschwinden.“ „Die Atmung ändert sich,“ erzählte er mir weiter, „und die Pfeife will nicht mehr recht brennen; wir haben fast alle das Rauchen aufgegeben, weil es die Geduld eines Heiligen erfordert, die Pfeife in Brand zu erhalten und die Streichhölzer anzuzünden.“ „Die Seile und Strickleitern, welche wir auf dem Matterhorn befestigt haben,“ bemerkte er ein ander mal, „sind nach vielen Jahren noch so wie neu, während sie in der Ebene längst zu Grunde gegangen sein würden.“ „Ich hatte auf dem Matterhorn einst einen Sack mit etwas Brot und Käse vergessen,“ berichtete er weiter; „nach einem Jahre fand ich denselben wieder und aß beides, ohne eine Veränderung daran wahrzunehmen.“

Als Conway während seiner letzten Reise auf das Himalayagebirge eine Höhe von 6000 m erreicht hatte, verlangsamte sich das weitere Emporkommen dermaßen, daß er täglich nur noch 250 bis 300 m zu steigen vermochte.[1] Conways Führer, Matthias Zurbriggen, teilte mir mit, daß er beim Einhauen der Stufen in das Eis schließlich nicht mehr als fünf oder sechs Schläge ausführen konnte, ohne inne zu halten, und daß er dann wenigstens eine Minute lang warten mußte, bis er Atem holen konnte. „Es fehlte mir nicht an Kraft,“ sagte er, „sondern an Atem.“

Wenn man sich auf alles verlassen könnte, was die Führer sagen, wenn sie einem treuherzig mit gutmütigem Blicke ihre Überzeugungen mitteilen, so wäre alles klar und ich könnte zu anderen Dingen übergehen. Aber bevor ich zugebe, daß es nicht

---

[1] W. Martin Conway, Climbing and Explorations on the Karakoram Himalayas. London, 1894.

die Muskelkraft, sondern der Atem ist, welcher uns bei der Arbeit auf großen Höhen im Stiche läßt, muß ich über die Versuche berichten, welche ich selbst hierüber angestellt habe. Wir werden sehen, daß es sich um sehr komplizierte Verhältnisse handelt.

Um die von den Muskeln geleistete mechanische Arbeit registrieren zu können, konstruierte ich einen Apparat, den ich als Ergographen bezeichnet habe. Derselbe gestattet, die von dem Mittelfinger der rechten Hand während einer gewissen Zeit ausgeführten Kontraktionen zu fixieren. Die Anordnung des Instrumentes ersieht man aus den Figg. 1 und 2. Damit sich während des Versuches der Arm nicht aus seiner Lage verschieben kann, wird er in einer Stütze gehalten.

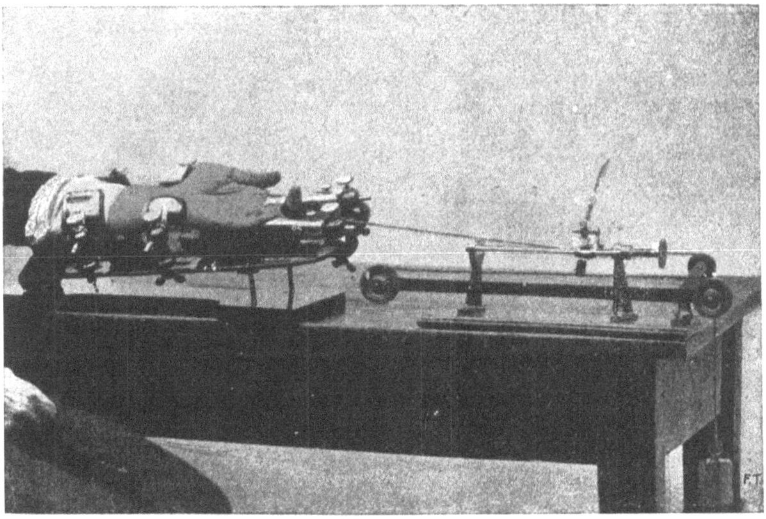

Fig. 1. Ergograph von A. Mosso.

Ebenso sind der Zeige- und der Ringfinger in Hülsen fest eingeschlossen, so daß nur der Mittelfinger frei bleibt. Während der Mittelfinger sich kontrahiert, hebt er gleichzeitig ein Gewicht von 4 kg, welches an einer Schnur hängt, die an einem die zweite Phalange fest umschließenden Lederringe befestigt ist. Etwa auf der Hälfte des Weges zwischen Finger und Gewicht führt die Schnur eine Schlittenvorrichtung mit, an der sich die die einzelnen Kontraktionen fixierende Schreibfeder befindet. Von der letzteren werden die Kontraktionen auf einem mit berußtem Papiere bezogenen rotierenden Cylinder fixiert. Diese Vorrichtung ist aber der Raumersparnis wegen hier fortgelassen. Man sieht sie jedoch in Fig. 10, und es mag gleich bemerkt werden, daß das in jener Zeichnung dargestellte sogenannte Baltzarsche Uhrwerk für alle in diesem Buche beschriebenen graphischen Versuche verwandt wurde. Der Beginn einer auszuführenden Muskelkontraktion kann sowohl durch den Schlag eines Pendels als auch durch den eines Metronomes angezeigt werden. Bei den auf dem Monte Rosa angestellten Versuchen benutzte ich für diesen Zweck ein auf Sekundenschläge eingestelltes Metronom. Alle zwei Sekunden erfolgte eine Kontraktion.

Fig. 2 zeigt die Schreibvorrichtung des Apparates in vergrößertem Maßstabe; sie ist so eingerichtet, daß die Höhen, bis zu welchen das Gewicht gehoben wird, während des Versuches sofort abgelesen werden können. Für diesen Zweck ist an der Schlittenvorrichtung unterhalb der Schreibfeder eine Pincette angebracht, welche bei jeder Fingerkontraktion ein über zwei endständige Rollen in sich zurück-

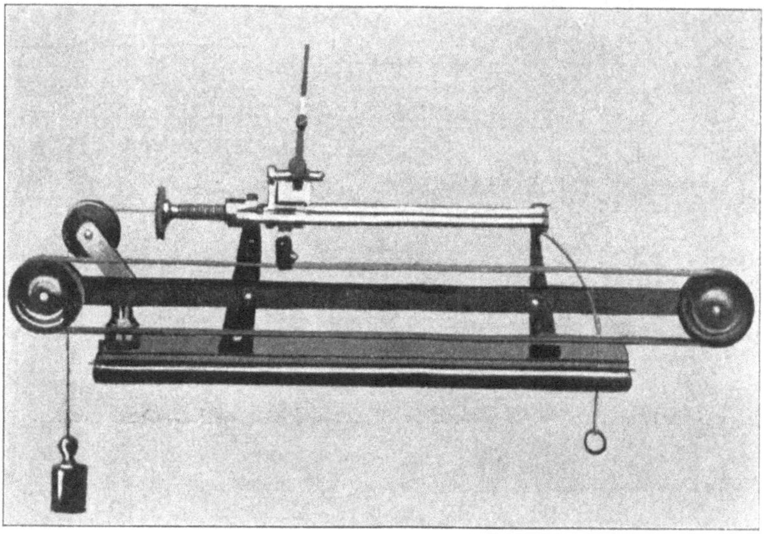

Fig. 2. Schreib- und Zählvorrichtung des Ergographen.

laufendes, in Centimeter geteiltes Band mit sich führt, dasselbe aber bei der Rückkehr frei läßt.

Aus den Hubhöhen, welche auf dem berußten Cylinder fixiert sind oder von dem Maßband abgelesen werden können, läßt sich die während einer einzelnen oder während einer Reihe von Kontraktionen geleistete Arbeit in Kilogrammmetern leicht berechnen.[1]

Die Fig. 3 zeigt zwei Kurven, die in der soeben beschriebenen Weise von meinem Bruder bei einem Belastungsgewichte von 4 kg geschrieben wurden. Da mein Bruder seit vielen Jahren mit dem

---

[1] Vgl. hierzu die Ausführungen in meinem Buche „Die Ermüdung“ Übers. von J. Glinzer. Leipzig, 1892, S. 86 ff.

Ergographen gearbeitet hatte,[1] so war er eine der besten Personen, welche ich für diese Versuche erhalten konnte. Fig. 3 *A* zeigt das Profil seiner Normalkurve, wie uns dieses seit langer Zeit bekannt war. Die Kurve wurde in Turin vor der Abreise auf den Monte Rosa geschrieben. In der Hütte Königin Margerita wurde dann die in Fig. 3 *B* dargestellte Kurve gewonnen. Im allgemeinen sei für das Verständnis der Ergographenkurven noch folgendes bemerkt. Die erste Vertikallinie links entspricht in jeder Kurve der ersten Fingerkontraktion. Unmittelbar darauf erschlafft der Finger und kehrt mit dem Gewichte in die Ruhelage zurück. In demselben Maße, in dem die Beugemuskeln der Finger ermüden, nehmen die Vertikallinien der Kurve beständig an Höhe ab, bis zuletzt die Erschöpfung der Muskeln eine so vollständige wird, daß dieselben das Gewicht nicht mehr zu heben vermögen.

Eine genauere Betrachtung der Kurve *A* läßt erkennen, daß

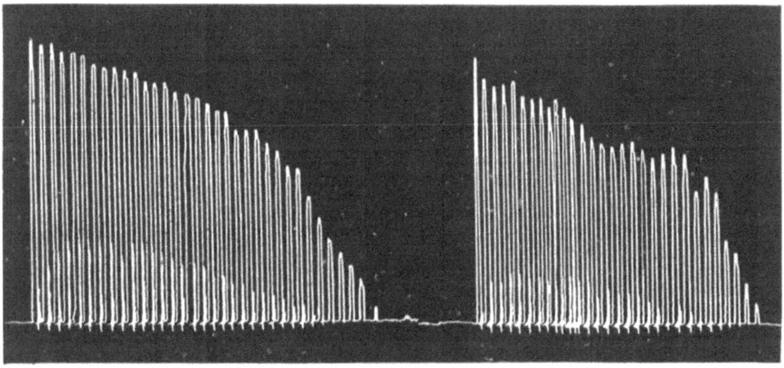

A *B*

Fig. 3. **Ermüdungskurven, von Prof. Ugolino Mosso mit dem Mittelfinger der rechten Hand geschrieben. *A* In Turin aufgenommene normale Ermüdungskurve. *B* Auf dem Monte Rosa in einer Höhe von 4560 m gewonnene Kurve.**

sie im ganzen 33 an Höhe beständig abnehmende Kontraktionen enthält. Die Ausmessung sämtlicher Einzelkontraktionen ergiebt in diesem Falle eine Gesamtlänge von 0,870 m. Multipliziert man diesen Wert mit dem jedesmal gehobenen Gewichte von 4 kg, so erhält man für die durch diese Kurve dargestellte Arbeitsleistung den Gesamtwert von 3,48 Kilogrammmetern.

Während der ersten Tage unseres Aufenthaltes in der Hütte Königin Margerita befand sich mein Bruder nicht ganz wohl, so daß er

[1] U. Mosso, Action physiologique de la cocaïne. Arch. ital. de Biologie, Tome 14, p. 9. — Action des principes actifs de la noix de kola sur la contraction musculaire. Ibidem, Tome 19, p. 241. — Influence du sucre sur le travail des muscles. Ibidem, Tome 21, p. 293.

mit den Ergographenversuchen erst einige Tage nach seiner Ankunft beginnen konnte. Nachdem er sich akklimatisiert hatte, wurde die Kurve *B* von ihm geschrieben. Der Gesamtwert der durch dieselbe dargestellten Arbeitsleistung ist ein etwas geringerer, als der, den wir bei der Betrachtung der Kurve *A* fanden. Da das gleiche Gewicht in diesem Falle im ganzen nur 0,707 m hoch gehoben wurde, so entspricht die geleistete Arbeitsmenge hier einem Werte von 2,828 Kilogrammmetern. Im übrigen wiederholt auch diese Kurve den Typus, der den Kurven meines Bruders überhaupt eigen ist.

Eine ähnliche geringe Verminderung der Arbeitsleistung ergab sich bei allen Versuchen, die ich mittels des Ergographen in der Hütte Königin Margerita außer an meinem Bruder noch an Benno Bizzozero, sowie an meinen Soldaten und an mir selbst anstellte. So vermochte, um noch ein weiteres Beispiel anzuführen, der Soldat Sarteur zu Turin bei 46 Kontraktionen ein Gewicht von 4 Kilogramm im ganzen 1,32 m hoch zu heben, während er dasselbe in der Hütte Königin Margerita bei der gleichen Anzahl von Kontraktionen im ganzen 1,24 m hob. Man könnte daher sagen, daß auf dem Monte Rosa in einer Höhe von 4560 m eine geringe Abnahme der Muskelkraft eintritt. Vorausgesetzt ist hierbei natürlich, daß der durch den Aufstieg selbst erzeugte Ermüdungszustand bei der Ausführung der Versuche bereits wieder verschwunden sein muß. Ich fand diese Unterschiede in der Arbeitsleistung jedoch meistens nicht größer, als die während des Tages auftretenden persönlichen Schwankungen.

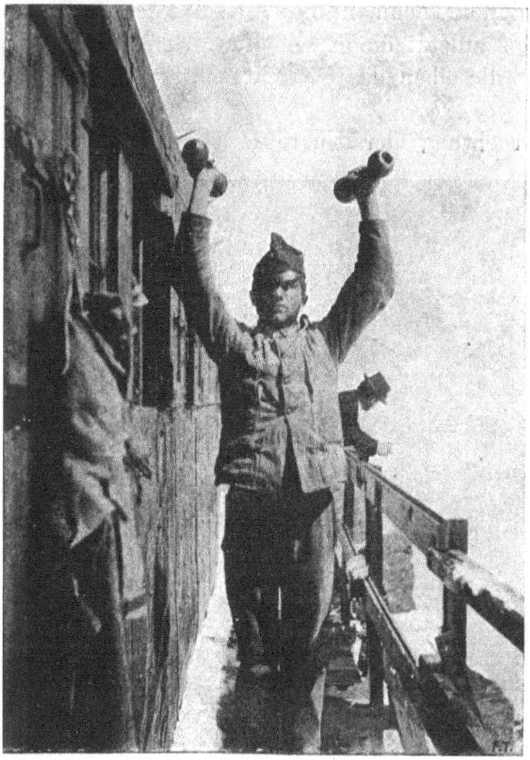

Fig. 4. Soldat Sarteur führt auf dem Balkon der Hütte Königin Margerita (4560 m) Hantelversuche aus.

Von größerer Wichtigkeit ist mir ein anderer Unterschied, der aus einem Vergleiche der zu Turin und der auf dem Monte Rosa aufgenommenen Kurven hervorgeht. Dieser besteht darin, daß die letzteren eine gewisse Unregelmäßigkeit erkennen lassen (Fig. 3 *B*). Diese Unregelmäßigkeit des Kurvenbildes war eine so konstante, daß ich sie als ein charakteristisches Merkmal der Ermüdungskurve in dieser Höhe ansehen zu müssen glaube. Es ist daraus zu schließen, daß die motorischen Centren des Nervensystemes in jener Höhe weniger regelmäßig funktionieren als in der Ebene.

II

Man könnte einwenden, daß die mittels des Ergographen erzeugte Ermüdung der einen Hand oder des einen Fingers eine zu geringe sei, um ein Maß für die Muskelkraft abgeben zu können. Um diesem Einwande begegnen zu können, habe ich seit unserer Abreise von Turin Vergleichsversuche anstellen lassen, bei denen die Zahl der in Thätigkeit tretenden Muskelgruppen eine größere war.

In Fig. 4 sieht man wie ein solcher Versuch auf dem Balkon der Hütte Königin Margerita ausgeführt wurde. Der Soldat Sarteur hält in jeder Hand eine 5 kg schwere Hantel. Ein Metronom schlägt in jeder Sekunde einen Schlag.

Nehmen wir an, daß das Bild die Anfangsstellung des Versuchs darstelle, so werden sich die Hanteln eine Sekunde später nach der Beugung der Arme in der Höhe des Brustkastens befinden. Bei Streckung der Arme nach unten senken sich dieselben in der folgenden Sekunde bis nahe zu den Knien herab. Aus dieser Stellung kehren die Arme nach wieder einer Sekunde in die Beugestellung zurück und tragen die Hanteln von neuem bis zur Brusthöhe empor, bis sie sich endlich beim letzten Taktschlag nach oben strecken und die Hanteln in die durch die Figur angedeutete Anfangsstellung des Versuchs zurückkehren. Nach einer Sekunde wird die Übung wiederholt und in regelmäßigem Sekundentakt so lange fortgesetzt, als die Versuchsperson es ertragen kann. Einer von uns zählte, hinter ihren Schultern stehend, wie oft die Hanteln gehoben wurden, und machte dann die entsprechenden Notizen. Die Anzahl der Hebungen, welche bis zur äußersten Grenze der Erschöpfung möglich ist, variierte von einem Tage zum anderen, so daß man auf diese Weise ein exaktes Maß allerdings nicht gewinnen konnte. Trotz aller Fehlerquellen wiesen die Resultate aber dennoch eine gewisse Übereinstimmung auf.

Wir haben diese Versuche während des langsamen Aufstiegs, den ich selbst leitete, auf den einzelnen Lagerplätzen bis zur Hütte Königin Margerita hinauf stetig wiederholt. Dieselben ergaben zu meinem Erstaunen, daß in einer Höhe von 4560 m sehr viel mehr Arbeit geleistet wurde als in Turin.

Diese Zunahme der Arbeitsleistung erklärt sich aus zwei Ursachen. Die eine derselben erkennt sofort jeder, der nur ein wenig Erfahrung in gymnastischen Übungen besitzt; sie besteht in der Anpassung an die betreffende Übung, d. h. in dem bei öfterer Wiederholung immer größer werdenden Widerstande, den man der gleichen Arbeit entgegenzusetzen vermag. Die zweite Fehlerquelle hätte ich vermeiden können, wenn ich sie vorausgesehen hätte. Als ich sie aber erkannte, war es bereit zu spät. So lange nämlich meine Soldaten diese Versuche zu Turin anstellten, legten sie, angezogen von den Sehenswürdigkeiten der Großstadt, auf die Kenntnis ihrer eigenen Körperkraft wenig Wert. Ebenso gab es hinreichend Zerstreuung während der Woche, die wir im Lager Indra (2515 m hoch) verbrachten. Man schoß mit der Flinte um die Wette oder ging der Jagd auf Murmeltiere nach. Als wir aber die Gletscher erreichten und gar erst, als wir in der Hütte Königin Margerita eingeschlossen waren, wurden diese Hantelversuche für sie ein Wettspiel, so daß sie sich in der Anzahl der Hebungen gegenseitig zu übertreffen suchten. Um ihre Aufmerksamkeit von diesem Spiel abzulenken, sah ich mich zuletzt genötigt, die Versuche auf dem Balkon oder in dem Zimmer ausführen zu lassen, das uns als Laboratorium diente, und wo wir gleichzeitig den leider an der Lungenentzündung erkrankten Soldaten Ramella untergebracht hatten.

Noch vor der Abreise zum Monte Rosa dachte ich, daß es nicht genügen könne, einfach die Muskelkraft in der Ebene und in der Höhe zu messen, sondern daß man gleichzeitig untersuchen müsse, in welcher Weise sich die Respirations- und die Herzthätigkeit bei der gleichen Arbeitsleistung verändern würden. Deswegen zählte ich bei allen Versuchspersonen sowohl vor dem Beginn der Versuche und nachdem man sich gut ausgeruht hatte, als auch nach deren Beendigung die Anzahl der Pulsschläge und der Atemzüge. Das Quantum der von den Leuten meiner kleinen Karawane geleisteten Arbeit zeigte, wie bemerkt, keine Verminderung, doch fand ich bei allen in der veränderten Luft ausgeführten Versuchen eine größere Beschleunigung des Pulses und der Atembewegungen, als in der Ebene.

III

Viele Alpinisten glauben, daß durch die verdünnte Luft unsere Körperkraft gesteigert werde. Diese Täuschung wird dadurch hervorgerufen, daß die Arbeit, welche wir bei Bergbesteigungen leisten, gewöhnlich sehr viel größer ist, als diejenige, an welche wir in der Ebene gewöhnt sind. Wenn man aber eine Höhe von 4000 m erreicht, nimmt, wie fast von allen Beobachtern festgestellt ist, die Körperkraft augenscheinlich ab. Bevor Ed. Whymper den Chimborazo bestieg, hat er darüber besondere Versuche angestellt. Er wählte in der Nähe von Quito einen völlig geraden, nach Norden zu leicht abfallenden Weg, von dem er eine halbe Meile abmaß, und führte auf dieser Strecke immer hin und hergehend Marschversuche aus, wie er früher in Brompton (London) gethan hatte. Whymper selbst schreibt[1]: „Obwohl ich mich bemühte, die erste Meile auf dem Quitowege in demselben Zeitmaße abzuschreiten, an das ich in London gewöhnt war, gebrauchte ich fast eine halbe Minute mehr. Die Differenz vergrößerte sich bei der zweiten Meile. Die nächsten drei Meilen wurden in einem ziemlich regelmäßigen Schritte zurückgelegt. Bei der sechsten beschleunigte ich meinen Gang. Dann hörte ich damit auf, weil ich merkte, daß ich meine Schritte nicht mehr beschleunigen und gewiß nicht noch andere sechs Meilen in 71 Min. 47 Sek. zurücklegen können würde.“ Für die Zeit, welche nötig war, um eine Meile zurückzulegen, ergab sich in London ein Mittelwert von 11 Min. 4 Sek., in Quito ein solcher von 11 Min. 58 Sek. Whymper bemerkt, daß er bei entsprechenden Höhen in den Alpen, wo er derartige Versuche nicht anstellen konnte, diesen Einfluß niemals vermutet habe.

Der Soldat Chamois gehörte der zweiten der eingangs erwähnten beiden Abteilungen an und war mit dieser von Ivrea im Geschwindmarsche aufgestiegen. Während er zu Turin die je 5 kg schweren Hanteln in Zwischenzeiten von je 4 Sekunden 121 mal zu heben vermochte, war die Anzahl seiner Pulsschläge von 62 auf 68 gestiegen und die seiner Atemzüge von 20 auf 18 gefallen, obwohl die Inspirationen nach dem Aufhören der Hantelübungen tiefer waren als vorher. Am Tage der Ankunft in der Hütte Königin Margerita (4560 m) klagte Chamois über Kopf- und Bauchschmerzen und sagte oft, daß er nicht gut atmen könne. Doch hatte er den Appetit nicht verloren. Da sein Radialispuls zu schwach war, war ich genötigt, den Puls seiner Halsarterien zu zählen.

Am 14. August ließ ich ihn die Versuche mit den Hanteln in gleicher Weise wiederholen. Er vermochte sie jetzt 119 mal zu heben. Dabei stieg die Zahl seiner Pulsschläge von 94 auf 120 und die seiner Atemzüge von 22 auf 27 in der Minute. Nach einer Ruhepause von 6 Minuten war die Frequenz der Atembewegungen wieder zum Anfangsstadium zurückgekehrt, während der Puls auch nach 20 Minuten noch eine Beschleunigung zeigte.

Die länger andauernde Atembeschleunigung fand ich in den meisten Fällen, die ich beobachten konnte, einigemale jedoch kehrten

[1] Ed. Whymper, Travels amongst the Great Andes of the Equator. London 1892, p. 300.

Puls- und Atemfrequenz gleichzeitig zum Anfangsstadium zurück. Um hiervon ein Beispiel zu geben, teile ich die an dem Soldaten Oberhoffer angestellten Beobachtungen mit.

Dieser war ebenfalls, ohne sich allmählich akklimatisieren zu können, von Ivrea schnell zur Hütte Königin Margerita hinaufgestiegen. Auch er befand sich am Tage seiner Ankunft nicht wohl; auch bei ihm war der Radialispuls so schwach, daß ich den Carotidenpuls zählen mußte.

Als er die je 5 kg schweren Hanteln zu Turin in Zwischenzeiten von 4 Sekunden 124 mal gehoben hatte, war seine Pulsfrequenz von 70 auf 86 gestiegen und die Zahl seiner Atemzüge von 23 auf 22 gefallen. Nachdem er in der Hütte Königin Margerita die Hanteln 130 mal gehoben, stieg die Anzahl seiner Pulsschläge von 84 auf 118 und die seiner Atemzüge von 24 auf 28 in der Minute. Nach einer Ruhepause von 22 Minuten kehrte die Frequenz des Pulses wie der Atembewegungen zu den Normalwerten zurück.[1]

Bei Beobachtungen, welche Oscar Eckenstein in einer Höhe von 11000 Fuß (3353 m) anstellte, hatte er an sich selbst keine Verminderung der Körperkraft beobachtet. Ebenso hatten die von mir auf dem Monte Rosa ausgeführten Untersuchungen ergeben, daß es Personen giebt, an denen auch bei noch größeren Höhen eine Abnahme der Muskelkraft nicht wahrzunehmen ist. Eckenstein schreibt[2]: „Ich habe oft die Maximalgeschwindigkeit bestimmt, mit welcher ich ohne Beschwerden in Höhen, die von 0 bis 6000 Fuß (1829 m) ü. d. M. variierten, auf einem guten Wege bergauf gehen konnte. Voraus-

[1] Bei diesem und allen folgenden Versuchen habe ich den Puls und die Atmung nur während 30 Sekunden gezählt. Ich konnte die betreffenden Veränderungen auf diese Weise besser beobachten und gewann Zeit, sie aufzuzeichnen. Zwischen je zwei aufeinanderfolgenden Werten verstrichen regelmäßig 2 Minuten.

Soldat Oberhoffer. 14. August 1894 (Hütte Königin Margerita)

	Puls in 30 Sek.	Atembeweg. in 30 Sek.
11 Uhr 20 Min.	42 (Mittelwert)	12 (Mittelwert)
	O. hebt die Hanteln 130 mal	
11 Uhr 34 Min.	59	14
	52	15
	48	13
	47	13
	44	15
	45	14
	45	13
	45	14
	44	13
	44	13
	42	12

[2] Oscar Eckenstein, The Karakorams and Kashmir. London 1896. p. 152.

gesetzt, daß mein Körperzustand gut war, fand ich, daß die Geschwindigkeit des Aufstieges innerhalb dieser Grenzen bei 2700 bis 2800 Fuß (823—853 m) in der Stunde konstant blieb. Jetzt hatte ich einen beträchtlich höher gelegenen guten und ziemlich langen Weg vor mir. Mein Körperzustand war gut. So stieg ich, ohne mich zu sehr anzustrengen, so schnell als möglich auf, d. h. mit der größten Geschwindigkeit, die ich kontinuierlich einhalten konnte, ohne ernstlich Atemnot zu leiden. Ich gebrauchte gerade 26 Minuten, um zum Gipfel zu gelangen. Dann maß ich, so genau ich konnte, die Länge des zurückgelegten Weges und den Höhenunterschied. Die erstere betrug 1480 Yards (1353 m) und der letztere 1220 Fuß (372 m). Hieraus ergab sich eine Geschwindigkeit des Aufstieges von 2815 Fuß (858 m) in der Stunde. Ich schloß daraus, daß bis zu einer Höhe von wenigstens 11 000 Fuß (3353 m) der verminderte Luftdruck auf meine Leistungsfähigkeit keinen merklichen Einfluß ausübt."

IV

Obwohl Herz- und Respirationsthätigkeit sich bei einer und derselben Arbeitsleistung auf den Alpen leichter verändern als in der Ebene, so übt die verdünnte Luft auf die Kraft und die Widerstandsfähigkeit der Muskeln dennoch keinen unmittelbaren Einfluß aus, denn in einer Höhe von 4560 m vermögen viele Personen noch dieselbe Arbeit zu leisten, wie in der Ebene. Vielleicht wirken die Ermüdungsprodukte intensiver auf den Organismus ein, wenn der Atmosphärendruck ein geringerer ist. Wenn wir in der Hütte Königin Margerita aufrecht standen, war der Puls bei uns allen etwas frequenter. Dies stimmt mit der anderen Thatsache überein, daß auf dem Monte Rosa die Veränderungen des Pulses und der Atmung bei der gleichen Arbeit größer waren.

Für das Verständnis der im Folgenden behandelten Gegenstände ist es von Wert, zu erfahren, daß sich bei einigen Personen von außerordentlicher Körperstärke die Respirationsfrequenz während einer ermüdenden Muskelthätigkeit auch auf dem Monte Rosa nicht verändert hat.

Als Beispiel führe ich den Soldaten Marta an, der einer der stärksten Leute unserer Begleitung war.

Am 14. August hob er in der Hütte Königin Margerita die je 5 kg schweren Hanteln in Zwischenzeiten von 4 Sekunden ohne inne zu halten 185 mal.

Soldat Marta (Hütte Königin Margerita)

	Puls in 30 Sek.	Atembeweg. in 30 Sek.
10 Uhr 15 Min.	46 (Mittelwert)	11,5 (Normalwert)

M. führt ohne inne zu halten 185 Hebungen aus.

10 Uhr 28 Min.	67	12
	55	10
	55	12
	59	12
	58	10
	57	10
	55	10

Die Atemfrequenz war nicht beschleunigt, man sieht im Gegenteil eine leichte Verminderung derselben, doch waren die Respirationsbewegungen augenscheinlich tiefer. Dieses Ergebnis ist wichtig, da es sich hier um eine mechanische Arbeit von solcher Größe handelt, wie sie nicht jedermann zu verrichten fähig ist. Nur der Rhythmus der Herzthätigkeit war modifiziert, es bedurfte einer Ruhepause von 20 Minuten, bevor sie zur Normale zurückkehrte.

Wer in jede Hand eine Hantel von 5 kg nimmt und versucht, sie in Zeiträumen von 4 Sekunden in der oben beschriebenen Weise bis über den Kopf zu heben, wird bemerken, daß die Körperkraft dieser Soldaten in jener Höhe nicht vermindert war, sie übertraf auch hier immer noch diejenige des Durchschnittsmenschen.

Die Ermüdung erzeugt ebenso wie die Gemütsbewegung in der Herzthätigkeit eine tiefgreifendere Veränderung als in der Atmungsthätigkeit.

Dieses Gesetz, das ich schon bei der Untersuchung der durch psychische Eindrücke im Organismus hervorgerufenen Veränderungen gefunden hatte, bewahrheitet sich auch bei der Bergbesteigung. Die Ursache der Veränderungen, welchen die Herz- und Respirationsthätigkeit hier unterworfen sind, kann somit nicht einzig und allein in der Kontraktion der Muskeln gesucht werden. Die Beziehungen, welche zwischen dem Gehirn und den Eingeweiden, zu denen auch die Lungen und das Herz gehören, bestehen, sind aber sehr komplizierter Natur. Es ist gewiß, daß durch die Ermüdung im Muskel giftige Substanzen erzeugt werden, die dann auch auf die Centren des Herzens und der Atmung wirken, aber es ist ebenso gewiß, daß das Auftreten von Herzklopfen und Atemnot nicht notwendig eine muskuläre Ermüdung voraussetzt.

V

Die Thatsache, daß Puls und Atem frequenter werden, sobald die Muskeln eine größere Arbeit verrichten, erlaubt es, unseren Organismus mit den Gasmotoren zu vergleichen, welche vielfach in der Industrie verwandt werden; sie regulieren ihre Bewegung automatisch. Wird diese durch größere Arbeitsleistung beschwert, so folgen die Explosionen schneller aufeinander.

Ein solcher Vergleich kann natürlich nur ein sehr unvollkommener sein; denn unsere Körpermaschine ist sehr viel komplizierter als ein Gasmotor. Die Menge des vom Körper aufgenommenen Sauerstoffs und der im Innern desselben erzeugten Kohlensäure entspricht nicht der Energiemenge, welche durch die Thätigkeit der Muskeln zum Ausdruck kommt, sondern nach Beendigung der geleisteten Arbeit fährt die Lunge intensiver zu arbeiten fort, und ebenso ist das Herz weiter thätig, weil das Nervensystem den Stoffverbrauch des Organismus in einer Weise modifiziert, die der geleisteten Arbeitsmenge nicht proportional ist.

In meinem Buche „Die Ermüdung“ habe ich bereits darauf hingewiesen, daß in dem arbeitenden Muskel giftige Substanzen erzeugt werden. Injizierte ich das Blut eines ermüdeten Hundes einem anderen nicht ermüdeten, so konnte ich beobachten, wie sich auch bei dem letzteren Atemnot und Herzklopfen einstellten.[1]

Die während des Ruhezustandes oft noch sehr lange Zeit fortdauernde Beschleunigung der Pulsfrequenz rührt wahrscheinlich von den Giften her, welche durch die Ermüdung im Organismus entstehen.

Bis in die neueste Zeit hat man vielfach geglaubt, daß, wenn man z. B. eine Treppe hinaufsteigt, der Atem deswegen frequenter werde, weil das Blut eine größere Menge von Kohlensäure zu eliminieren habe. Die von Zuntz und Geppert, sowie von Filehne und Kionka[2] angestellten Versuche ergaben jedoch, daß das Blut in den Arterien während der Arbeit reicher an Sauerstoff ist als während des Zustandes der Ruhe, und daß es im ersteren Falle weniger Kohlensäure enthält als im letzteren. Von Johansson wurde der Einfluß der Muskelthätigkeit auf die Atmung und die Herzthätigkeit untersucht.[3] Johansson hat diese Versuche aber nur an Kaninchen angestellt. Ich habe diese Erscheinungen am Menschen untersucht, da mir das Problem hier weniger kompliziert zu sein schien als bei Tieren. Aus den in dieser Beziehung angestellten Versuchen teile ich den folgenden mit.

Während wir bei der Hütte Linty (3047 m hoch) kampierten, führte der Soldat Solferino am 2. August die mehrfach erwähnten Hantelübungen aus.

---

[1] A. Mosso, Die Ermüdung. Übers. von J. Glinzer. Leipzig, 1892. S. 119.

[2] Pflügers Arch. für die ges. Physiol. Bd. 42, S. 189; Bd. 62, S. 201 u. 295; Bd. 63, S. 234.

[3] Skandinav. Arch. für Physiologie. 1893. Bd. 5, S. 20.

	Puls in 30 Sek.	Atembeweg. in 30 Sek.
5 Uhr nachm.	39	10
	40	10
	Solferino hebt die je 5 kg schweren Hanteln 104 mal	
5 Uhr 10 Min. nachm.	55	14
	53	11
	45	11
	44	10
	43	10
	44	10

Nach 4 Minuten zeigte der Atem bereits wieder die Anfangsfrequenz, während die Herzbewegungen erst nach 20 Minuten zur Normale zurückkehrten.

Am folgenden Tage sandte ich den Soldaten Solferino nach Gressoney, um die Postsachen zu holen und einige Einkäufe zu besorgen. Was er während der Nacht gemacht hat, habe ich nicht erfahren können. Wahrscheinlich ist es jedoch, daß er sich während dieser Zeit in einem Weinkeller aufgehalten und hier mehr als gewöhnlich getrunken hat. Sehr ermüdet kehrte er gegen Mittag des folgenden Tages zurück.

Am nächsten Tage, dem 5. August, forderte ich ihn um 9 Uhr 40 Minuten, kurze Zeit, nachdem er sich aus dem Bette erhoben hatte, auf, den Versuch mit den Hanteln zu wiederholen.

	Puls in 30 Sek.	Atembeweg. in 30 Sek.
	29	9
	28	9
	28	9
	Solferino hebt die Hanteln 67 mal	
9 Uhr 51 Min.	55	16
	53	15
	40	14
	39	13
	35	10
	38	10
	38	9
	38	9
	38	9
	37	9
10 Uhr 30 Min.	39	9
10 „ 45 „	37	9
11 „ — „	35	9
11 „ 30 „	30	9
11 „ 50 „	28	9

Wir sehen aus dem vorstehenden Versuche, wie sehr eine diätetische Störung die Körperkräfte zu schwächen vermag. Die Ausführung einer leichteren Arbeit erzeugte bei dem Soldaten Solferino (er hob die Hanteln 34 mal weniger) eine stärkere Ermüdung. Die Anzahl der Atemzüge nahm bis auf 32 zu und hielt sich 12 Minuten lang über der Normale, während die vermehrte Atemfrequenz bei dem vorangehenden Versuche nur 6 Minuten lang angedauert hatte. Warum die Herzthätigkeit in diesem Falle erst nach einer Stunde zur Normale zurückkehrte, während es drei Tage zuvor hierfür nur eines Zeitraumes von 20 Minuten bedurfte, kann man nach verschiedenen Hypothesen erklären. Da Solferino sehr geschwächt war, so war für die Elimination der in seinem Körper entstandenen Ermüdungsprodukte vielleicht eine längere Zeit nötig. Man kann sich aber auch vorstellen, daß die gleiche Arbeit in dem durch die Störungen der voraufgegangenen Tage geschwächten Körper einen vermehrten Stoffverbrauch hervorrief.

In großen Höhen tritt die Ermüdung nicht nur in verstärktem Maße auf, sondern die Wirkungen derselben dauern auch länger an. Dieser Unterschied kann auf verschiedene Ursachen zurückgeführt werden. Nach meiner Auffassung erklären sich dieselben hauptsächlich aus dem Umstande, daß in großen Höhen die einzelnen Funktionen des Nervensystems herabgesetzt sind. Dies vorausgesetzt, müssen, da wir die Ermüdung als eine vorübergehende Krankheit zu betrachten haben, auch die Veränderungen, welche durch die gleichen Wirkungen im Organismus hervorgerufen werden, größere sein.

Da der Ernährungsvorgang im Nervensystem herabgesetzt ist, so muß auch der Regenerationsprozeß in demselben verlangsamt sein. Wie ich bereits angedeutet habe, ist es wahrscheinlich, daß die giftigen Substanzen, welche durch die Arbeit im Organismus entstehen, in der Höhe nicht so schnell wieder zerstört werden, wie in der Ebene. Jedenfalls ist so viel gewiß, daß ein Weg, den man in der Ebene oder bei der Besteigung eines Hügels zurücklegt, eine weniger andauernde Ermüdung in uns hervorruft, als ein Marsch, den man in den Bergen ausführt. Über diesen Gegenstand sind bisher noch keine genügenden Untersuchungen angestellt worden. Es wäre vor allem wichtig, mit dem Ergographen oder auch mit anderen Methoden die Zeit zu bestimmen, die bis zur Rückkehr des Normalzustandes verstreicht, nachdem man in der Ebene und auf den Bergen eine gleiche Arbeit ausgeführt hat.

Professor Oertel zeigte in seinem wohlbekannten Handbuche der allgemeinen Therapie der Kreislaufsstörungen,[1] in welchem er den

[1] Leipzig 1891. S. 195.

wohlthuenden Einfluß bespricht, den Bewegung und mäßiges Bergsteigen auf die Krankheiten des Herzens und der Lungen ausüben, daß, wenn nach der Anstrengung eines Bergaufstieges die Herzthätigkeit wieder normal geworden ist, doch die Blutgefäße noch erweitert bleiben. Auch als er 24 Stunden nach einem ermüdenden Aufstiege den Puls sphygmographisch fixierte, beobachtete er, daß die Spannung der Arterien noch verringert war. Den Blutdruck habe ich an dem Soldaten Solferino nicht gemessen, ich glaube jedoch, daß er wenig herabgesetzt war, da die Pulsfrequenz normal und geringer als bei dem am 2. August angestellten Versuche war.

Der für eine muskuläre Thätigkeit erforderliche Vorgang in den Nerven verläuft unabhängig von den in den Muskeln sich vollziehenden chemischen Prozessen und erzeugt jene plötzliche Veränderung der Puls- und Atemfrequenz. Wie eine Gemütsbewegung uns den Atem benehmen und Herzklopfen hervorrufen kann, so tritt in dem Nervensystem, wenn es eine Reihe von Befehlen an die Muskeln absendet, eine Erregung auf, welche unterhalb der Bewusstseinsschwelle bleibt, und die auf den Respirationsvorgang modifizierend einwirken würde, wenn auch die Muskeln sich nicht kontrahierten.

Ich habe einen sehr gutmütigen, sensiblen Hund gesehen, der, wenn er einen Raketenknall aus großer Entfernung hörte, dermaßen von Schrecken befallen wurde, daß er sofort so stark zu atmen anfing, als wenn er schnell gelaufen wäre. Noch nach einer halben Stunde keuchte der Hund, sein Herz schlug heftig und er atmete beklommen.

Zwischen dem Gehirn, der Respirations- und der Herzthätigkeit besteht ein inniger Zusammenhang, von dem wir alle durch die Gemütsbewegungen Kenntnis erhalten.

In den nachfolgenden Kapiteln werden wir sehen, wie auch eine nur geringe Abweichung von der gewöhnlichen Lebensweise uns für die Bergkrankheit empfänglich macht. Das Beispiel des Soldaten Solferino weist darauf hin, daß diese Verhältnisse sehr kompliziert sind. Außer den Giften, welche beständig in unserem Organismus entstehen, kommt hier noch in Betracht, daß auch die einzelnen Teile des Körpers selbst gegenseitig aufeinander wirken. Auf diese Weise werden die Vorgänge hier so verwickelt, daß man vielfach zwischen Ursache und Wirkung nicht mehr zu unterscheiden vermag.

VI

In den Berichten über Bergbesteigungen liest man nicht selten, daß Reisende von einer Ohnmacht befallen wurden. Einen der merkwürdigsten Fälle dieser Art erlebte ALEXANDER VON HUMBOLDT an sich selbst, als er den Chimborazo in Südamerika bestieg. Er beschreibt ihn folgendermaßen[1]:

„Une fois, sur le volcan de Pichincha, je ressentis, sans aucun saignement, un si violent mal d'estomac accompagné de vertige, que je fus trouvé étendu sans connaissance à terre au moment où je venais de me séparer de mes compagnons. L'altitude n'était que de 13800 pieds (4206 m), par conséquent peu considérable."

Der nachstehend beschriebene Versuch läßt erkennen, daß die Ohnmacht als eine Folgeerscheinung der Ermüdung auftreten kann.

Um die in den verschiedenen Höhen auftretenden Ermüdungserscheinungen miteinander vergleichen zu können, genügte es mir nicht, die Atemzüge einfach zu zählen. Ließ sich auf diese Weise auch die jedesmalige Frequenz feststellen, so war doch durch diese Methode nicht zu ermitteln, ob bei event. gleichbleibender Atemfrequenz nicht die Tiefe der einzelnen Respirationen durch den Höhenunterschied eine Veränderung erfahren würde. Um über diesen Punkt Klarheit zu gewinnen, suchte ich den Respirationsvorgang zu registrieren. Mit einem solchen Versuche war ich in dem folgenden Falle beschäftigt:

Hütte Königin Margerita. 16. August, 4 Uhr 45 Min. nachm. Versuchsperson Corporal CAMOZZI. — Mittels des MAREY'schen Doppelpneumographen nahm ich die Thoraxatmung auf (Fig. 5). CAMOZZI war am Tage zuvor bei sehr schönem Wetter und bei gutem Gesundheitszustande ohne Gepäck von der Hütte Linty emporgekommen. Das letzte Kurvenstück rechts unten (Fig. 5, 1a) zeigt die normale Atmung. Es entspricht einer Dauer von einer Minute, in welcher die Versuchsperson 20 Respirationen ausführte.

Nachdem die Normalatmung fixiert war, entfernte ich den Pneumographen von der Brust und ließ CAMOZZI die oben beschriebenen Übungen mit den je 5 kg schweren Hanteln machen, die er 150mal nacheinander zu heben vermochte. Bei einem Versuche im Lager Indra hatte er sie 108mal gehoben. Die außerordentliche Leistung von 150 Hebungen läßt erkennen, wie groß die Körperkraft dieses Soldaten in jener Höhe war. Unmittelbar nach Beendigung dieses Versuchs hängte ich ihm den Pneumographen wieder um und fing von neuem an, die Atemzüge zu registrieren.

Die Reihe 2a der Fig. 5 zeigt die unmittelbar nach Beendigung der Hantelübungen geschriebene Kurve. Die Atemfrequenz beträgt darnach 29 in der Minute. Die gleichzeitig beobachtete Pulsfrequenz

[1] Notice sur deux tentatives d'ascension du Chimborazo par ALEXANDRE DE HUMBOLDT. Annales de Chimie et de Physique. Tome 68. 1838. p. 401.

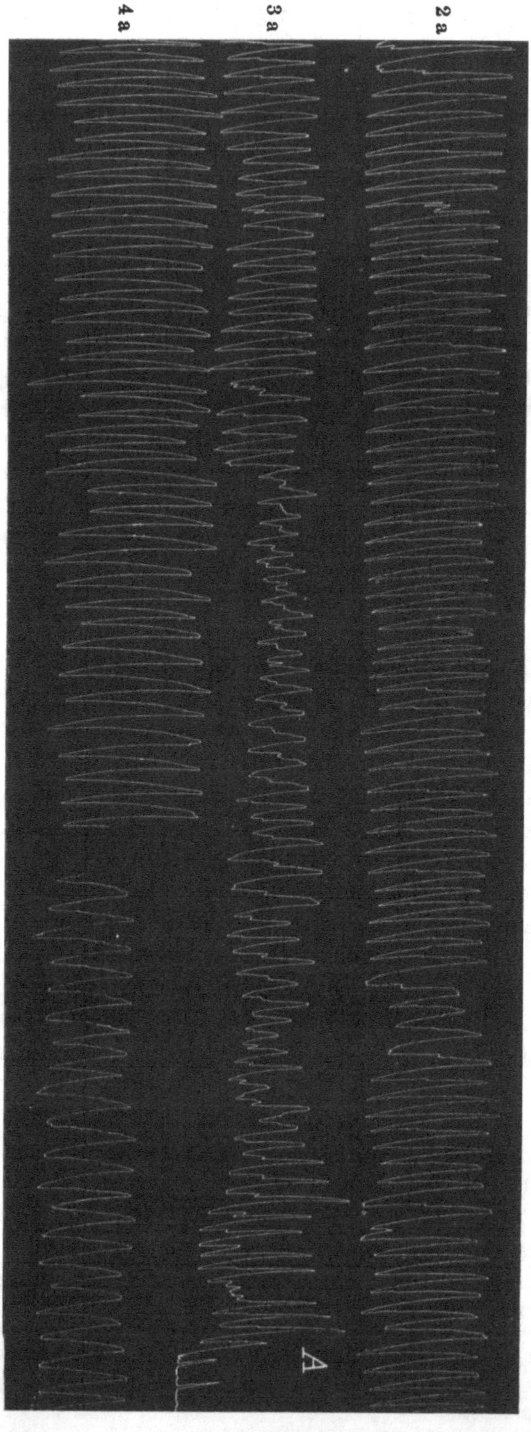

Fig. 5. Corporal Camozzi.

In der Hütte Königin Margerita (4560 m) aufgenommene Atemkurven.

1 a Normale Atemkurve vor der Ermüdung. — 2 a Unmittelbar nach einem Hantelversuche von 150 Hebungen geschriebene Kurve. — 3 a Kurve, während Camozzi einer Ohnmacht nahe ist. — 4 a Kurve, nachdem die Ohnmacht vorüber ist.

betrug anfangs 128, unmittelbar darauf wächst sie und steigt am Ende der Reihe bis auf 136 Pulsationen in der Minute.

Während ich die Reihe 3a aufnehme (6 Minuten nach Beendigung der Hantelübungen), wird der Radialispuls bei Camozzi so schwach, daß ich ihn nicht mehr zu zählen vermochte. Ich lege die Hand an seinen Hals, um den Carotidenpuls zu beobachten und zähle 60 Pulsationen in 30 Sekunden. In diesem Moment sagt mir Camozzi, daß er sich setzen müsse, da es ihm ganz dunkel vor den Augen werde. Camozzi hatte bis dahin gestanden. Ich werfe einen Blick auf die Kurve und sehe, daß auch die Atmung seit mehr als einer Minute eine tiefgreifende Veränderung erfahren hat. Bei dem Zeichen *A* setzt sich Camozzi auf einen Stuhl. Unmittelbar danach wird er ohnmächtig.

Wie man an der Kurve sieht, wurde der Versuch unterbrochen. Ich sprenge Camozzi Wasser ins Gesicht, worauf er sich sogleich erholt. Sobald er mir sagt, daß der Zustand vorüber sei, fahre ich mit dem Versuche fort. In der Reihe 4a der Fig. 5 sieht man, daß die Atemzüge jetzt viel tiefer waren, als unmittelbar nach dem Einstellen der Hantelübungen. Im Vergleiche mit der normalen Atmung (1a) zeigen sie jetzt fast den doppelten Umfang. Die Pulsfrequenz dagegen hatte sich verlangsamt und betrug jetzt 104 Pulsationen in der Minute.

Nachdem ich das letzte Kurvenstück 4a aufgenommen, bat ich Camozzi, sich im Nebenzimmer auf eine Matratze zu legen. Er that dies und trank darauf eine Tasse Kaffee. Nach 10 Minuten erhob er sich wieder und versicherte, daß er sich jetzt vollkommen wohl fühle.

Selten wird man Gelegenheit haben, den Eintritt und die Entwickelung einer Ohnmacht mit gleicher Genauigkeit zu verfolgen. Von Wichtigkeit ist es, gesehen zu haben, daß Atem- und Herzthätigkeit sich gleichzeitig veränderten. Nach dem Aufhören der muskulären Arbeit vergingen 6 Minuten, bevor sich die Schwäche der Herz- und der Atmungsfunktionen offenbarte. Interessant ist die sofortige Modifikation der Atmung. Beim Auftreten der Ohnmacht verlangsamt sie sich etwas, indem beim Beginn der Exspiration eine geringe Zögerung eintritt. Die Thoraxbewegungen werden sehr oberflächlich. Sie verstärken sich wieder, sobald die Ohnmacht vorüber ist.

Bei der Entwickelung der Ohnmacht war die Erregbarkeit der nervösen Centren herabgesetzt, wie wenn eine Lähmung des Respirationscentrums und der Herznerven eingetreten wäre. Auf welche Ursache die centrale Lähmung zurückzuführen ist, vermag ich nicht zu sagen. Die Beobachtung genügt jedoch, um jedermann zu überzeugen, daß es nicht mangelhafte Atmung ist, welche uns an der Arbeit auf großen Höhen behindert, und ebenso, daß es uns dort für die Ausführung einer Arbeit nicht an Sauerstoff fehlt. 6 Minuten nach Beendigung der Arbeit schienen alle Vorgänge normal zu verlaufen. Die ersten Anzeichen des krankhaften Zustandes offenbarten sich vielmehr an der Tiefe und Frequenz der Atemzüge.

Das Blut wurde während der Ohnmacht beständig venöser. Da die beginnende Asphyxie den Zustand nicht verschlimmerte, so muß die Ursache für die herabgesetzte Erregbarkeit der nervösen Centren eine andere sein. Sobald die nervöse Kraft wieder hergestellt war, suchte das Atmungscentrum die voraufgegangene Verminderung der Respiration wieder auszugleichen. Dies erklärt uns, warum die Atemzüge zu Anfang der Reihe 4a tiefer waren, als alle früheren.

Der Versuch zeigt ferner, daß das Maximum der Herzfrequenz nicht während des Ermüdungszustandes oder unmittelbar nach dem Aufhören der Arbeit auftrat, sondern daß erst eine Ruhepause von einigen Minuten vergehen mußte, bevor der Puls von 128 bis auf 136 stieg. Wir werden hierauf im folgenden zurückkommen. Zunächst genügt der Hinweis, daß nach Beendigung der Muskelthätigkeit der Zustand sich nicht sofort verbesserte, sondern sich im Gegenteil verschlechterte. Vielleicht wirkt eine nicht in das Bewußtsein tretende Erregung des Nervensystems auf die Centren der Atmung und des Herzens. Ist die Anstrengung vorüber, so sind die der Ruhe überlassenen Centren vielleicht durch die während der Ermüdung entstandenen Gifte gelähmt.

Da auf dem Monte Rosa die gleiche Arbeit, wie wir gesehen, eine stärkere und länger andauernde Modifikation des Organismus hervorruft, so könnte es scheinen, als ob die Erklärung für das Auftreten der Bergkrankheit hiermit unmittelbar gegeben sei. In der That ist sowohl von Alpinisten wie von Physiologen behauptet worden, daß die Ermüdung zur Erklärung derselben ausreiche. Man folgt hierin der Auffassung Dufours, desselben, nach dem eine der Spitzen des Monte Rosa benannt wurde. Nach seiner Theorie wird die Bergkrankheit dadurch verursacht, daß wir beim Erklettern der Berge eine größere Menge von Sauerstoff verbrauchen und die Respiration nicht mehr genügt, um die Verluste, welche der Körper durch die vermehrte Muskelarbeit erlitten hat, zu kompensieren.

Eine Stütze scheint diese Theorie durch die Versuche zu erhalten, welche kürzlich von Paul Regnard[1] angestellt wurden.

Er stellte unter eine große pneumatische Glocke ein Rad, das sich nach Art der Eichhörnchenmühlen um eine horizontale Achse drehte und dem durch einen elektrischen Strom eine beliebige Umdrehungsgeschwindigkeit erteilt werden konnte. In dieses Rad wurde

[1] Paul Regnard, La cure d'altitude. 1897, p. 118ff.

ein Meerschweinchen gesetzt, während ein anderes zum Vergleiche außerhalb des Rades, obwohl ebenfalls innerhalb der Glocke verblieb. Die Drehungsgeschwindigkeit des Rades wurde soweit reguliert, daß dieselbe 400 m in der Stunde betrug. Bis zu einer der Höhe von 3000 m entsprechenden Verminderung des Luftdruckes innerhalb der Glocke zeigte sich in dem Verhalten der beiden Tiere keinerlei Unterschied. Bei diesem Punkte aber fing das innerhalb des Rades befindliche Thier an häufig nach vorne zu fallen oder sich, als ob es erschöpft sei, von dem Rade schleppen zu lassen, während das andere sich ruhig verhielt. Bei einem der Höhe von 4600 m entsprechenden Drucke fiel das Tier in dem Rade auf den Rücken, es bewegte die Beine nicht mehr und ließ sich schleppen, so daß man mit den Umdrehungen innehalten und es aus dem Rade herausnehmen mußte. Wenn nicht der Atem sehr keuchend gewesen wäre, hätte man es für tot halten können.

Regnard übersieht bei diesem Versuch, daß das Vergleichstier sich im Zustande völliger Ruhe befand. Um den Vergleich vollständig zu machen, hätte er ein drittes Tier außerhalb der Glocke in einem zweiten Rade bei der gleichen Umdrehungsgeschwindigkeit arbeiten lassen müssen. Das Meerschweinchen ist ein Tier, welches sehr wenig Arbeit zu leisten vermag. Es läuft schlecht und zeigt, da es an Laufen nicht gewöhnt ist, wenn wir es in der nicht verdünnten Luft sich zu bewegen zwingen, leicht sehr starke Erscheinungen der Erschöpfung. In der That sehen wir, daß die Meerschweinchen in dem Apparat Regnards nur 6,67 m in der Minute laufen. Die Weise, wie ich Gemsen 3500 m hoch laufen sah, sowie die Anstrengungen, welche einige meiner Soldaten ohne besondere Beschwerden, wie ich beobachtete, überwanden, indem sie mit 30 bis 40 kg belastet auf einem schwierigen und steilen Pfade bis zur Spitze Gnifetti (4560 m) emporstiegen, haben in mir die Überzeugung erweckt, daß die am Meerschweinchen ausgeführten Versuche für das Studium der Bergkrankheit nicht geeignet sind. Wir werden später Gelegenheit haben, zu sehen, daß die Bergkrankheit auch ohne vorhergegangene Ermüdung auftreten kann.

VII

Alexander von Humboldt[1] konnte auf den Andes die Höhe, in welcher er einen Kondor fliegen sah, auf 21 834 Fuß (6655 m) bestimmen. Die Gebrüder Schlagintweit[2] erzählen, daß sie in Asien

[1] Alexander von Humboldt, Ansichten der Natur. Ideen zu einer Physiognomik der Gewächse S. 216, Erläuterungen S. 243 (Reclamausgabe).

[2] Hermann, Adolphe und Robert Schlagintweit. Results of a Scientific Mission to India and High Asia. Leipzig, London 1862. Vol. II.

Adler und Geier 23 000 Fuß (7000 m) hoch fliegen sahen und daß sie auf dem Ibigamim in einer Höhe von 6000 m 6 Tage lang von Krähen (Tibetan raven) umgeben waren, welche die Überbleibsel auf den Lagerplätzen verschlangen.

Beobachtungen ähnlicher Art können auch wir auf unseren Alpen machen. Sind dieselben auch nicht mit denen vergleichbar, über welche die ebengenannten Forscher berichten, so sind sie deswegen doch nicht weniger bewundernswert.

Von Alagna kamen oftmals Dohlen (Graculus alpinus) in Zügen bis zur Hütte Königin Margerita geflogen. Einmal sah ich durch das Fernrohr, wie diese Vögel über dem Vignegletscher (Ghiacciaio delle vigne) in einer großen Spirale aufwärts stiegen. Wir schlossen uns sofort in die Hütte ein und sahen bald darauf durch eine Spalte in der Wand, wie sie sich vor unserer Thüre niederließen und die Küchenreste verzehrten. Da ich nur wenige Schritte von ihnen entfernt stand, so konnte ich sie gut beobachten. Ich sah die Tiere so ruhig atmen, wie ich niemals vermutet hätte. Bedenkt man, mit welcher Geschwindigkeit dieselben gekommen und wie sie sich dann plötzlich noch ungefähr 2000 m erhoben hatten, so ist dies in der That eine bemerkenswerte Erscheinung.

Zumstein erzählt, daß er bei seiner ersten Monte Rosabesteigung von einer Menge Dohlen umgeben war. Ich selbst habe dieselben oft die höchsten und ödesten Gipfel des Monte Rosa umfliegen sehen, wo außer einigen vom Winde dorthingeführten Insekten jede Spur des Lebens erloschen ist. Ich sah diese Vögel dort auch im Winter und habe bei mir gedacht, daß sie ebenso wie die Geier und der Kondor sich nicht zu solchen Höhen emporschwingen, um Nahrung zu suchen. Warum sie hierher kommen, vermag ich nicht zu sagen. Soviel aber steht fest, daß sie nicht leiden und daß das Herumschwärmen in der sehr verdünnten Luft bei ihnen keine große Ermüdung hervorruft.

Neuerdings von sehr befähigten Experimentatoren angestellte Versuche lassen die Annahme zu, daß die Menge des von der Atmung absorbierten Sauerstoffes zu dem Quantum der geleisteten Arbeit in gleichem Verhältnis steht. Wir werden im folgenden einige sehr überzeugende Thatsachen kennen lernen, welche gegen diese Annahme sprechen, und welche uns nicht erlauben, dem eingeatmeten Sauerstoff die wichtige Bedeutung einer unmittelbaren Ursache für die in den Muskeln entwickelte Energie beizumessen.

Die Vögel, welche in den höchsten Regionen unserer Atmosphäre leben, müssen, um sich in der verdünnten Luft bewegen zu können, eine Muskelarbeit verrichten, wie sie vielleicht keines der auf dem Erdboden lebenden Tiere zu leisten im stande ist. Nichtsdestoweniger scheint es, daß sie unter allen Lebewesen diejenigen sind, welche beim Atmen am wenigsten Sauerstoff verbrauchen.

Oftmals, wenn ich diese Vögel den Monte Rosa umkreisen sah, habe ich bei mir gedacht, daß vielleicht die Untersuchung dieser Tiere dem Studium der Ermüdungserscheinungen neue Gesichtspunkte eröffnen könne. Denn es bleibt unerklärlich, wie diese Vögel, welche unter allen Tieren die höchste Körpertemperatur besitzen, in der Atmung dennoch die geringste Frequenz zeigen. Der Kondor zum Beispiel führt in der Minute nur 6 Respirationen aus (4 weniger als wir), und trotzdem vermag er sich mit großer Schnelligkeit in einer Höhe fortzubewegen, bis zu welcher emporzukommen dem Menschen noch nicht gelungen ist, und in welcher sich dieser, wenn er sie je erreichen sollte, wie A. von Humboldt[1] sagt, in einem beängstigenden asthenischen Zustande befinden würde.

[1] A. a. O. S. 243.

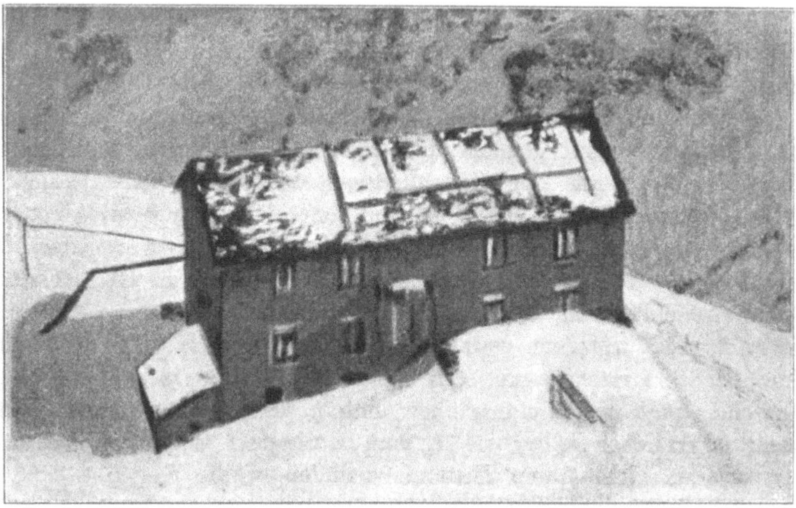

Gasthaus des Col d'Olen (2865 m ü. d. M.).

ZWEITES KAPITEL.

Eine Monte Rosabesteigung im Winter des Jahres 1885.

I

Für die Zwecke meiner Studien mußte ich den Zustand einer großen Ermüdung herbeiführen. Insonderheit kam es mir auf eine starke Ermüdung der Augen an, wie man sie nur durch den andauernd blendend wirkenden Alpenschnee erzeugen kann. Ich hoffe, daß man diese winterliche Bergbesteigung mit Nachsicht beurteilen wird, wenn sich aus dem nachfolgenden ergeben sollte, daß sie für die Physiologie nicht ohne jeden Nutzen war. Bevor ich jedoch über meine eigenen Versuche berichte, möchte ich an die Alpinisten erinnern, die hier vor mir mit wissenschaftlichen Untersuchungen beschäftigt waren.

Die Italiener hatten den Monte Rosa bereits erforscht und von allen seinen Spitzen Pläne entworfen, als man nordwärts von demselben noch nicht einmal wußte, wo diese Berggruppe sich befand.

In seiner Beschreibung der Alpen sagt G. Studer,[1] daß „noch bis ans Ende der dreißiger Jahre die schweizerischen Topographen und Panoramazeichner und nach ihnen alle Touristen die nördlich vorstehende Gruppe der Mischabelhörner für den Monte Rosa hielten." Wer jetzt von der Seite von Zermatt oder von der Dufourspitze aus die Entfernung zwischen dem Gipfel der Mischabelhörner und der Monte Rosagruppe betrachtet, wird es nur schwer begreifen, daß die

[1] G. Studer, Über Eis und Schnee Bern, 1869. II. Abtl. S. 4.

gleichsam vorhistorische Epoche des Alpinismus, in der die Königin der Alpen noch unbekannt war und mit den niederen nach Norden hinziehenden Bergketten verwechselt wurde, erst wenige Jahrzehnte hinter uns liegt.

Den ersten Versuch, den Monte Rosa zu besteigen, machte i. J. 1788 der Graf von Morozzo, der damals Präsident der Akademie der Wissenschaften zu Turin war.[1] Da er aber leider von Macugnaga aus aufstieg, von welcher Seite sich der Monte Rosa freilich in seiner ganzen Größe zeigt, so gelangte er nur bis zu einer Höhe von 3700 m. Fast ein Jahrhundert lang hat man sich vergebens bemüht, von hier aus zum Gipfel des Monte Rosa emporzukommen, i. J. 1872 wurde dieser Versuch zum letzten Male wiederholt. Der Name des Grafen von Morozzo erinnert zugleich an die glorreichste Zeit der italienischen Physiologie. Gegen das Ende des vorigen Jahrhunderts begann man in Italien früher als in irgend einem anderen Lande mit exakten Untersuchungen über die Atmung. Spallanzani und Fontana waren die größten Physiologen ihrer Zeit. Ihnen zur Seite standen Cigna, auf den ich später noch zurückkommen werde, und der Graf von Morozzo. Die Abhandlung des letzteren: „Expériences eudiométriques sur l'air pur vicié par la respiration animale" ist eine Arbeit, welche der Vergessenheit entrissen zu werden verdient. Die Versuche, über welche der Verfasser darin berichtet, unterscheiden sich wenig von denen, die wir noch heute anstellen. Der Hauptgedanke in P. Bert's Buche „La pression barométrique", worin er zeigt, wie man die Zusammensetzung der Luft bestimmt, in welcher ein Tier an Asphyxie stirbt, ist ein Gedanke des Grafen von Morozzo und von diesem zuerst bei der Luftanalyse verwertet worden.

Die fünf Monte Rosabesteigungen, welche Joseph Zumstein ausführte, sind vom Standpunkte der Alpinistik aus vielleicht von größerer Bedeutung, als die von Saussure unternommene Besteigung des Montblanc;[2] denn Jacob Balmat, der Saussure hierbei mit siebzehn Führern begleitete, hatte denselben bereits zweimal vor ihm bestiegen.

Die Akademie der Wissenschaften zu Turin veröffentlichte im Jahre 1820 den Bericht, welchen Zumstein und Vincent ihr eingereicht hatten und in welchem sie den Aufstieg zu der Pyramide beschreiben, die jetzt Vincent's Namen trägt.[3] Vier weitere Entdeckungsreisen beschrieb sodann von Welden in seinem Buche

---

[1] Conte C. L. Morozzo, Sur la mesure des principaux points des États du Roi. M. IX. 1.

[2] Saussure, Relation abrégée d'un voyage à la cime du Mont Blanc. 1787.

[3] J. Zumstein et N. Vincent, Voyage sur le Monte Rosa et première excursion de son sommet méridional. Memoria della R. Accademia delle Scienze di Torino. Tomo 25. 1820. p. 230.

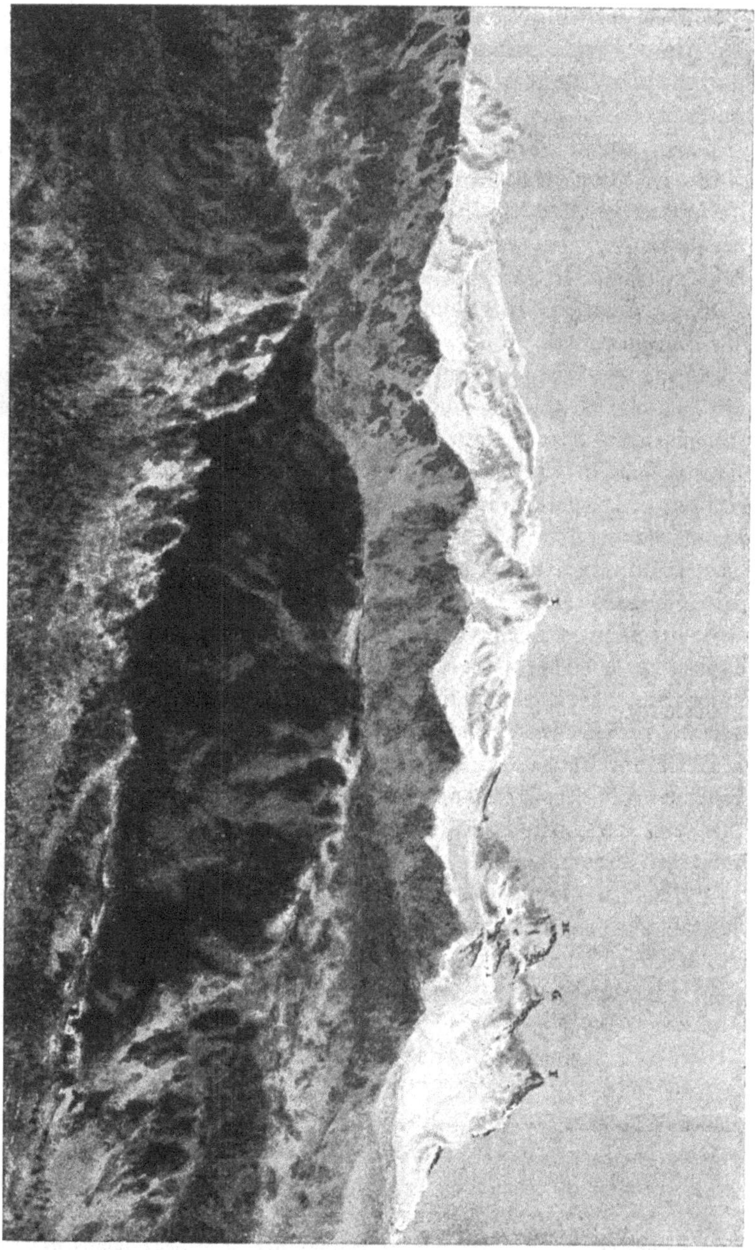

Fig. 6. Südseite des Monte Rosa von den Bergen bei Gressoney aus gesehen. Nach dem Aquarell von ZUMSTEIN aus dem Jahre 1824. Die Spitzen sind mit denselben Buchstaben bezeichnet, wie die der nachstehenden Zeichnung. Die Langseite dieser Wiedergabe ist um 10 cm verkürzt, dementsprechend auch die Schmalseite derselben.

„Der Monte Rosa".[1] von WELDEN hatte sich zu jener Zeit nach

[1] LUDWIG Freiherr VON WELDEN, Der Monte Rosa. Wien 1824. Ein Abriß dieses Buches findet sich in der „Bibliothèque universelle de Genève". Tome XXVII, p. 221; tome XXVIII, p. 63. 1824 u. 1825.

Gressoney begeben, von wo aus er mit Zumstein zusammen viele Aufstiege unternahm. Von ihm erhielt die Ludwigshöhe ihren Namen.

In dem Archiv der Akademie der Wissenschaften zu Turin fand ich den autographischen Bericht, den Zumstein der Akademie als korrespondierendes Mitglied am 1. März 1824 vorgelegt hatte. Man kannte den Monte Rosa, wie bereits erwähnt, damals nur von der Seite von Macugnaga aus und glaubte, daß sich zwischen den Spitzen der Nordseite ein tiefes Thal hinzöge. Erst Zumstein entdeckte die hohe Eisebene, die sich an der Basis der die Krone des Monte Rosa bildenden Spitzen hin ausdehnt und wie ein ungeheures Amphitheater zu denselben emporstrebt. Unter den Karten, die Zumstein hinterlassen, fand ich eine herrliche in Temperafarben ausgeführte Darstellung der höchsten Spitzen dieser Berggruppe, von der ich in Fig. 6 eine Nachbildung gebe; sie zeigt den Südabhang des Monte Rosa, wie man diesen von den Bergen des Thales von Gressoney aus sieht.

Eine andere im Archiv der Akademie der Wissenschaften zu Turin

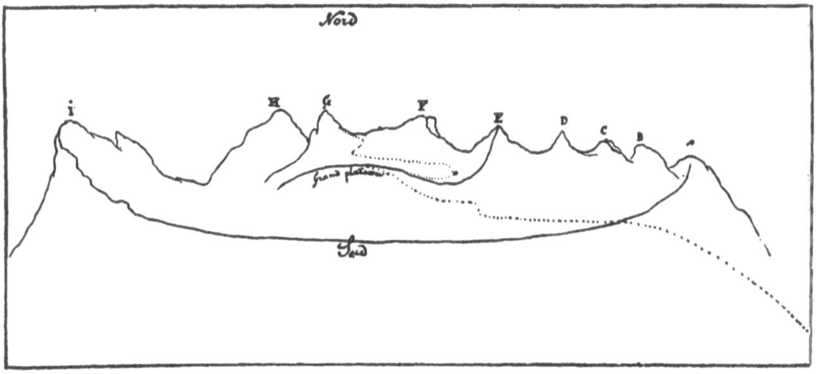

Fig. 7. Nach seiner erstmaligen Ankunft auf der hohen Eisebene von Zumstein entworfene Skizze der Monte Rosagruppe. Den durch Zumstein mit einfachen Buchstaben bezeichneten Spitzen entsprechen die in der umstehenden Note angegebenen Namen. Die Zeichnung ist auf ein Drittel des Originales reduziert worden.

von mir gefundene Zeichnung Zumsteins zeigt Fig. 7. Aus derselben ersieht man den Aufbau der Monte Rosagruppe. Dieselbe ist auch deswegen von Wert, weil sie die älteste Skizze ist, die wir von dieser Berggruppe besitzen. Sie wurde von Zumstein entworfen, als er die große Eisebene, welche von den Spitzen des Monte Rosa umschlossen wird, zu erforschen suchte. Am Fuße der Spitze Gnifetti, welche von Zumstein erstiegen wurde, ist die Stelle bezeichnet, an der er 4217 m hoch eine Nacht in einem Gletscherspalt zubrachte. Bis auf Tyndall (i. J. 1859) hat niemand wieder in einer solchen Höhe eine Nacht in den Alpen zugebracht.[1]

[1] J. Tyndall, Hours of Exercise in the Alps. London 1891. p. 54.

Im letzten Kapitel findet man die Wiedergabe einer Photographie, die aufgenommen wurde, als Ihre Majestät die Königin Margerita von Italien unterhalb der Spitze Zumstein im Begriffe war, die Spitze Gnifetti zu ersteigen. Alle die Gipfel, welche in der beigegebenen Zeichnung Zumsteins mit einfachen Buchstaben bezeichnet sind, hatte zu seiner Zeit noch kein menschlicher Fuß berührt. In der untenstehenden Note habe ich die entsprechenden Namen angegeben, die ihnen später beigelegt wurden.[1] Die punktierte Linie, welche man auf der Zeichnung sieht, zeigt den Weg an, den Zumstein bei seinem ersten Aufstiege von Gressoney aus einschlug. Ich hoffe später Zeit zu finden, über das Leben dieses verdienstvollen Mannes eine Schrift veröffentlichen zu können, die dann auch die von mir gesammelten Dokumente enthalten wird. Hier beschränke ich mich auf die Wiedergabe einiger Stellen des Manuskriptes, in denen er erzählt, wie der nach ihm benannte Gipfel erreicht wurde, auf dem man noch heute das eiserne Kreuz findet, das er selbst einst dort aufgerichtet:

„Je vis avec satisfaction, de l'endroit où je me trouvois, que l'on pouvoit fort bien escalader la pointe que nous nous étions proposée pour but de notre voyage. Cette grande mer de glaces et de neiges qui ne presentoit aucune crevasse étoit unie et d'une blancheur éblouissante.

Au milieu de mes observations arrivèrent mes amis et quelques porteurs: ces derniers déposèrent leur charge et retournèrent à la rencontre des autres. Après quelques moments de repos, M. Molinatti, qui venait d'arriver, se hâta d'établir son théodolite à côté de mes autres instrumens, mais en vain; car à peine étoit-il prêt que les nuages se serrèrent autour et au-dessus de nous, et les cimes lointaines se dérobèrent à notre vue.

La nuit approchait et nos porteurs n'arrivoient point. Une grande partie de nos effets étoit aussi en arrière, et notamment la tente et le bois dont nous avions si grand besoin. Il étoit six heures du soir et personne ne venoit. Le thermomètre étoit à —7°. Un changement de température de 15° en si peu de temps fit sur moi un très mauvais effet. Mes gens étoient engourdis et un sommeil insurmontable me gagnoit. Mes compagnons me virent pâlir tout à coup, je me sentois sans forces et sans courage. Mais le vieux Jos. Beck, chasseur expérimenté, commença à me secouer, à me déplacer, afin que mon sang pût se réchauffer, et à me prodiguer toute sorte de secours.

Le froid augmentait de plus en plus ainsi que notre embarras.

---

[1]

A	Vincentpyramide	4215 m	hoch	F	Gnifettispitze	4560 m	hoch
B	Balmenhorn .	4231 „	„	G	Zumsteinspitze	4563 „	„
C	Schwarzhorn .	4334 „	„	H	Dufourspitze	4635 „	„
D	Ludwigshöhe	4346 „	„	I	Lyskamm	4529 „	„
E	Parrotspitze	4463 „	„				

Il est aisé de s'imaginer de quelle terreur nous étions pénétrés. Placés à une hauteur de 13000 pieds au-dessus du niveau de la mer, avec 10° de froid, toujours croissant, sans abri, sans feu, les pieds sur la glace, à la belle étoile, et exposés à toute la rigueur et à tous les dangers de la nuit imminente.

Nous avions enfin résolu d'affronter les plus grands périls en retournant sur nos pas, malgré l'obscurité de la nuit, qui n'étoit pas dans ce jour éclairée par la lune, lorsque enfin les porteurs tant désirés arrivèrent avec leurs charges. . . .

Nous arrivâmes au bord de la fente par une paroi de neige inclinée à 65 degrés environ. Le vieux chasseur Jos. Beck fut le plus hardi et le premier qui osa descendre au fond de la fosse par quarante marches qu'il tailloit lui-même avec la hache dans la neige et la glace, et nous ayant assuré que le fond étoit formé de neige ammassée par les vents et fort compacte, nous descendîmes tous dans cette espèce de tombeau les uns après les autres. Nous étions tous transis de froid, et moi presque engourdi et hors d'état d'aider les autres pour l'établissement de notre tente, qui fut dressée par l'intrépide Jos. Moritz Zumstein, tandis que le robuste Marty nous préparoit le bois et nous allumoit un bon feu dont nous avions le plus grand besoin.

Quoique nous ne fussions guère disposés à manger, nous partageâmes entre nous une soupe succulente, et nous nous tapîmes sous la tente. Nous étions onze individus couchés par terre, tous sur le côté droit serrés les uns contre les autres de peur de geler pendant la nuit, et nous nous endormîmes ainsi dans les bras du destin.

Je fus pendant la nuit attaqué d'une forte palpitation; je croyois étouffer; mais m'étant dégagé des autres je me levai, je pris haleine, et bientôt je pus me recoucher tranquillement et dormir jusqu'à la pointe du jour.

Nous nous trouvions à 2188 toises au-dessus du niveau de la mer (qui est à peu près la hauteur de la Jungfrau dans le Haut Bernois) et 193 toises ou 1158 pieds plus élevés que l'endroit où M. de Saussure passa la nuit sur le Mont Blanc . . .

A sept heures et demie du matin tout le monde étoit prêt. A une demi-lieue environ nous passâmes auprès des pointes orientales, en marchant sur une grande plaine de neige ondulante comme les eaux de la mer et un peu inclinée vers le Valais: et à une lieue plus loin, montant toujours à un angle de 30° degrés environ, nous arrivâmes au pied du sommet pyramidal que nous commençames à escalader. M. Molinatti, incommodé de la trop grande rareté de l'air, étoit forcé de s'arrêter de temps à autre.

La dernière arête de neige à surmonter faisait un angle de 65 degrés. Nous l'abordâmes précédés par l'intrépide chasseur Castet, qui, armé de sa hache, tailloit dans la neige et la glace des marches où nous pussions mettre le pied. A mesure que nous avancions sur cette affreuse crête qui donnait en partie sur la vallée de Macugnaga, la neige se perdoit presque entièrement et nous ne trouvions plus sous nos pas que de la glace unie et solide. Si un pied nous eût manqué en ce moment c'en étoit fait de nous; et nous faisions une chute à plomb de 8000 pieds; mais, par bonheur, aucun de nous n'eut de vertiges dans un moment aussi décisif.

Dès que le jeune Vincent eut atteint le sommet, il se tourna vers nous en s'écriant „Vive notre Roi, vive la science.“ Nous répétâmes tous de bon coeur le même cri: et saisissant tous de la main le drapeau que nous avions planté dans la glace, nous nous jurâmes tous fidélité à notre Roi, et à la Patrie.“

II

In seinem Buche „The Pioneers of the Alps“[1] sagt C. D. Cunningham: „Von allen denjenigen, welche während der Wintermonate die Alpen besuchten, hat niemand so herrliche Leistungen zu verzeichnen gehabt, wie die Herren Sella.“ Die Monte Rosabesteigung, welche ich im Jahre 1885 mit Herrn Alexander Sella zusammen unternahm, ließ mich an diesen Erlebnissen Teil nehmen.

Selten fällt so viel Schnee, wie man im Winter jenes Jahres beobachten konnte. Pietro Guglielmina, den Alessandro Sella und ich gebeten hatten, uns als Führer zu dienen, schrieb uns von Alagna aus, daß der Schnee mehr als manneshoch liege. Mit Schneeschuhen, sogenannten Raketten, an den Füßen brachen wir am Morgen des 13. Februar von Alagna auf. Nach etwa drei Stunden kamen wir zu einer kleinen Kapelle. Oberhalb der Dachrinne dieser Kapelle war die Schneeanhäufung von der Sonne weggeschmolzen und da wir sehr ermüdet waren, so setzten wir uns auf die freigelegten Dachschindeln, um ein wenig auszuruhen. Dann setzten wir den Aufstieg fort. Auf dem halben Wege zum Col d'Olen versuchten wir zuweilen zu erkunden, wie hoch der Schnee wohl liegen möge, indem wir den Alpenstock in denselben einsenkten. Es war jedoch unmöglich, den Boden zu erreichen, auch wenn man die ganze Armlänge zu Hilfe nahm. Ebensowenig gelang uns dies auf den Anhöhen, woselbst sich der Schnee sicher in geringerer Höhe aufgehäuft hatte. Die Abgründe und die Bäche waren mit Schnee ausgefüllt, so daß man nur eine schiefe uniforme Ebene vor sich sah. Von Zeit zu Zeit hielten wir an, um Atem zu schöpfen oder den Schnee von den Schuhen abzuschütteln. Wir sanken aber immer von neuem und immer tiefer

[1] C. D. Cunningham, The Pioneers of the Alps. London 1888, p. 40.

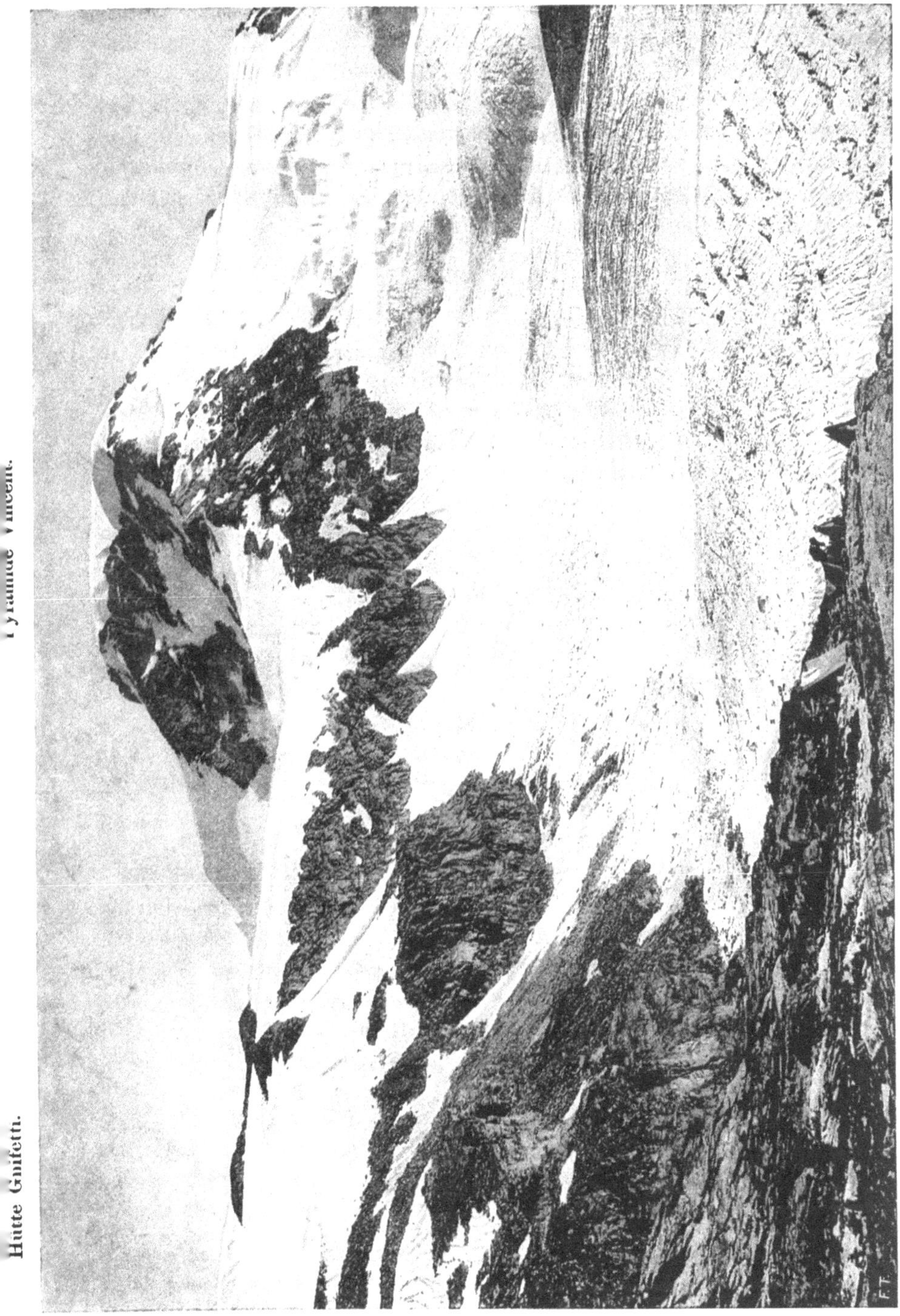

Die Vincentpyramide (4215 m) von unserem Lager bei der Hütte Linty (3047 m) aus gesehen. Oben links sieht man den Felsen, auf welchem die Hütte Gnifetti erbaut ward.

ein, so daß wir nur mit Mühe die Füße aus dem Schnee herausziehen konnten. Stolpernd, fallend, durch die Schneeschuhe gehindert, schleppten wir uns mühsam und ruckweise weiter.[1]

Endlich gelangten wir unter den Col d'Olen. Der Atem war keuchend und das Herz schlug so gewaltig, daß mich seine Schläge belästigten, ich zählte 110 Pulsationen in der Minute. Obwohl wir erst bis zu 2800 m Höhe aufgestiegen waren, mußten wir nach immer 30 Schritten Halt machen. Wir waren völlig erschöpft und meine Absicht, meinen Körper in einen starken Ermüdungszustand zu versetzen, war vollkommen erreicht.

Bevor ich mich am Morgen zu Alagna aus dem Bette erhoben, zählte ich 59—60 Pulsschläge und 14 Atemzüge, während ich die Temperatur im Rektum auf 36,6° bestimmen konnte.

Um 4 Uhr 10 Minuten erreichten wir das Gasthaus des Col d'Olen. Puls 114—112. Nachdem ich mich daselbst 15 Minuten aufgehalten, betrug die Körpertemperatur 38,1° und die Atemfrequenz 16. Ich sah auch hier, daß die Atmung sehr viel schneller wieder zur Norm zurückkehrte als die Herzthätigkeit. Außerdem beobachtete ich die merkwürdige Thatsache, daß die Körpertemperatur schon nach den ersten beiden Marschstunden um 10 Uhr 45 Minuten bei einer Pulsfrequenz von 122 Schlägen mit 38,2° ihren Höhepunkt erreichte; darauf trat in beiden Erscheinungen eine leichte Abnahme auf, obwohl gerade der letzte Teil des Aufstieges der ermüdendste gewesen war.

8 Uhr nachm.: Puls 80. Temperatur im Rektum 36,9°.

Während der Nacht schlief ich wenig und hatte Fieber. Temperatur 38,5°. Um 7 Uhr morgens hatte sich die Temperatur bis auf 38,1° vermindert. Puls 74. Atemfrequenz 19.

Es ist das Ermüdungsfieber, das bei uns allen auftritt, wenn wir nach einer sitzenden Lebensweise unsere Muskeln anhaltend und stark ermüden. Daß die Bewegung unsere Körpertemperatur erhöhen kann, ist eine bekannte Thatsache; wir werden im neunten Kapitel sehen, wie die innere Körpertemperatur infolge der durch einen kleinen Aufstieg erzeugten Ermüdung bis auf 39,5° steigen kann. Hier möchte ich den Verlauf des Fiebers zeigen, der für den Zustand der Ermüdung charakteristisch ist. Hat die Muskelbewegung aufgehört, so fällt die Körpertemperatur und sinkt schnell bis unter die Normale herab. Dies tritt freilich nicht bei allen Menschen auf, aber bei einer hochgradigen Ermüdung habe ich diese unter die Norm sinkende Abkühlung des Körpers in den meisten Fällen meiner Be-

[1] Die Figur am Ende des Kapitels giebt eine der Raketten, die wir während dieses winterlichen Bergaufstieges an unseren Füßen befestigt hatten, in getreuer Nachbildung wieder. Die aus einem Netz von starken Reifen bestehende Sohle ist 44 cm lang und 33 cm breit.

obachtungen sehen können. Wenn ich mich ruhig verhalte und, wie im vorliegenden Falle geschah, still zu Bett liege, so tritt bei mir nach einigen Stunden ein Fieberanfall ohne Schüttelfrost auf, in welchem die Temperatur ungefähr 2° über die Norm steigt. Die Fiebererscheinungen gehören zu den dunkelsten Punkten der Medizin. Über die innere Natur der Vorgänge, welche das Fieber erzeugen, wissen wir wenig Positives. Wir können das sogenannte Ermüdungsfieber mit demjenigen vergleichen, das bei Erschütterungen, sowie bei Knochenbrüchen und Verwundungen auftritt, und das zuerst von Th. Billroth[1] und später von Volkmann studiert wurde. Im letzteren Falle kann dieses Fieber leicht durch Infektionsstoffe, welche in die Wunde dringen und sich im Körper schnell vermehren, veranlaßt werden. Auch bei Knochenbrüchen oder Erschütterungen, bei denen die äußere Körperhaut nicht verletzt ist, tritt einige Stunden nach dem Unfall ein Fieberanfall auf. Hieraus geht hervor, daß, wenn in dem Leben der Zellen infolge einer starken Erschütterung oder eines Schlages eine Störung eintritt und die Lebensbedingungen derselben in einem Teile des Körpers modifiziert werden, sich hier Substanzen bilden, welche das Fieber erzeugen. Mit jeder Überschreitung der Lebensbedingungen geht in den Geweben ein diesem Übermaße entsprechender Prozeß des Absterbens von Zellen einher. Die Ermüdung, welche die chemischen Energievorräte des Organismus aufzehrt, wirkt wie eine Fraktur oder eine Erschütterung. Sie modifiziert die Lebensfähigkeit der Gewebe, eine große Anzahl von Zellen verändern sich, die hierbei auftretenden Zersetzungsprodukte gelangen in das Blut, sie wirken auf das Nervensystem und erzeugen das Fieber. Dies ist der beste Vergleich, den ich mit Bezug auf das Ermüdungsfieber anzuführen weiß.

Daß die Temperatur sich unmittelbar nach beendigtem Aufstieg vermindert und darauf über die Normale steigt, ist daher ein komplizierter Vorgang. Ich werde hierauf zurückkommen, wenn ich über die Erschöpfung des Herzens und die nach einer großen Muskelanstrengung auftretende Herabsetzung der Funktionen des Nervensystems zu reden habe. Man könnte glauben, daß das Ermüdungsfieber gleichsam eine wohlthuende Reaktion der Natur sei, indem sich der Organismus von den im Körper aufgehäuften schädlichen Substanzen durch eine größere chemische Aktivität zu befreien sucht, und daß die Zeit zwischen dem Aufhören der Muskelthätigkeit und dem Auftreten des Fiebers (bei mir circa 6 Stunden) für die Gewebe nötig sei, um jene schädlichen Produkte vollständig zu eliminieren, während das Blut und die Lymphe diese Arbeit der Gewebe einige Stunden später fortsetzen und die das Fieber erzeugenden Stoffe absorbieren. Man

[1] Th. Billroth, Die allgemeine chirurgische Pathologie und Therapie. Berlin 1869. S. 91.

kann sich auch vorstellen, daß die Nervenzellen, welche die Bewegungen der Blutgefäße und die chemischen Prozesse im Organismus regulieren, so beschaffen sind, daß sie nicht sofort auf diese Verunreinigung des Blutes reagieren, sondern daß sie von diesen Ermüdungsprodukten erst eine längere Zeit gereizt werden müssen, bevor sie in Thätigkeit treten und so das Fieber hervorrufen. Dies sind freilich nur Hypothesen, aber die Pathologie des Fiebers vermag uns bis zur Stunde nichts Besseres zu bieten.

Um $10^1/_2$ Uhr früh des folgenden Tages (14. Februar) trank ich eine Tasse Milchkaffee. Als ich mich gegen Mittag erhob, um ein Frühstück einzunehmen, fehlte mir freilich noch der Appetit, aber sonst war ich völlig wieder hergestellt.

3 Uhr 15 Min.: Temperatur im Rektum 36,8°. Puls 67, Atemfrequenz 16 in der Minute.

Am 15. Februar, einem Sonntage, brachen wir um 1 Uhr nachts wiederum auf. Als wir das Gasthaus des Col d'Olen verließen, betrug die Temperatur der Luft — 5°.

Um Mitternacht: Puls 68. Atemfrequenz 16. Temperatur 37°.

Um 6 Uhr 30 Min. erreichten wir die Hütte Gnifetti, wo wir eine halbe Stunde verweilten, um den Aufgang der Sonne zu betrachten. Um 10 Uhr waren wir bereits auf der Pyramide Vincent. Puls 130. Körpertemperatur 39,1°. Ich war sehr müde. In meinem Notizbuche findet sich die Aufzeichnung: Atem etwas keuchend, dem Pulse nicht entsprechend. Temperatur der Luft — 10°. Schneetemperatur — 15°.

Um 3 Uhr 40 Min. waren wir zum Gasthaus Col d'Olen zurückgekehrt. Körpertemperatur 38,7°. Puls 86.

Nachdem ich zu Abend gegessen, legte ich mich um 6 Uhr 15 Min. zu Bett. Temperatur 38,1°. Puls 80. Temperatur um Mitternacht 37,1°.

Ich schlief während der Nacht und hatte kein Fieber mehr. Am Montag früh betrug meine Körpertemperatur unmittelbar nach dem Erwachen 36,9°. Puls 60. Atmenfrequenz 16.

Diese Angaben genügen, um den Verlauf des Ermüdungsfiebers erkennen zu lassen.

Da wir von Alagna (1191 m) bis zum Gasthaus des Col d'Olen (2865 m) aufgestiegen waren, so hatten wir im ganzen 1674 m zurückgelegt. Die Körpertemperatur hatte während der ersten beiden Marschstunden rapid zugenommen und eine Höhe von 38,2° erreicht. Nach 4 Stunden der Ruhe war meine Temperatur am Abend um 8 Uhr zur Normale zurückgekehrt. In der Nacht war ein Fieberzustand eingetreten, der bis gegen 11 Uhr vormittags anhielt. Der Weg zur Vincentpyramide hinauf erforderte zwar einen etwas geringeren Aufwand von Körperkraft, denn ich hatte nur 1350 m zu steigen (von 2865 m bis 4215 m), aber dafür war die psychische Erregung eine größere; denn der nächtliche Marsch auf den Gletschern war nicht gefahrlos. Trotzdem hatte sich der Zustand der Erschöpfung, wie man hätte erwarten sollen, nicht gesteigert; denn bei meiner Ankunft auf der Vincentpyramide hatte sich mein Organismus der Ermüdung eben angepaßt. So schlief ich die Nacht nach dem Aufstiege tief und war ohne Fieber.

Vom Col d'Olen gingen wir des Morgens 8 Uhr 40 Min. bei Schneewetter fort, um wieder nach Alagna hinabzusteigen.

Die hier beobachteten Thatsachen, daß das Fieber am ersten Tage erst in der Nacht nach mehrstündiger Ruhe eintrat, und daß es ausblieb, nachdem ich die Vincentpyramide erreicht und somit einen sehr ermüdenden Aufstieg überstanden hatte, lassen erkennen, wie kompliziert die Erscheinungen sind, welche die Ermüdung in unserem Organismus hervorruft.

Nach dem Aufhören der Muskelkontraktion, welche man als die Ursache der Wärmeentwickelung ansehen könnte, wächst die Körpertemperatur von neuem an. Diese während des Ruhezustandes der Muskeln von neuem auftretende Wärme wird vielleicht durch einen beschleunigten Stoffverbrauch in anderen Geweben des Körpers erzeugt. Die Einzelheiten dieses Vorganges sind schwer zu erklären. Wir wissen weder zu sagen, wo im Organismus jene Wärme zuerst entsteht, noch können wir uns erklären, wie der Körper sich so schnell an diesen Zustand gewöhnen konnte, daß zwei Tage später nach einer fast eben so großen mechanischen Leistung und bei größerer nervöser Erregung das Fieber nicht auftrat.

III

„In einem bald erscheinenden Buche, welches die Ermüdung behandeln wird,“ so schloß ich den damaligen Bericht über diese im Winter des Jahres 1885 ausgeführte Monte Rosabesteigung,[1] „werde ich die physiologischen Untersuchungen beschreiben, welche der Hauptzweck dieses winterlichen Aufstieges waren.“ Die Untersuchungen über die nervöse Ermüdung nahmen jedoch einen solchen Umfang an, daß es mir in dem 1892 erschienenen Buche[2] an Raum fehlte, auch noch über Bergbesteigungen zu sprechen.

Jetzt sehe ich zu meinem Erstaunen, daß jene Versuche noch nicht veraltet sind. Es sind seitdem viele Jahre verflossen, aber noch keinem Physiologen ist es in den Sinn gekommen, Untersuchungen, wie ich sie damals anstellte, zu wiederholen. Ist diese Wartezeit für die Erkenntnis dieser Erscheinungen auch gewiß nicht von Vorteil

[1] A. Mosso, Un' ascensione d'inverno al Monte Rosa. Milano, Fratelli Treves, 1885.

[2] A. Mosso, Die Ermüdung. Übersetzt von J. Glinzer. Leipzig, S. Hirzel, 1892.

gewesen, so boten doch die unvollständigen Versuche von damals die Anregung zu dem vorliegenden Buche, dessen ersten Kern sie bilden.

Ich hatte ein Quecksilbermanometer mit mir genommen, um die Einflüsse der verdünnten Luft und der Ermüdung auf die Stärke der Thoraxbewegungen zu messen. In Fig. 8 ist dieser Apparat abgebildet.

Um die Fehlerquelle zu vermeiden, welche durch die Mundatmung entsteht, setze ich in eines der Nasenlöcher einen hermetisch abschließenden Kork. Dieser ist, wie man in der Figur sieht, von einem Glasrohr durchbohrt, das mittels eines Gummischlauches mit dem Manometer verbunden ist. Letzteres besteht aus einem U-förmig gebogenen Glasrohr, das bis zur Hälfte mit Quecksilber gefüllt ist. Setze ich das Korkstück in das eine Nasenloch und schließe mit dem Finger das andere, so kann ich auf einer an dem Manometer angebrachten, nach Millimetern eingeteilten Skala die Höhe ablesen, bis zu welcher das Quecksilber während einer tiefen Inspiration steigt.

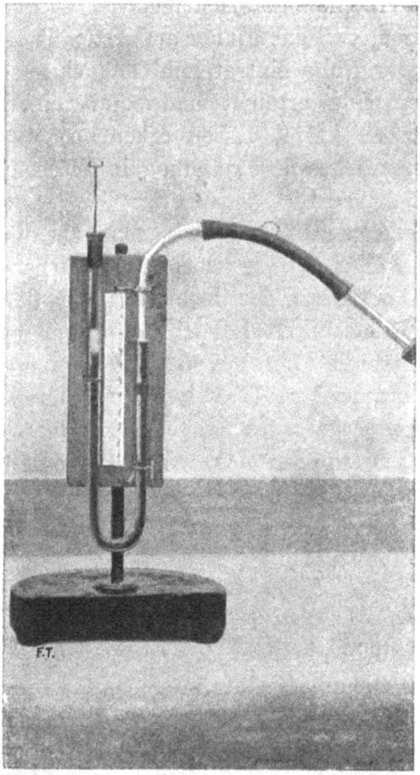

Fig. 8. Quecksilbermanometer, um die Stärke der Respirationsbewegungen aufzuschreiben.

Diesen Versuch kann man leicht an sich selbst anstellen, wenn man sich nur nahe genug an das Manometer setzt, um die Werte an der Skala ablesen zu können. In Turin erhielt ich einen negativen Druck von 88 bis 92 mm Quecksilber. Als ich den Versuch am Abend meiner Ankunft auf dem Col d'Olen wiederholte, fand ich die Kraft des Thorax sehr vermindert. Ich erhielt hier die folgenden Werte:

70 mm 60 — 60 — 64 — 68 — 64 — 60.

Am nächsten Tage kehrte die Inspirationsstärke auf 80 mm zurück, das Maximum erreichte ich dann bei 84 mm.

Auf der Vincentpyramide wollte ich den gleichen Versuch wiederholen. Da der Führer Gilardi während des Aufstieges bereits mit Lebensmitteln und optischen Instrumenten sehr beladen war, so hielt ich es für besser, das Manometer selbst zu tragen. Leider glitt ich jedoch in der Nähe des Gipfels auf den glatten Stufen aus, welche der Wind in den Schnee gehöhlt hatte und fiel dabei so unglücklich, daß mein Manometer in Stücke zerbrach. Äußerst erschöpft gelangte ich zum Gipfel. Von den wenigen Zeilen, die ich damals in mein Notizbuch schrieb, führe ich hier nur die folgenden Worte an: „Ich empfinde Atemnot, die wahrscheinlich von der Ermüdung des Thorax herrührt.“

Als ich nach Turin zurückgekehrt die Ermüdung der die Inspiration bewirkenden Müskeln studierte, fand ich, daß diese in gleicher Weise wie die übrigen Muskeln des Körpers ermüden. Um den Verlauf der Thoraxermüdung durch ein Beispiel zu erläutern, teile ich im nachstehenden einen Versuch mit, den ich an dem Diener

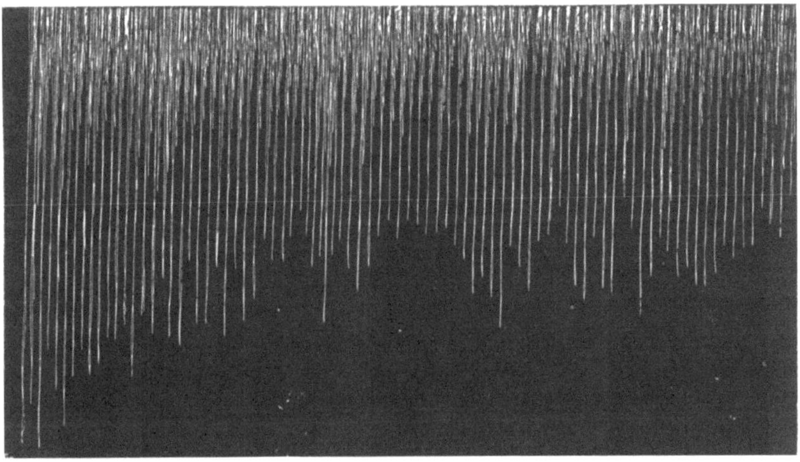

Fig. 9. Giorgio Mondo. Manometerkurve, welche die während einer Reihe von tiefen Respirationsbewegungen auftretende Thoraxermüdung zeigt.

meines Laboratoriums, Giorgio Mondo, angestellt habe. Ich bemerke noch, daß diese Ermüdungserscheinungen hier zum ersten Male analysiert wurden.

Die Fig. 9 zeigt die aus diesem Versuche resultierende Kurve. Nachdem das obenerwähnte Korkstück in das rechte Nasenloch gesteckt und das linke mit dem Finger verschlossen war, führte die Versuchsperson eine tiefe Inspiration aus. Sofort erhebt sich das Quecksilber in dem mit dem Inspirationsrohre verbundenen Manometerarm und sinkt dementsprechend in dem anderen, während der sich gleichfalls senkende Schwimmer auf der rotierenden Trommel die erste Linie links schreibt. Nach Öffnung des linken Nasenloches erfolgt naturgemäß sofort die Exspiration. Nach einer Ruhepause von 4 Sekunden gab ein Assistent mit der Hand das Zeichen für eine neue Inspiration. Dieser entspricht die zweite Linie. In gleichen Zwischenpausen von je 4 Sekunden wurden dann die folgenden Linien der Kurve geschrieben. Um Raum zu sparen, ist in der Figur die obere Hälfte der während der Ruhepausen auftretenden Quecksilberschwankungen fortgelassen worden. Man versteht auch ohnehin, daß diese sehr schwere Flüssigkeit nach den Gesetzen der Trägheit nicht sofort wieder zur Ruhe kommen kann, wenn sie, wie bei diesem Versuche, aus dem Gleichgewichte gebracht wird. Die successiven Schwankungen sieht man zur Hälfte zwischen den die Stärke des Inspirationsaktes darstellenden Linien.

Die Linien nehmen stetig an Höhe ab. Dies beweist, daß in der That auch die Respirationsmuskeln, wie die Kontraktionsmuskeln der Finger (Fig. 3), den Gesetzen der Ermüdung unterworfen sind.

Zu den vielen Veränderungen, welche die Ermüdung in unserem Organismus zu erzeugen vermag, müssen wir demnach auch eine herabgesetzte Thätigkeit der Inspirationsmuskeln rechnen, wodurch eine Verminderung der Atmungskapazität entstehen muß.

Die Kurve ist im übrigen in natürlicher Größe wiedergegeben. Sie giebt uns ein Maß für die Stärke der Inspiration, welche in diesem Falle 114 mm betragen würde. Auch diese Thatsache ist von Wichtigkeit. Bei der Besprechung des Einflusses, den der Wind auf die Atmung auszuüben vermag, werden wir auf diese Erscheinung zurückkommen.

Die sogenannte Atembeklemmung, über welche die an der Bergkrankheit leidenden Alpinisten klagen, ist vielleicht die Empfindung einer in uns hervorgerufenen hochgradigen Erschöpfung der Thoraxmuskeln, begleitet von dem Angstgefühl, das die Atemnot verursacht.

IV

Zwei für die physiologische Optik wichtige Thatsachen ergeben sich aus dem Einfluß, den die Ermüdung einmal auf die Sehschärfe und sodann auf die Farbenwahrnehmung ausübt. Dieser Einfluß ist bisher noch nicht mit hinreichender Genauigkeit untersucht worden. Im Hintergrunde des Auges besitzen wir eine Membran, die sogenannte Retina oder Netzhaut, auf welcher leuchtende Gegenstände Photographien zu erzeugen vermögen. Diese Erscheinung erklärt sich aus den Veränderungen, welche der Sehpurpur, eine von Boll in der Retina entdeckte rote Substanz, durch die Einwirkung des Lichtes erfährt. Die in das Auge fallenden Lichtstrahlen zerstören den Sehpurpur, während derselbe in der Dunkelheit ständig wieder hergestellt wird.

Um feststellen zu können, wie weit sich der Einfluß der allgemeinen Körperermüdung auf die Funktionen des Auges erstreckt, benutzte ich eine Brille mit sehr dunklen Gläsern. Ich setzte diese jedesmal auf, wenn ich die Augen im Ruhezustande erhalten wollte, während ich an meinem Körper Ermüdungsversuche anstellte. Um andererseits die durch direkte Ermüdung der Augen verursachten Veränderungen der Farbenwahrnehmung zu bestimmen, suchte ich das Auge durch das von dem Alpenschnee und dem Gletschereis zurückgeworfene Licht zu blenden. Dieses höchst intensiv wirkende Licht ruft die Zerstörung des Sehpurpurs im Auge mit ungewöhnlicher Schnelligkeit hervor.

Es ist eine bekannte Thatsache, daß die Farbenwahrnehmung individuellen Differenzen unterworfen ist. Es giebt Personen, welche das rote Licht mit dem grünen und das gelbe mit dem blauen verwechseln. Für die Feststellung dieser Verhältnisse verwandte Holmgren kleine mit farbigen Wollfäden überzogene Tafeln. Einige solcher nach Holmgrens Methode angefertigter Tafeln[1] hatte ich mit mir genommen, um den durch die muskuläre oder okuläre Ermüdung hervorgerufenen Grad der Veränderung der Farbenwahrnehmung festzustellen.

Mittels einer anderen Methode suchte ich die Entfernung zu bestimmen, aus welcher ich eine Reihe allmählich an Intensität abnehmender Grade einer und derselben Farbenqualität noch deutlich unterscheiden konnte. Ich benutzte auch für diesen Zweck die Holmgrenschen Wollproben, bei welchen z. B. das Grün 7 Intensitätsgrade besitzt.

In der Ebene war mir diese Methode für die Untersuchung der Ermüdungserscheinungen des Auges hinreichend exakt erschienen. Als ich jedoch auf den Col d'Olen kam, bemerkte ich, daß sich dieselbe auf den Bergen infolge des hier sehr viel intensiver erscheinenden Lichtes nicht in gleicher Weise verwenden ließ. Auf dem Col d'Olen sah ich bereits aus einer Entfernung von 2 Metern die einzelnen Farbengrade schon sehr viel deutlicher als in der Ebene, und auf dem Gipfel der Vincentpyramide konnte ich trotz der körperlichen Ermüdung und des intensiv blendend wirkenden Lichtes die Farbentöne noch besser unterscheiden.

Ich glaube, daß unser Auge an Schärfe gewinnt, wenn man einige Tage auf den Alpen verweilt hat. Wahrscheinlich handelt es sich hier um eine Anpassung desselben an das intensivere Licht. Ein Maler, der im Winter sein Arbeitszimmer verläßt und auf die Berge steigt, um hier Studien zu machen, wird bei seiner Ankunft die Einzelheiten der Landschaft weniger deutlich erkennen, als später, nachdem er sein Auge etwa eine Woche lang an dieses helle Licht gewöhnt hat. Aus dem gewaltigen Einerlei der stark beleuchteten Massen treten die reliefartigen Erhebungen der Berge und die einzelnen

[1] D. A. Daae, Die Farbenblindheit und deren Erkennung.

Farbentöne nur allmählich hervor, so daß das Auge diese letzteren auch von den eigentlichen Schatten erst später zu unterscheiden vermag. Als ich die ersten Beobachtungen auf dem Col d'Olen anstellte, hatte ich bereits drei Tage inmitten des von der Sonne beleuchteten Schnees zugebracht. Die oben erwähnte Fähigkeit, die genannten Wollproben hier besser als in der Ebene unterscheiden zu können, glaube ich neben der größeren Lichtintensität der Anpassung meiner Augen an dieselbe zuschreiben zu müssen.

Trotz dieser Schwierigkeit, der ich nicht abzuhelfen wußte, glaube ich aus diesen Beobachtungen wichtige Resultate gewonnen zu haben. Wenn auch der Sehpurpur gänzlich zerstört ist, wie dies infolge der kontinuierlichen Blendung des Gletscherlichtes wahrscheinlich geschieht, sind wir dennoch imstande, die Farben gut zu erkennen.

Nach einer modernen Theorie besitzen wir in der Retina drei Substanzen, von denen jede die Entstehung zweier Grundempfindungen bedingt. Gegen dieselbe scheint mir z. B. der Umstand zu sprechen, daß ich auch nach einer sehr starken Ermüdung des Auges gelb und blau noch gleich gut erkennen konnte. Es ist aber hier nicht der Ort, bei einer Kritik dieser Theorie zu verweilen, zumal ich hinreichende Beweise gegen dieselbe nicht habe sammeln können.

Obwohl wegen des zu hellen Lichtes auf den Alpen eine Wiederholung der zu Turin angestellten Versuche nicht möglich war, glaubte ich nichtsdestoweniger von meinem Aufenthalte in diesen Höhen einigen Nutzen ziehen zu können, wenn ich die Eindrücke niederschrieb, die ich von dem in der Alpenwelt beständig vor sich gehenden Wechsel der Farben erhielt. Ich richtete dabei meine Aufmerksamkeit vorzugsweise auf den Farbenwechsel, den man hier während des Tagesanbruchs und des Sonnenuntergangs beobachten kann. Auf diese Weise entstand die Beschreibung der Natureindrücke, welche den größeren Teil meines Büchleins „Un' ascensione d'inverno al Monte Rosa" bildet. Manche werden jene Darstellung für einen litterarischen Versuch gehalten haben, während sie vielmehr die Resultate einer physiologischen Studie über die Funktionen des Auges während des Zustandes der Ermüdung enthält.

Meine Auffassung von der Sache war, daß das durch die blendenden Schneefelder im höchsten Grade ermüdete Auge für Licht wenig empfindlich sei, ganz besonders aber für die Wahrnehmung des grünen Lichtes sich unfähig erweise, so daß es einen Zustand darstellen müßte, den man mit den durch das Alter herbeigeführten Verlusten vergleichen dürfte. Über die Veränderungen, welche die Farbenwahrnehmung bei manchen Malern in ihrem Alter erfahren hat, sind viele Abhandlungen geschrieben worden, aber niemand hat bis jetzt mit hinreichender Genauigkeit den oben hervorgehobenen Einfluß untersucht, den ein hoher Grad einer muskulären und okulären Ermüdung auf die Erkennung der Farben auszuüben vermag.

Ein Maler, der sich in diese Fragen vertiefen möchte, wird hier unter ungleich günstigeren Bedingungen arbeiten, als der Physiologe; denn er ist durch langjährige Übung in weit höherem Grade als dieser befähigt, die qualitativen und quantitativen Unterschiede der Farben, sowie die aus der Wirkung des Kontrastes und der Schatten sich ergebenden Feinheiten richtig zu erkennen. Dazu kommt, daß er mit den, dem Uneingeweihten fast gänzlich unbekannten Verhältnissen der Luftperspektive wohl vertraut ist.

Eben weil ein solches Studium der Beobachtung ein neues Feld darbietet und weil man nicht Physiologe zu sein braucht, um sich in dasselbe zu versenken, habe ich geglaubt, auf diese Erscheinungen hinweisen zu müssen. Ich habe diesen Bemerkungen daher nur noch den Wunsch hinzuzufügen, daß dieselben zu erneuten und weiter ausgedehnten Beobachtungen anregen möchten.

Die Versuche, welche ich selbst in dieser Beziehung auf dem Monte Rosa anstellte, ergaben, daß ich auch nach der stärksten Blendung, welche das von den Schneefeldern zurückgeworfene Licht in meinem Auge verursachte, die Farben noch zu unterscheiden imstande war. Ich muß jedoch hinzufügen, daß mir dieselben allesamt dunkler erschienen. Hellgelb verwechselte ich mit weiß, blaßrosa und dunkelrosa erschienen mir schmutzig und schwärzlich. Grün war ich geneigt mit blau zu verwechseln. Das Rot vermochte mein Auge unter allen Farben auch im Zustande der größten Ermüdung am besten zu erkennen. Wie die Farben erschienen auch die Schatten meinem ermüdeten Auge dunkler.

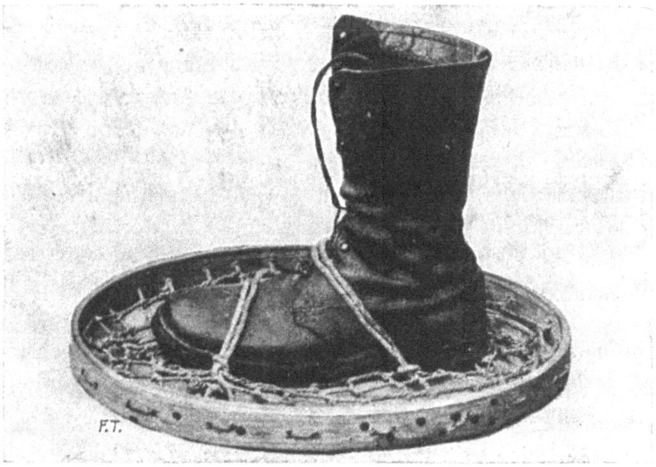

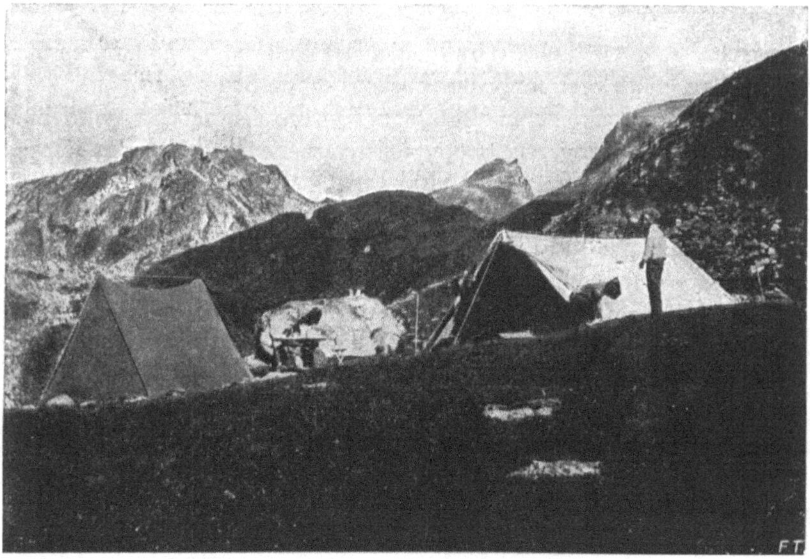

Lager bei Indra (Höhe 2515 m).

DRITTES KAPITEL.

Die Atmung auf den Bergen.

I

Die Atmung ist diejenige Funktion unseres Organismus, welche bei Bergbesteigungen die sichtbarsten Veränderungen erfährt. Gewöhnlich glaubt man, daß auf den Bergen die Atembewegungen frequenter und tiefer seien als in der Ebene. So sagte schon Saussure in der Beschreibung seiner ersten Montblanc-Besteigung: „Da die Luft oben fast halb so schwer ist als unten, so muß man die geringere Dichte derselben durch eine größere Inspirationsfrequenz zu ersetzen suchen." Bis auf P. Bert, der auf diesem Gebiete eine große Autorität ist, ist diese Ansicht beständig wiederholt worden. Durch die Versuche, welche ich selbst auf den Alpen am Menschen anstellte, konnte ich dieselbe jedoch nicht bestätigen.

Ich kann nicht umhin, die Aufmerksamkeit des Lesers schon zu Anfang dieses Kapitels auf diesen Meinungsunterschied zu lenken. Es handelt sich hier um Thatsachen. Wenn ich den Nachweis führen kann, daß der Atem auf den Alpen weder an Frequenz noch an Tiefe zunimmt, sondern daß diese Erscheinungen hier im Gegenteil sogar eine Herabsetzung erfahren können, so glaube ich damit einen neuen Gesichtspunkt für das Studium der Physiologie des Menschen auf den Alpen gewonnen zu haben. Jener Irrtum entstammt dem Umstande, daß die durch den Aufstieg selbst herbeigeführten Störungen lange Zeit andauern, und daß jene Beobachtungen angestellt wurden, bevor sich die betreffenden Versuchspersonen von den Anstrengungen vollständig wieder erholt hatten.

Um diese sehr komplizierten Verhältnisse zu vereinfachen und störende Einflüsse auszuschalten, zählte ich an einigen meiner Soldaten, sowie auch an anderen Personen, die mit mir auf den Monte Rosa gekommen waren, zwei Monate lang täglich zweimal die Atemfrequenz. Diese Bestimmungen nahm ich außerdem immer zu den gleichen Tageszeiten vor und zwar des Morgens um 6 Uhr vor dem Aufstehen und des Nachmittags zwischen 3 und 5 Uhr vor dem Essen. Ferner hielt ich darauf, daß die betreffenden Personen auch vor den Nachmittagsversuchen regelmäßig ungefähr 10 Minuten lang horizontal ausgestreckt ruhten. Da sich die Atemfrequenz leicht ändert, wenn man weiß, daß man beobachtet wird, so suchte ich die hieraus erwachsenden Fehlerquellen zu vermeiden, indem ich die Versuchspersonen glauben ließ, daß an ihnen nur der Puls beobachtet werde. Ich fing daher regelmäßig mit dem Zählen des Pulses an und ging erst nach einiger Zeit, immer die Hand am Pulse lassend, als wollte ich diesen ausschließlich weiter beobachten, in einer für die Betreffenden unmerklichen Weise dazu über, auch die Atemfrequenz zu zählen.

In den Tabellen des 16. Kapitels sind die Werte zusammengestellt, die ich in dieser Weise an fünf verschiedenen Personen gewann. Die Beobachtungen wurden zu Turin begonnen und während des Aufstiegs auf den Monte Rosa, sowie auch während unseres dortigen Aufenthaltes und des endlichen Abstiegs fortgesetzt.

Außer der Atemfrequenz suchte ich unter der steten Beihilfe von Dr. Abelli auch die Temperatur und die Pulsfrequenz mit zu bestimmen. Die häufigen Unterbrechungen, welche sich mit Bezug auf die Zeit in den Tabellen finden, erklären sich aus dem Umstande, daß einige Soldaten zuweilen früher aufgestanden waren als wir, oder sich an einem entfernter gelegenen Orte befanden. Weitere Beobachtungen wurden in dieser Beziehung an Dr. Abelli, an meinem Bruder, an Benno Bizzozero und an mir selbst angestellt. Da aber die Resultate der an diesen Personen ausgeführten Versuche mit den in den Tabellen enthaltenen durchaus übereinstimmen, so habe ich es nicht für nötig gehalten, dieselben mit zu verzeichnen. Vorausgesetzt, daß man sich im Zustande vollkommenster Ruhe befindet, tritt nach den gefundenen Werten auf dem Monte Rosa nicht nur keine Beschleunigung der Atemfrequenz ein, sondern dieselbe kann sich, wie dies bei mehreren von uns der Fall war, dort sogar vermindern.

Bei dem Korporal Camozzi fand ich in der Hütte Königin Margerita ein Minimum von neun Respirationen in der Minute. In Turin, das 276 m ü. d. M. liegt, hatte die Atmung bei Camozzi niemals eine so geringe Frequenz gezeigt. Auch bei dem Soldaten Sarteur verlangsamte sich die Atmung auf dem Monte Rosa, so daß dieselbe bis auf acht Respirationen in der Minute herabsank. Bei dem Korporal Jachini, sowie bei den Soldaten Marta und Cento blieb die Respirationsfrequenz unverändert. Zwischen den zu Turin und den in der Hütte Königin Margerita gefundenen Werten fand sich bei den letzteren kein Unterschied.

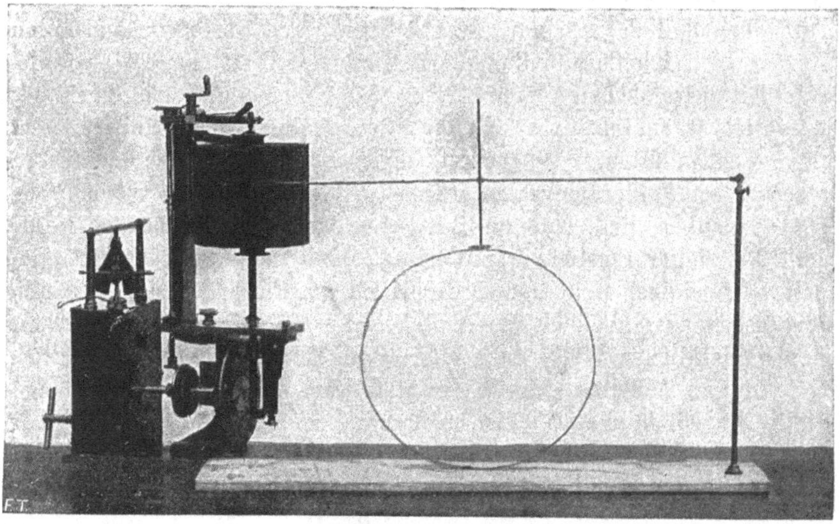

Fig. 10. Hebelapparat zur Registrierung der Atembewegungen. Der unter dem Hebel befindliche Kreis stellt schematisch den Querschnitt des Abdomen dar.

Bei den Soldaten, welche im Eilmarsche von Ivrea zur Hütte Königin Margerita emporgekommen waren, wurde eine Verringerung der Atemfrequenz beobachtet.[1]

II

Die Thatsache, daß auf hohen Bergen die Respirationsfrequenz bei einigen Personen konstant bleibt, während sie bei anderen eine Verlangsamung erfährt, überrascht. Man könnte hier einwenden, daß der Einfluß der verdünnten Luft vielleicht durch eine vergrößerte Inspirationstiefe ausgeglichen werde.

Die von mir angestellten Versuche, die Atembewegungen zu registrieren, mögen jedoch auch diesem Einwande begegnen. Um die Respirationsamplituden genau messen zu können, ließ ich den in Fig. 10

[1] Vgl. hierzu die Tabellen VII u. VIII am Ende des Buches.

abgebildeten Apparat auf den Monte Rosa tragen. Derselbe besteht aus einem einarmigen metallenen Hebel, der sich mit den Atembewegungen gleichzeitig hebt und senkt, sobald man das Scheibchen, welches in der Figur dem den Querschnitt des Abdomen darstellenden Kreise aufliegt, auf den Nabel eines auf einem Tische ausgestreckt liegenden Menschen setzt. Die Exkursionen werden auf eine mit berußtem Papier bezogene, vertikal rotierende Trommel geschrieben, die, wie die Figur zeigt, durch ein BALTZARsches Uhrwerk in Bewegung gesetzt wrd.

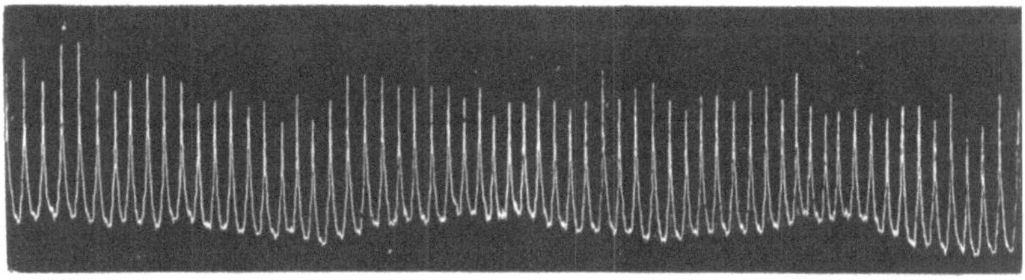

Fig. 11. Korporal CAMOZZI. Zu Turin aufgenommene Kurve der Bauchatmung.

Da die Stange, an deren unterem Ende das dem Abdomen aufliegende Scheibchen befestigt ist, mit der Mitte des Schreibhebels verbunden ist, so ist jede in der Kurve zum Ausdruck kommende Erhebung zweimal so groß als in Wirklichkeit. Die aufsteigenden Linien dieser Atmungskurve entsprechen der Inspiration, die absteigenden der Exspiration.

Die in Fig. 11 wiedergegebene Kurve wurde auf die angegebene Weise am 5. Juli, nachmittags 6 Uhr, an dem Korporal CAMOZZI aufgenommen. CAMOZZI machte in jeder Minute 20 Respirationen, deren Rhythmus ein durchaus regelmäßiger war.

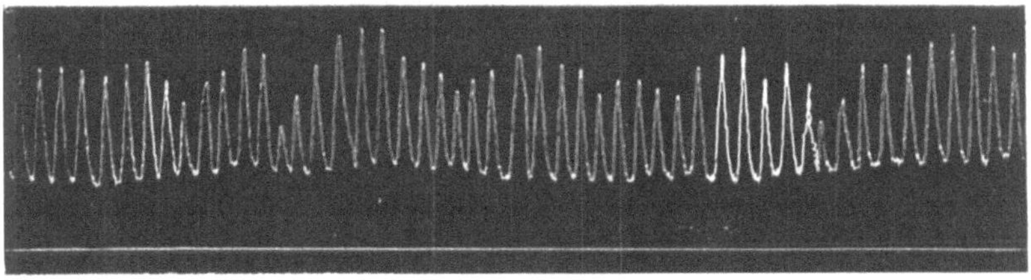

Fig. 12. Korporal CAMOZZI. Kurve der in der Hütte Königin Margerita (4560 m) aufgenommenen Bauchatmung.

Als ich den Versuch an derselben Versuchsperson unter sonst gleichen Bedingungen am 5. August, nachmittags 5 Uhr, in der Hütte Königin Margerita (4560 m ü. d. M.) wiederholte, erhielt ich die in Fig. 12 dargestellte Kurve. Die Respirationsfrequenz betrug jetzt 16 in der Minute, während die Inspirationen weniger tief waren.

Die Spitzen der Respirationsamplituden verlaufen in Fig. 12 in einer Linie, welche sechs Wellenzüge darstellt. Diese Erscheinung fehlt in der Kurve der Fig. 11.

Mit Evidenz geht aus diesem Versuche hervor, daß die Frequenz wie die Tiefe der Respirationsbewegungen auf dem Monte Rosa geringer waren, als in Turin.

Bei anderen Personen konnte ich beobachten, daß die Anzahl der Respirationen sich auf der Höhe und in der Ebene gleich blieb, daß aber die Tiefe derselben im ersten Falle vermindert war.

Von dem Soldaten Marta z. B. erhielt ich am 11. Juli die obere der in Fig. 13 dargestellten Kurven (*A*). Atemfrequenz 3 Uhr nach-

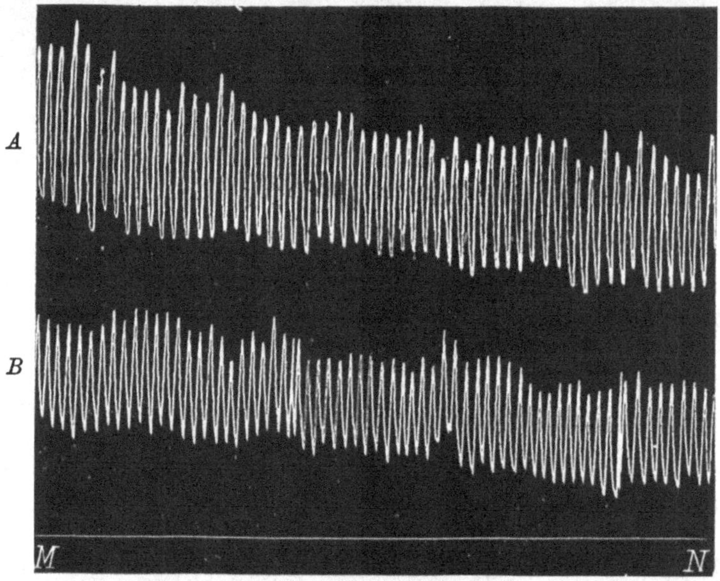

Fig. 13. Soldat Marta. Bauchatmungskurven. *A* zu Turin, *B* in der Hütte Königin Margerita aufgenommen.

mittags 21 in der Minute. Auf dem Monte Rosa hatte Marta in einer Höhe von 4560 m am 12. August noch dieselbe Atemfrequenz, aber die einzelnen Atemzüge zeigten, wie man in Fig. 13 (*B*) sieht, eine geringere Tiefe.

III

Die in Fig. 13 wiedergegebenen Kurven zeigen eine leichte Neigung nach abwärts, welche man bei den in den Figg. 11 und 12 dargestellten nicht bemerkt. Diese Erscheinung erklärt sich aus folgenden Ursachen:

Die Wirbelsäule des Menschen verläuft nicht in der Richtung einer geraden Linie, sondern zeigt im ganzen vier Krümmungen, von denen die beiden mittleren besonders deutlich hervortreten und von rechts betrachtet im Profil ungefähr die Form eines lateinischen **S** wiederholen, wobei sich die obere zuweilen bis zu jener bedauerlichen Deformität steigern kann, die wir als Höcker bezeichnen. Jede dieser Krümmungen ist ebenso wie die Wölbung des Bauches nach der Nachtruhe am Morgen stets weniger ausgeprägt als am Abend. Zu dieser Tageszeit ist die erwähnte **S**-Form der Rückenlinie gleichsam mehr zusammengedrückt, so daß wir am Abend in der That kleiner sind als am Morgen. Ebenso verringert sich unsere Körpergröße aber auch, wenn wir ermüdet sind, weil dann auch der Rumpf mehr zusammengedrückt ist und die erwähnten Krümmungen dementsprechend eine ausgesprochenere Form annehmen. Die Messungen, welche ich in dieser Beziehung an Alpinisten vorgenommen, haben ergeben, daß sich die Körpergröße nach einer Bergbesteigung stets um 2—3 cm verringert. Bei Personen, welche, wie z. B. unsere Träger, mit Gepäck auf dem Rücken aufzusteigen hatten, betrug diese Verringerung auch 4 cm.

Es scheint mir unnötig, alle Einzelbeobachtungen, die ich über diesen Gegenstand angestellt habe, hier anzuführen. Wer sich zu überzeugen wünscht, wie schnell unser Körper sich zu verkürzen vermag, braucht deswegen nicht auf den Monte Rosa zu steigen. Es genügt, in jede Hand eine Hantel von 10 kg Gewicht zu nehmen und damit mehrere Male nacheinander die Treppen eines Hauses auf und nieder zu steigen. Man wird alsdann sehen, daß sich der Körper um 1 cm verkürzt. Setzt man dieses ermüdende Treppensteigen etwa $1^1/_2$ Stunde lang fort, so kann diese Verkürzung 2 cm betragen.

Sobald man sich ausruht oder hinstreckt, kehrt die ursprüngliche Körperlänge allmählich zurück. Die Krümmungen der Wirbelsäule flachen sich ab und der Rumpf verlängert sich.

Modifiziert man den in Fig. 10 dargestellten Apparat ein wenig, so kann man ihn auch gut verwenden, um den Verlauf der Veränderungen aufzuschreiben, welche an der Lendenwölbung zum Vorschein kommen.

Es ist eine bekannte Thatsache, daß man ohne Schwierigkeit die Hand unter die Lendenwölbung schieben kann, sobald man sich auf den Rücken ausgestreckt auf eine ebene Fläche legt. Die Wölbung senkt sich allmählich, wenn man in dieser Ruhelage eine Zeitlang verharrt. Den Verlauf der Abflachung, welche diese Krümmung nach einer vorausgegangenen Ermüdung innerhalb eines Zeitraumes von 15 Minuten erfahren kann, sehen wir in Fig. 14 graphisch dargestellt. Die Kurve *AB* dieser Figur wurde an einer Versuchsperson aufgenommen, welche von der bei der Hütte Linty aufgeschlagenen

Lagerstätte zur Hütte Gnifetti emporgekommen war. Sie erreichte letztere um 9 Uhr des Morgens, wenige Minuten nach der Ankunft begann der Versuch. In dem Grade, in welchem sich die Lendenwölbung abflacht, senkt sich der Körper der betreffenden Versuchsperson. Dementsprechend senkt sich auch der Schreibhebel, der mit diesem in Verbindung steht und in unserem Falle die eintretenden Veränderungen in dreifacher Vergrößerung auf einer berußten Trommel fixiert. Wie man aus der Fig. 14 ersieht, ist die Abflachung der Lendenwölbung eine ganz allmähliche, so daß die diese Veränderung zeigende Linie *AB* in ihrem letzten Teile zu der Linie *MN* fast parallel verläuft.

Die Neigung der Kurve *AB* ist ähnlich derjenigen, welche die beiden Kurven der Fig. 13 zeigen.

In den in den Figg. 11 und 12 wiedergegebenen Kurven ist eine solche Neigung nicht wahrzunehmen. Diese Erscheinung erklärt sich aus dem Umstande, daß die Versuchsperson, an welcher jene Kurven

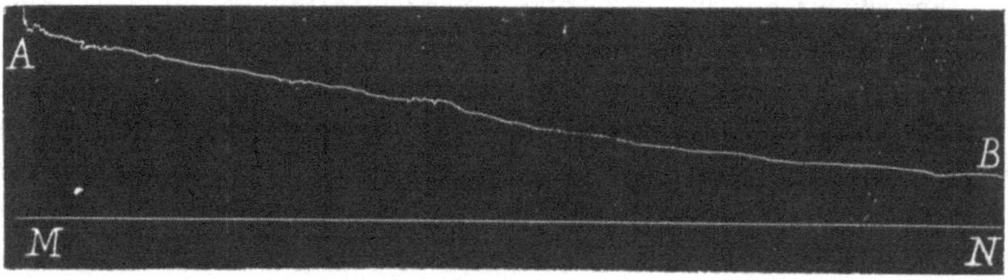

Fig. 14. Verlauf der Abflachung der Lendenwölbung nach einer Bergbesteigung.

aufgenommen wurden, weniger ermüdet war und außerdem längere Zeit vor dem Beginne des Versuches auf einem Tische ausgestreckt gelegen hatte. Vielleicht hängt es auch mit dieser Verlängerung der Wirbelsäule zusammen, daß uns Personen, welche viele Tage lang zu Bette lagen, nach dem Verlassen des Bettes auf einmal größer als früher erscheinen.

Sicher ist die Zunahme der Rückenwölbung, welche bei uns allen während eines ermüdenden Bergaufstieges eintritt, für die Atmung nicht vorteilhaft. Um sich hiervon zu überzeugen, braucht man nur eine tiefe Inspiration auszuführen. Man wird dann bemerken, daß sich die Wirbelsäule sofort aufrichtet. Auf eine Bergtour sollte man stets so wenig Gepäck als möglich mit sich nehmen. Vor allen Dingen sollte man sich hüten, einen Tornister auf dem Rücken zu tragen. Man thut viel besser, sich mit einer einfachen Tasche zu begnügen, die man, sobald die Atmung schwierig zu werden beginnt, an den Gürtel hängen kann.

IV

Im Jahre 1869 hat LORTET[1] auf dem Montblanc Atembewegungen aufgezeichnet. LORTET war der erste, der einen Registrierapparat in solche Höhen brachte. Leider war sein Apparat so unvollkommen,[2] daß ein Vergleich zwischen den von ihm gewonnenen Kurven und den in diesem Buche veröffentlichten nicht möglich ist. LORTET fand das Quantum der in- und exspirierten Luft auf dem Montblanc weniger groß als auf den Grands-Mulets und hier wiederum geringer als in Lyon. Er beobachtete ferner, daß die Dauer der Inspiration, verglichen mit der der Exspiration, auf dem Montblanc sehr viel kürzer war, als auf den vorgenannten Stationen. In den von LORTET aufgenommenen Kurven kommt jedoch außer der Wirkung der verdünnten Luft auch noch der Einfluß der Ermüdung zum Ausdruck.

Die im folgenden besprochenen Versuche über die Atemform habe ich mittels des MAREYschen Doppelpneumographen angestellt. Da man dieses Instrument in allen physiologischen Lehrbüchern beschrieben findet, so glaube ich von einer Aufzählung aller Einzelheiten desselben hier absehen zu können. Ich will daher nur hervorheben, daß der MAREYsche Apparat in sehr bequemer Weise gestattet, die Atembewegungen aus einer gewissen Entfernung aufzuzeichnen, und daß man bei Anwendung desselben den Versuch lange Zeit fortsetzen und ohne Wissen der Versuchsperson ebenso leicht unterbrechen kann. Bemerkt sei ferner noch, daß der Apparat die Inspirationsbewegung in den Kurven durch eine absteigende, die Exspiration dagegen durch eine aufsteigende Linie zur Darstellung bringt. Bei den Versuchen, die ich in den Hütten Gnifetti und Königin Margerita anstellte, befanden sich Versuchsperson und Experimentator stets in zwei verschiedenen, durch eine Wand voneinander getrennten Räumen. Durch ein Loch, das ich in die Wand gebohrt hatte, führte ich das Gummirohr, welches den Pneumographen mit der Registrierkapsel verband. Auf diese Weise konnte ich die Versuche auch sehr bequem während der Nacht ausführen, während die Versuchsperson im Bette schlief.

Fig. 15 zeigt eine Atmungskurve, welche ich am 11. August 1894, nachmittags 4 Uhr, in der Hütte Königin Margerita an dem Soldaten SARTEUR aufnahm. SARTEUR war eine der stärksten Männer unserer Gesellschaft. An demselben Tage hatten er und der Soldat SOLFERINO des Morgens früh in Begleitung eines Führers die Hütte Gnifetti

[1] LORTET, Physiologie du mal des montagnes. Deux ascensions au Mont Blanc. Revue des cours scientifiques. 1870. p. 119.

[2] Anapnograph von BERGEON et KASTUS.

verlassen. Sie brachten uns Vorräte, von denen jeder während des Aufstieges ein Gewicht von 20 kg auf den Schultern getragen hatte. Als die Versuche begannen, waren bereits 4 Stunden verflossen, welche Zeit die Betreffenden ruhend in der Hütte verbracht hatten.

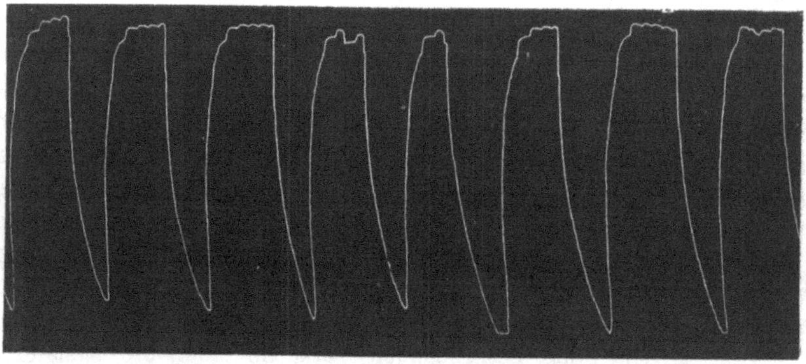

Fig. 15. Soldat Sarteur. Mittels des Mareyschen Doppelpneumographen geschriebene Thoraxatmung (Hütte Königin Margerita).

Respirationsfrequenz 11 in der Minute. Puls 74. Körpertemperatur 37,1°. Zimmertemperatur 11,5°.

Die in Fig. 16 wiedergegebene Kurve wurde an dem Soldaten Solferino, 3 Stunden 45 Minuten nach seiner Ankunft in der Hütte Königin Margerita, aufgenommen.

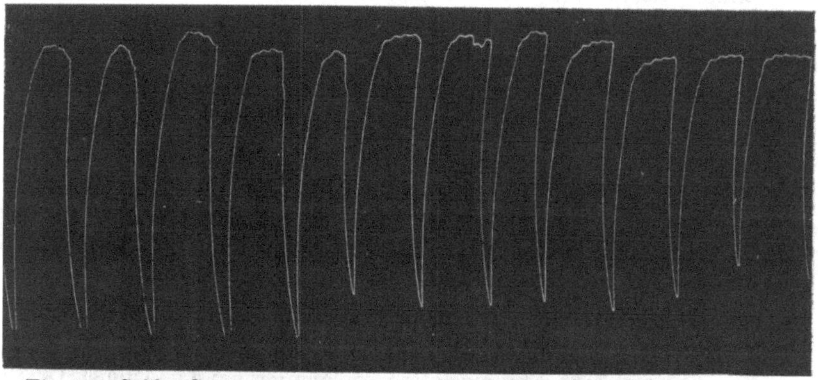

Fig. 16. Soldat Solferino. Mittels des Mareyschen Doppelpneumographen geschriebene Thoraxatmung (Hütte Königin Margerita).

Respirationsfrequenz 21 in der Minute. Puls 76. Körpertemperatur 36,9°. Zimmertemperatur 11,5°.

Diese beiden Personen waren von gleichem Alter und hatten fast die gleiche Körpergestalt. Sie hatten die gleichen Speisen genossen und denselben Weg zurückgelegt. Dennoch zeigt sich bei ihnen in der Respirationsfrequenz ein bemerkenswerter Unterschied.

Dieselbe ist bei Solerino beträchtlich größer als bei Sarteur, obwohl die Körpertemperatur bei beiden nur um sehr weniges differiert. (Vergl. die Tabellen 6 und 9 am Ende des Buches.)

Von großer Wichtigkeit sind die Atempausen, welche man an diesen beiden Kurven bemerkt. Nach jeder Exspiration ruht der Thorax eine Zeitlang und der Schreibhebel verzeichnet eine fast wagerechte Linie, auf welcher sich drei oder vier (bisweilen auch sechs) Pulsationen erheben und ihr ein wellenförmiges Aussehen geben. Diese Form kann man für die Atmung in großen Höhen als typisch bezeichnen.

Das Vorhandensein einer Pause zwischen der In- und Exspiration ist von vielen Physiologen geleugnet worden. Nach diesen ruht der Thorax nie, so daß auf die Inspiration stets unmittelbar die Exspiration und umgekehrt folgen würde. Ein Blick auf die Kurven muß uns aber von dem Auftreten einer längeren Ruhepause zwischen den beiden Respirationsbewegungen überzeugen.

Diese Erscheinung ist für uns wichtig, weil sie uns lehrt, daß die Luft in jener Höhe eine hinreichende Menge von Sauerstoff enthält, welche unserem Organismus so langsam zu atmen gestattet, daß die Respirationsbewegungen sich gewissermaßen voneinander ablösen und zwischen ihnen ein größerer Aufschub stattfindet, als man gewöhnlich in der Ebene beobachtet.

Es ist dies ein neuer Beweis für meine Behauptung, daß wir in großen Höhen weniger atmen, als in der Ebene.

Um 6 Uhr nachmittags lag der Soldat Sarteur im Schlummerzustande unter den Bettdecken. Ich ging zu ihm, um ihn zum Essen zu rufen, zählte aber, bevor ich ihn weckte, seine Atemzüge. Durch mehrmalige Wiederholung bestimmte ich auf diese Weise 8 Respirationen in der Minute. Es ist dies die geringste Atemfrequenz, die ich jemals am Menschen beobachtet habe. Sie erreicht nicht einmal die Hälfte des Wertes, den man in den Handbüchern für sein Alter angegeben findet. Nachdem ich ihn gerufen, sagte er mir, daß er nicht geschlafen habe. Er aß darauf mit Appetit und befand sich wohl.

In der Atemform zeigen die beiden Kurven den Unterschied, daß bei Sarteur (Fig. 15) die Inspiration länger währt als die Exspiration, während bei Solferino (Fig. 16) das umgekehrte der Fall ist. Auf eine Diskussion dieser Verschiedenheiten gehe ich hier nicht ein, ich will nur bemerken, daß die Atmung bei Sarteur eine Form zeigt, wie man sie am schlafenden Menschen beobachtet, während sie bei Solferino derjenigen des wachen Zustandes ähnlich ist.

Fassen wir das Resultat noch einmal zusammen, so ergeben sich aus diesen Beobachtungen zwei wichtige Thatsachen. Die erste ist die, daß die Atmungsorgane in großen Höhen die Tendenz haben, nach der Exspiration eine Zeitlang zu ruhen. Die zweite ist die, daß die Respiration hier auch im wachen Zustande die für den Schlaf charakteristische Form annehmen kann. Die Dauer der Exspiration ist in der Höhe kürzer als die der Inspiration, während in der Ebene im wachen Zustande das Gegenteil stattfindet.

V

Um das Volumen der Luft messen zu können, das wir auf den Alpen beim Atmen verbrauchen, hatte ich zwei nach dem Prinzipe der Gasuhren gefertigte Kontatoren mitgenommen. Die physiologischen Zwecken dienenden Kontatoren sind jedoch sehr viel empfindlicher als diejenigen, welche man zur Messung des Gasverbrauchs verwendet. Man kann den hundertsten Teil eines Liters mittels derselben be-

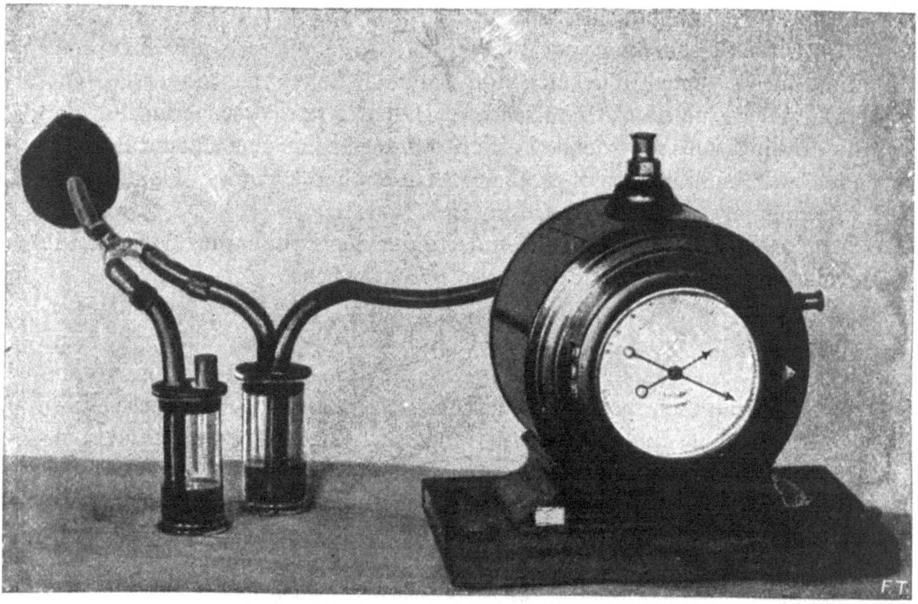

Fig. 17. Kontator mit Müllerschen Ventilen und Guttaperchamaske zur Bestimmung des Quantums der inspirierten Luft.

stimmen. Ich bin vielleicht der erste gewesen, der sich eines solchen Kontators für die Untersuchung des Atmungsvorganges am Menschen bedient hat. Diese Thatsache ist an sich von keiner Bedeutung, dennoch erwähne ich sie, um anzudeuten, in welcher Weise ich auf diese Studien geführt wurde. Im Jahre 1877 stellte ich zu Mailand in Gemeinschaft mit dem Diener des Laboratoriums Agostino Caudana Versuche über die physiologische Wirkung der komprimierten Luft an.[1] Ich benutzte hierzu eine eiserne Kammer, in welcher die Luft mittels einer Dampfmaschine komprimiert werden konnte. Da ich die Wirkung eines Druckes von zwei Atmosphären untersuchen wollte, der mir zur Verfügung stehende, für klinische Zwecke bestimmte Apparat aber nur einen von 30—40 cm Quecksilber garantierte, so mußte ich vor allen Dingen zu verhüten suchen, daß die Fensterscheiben während des Versuches zersprangen. Ich erreichte dies, indem ich die Fenster von der Außenseite her stützte. Innerhalb der Kammer steigerte ich den Druck bis auf 2 Atmosphären, was einer Tiefe von 6000 m entsprechen würde. Mit den auf dem Montblanc und dem Monte Rosa untersuchten Druckverhältnissen zusammengenommen würde ich, wenn man mir diese Rechnung zu gute halten will, somit einer Druckdifferenz von ca. 11000 m widerstanden haben.

Um bei Anwendung des erwähnten Kontators sicher zu sein, daß von der Gesamtmenge der Luft, welche während einer bestimmten Zeit durch die Nase ein- und ausgeht, nichts verloren ging, bediente ich mich einer der Gesichtsform angepaßten Guttaperchamaske. Auch nach mehr als zwanzig Jahren scheint mir diese Guttaperchamaske bei Untersuchungen über die Atmung noch die besten Dienste zu leisten. Von allen Apparaten, die seitdem für diesen Zweck von Physiologen vorgeschlagen sind, hat sich mir, so viele ich auch geprüft habe, keiner als praktisch erwiesen. Sie verursachten im Vergleiche mit der von mir verwandten Maske alle so viele Beschwerden, daß ich immer wieder zu meiner eigenen Methode zurückkehrte. Dies gilt besonders auch von derjenigen Einrichtung, bei welcher man die Respirationsluft durch den Verschluß der Nase mit einer Pincette zu sammeln sucht.

Auf den Monte Rosa hatte ich sechs solcher Guttaperchamasken mitgenommen, von denen jede für zwei oder drei Versuchspersonen, deren Gesichtsformen wenig voneinander abwichen, verwandt werden konnte. Mittels Glaserkitts, den man mit Öl oder Vaselin erweicht, lassen sich diese Masken dem Gesichte hermetisch anschließen. Sie umfassen in dieser Weise die Nasenwurzel, die Backen und das Kinn.

In der Gegend der Nasenlöcher tritt aus der Maske ein Rohr heraus, das sich gabelförmig in zwei weitere Rohre teilt, von denen jedes mit einem sogenannten Müllerschen Ventil verbunden ist. Durch ein viertes Rohr steht die eine dieser Klappen mit dem Kontator in Verbindung. Durch diese Anordnung wird es möglich, die Gesamtmenge der eingeatmeten Luft in den Kontator zu führen und

[1] A. Mosso, Sull' azione fisiologica dell' aria compressa. R. Accademia delle scienze di Torino. Vol. III, giugno 1877.

zu messen.[1] Bei der Ausführung dieser Versuche legten wir uns auf die Erde und suchten den Kopf durch ein Gummikissen leicht zu erheben.

Aus den am Ende dieses Buches angefügten Tabellen ersieht man, daß die Tiefe der Respirationsbewegungen auf dem Monte Rosa nicht zunahm, wenn sich die Versuchspersonen im Zustande vollständiger Ruhe befanden.

VI

Meine ersten Versuche über die Atmung des Menschen auf den Alpen stellte ich i. J. 1882 auf dem Col du Théodule (3333 m ü. d. M.) an, wohin ich einen Kontator, wie den eben beschriebenen, hatte tragen lassen. Als Versuchsperson diente mir der Diener meines Laboratoriums, Giorgio Mondo, der damals ein kräftiger junger Mann von 26 Jahren war. Am 1. September machten wir Halt zu Châtillon (1566 m ü. d. M.) im Thale von Aosta. Um einen Vergleich mit den zu Turin gewonnenen Werten zu erhalten, nahm ich schon hier einige Messungen an meiner Versuchsperson vor. „Am folgenden Tage gingen wir des Morgens um 9 Uhr mit zwei Führern und zwei Maultieren, welche die Kisten mit den Instrumenten trugen, von hier weiter. Da es in meinem Plane lag, die Folgeerscheinungen eines ohne voraufgegangene Einübung unternommenen langen Marsches in den Alpen zu ermitteln, so gingen wir mit der Alpentasche auf dem Rücken bis zum Abend fort, mit Ausnahme eines kurzen Aufenthaltes zu Val Tournanche und eines anderen im Gasthaus des Matterhorn, woselbst wir etwas aßen. Gegen 5 Uhr des Abends erreichten wir den Gletscher von Val Tournanche. Hier überraschte uns ein so dichter Nebel, daß wir denselben nur mit Mühe zu überwinden vermochten. Am Abend um 8 Uhr 30 Minuten gelangten wir endlich zur Hütte des Théodule. Wir waren aber jetzt so ermüdet, daß es mir unmöglich war, noch einen Versuch auszuführen. Eine Stunde nach unserer Ankunft auf dem Col du Théodule betrug die Temperatur bei Mondo 38,7° und bei mir 38,3°. Während der Nacht schliefen wir wenig und schlecht. Wir wurden beide von Bauchschmerzen gequält und litten an starkem Durst.

„Am Nachmittage des folgenden Tages machten wir einen Aufstieg auf das Breithorn (4118 m hoch). Da Mondo sich zum ersten Male in seinem Leben auf den Gletschern befand, so war dieser Weg für ihn sehr ermüdend. Als wir am Abend zum Col du Théodule zurückgekehrt waren, war Mondo in der That so erschöpft, daß er sich um 6 Uhr zu Bette legen mußte. Ich war ebenfalls sehr müde, hatte keinen Appetit und fühlte mich unwohl. Am Morgen des 3. September war bei Mondo das Gesicht geschwollen. Außerdem

[1] Vgl. hierzu die Taf. II—IX am Ende des Buches.

waren die Augenlider so ödematös, daß er dieselben kaum aufzuschlagen vermochte. Da die Gesichtsrose und die Hyperämie der Augen bei ihm sehr schnell zunahmen, so entschieden wir uns am Nachmittage, den Col du Théodule wieder zu verlassen, in der Hoffnung, ein anderes Mal mit den für einen längeren Aufenthalt nötigen Vorsichtsmaßregeln zurückzukehren.“

Dieses Citat, das ich meiner i. J. 1884 veröffentlichten Abhandlung „über die Respiration des Menschen auf hohen Bergen“[1] entnommen habe, kann als eine Kritik meiner ersten Beobachtungen angesehen werden. Dieselben bilden zugleich die Basis der umfangreicheren Untersuchungen, die ich jetzt auf dem Monte Rosa vollendet habe. Daß ich die Versuche auf dem Théodule an einer ermüdeten Person anstellte, deren Zustand physiologisch kein vollkommener war, brauche ich nicht noch besonders hervorzuheben.

Die Fiebertemperatur, welche Mondo's Körper nach unserer Ankunft in der Hütte und nach dem Abstieg vom Breithorn auswies, reicht hin, um dies zu zeigen. Die Resultate, welche ich in der untenstehenden Tabelle zusammengestellt habe,[2] müssen daher auf eine Person bezogen werden, die sich nicht vollständig von der Anstrengung erholt hatte.

VII

„In einer Höhe von 3333 m atmet man ein viel geringeres Quantum von Luft ein als zu Turin und Châtillon. Diese Thatsache ist interessant, weil sie zeigt, daß der Mensch in einer Weise atmet, die ich als Luxusatmung bezeichnet habe. Bei einem gewöhnlichen Druck von 740 mm, wie wir einen solchen zu Turin finden,

[1] A. Mosso, Respirazione dell' uomo sulle alte montagne. Atti della R. Accademia medica di Torino. Volume publicato in omaggio di C. Sperino, 1884.

[2]

Ort der Beobachtungen	A Mittlere Inspirationsfrequenz in der Minute	B Halbstündig eingeatmete Luftmenge in Litern	C Halbstünd. eingeatmete Luftmenge in Lit., reduz. auf den Druck von 1 m u. auf die Temperatur von 0°
Turin, 24. August 1882 . . .	11,6	191,88	129,48
„ 25. „ „ . . .	10,9	172,26	119,47
Châtillon, 25. „ „ . . .	11,5	167,28	111,07
Col du Théodule, 2. September	14,5	199,26	98,150
„ „ „ 2. „	13,7	189,42	93,109
„ nach d. Abstieg v. Breithorn	18,0	239,78	118,110
Col du Théodule, 3. September	14,2	199,26	98,150
Turin, 6. September	15,3	134,00	85,75
„ 8. „	11,2	171,02	119,26
„ 8. „	11,6	169,12	117,78

besser noch in Meeresniveau, atmet man ein Luftquantum ein, welches das Bedürfnis unseres Körpers weit übersteigt. Obwohl die Luft, die wir in über 3000 m hoch gelegenen Regionen einatmen, ein viel geringeres Gewicht besitzt, empfindet der Organismus hiervon fast nichts und gleicht dies durch eine leichte Beschleunigung der Atemfrequenz aus."[1]

Das war die Schlußfolgerung, die ich i. J. 1882 aus den auf dem Théodule angestellten Versuchen zog.

Daß man in einer Höhe von 3333 m eine geringere Menge Luft in die Lungen einführt, ersieht man deutlich aus der Spalte C der vorstehend mitgeteilten Tabelle. Es geschah dies trotz des fortdauernden Ermüdungszustandes und der erhöhten Körpertemperatur der betreffenden Versuchsperson. Die Anschauung aber, daß die Beschleunigung der Atemfrequenz dem Einflusse der verdünnten Luft zuzuschreiben ist, kann ich jetzt nicht mehr vertreten, vielmehr glaube ich, daß dies eine Wirkung des noch nicht völlig verschwundenen Ermüdungszustandes war.

Wie man sowohl aus den in Kap. XVI mitgeteilten Tabellen I—V, als auch aus den am Ende dieses Buches angefügten ersieht, ergaben meine auf dem Monte Rosa angestellten Versuche zuweilen eine Abnahme der Atemfrequenz.

Die Thatsache, daß der Mensch in der Ebene mehr atmet, als unumgänglich notwendig ist, habe ich Luxusatmung genannt. Dieser Ausdruck mag zum Widerspruche herausfordern, aber ich weiß nicht, wie man das Vorhandensein einer das Bedürfnis überschreitenden Atmung besser bezeichnen kann. Es soll hiermit nur gesagt sein, daß die Anzahl wie der Umfang der Atembewegungen zu den chemischen Bedürfnissen unseres Körpers in keinem rechten Verhältnisse stehen. Wie vom Menschen gilt dies auch von Tieren.

Loewy[2] sagt in seinem 1895 erschienenen Buche: „Die Breite der Luftverdünnung, innerhalb deren wir von Luxusatmung sprechen dürfen, wäre demnach durch eine Luftdruckdifferenz von ca. 300 mm Hg. (760 mm bis 450 mm) ausgedrückt", d. h. bei einem Drucke, der einer Höhe von 4000 m entspricht.

Daß zwischen dem den mechanischen Teil der Atmung darstellenden Spiele des Blasebalgs der Lungen und den chemischen Bedürfnissen des Organismus eine gewisse Unabhängigkeit besteht, habe ich nicht nur durch Bergbesteigungen, sondern auch durch

---

[1] A. Mosso, La respiration périodique et la respiration superflue ou de luxe. Archives italiennes de Biologie, Tome VII, p. 48. Ebenso Arch. für Anat. u. Phys. Physiol. Abtlg. Supplementband 1886 S. 55.

Vergl. auch A. Mosso, Die Ermüdung. Übers. von J. Glintzer. Leipzig 1892. S. 113.

[2] A. Loewy, Untersuchungen über die Respiration und Cirkulation bei Änderung des Druckes und des Sauerstoffgehaltes der Luft. Berlin 1895. S. 57.

mancherlei andere Versuche feststellen können. Diese Einrichtung der Natur war notwendig; denn wenn die Menschen wie die Tiere immer nur das für ihre Erhaltung unbedingt notwendige Quantum von Luft einatmeten, so müßte sich, um hier einen Ausgleich zu schaffen, entweder die Frequenz oder die Tiefe ihrer Atemzüge immer gleichzeitig mit jedem Wechsel des Barometerstandes, der bekanntlich oft sehr beträchtlich ist, ändern. Zahl oder Tiefe der Atemzüge müßten beispielsweise eine Zunahme erfahren, sobald wir nur einen Hügel hinaufsteigen.

Suchen wir auch diese Erscheinung auf ihre natürlichen Ursachen zurückzuführen, so können letztere nur in den physiologischen Bedingungen des Organismus, sowie in der zweckmäßigen Verteilung seiner Funktionen gesucht werden. Man kann daher sagen, daß die Luxusatmung im Haushalte der Organismen ein ökonomisches Moment darstellt, insofern sie die regulatorische Thätigkeit des Atmungsvorganges weniger kompliziert macht.

VIII

Tyndall[1] erzählt von seiner ersten Besteigung des Montblanc, daß er sich, als er nahe bis zum Gipfel emporgekommen war, erschöpft auf den Schnee niederwarf und sofort einschlief. Er befand sich in Begleitung des Herrn Hirst; Huxley, der sich ebenfalls beteiligt hatte, hatte auf den Grands-Mulets zurückbleiben müssen. Herr Hirst weckte Tyndall mit den Worten: „Sie haben mir Furcht eingejagt. Ich hörte Sie nicht ein einziges Mal atmen, obwohl ich einige Minuten darauf horchte.“

Dies ist der erste Hinweis auf die von mir auf dem Monte Rosa beobachtete starke Herabsetzung der Atmung, welche ich in der alpinistischen Litteratur gefunden habe.

Eine weitere Mitteilung über die auf hohen Bergen eintretenden Atmungsstörungen fand ich in der von Dr. Egli-Sinclair über die Bergkrankheit veröffentlichten Abhandlung. Dieselbe lautet:

„Le 17 août, c'est-à-dire le troisième jour (dans la Cabane de M. Vallot à 4400 mètres) je note encore la durée du manque d'appétit, et la fréquence de la respiration. En ce qui concerne la respiration je fais expressément l'observation qu'elle avait le caractère de Stokes, c'est-à-dire que pendant un certain temps la respiration semblait régulière, puis venaient quelques fréquentes et profondes respirations, suivies pendant quelques secondes de la totale suspension.“

Der am tiefsten gelegene Ort, an welchem ich an mir selbst eine Änderung der Atmung bemerkte, war das Hôtel des Riffelberg (2560 m ü. d. M.).

[1] Tyndall, The Glaciers of the Alps. 1860. p. 80.

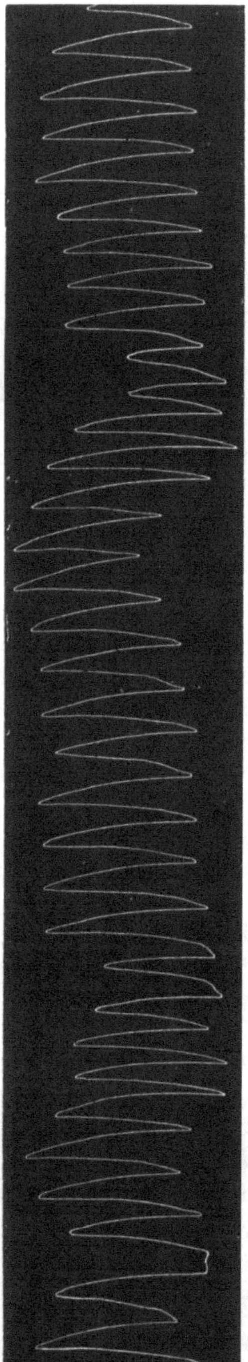

Fig. 18. Angelo Mosso. Thoraxatmung. Erstes Auftreten der Atmungsperioden während des wachen Zustandes. (Hütte Gnifetti, 3620 m hoch.)

Ich war mit der Eisenbahn vom Genfer See nach Zermatt gefahren und hatte den Aufstieg zur Riffelalp zu Fuß gemacht. Während der Nacht hatte ich nicht so gut geschlafen wie gewöhnlich und am frühen Morgen den Görner Gletscher überschreitend einen Ausflug bis zur Hütte Bétemps unternommen. Nach dem Riffelberg-Gasthaus zurückgekehrt, legte ich mich um 2 Uhr 30 Minuten nieder, um ein wenig zu ruhen. Ich fiel anfangs in einen Schlummerzustand, aus dem ich von Zeit zu Zeit erwachte. Hierbei bemerkte ich, daß meine Atemzüge tiefer als gewöhnlich waren, und daß dazwischen Perioden auftraten, in denen dieselben so oberflächlich wurden, daß es mir fast schien, als sei die Atmung ins Stocken geraten.

Während wir uns zu Anfang des Monats August in der Hütte Gnifetti (3620 m ü. d. M.) aufhielten, bemerkten mein Bruder und ich, daß unsere Atmung nicht nur während des Schlafes, sondern auch während des wachen Zustandes periodisch war.

Ich teile im folgenden eine der Beobachtungen mit (Fig. 18), die hierüber an mir selbst angestellt wurden. Am 8. August befanden wir uns in der kleinen Hütte, die uns als Laboratorium diente. Mit dem Rücken gegen die geschlossene Thür gelehnt, saß ich auf einem Stuhle, während mein Bruder meine Atemzüge auf einen berußten Cylinder aufschreiben ließ. Da ich den Beginn des Versuches nicht erfahren durfte, so ließ mein Bruder den Cylinder kontinuierlich rotieren. Um Raum zu sparen, habe ich eine Atmungskurve, wie sie bei mir normalerweise in der Ebene verläuft, nicht eingefügt; ich bemerke nur, daß dieselbe durchaus regelmäßig ist und daß die Fußpunkte der einzelnen Amplituden in der Richtung einer horizontalen geraden Linie verlaufen. An der in Fig. 18 dargestellten Kurve sieht man jedoch deutlich, daß der Thorax am Ende einer Exspiration nicht immer in dieselbe Gleichgewichtslage zurückkehrt,[1] sondern daß die Kurve wellenförmige Erhebungen aufweist, welche den erwähnten Perioden entsprechen. Wir werden sehen, daß dieselben bei anderen Personen noch deutlicher auftreten.

Am folgenden Tage wurde dieser Versuch wiederholt. Da ich mich seit vier Tagen nicht von der Hütte Gnifetti entfernt hatte, so befand ich mich im Zustande vollkommener Ruhe. In der Fig. 19 sieht man die Perioden, in welcher die Atmungsthätigkeit hinter der normalen zurückbleibt, noch deutlicher.

Betrachtet man die Kurve von links da, wo sie beginnt, so sieht man, daß die dritte Respiration bereits weniger tief ist als die vorhergehenden, und daß die vierte und fünfte noch mehr an Tiefe abnehmen. Bei *a* zeigt der Thorax die Tendenz zu ruhen. Es entsteht eine kleine Pause, als wenn der Atem fehle. Dann beginnt eine schwache Inspiration, worauf eine stärkere folgt. Am oberen Teil der Kurve sieht man, wie die nachfolgende Pause entsteht. Bei *E* tritt am Ende der Exspiration eine leichte Stockung des Atems ein. Diese verlängert sich nach den folgenden Exspirationen, bis bei *F* wiederum eine Ruhepause eintritt. Dann beginnt eine Periode verstärkter Respirationsthätigkeit. Wie bei den Soldaten Sarteur und Solferino tritt hier somit auch bei mir eine Atempause ein, welche man in der Ebene nicht beobachtet.

Während des Aufenthaltes in der Hütte Gnifetti fand ich auch an zwei anderen Personen sehr deutliche Atmungsperioden. Eine derselben war mein Bruder. In Fig. 20 teile ich eine Kurve mit, welche ich an ihm während des Schlafes aufgenommen habe. Damit der Versuch durch das von dem Uhrwerk herrührende Geräusch keine Störung erleide, wurde er in der oben beschriebenen Weise so angestellt, daß Versuchsperson und Experimentator sich in zwei verschiedenen Zimmern befanden. Die Atembewegungen sind bei meinem Bruder weniger tief als bei mir. Dies rührt teils daher, daß er vor dem Beginn des Versuchs länger als eine Stunde geschlafen hatte, teils aber auch daher, daß sein Atem überhaupt oberflächlicher ist als der meinige. In der oberen Kurve zeigt die Atmung bei den Zeichen *A* dreimal die Tendenz ins Stocken zu geraten, in der unteren und unmittelbar nachher geschriebenen sehen wir bei *B* fünf Atemzüge, welche oberflächlicher sind als die übrigen.

Um die Intensität der Atembewegungen abzuschwächen, kann die

[1] Die absteigenden Linien der Kurve entsprechen der Inspiration, die aufsteigenden der Exspiration.

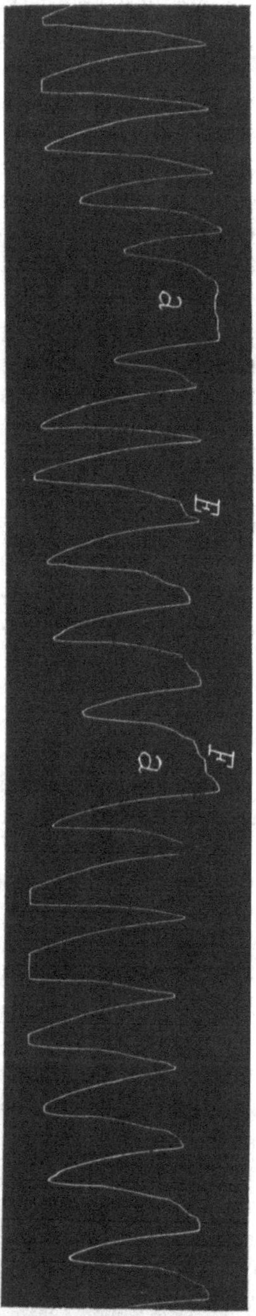

Fig. 19. Angelo Mosso. Thoraxatmung mit Perioden, in denen die Atmungsthätigkeit hinter der normalen zurückbleibt. (Hütte Gnifetti, 3620 m hoch.)

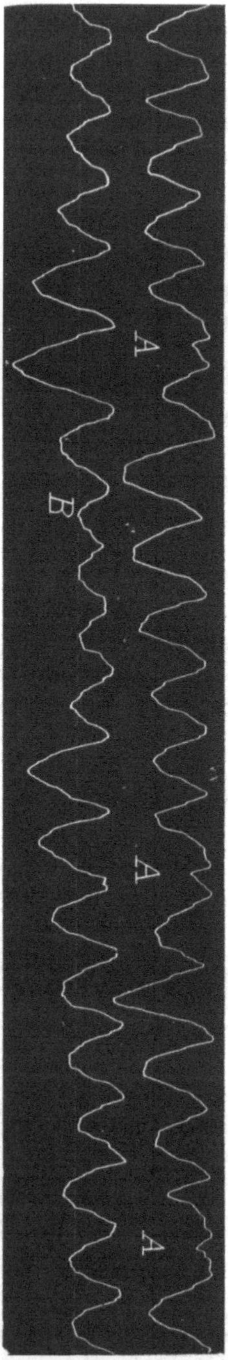

Fig. 20. Ugolino Mosso. Perioden der Thoraxatmung, welche während des Schlafes auftreten. (Hütte Gnifetti, 3620 m hoch.)

Natur folgende vier Methoden anwenden: 1. Verlangsamung der Respirationsbewegungen. 2. Verminderung der Respirationstiefe. 3. Trennung einer Respirationsbewegung von der anderen durch eine Pause. 4. Unterbrechung einer Reihe von Respirationen durch Perioden von geringerer Respirationsthätigkeit. In den mitgeteilten Kurven haben wir alle vier Methoden kennen gelernt. Zuweilen erscheinen sie alle miteinander bei einer und derselben Person. Es kann somit als festgestellt betrachtet werden, daß die Atmung auf den Alpen sich nicht, wie man bisher geglaubt hat, zu verstärken strebt, sondern daß dieselbe vielmehr die Tendenz sich zu vermindern zeigt.

IX

In der Hütte Königin Margerita (4560 m) nahmen die Perioden der Respirationsstockung eine unerwartete und fast krankhafte Form an.

Die Fig. 21[1] zeigt, wie diese periodische Respiration in der Hütte Königin Margerita bei meinem Bruder verlief. Die Atmung behielt diesen Rhythmus bei ihm zuweilen stundenlang. Auf drei gradweise an Umfang abnehmende Respirationsbewegungen folgte jedesmal eine Ruhepause von 12 Sekunden, bevor eine neue Periode von drei in gleicher Weise abgestuften Atemzügen eintrat. Sobald die Thoraxbewegung aufhört, sieht man bis zum Beginn der nächsten Inspiration in der Kurve eine horizontal verlaufende Linie, auf der sich 14—16, von der Herzthätigkeit herrührende Pulsationen erheben.

Ein Arzt, dem man diese Kurve zeigen würde, könnte dieselbe für die eines mit dem Tode Ringenden halten. In der That beobachtet man eine solche Intermittenz der Atembewegungen oft bei Sterbenden. Zwei englische Ärzte, Cheyne und Stokes, haben diese Atmungsform als ein charakteristisches Merkmal verschiedener Krankheiten beschrieben; dieselbe erhielt daher den Namen des Cheyne-Stokesschen Phänomens.

Die durch lange Pausen unterbrochene Atmungsform ist keine neue, sondern nur eine die Norm sehr überschreitende physiologische Erscheinung; denn die Atmung zeigt überall die Tendenz, in eine periodische Form überzugehen, sobald die Erregbarkeit der nervösen Centren herabgesetzt ist. Ist eine Person für diese Respirationsform disponiert, so genügt es, sie mit Chloral oder Morphium zu behandeln, um dieselbe sofort eintreten zu lassen.

Dennoch kann man nicht sagen, daß der Schlaf auf dem Monte Rosa ein tieferer sei als in der Ebene, sondern derselbe scheint mir im Gegenteil dort ein leichterer zu sein.

Daß wir es auch in diesem Fall mit einer geringgradigen Lähmung der nervösen Centren zu thun haben, beweist die That-

[1] Sämtliche Kurven dieses Kapitels sind von 28 auf 18 cm reduziert worden.

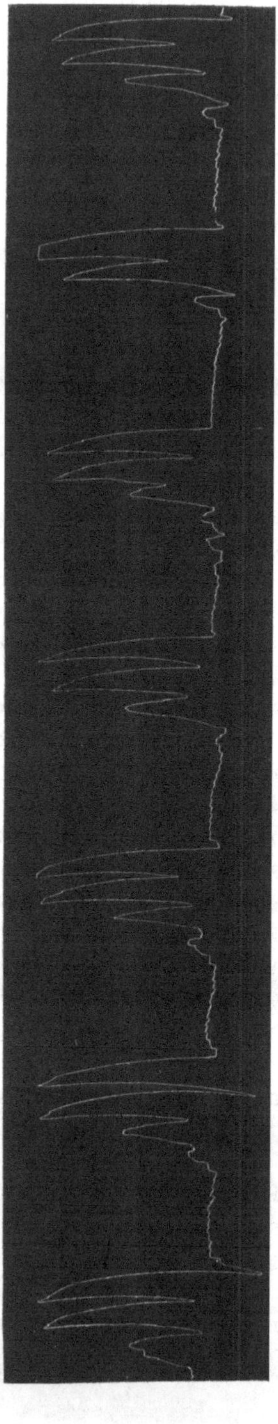

Fig. 21. Ugolino Mosso. Periodische Atmung während des Schlafes in der Hütte Königin Margerita (4560 m). Die Atmungspausen währen 12 Sekunden.

sache, daß das Herz während der Respirationspause gegen die Wirkung der Kohlensäure unempfindlich wird. Betrachtet man in der Kurve der Fig. 21 die einzelnen Herzschläge, welche in den Perioden der Thoraxruhe auftreten, so wird man bemerken, daß diese Pulsationen alle von gleicher Länge sind, während man doch erwarten sollte, daß sich die Herzthätigkeit wenigstens gegen das Ende eines so langandauernden Stillstandes der Atembewegungen etwas verlangsamen müßte.

Das Auftreten einer Lähmung der Herznerven werden wir im folgenden noch besser kennen lernen. Da die Bergkrankheit von der Herzschwäche abhängt, so habe ich dem Leser zeigen wollen, wohin uns diese Untersuchungen führen.

Viel besprochen, aber bisher noch ungelöst ist die Frage, ob die Atembewegungen durch Anhäufung von Kohlensäure oder durch Verminderung des Sauerstoffs im Blute hervorgerufen werden. Der eifrigste Verteidiger dieser letzteren Anschauung ist Rosenthal. Nach der von ihm vertretenen Theorie wird das Atmungscentrum automatisch erregt, wenn der Sauerstoffgehalt des Blutes herabgesetzt wird.

Die von mir auf dem Monte Rosa gemachten Beobachtungen zeigen, wie kompliziert die Respirationsvorgänge sind. Trotzdem wird man soviel zugestehen müssen, daß ohne die Annahme einer verringerten Erregbarkeit der nervösen Centren die überraschende Thatsache, daß die Atembewegungen in einer Höhe von 4560 m, in welcher der Sauerstoffgehalt der Luft herabgesetzt ist, sowohl in ihrer Frequenz wie in ihrer Tiefe eine Verminderung erfahren, nicht erklärbar ist.

Es handelt sich hier um eine sehr augenfällige Erscheinung, welche ich an allen Personen, die mit mir auf dem Monte Rosa waren, auch an den kräftigsten und stärksten, beobachten konnte. Ebenso sagte mir Dr. GURGO, der eine zahlreiche Gesellschaft von Studenten auf die Hütte Königin Margerita begleitete und auf meine Bitte an diesen Beobachtungen anstellte, daß die Atmung während der Nacht bei fast allen diese periodische Form gehabt habe.

Das nervöse Centrum, welches die Atmung reguliert, scheint sich an die verdünnte Luft nicht leicht anzupassen. Auch nachdem wir uns bereits 20 Tage auf den Abhängen des Monte Rosa in Höhen von über 3000 m aufgehalten hatten, war die periodische Atmung bei uns allen noch in dem gleichen Grade vorhanden, wie am Tage unserer Ankunft auf dieser Berggruppe.

Um zu zeigen, daß diese Erscheinung nicht in irgend welcher Beziehung zur Bergkrankheit steht, teile ich in Fig. 22 eine Kurve mit, die ich an dem Wächter der Hütte Königin Margerita, FRANCIOLI, einem sehr kräftigen Menschen, aufgenommen habe. Derselbe hatte seit zwei Jahren in jedem Sommer zwei bis drei Monate lang in dieser Hütte zugebracht.

Nachdem festgestellt ist, daß diese Perioden ein charakteristisches Merkmal für die Atmung auf den Alpen sind, kann es auch keinem Zweifel unterliegen, daß das Auftreten dieser Atemform nicht auf eine Herabsetzung der Energie der Respirationsmuskeln zurückzuführen ist. Von den Personen, an denen ich diese Erscheinung untersuchte, befanden sich mehrere durchaus wohl und im Zustande vollkommener Ruhe. Wie wir im folgenden an Versuchen sehen werden, die ich mittels des Kontator ausführte, funktionierten auch die Inspirationsmuskeln normal.

X

Das wichtigste Ergebnis dieser Beobachtungen ist, daß in einer Höhe von 4560 m im allgemeinen am gesunden Menschen Atmungspausen auftreten. Daß die Atmung während des Schlafes periodisch wird, konnte mich nicht überraschen, hatte ich doch i. J. 1884 als der erste nachgewiesen, daß die Grundform unserer Atmung aus Perioden von größerer und geringerer Respirationsthätigkeit zusammengesetzt ist. Ich würde aber niemals vermutet haben, daß beim Aufstieg auf die Berge diese Atempausen in dem Grade an Deutlichkeit gewinnen, in dem der Sauerstoffgehalt der Luft abnimmt.

Die Beobachtung, daß auf großen Höhen das Atmungscentrum und die die Herzthätigkeit regulierenden Nerven weniger gut funktionieren als in der Ebene, hilft uns weiter, die Natur der Bergkrankheit zu erkennen. Ich halte mich daher für verpflichtet, noch an einigen weiteren Beispielen zu zeigen, daß auf dem Monte Rosa in

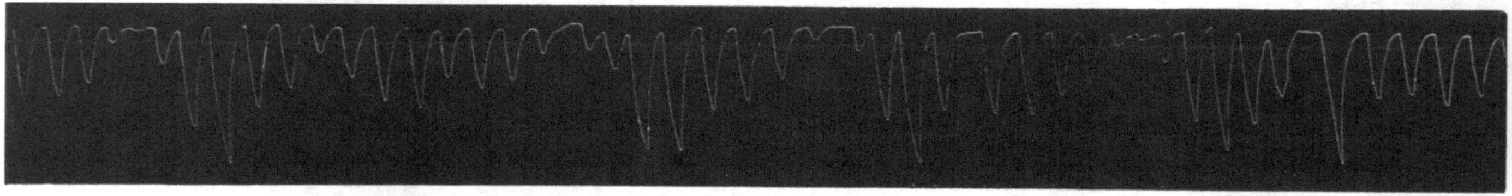

Fig. 22. Francioli, Wächter der Hütte Königin Margerita (4560 m hoch). Während eines leichten Schlafes auftretende periodische Atmung.

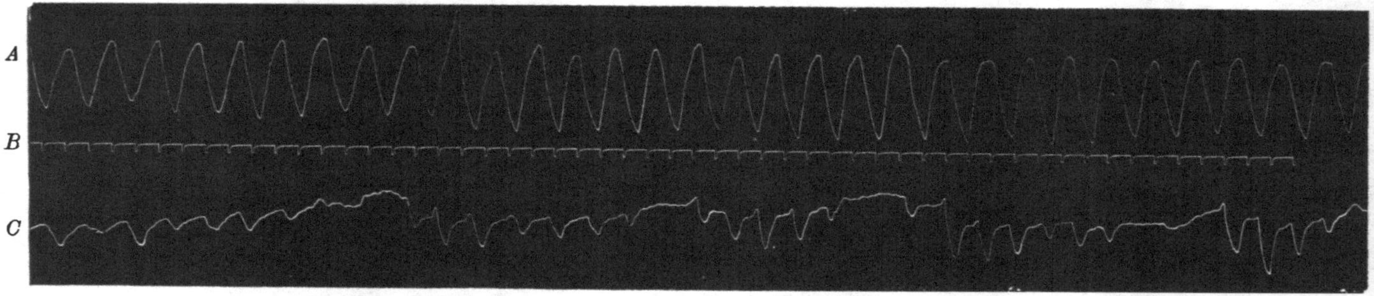

Fig. 23. Soldat Chamois. Brustatmung. *A* Zu Turin geschriebene Kurve. *B* Linie, welche die Zeit in Sekunden bezeichnet. *C* In der Hütte Königin Margerita aufgenommene periodische Atmung.

der That eine Herabsetzung der Funktion des für unser Leben wichtigsten Teiles des Nervensystems besteht.

Fig. 23 zeigt zwei Kurven, welche mittels des Mareyschen Pneumographen an dem Soldaten Chamois gewonnen wurden.

Die obere Kurve *A* wurde am 10. Juli zu Turin geschrieben. Die mittlere Linie *B* giebt die Zeit in Sekunden an. Die untere Kurve *C* zeigt die periodische Atmung. Dieselbe wurde am Tage nach der Ankunft in der Hütte Königin Margerita (4560 m hoch) geschrieben. Chamois war von Ivrea aus direkt aufgestiegen, ohne sich auf den zwischenliegenden Stationen akklimatisieren zu können. Während die Kurve *C* geschrieben wurde, schloß die Versuchsperson von Zeit zu Zeit die Augen, ohne jedoch völlig einzuschlafen.

Man sieht an dieser Kurve deutlich, wie sehr die Respirationsthätigkeit auf dem Monte Rosa vermindert war. Um aber eine wahre Vorstellung von dem Zustande unseres Körpers in diesen Höhen zu gewinnen, darf man auch den Puls nicht außer acht lassen. Derselbe war schwach und fadenförmig. Hieraus geht hervor, daß auch die dem Atmungscentrum sehr nahe liegenden Centren der Herzthätigkeit und der Innervation der Blutgefäße in ihrer Erregbarkeit eine Herabsetzung erfahren hatten.

XI

Auch die Hunde leiden an der Bergkrankheit. Es treten bei ihnen dieselben Symptome auf, die man am Menschen beobachtet: sie leiden an Übelkeit und Erbrechen, an Schlafsucht, an Atemnot, es stellt sich bei ihnen Muskelschwäche ein, sie sind unfähig, sich gut auf den Beinen zu halten. Um diese Erscheinungen näher untersuchen zu können, hatte ich zwei Hunde mit mir auf den Monte Rosa genommen, von denen ich jedoch den einen nach einiger Zeit nach Gressoney zurückschicken mußte, weil zwei uns auf den Lagerstätten und in dem Zelte, das uns als Laboratorium diente, zu viel belästigten.

Die beiden Hunde waren von demselben Wurfe, sie waren äußerlich vollkommen gleich, zeigten aber in der Widerstandsfähigkeit gegen die Wirkungen der verdünnten Luft die auffälligsten Unterschiede.

Setzten wir beide zusammen unter eine pneumatische Glocke, so ergab sich regelmäßig, daß der eine von ihnen bei einem auffallend niedrigeren Grade der Druckverminderung einschlief und die Symptome der Bergkrankheit zeigte, als der andere. Den empfindlichsten dieser beiden Hunde behielt ich bei mir. Er hieß Nerino und war ein Fuchshund gemeiner Rasse. Obwohl er im Laboratorium geboren war und daher niemals die Berge gesehen hatte, zeigte er doch für das

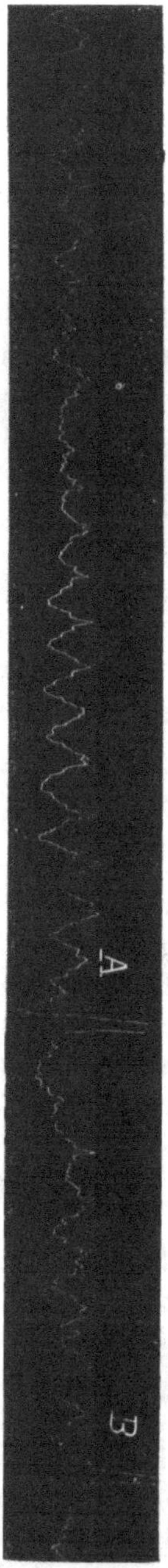

Fig. 24. Der Hund Nerino. Periodische Atmung in der Hütte Königin Margerita.

Leben auf den Bergen eine solche Disposition, daß ich bei unserer Rückkehr ihn bei einem Bekannten im Thale von Gressoney zurückließ.

Da ich Nerino bis auf die Gletscher mitnehmen wollte, hatte ich mich bemüht, ihn mir zu attachieren. Dies war mir auch gelungen. Als wir aber bei der Alpe Indra (2515 m ü. d. M.) unser erstes Lager aufschlugen, verließ er mich und schloß sich an den Soldaten Marta an, der unser Koch war. Als wir uns in der Hütte Gnifetti (3620 m hoch) befanden, mußte Marta eines Tages zur Hütte Linty gehen, wo wir unsere Vorräte hatten. Da wir voraussahen, daß der Hund ihm folgen würde, schlossen wir ihn in die kleine Hütte ein, die uns als Laboratorium diente.

Nach zwei Stunden ließen wir ihn heraus. Er suchte überall, schnüffelte, fing an zu winseln und zu heulen, rannte dann den Gletscher hinab, lief einige Male in großen Bogen herum und verschwand. Nach Verlauf von drei Stunden hatte er Marta gefunden. Als wir später seinen Spuren nachgingen, sahen wir, daß er einen von dem gewöhnlichen durchaus verschiedenen Weg eingeschlagen hatte. Er war über Gletscherbäche gesprungen und hatte die schwierigsten Übergänge überwunden. Am folgenden Tage kehrte er mit Marta trotz einiger Beinwunden, die aber nur unbedeutend waren, sehr munter zurück.

Auch an diesem Hunde zeigte sich, wie man an der Kurve der Fig. 24 sieht, die periodische Atmung. Die Kurve wurde in der Hütte Königin Margerita am 17. August 8 Uhr 30 Min. vormittags aufgenommen, während der Hund leicht schlummerte. Die Atemfrequenz betrug 26—28, die Pulsfrequenz 120—126 in der Minute.

An einem nicht völlig eingeschlafenen Hunde sah ich die periodische Atmung hier zum ersten Male, während man dieselbe an narkotisierten Hunden oft beobachten kann.

Wie man bei *A* und *B* der in Fig. 24 wiedergegebenen Kurve erkennt, machte der Hund von Zeit zu Zeit sehr tiefe Inspirationen. Diese sieht man oft bei Tieren und beim Menschen auftreten, wenn die Atmung ungenügend wird.

Die tiefen Atemzüge, die periodische Atmung und eine etwas herabgesetzte Gemütsstimmung sind die einzigen Merkmale, an denen man in einer Höhe von 4560 m auch an Hunden den Einfluß der verdünnten Luft erkennt.

Die tiefen Atemzüge, welche bei dem Hunde Nerino häufig auftraten, können jedoch nicht dem Mangel an Sauerstoff zugeschrieben werden. Wenn wir bei schlechtem Wetter die Fenster nicht öffnen konnten, stieg das Thermometer in dem Zimmer, das uns als Küche diente, bis auf 25, zuweilen auch bis auf 27°. An diesen Tagen lag der Hund zusammengekauert am Ofen und zeigte eine Atembeschleunigung, wie sie für die an Hitze leidenden Hunde charakteristisch ist, bei denen die gewöhnliche Atemfrequenz sich bis auf das zehnfache steigern kann.

Ch. Richet[1] wies den tiefgehenden Unterschied zwischen der von ihm als Polypnoë bezeichneten Atmungsform und der Asphyxie nach. Indem das Tier schnell atmet, kühlt es sich ab. Aber damit dieser automatische Vorgang des Organismus, der in den Lungen eine reichlichere Wasserverdünstung erzeugt, sich vollziehen kann, darf das Blut erstens kein Übermaß an Kohlensäure enthalten und es muß sodann der Sauerstoffgehalt im Blute ausreichen, damit keine neue Zufuhr desselben durch die Atmung nötig wird. Ohne diese beiden Bedingungen kann die Beschleunigung im Rhythmus der Atmung, welche wir im Sommer an sehr erhitzten Hunden bemerken, nicht entstehen. Die Thatsache, daß in der verdünnten Luft einer Höhe von 4560 m am Hunde Polypnoë auftritt, ist ein Beweis, daß in der That in dieser Höhe ein Mangel an Sauerstoff nicht vorhanden ist.

Der Mensch und die Tiere vermögen der Wirkung der verdünnten Luft in sehr viel höherem Grade zu widerstehen, als man glauben sollte. Es ist von Nutzen, sich davon zu überzeugen, daß unsere Vorstellungen über den Mangel des Sauerstoffs übertrieben sind, man wird dann leichter begreifen, daß noch andere Faktoren von nicht geringerer Wichtigkeit bei der Entstehung der Bergkrankheit mitwirken. Man muß für die über diese Frage anzustellenden Versuche Tiere wählen, welche sich nicht aufregen oder Furcht zeigen, wenn sie unter eine pneumatische Glocke gesetzt werden. Je größer der Ruhezustand des Nervensystems ist, um so größer ist auch der Widerstand, den man der Wirkung der verdünnten Luft entgegen zu setzen vermag und umgekehrt. Dies ist ein Gesetz, das wir auf den Alpen beständig bestätigt finden.

---

[1] Ch. Richet, Une nouvelle fonction du bulbe rachidien. Régulation de la température par la respiration. Travaux du Laboratoire, Tome I, p. 430.

Ein sehr ruhiger und schläfriger Hund kann eine viertel bis eine halbe Stunde unter einem Drittel des Atmosphärendrucks verweilen, ohne daß sich die Frequenz und die Tiefe der Atembewegungen bei ihm verändern. Bei einer Luftverdünnung, die einem Barometerstand von 220 mm entspricht, tritt bei einem Hunde, der sich unter sonst gleichen Bedingungen befindet, wenn auch nicht sogleich, eine Zunahme der Atmung ein. Durch die Zögerung des Eintritts der Atembeschleunigung gewinnt die Vermutung, daß im Organismus Vorräte an Sauerstoff vorhanden sind, die sich langsam verzehren, an Wahrscheinlichkeit. Obwohl ich über diese Frage keine genügenden Versuche angestellt habe, bin ich doch fast sicher, daß sich im Organismus Substanzen befinden, die ihren Sauerstoff an das Blut abgeben können. Durch diese Hypothese würde man wenigstens auf die einfachste Weise erklären können, wie der Mensch und die Hunde so starken Herabsetzungen des Luftdrucks Widerstand zu leisten vermögen. Nach dieser Anschauung würde der Sauerstoff von den Geweben genommen werden, wenn der in der Luft und im Blute enthaltene, sowie die in den Lungen befindlichen Vorräte desselben nicht mehr ausreichend sind. Nach dem oben angeführten Versuche dauert die Widerstandsperiode bei 220 mm Druck ungefähr 6—8 Minuten. Sind die Vorräte erschöpft, so folgt zunächst eine Beschleunigung der Atemfrequenz und nach einer längeren oder kürzeren Zeit, infolge der Herabsetzung der nervösen Centren, eine Verlangsamung.

Die große Widerstandsfähigkeit, welche die Hunde gegen den Mangel an Sauerstoff besitzen, ist von den DDr. Daddi und Treves[1] auch auf andere Weise sehr klar gezeigt worden. Sie ließen einen Hund so lange unter der Glocke, bis der Sauerstoffgehalt der in derselben eingeschlossenen Luft durch die Atmung des Thieres allmählich vermindert wurde.

Wenn man die Kohlensäure in der Glocke läßt, nimmt die Frequenz der Atembewegungen schnell zu; läßt man jedoch, während das Tier den Sauerstoff verzehrt, die Kohlensäure entweichen, so beobachtet man, daß sich die Atemfrequenz nicht verändert, auch wenn das Tier eine Luft atmet, deren Sauerstoffgehalt nur noch ein Drittel von dem der gewöhnlichen Luft beträgt. Wir bemerken hier einen ersten Unterschied zwischen derjenigen Asphyxie, die langsam bei der Atmung von Kohlensäure auftritt, und derjenigen, die ohne Aufnahme von Kohlensäure hervorgerufen wird. Die Bergkrankheit ist, wie ich später besser zeigen werde, eine Asphyxie der letzteren Art.

[1] L. Daddi und Z. Treves, Osservazioni sull'asfissia lenta. Accademia reale delle scienze di Torino, serie II, Tome XLVII (Anno 1896—97) p. 155ff. Archives italiennes de Biologie. Tome XXVIII p. 408.

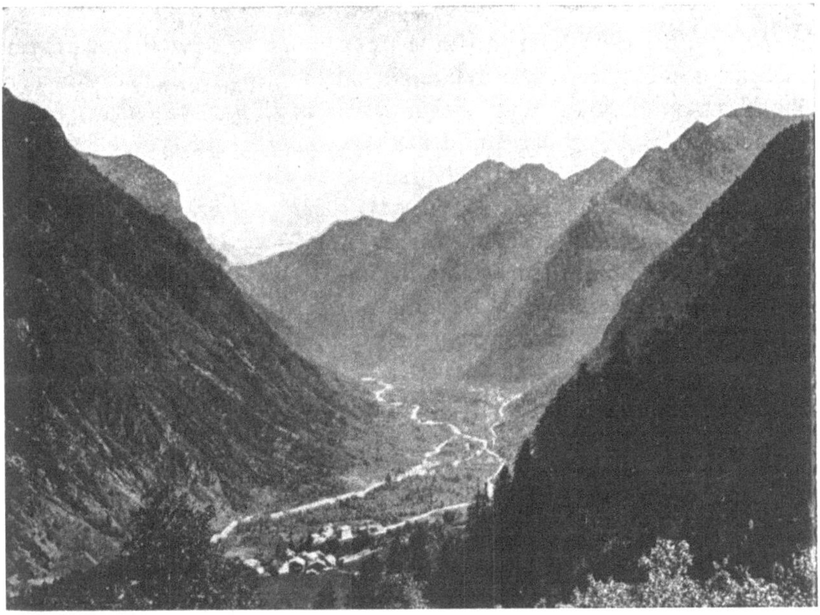

Thal von Alagna. V. SELLA.

VIERTES KAPITEL.

Der Kreislauf des Blutes in der verdünnten Luft.

I

Zu Anfang des vorigen Jahrhunderts kehrte ein junger Mediziner, der spätere große HALLER, aus Deutschland, wo er seine Studien vollendet hatte, in seine Vaterstadt Bern zurück und bewarb sich hier um eine Stelle als Hospitalarzt. Er erhielt diese Stelle nicht, weil er, wie man ihm sagte, zu gelehrt sei. Er bewarb sich darauf um die Lehrerstelle für Geschichte am Gymnasium zu Bern. Er erhielt auch diese nicht, weil er Arzt war. In seiner Verweiflung fing er an Verse zu schreiben und veröffentlichte i. J. 1729 ein Gedicht über die Alpen. Seine Verse erscheinen uns heute etwas arkadisch, aber zu jener Zeit riefen sie eine allgemeine Bewunderung hervor und blieben nicht ohne Einfluß auf die deutsche Litteratur.

In seinem großen Werke über die Physiologie,[1] worin er zusammenfaßte, was bis zur Mitte des vorigen Jahrhunderts auf diesem Wissensgebiete bekannt war, spricht HALLER häufig über den Einfluß der verdünnten Luft.

„Auch wenn die Luft bis auf die Hälfte ihres Gewichtes vermindert ist, kann man in derselben noch ohne Schwierigkeit atmen,

[1] ALB. HALLER, Elementa physiologiae. Tomus III, p. 193.

wie ich selbst auf dem Jugo et Furca, und wie auch andere im Kaukasus erfahren haben.“ Ich weiß nicht genau, bis zu welcher Höhe Haller gelangte, aber sicher ist er nicht bis zu einer Region gekommen, in welcher der Luftdruck eine halbe Atmosphäre beträgt, was einer Höhe von 5520 m entsprechen würde.

In einem anderen Bande seines Werkes[1] sagt er, daß der Druck, mit dem die Luft auf unseren Körper wirkt, gleich ist demjenigen, den wir empfinden würden, wenn wir uns 10 m unter der Oberfläche des Wassers befänden. Wenn irgend ein Körperteil unter verminderten Luftdruck versetzt wird, so sammelt sich dort sofort Blut an und läßt denselben schwellen und erröten.

„Die verdünnte Luft,“ sagt Haller, „erweitert die Lungen nicht gleichmäßig. Wenn der Druck auf sämtliche Blutgefäße des Körpers verringert ist, so vermögen diese auch der Herzthätigkeit nur einen verringerten Widerstand entgegenzusetzen und zerplatzen leicht.“[2]

Diese beiden Anschauungen, daß die verdünnte Luft die Lungen nicht in genügendem Maße erweitert, und daß die Blutergüsse, welche man bei Bergbesteigungen und Ballonfahrten beobachtet, davon herrühren, daß der auf die Körperoberfläche wirkende Luftdruck verringert ist, werden auch heute noch geteilt.

Eine Vorstellung von der Wirkung des verminderten Druckes suchten sich die Alten zu verschaffen, indem sie die Röte betrachteten, welche an irgend einer Körperstelle entsteht, wenn man an derselben mit den Lippen saugt. Auf den Bergen verhält sich die Sache jedoch durchaus anders. Hier ergreift die Druckverminderung die gesamte Oberfläche des Körpers und dringt durch die Lungen auch in das Innere desselben, so daß auf diese Weise alle Teile wieder ins Gleichgewicht kommen. Sobald aber der Luftdruck an irgend einem Teile des Körpers nicht kompensiert ist, entsteht dort sofort eine bedenkliche Erweiterung der Blutgefäße. Wir sehen dies deutlich an der Wirkung der Schröpfköpfe. Obwohl der negative Druck, den dieselben ausüben, von dem verminderten Luftdruck auf den Alpen nur wenig verschieden ist, verursachen sie in der Cirkulation des Blutes und der Lymphe doch große Störungen.

Wer bei Bergaufstiegen seine Hautfarbe betrachtet, wird bemerken, daß sie in der Mehrzahl der Fälle von einer gewissen Höhe an blasser erscheint als in der Ebene. Dieser Hinweis genügt, um niemand mehr daran zweifeln zu lassen, daß die Lehre Hallers falsch ist.

II

Auf dem Montblanc sind von Chauveau i. J. 1866 und von Lortet i. J. 1869 mittels des Sphygmographen die ersten Pulskurven

[1] Tomus II, p. 159.
[2] Tomus III, p. 196.

aufgenommen worden. Lortet sagt, daß der Puls in diesen Kurven demjenigen ähnlich sei, den man beim Typhus und bei einigen anderen andauernden Fieberkrankheiten beobachtet. Betrachten wir zunächst das Phänomen selbst, und suchen wir dann die Ursachen zu erkennen, auf welche diese Pulsveränderungen zurückzuführen sind. Als ich im Winter d. J. 1885 den Monte Rosa bestieg, hatte ich einen Mareyschen Sphygmographen mit mir genommen. Da dieses Instrument sehr bekannt ist und in der ärztlichen Praxis vielfache Verwendung findet, so glaube ich von einer näheren Beschreibung desselben hier absehen zu können.

Die Fig. 25 zeigt eine zu Alagna aufgenommene Kurve meines Radialispulses.

Bei jedem Herzschlage erweitert sich die Arterie und treibt den Schreibhebel empor. Durchfließt eine Blutwelle die Arteria radialis, so wird dieselbe von den Wänden der Gefäßverzweigungen in der

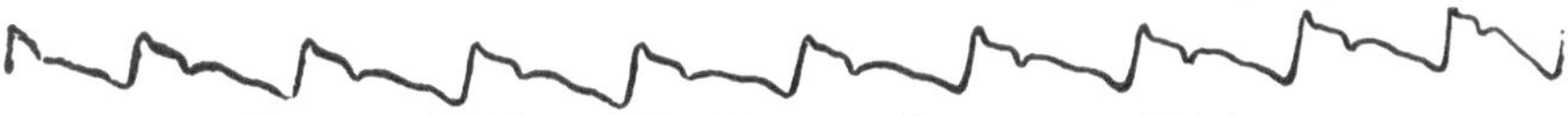

Fig. 25. A. Mosso. Zu Alagna aufgenommene Pulskurve.

Hand und den Fingern zurückgeworfen und ruft so infolge der Elasticität der Arterienwand die in der Kurve zum Ausdruck kommenden Oscillationen hervor. Als ich bis zum Gipfel der Vincentpyramide emporgekommen war (4215 m hoch), schrieb ich die Pulswellen von neuem auf und erhielt die Kurve der Fig. 26.

Man sieht sofort, daß die einzelnen Pulsationen näher aneinander gerückt sind. Zu Alagna betrug die Pulsfrequenz 62 in der Minute, hier dagegen 115. Die Herzkontraktion ist stärker geworden, infolge der durch den Aufstieg herbeigeführten Ermüdung empfand ich ein wenig Herzklopfen.

Die Lufttemperatur betrug -10^{0}, aber dennoch waren die Blutgefäße erweitert und die Kontraktilität derselben infolge der Ermüdung vermindert. Diese Pulsform ist derjenigen ähnlich, welche man

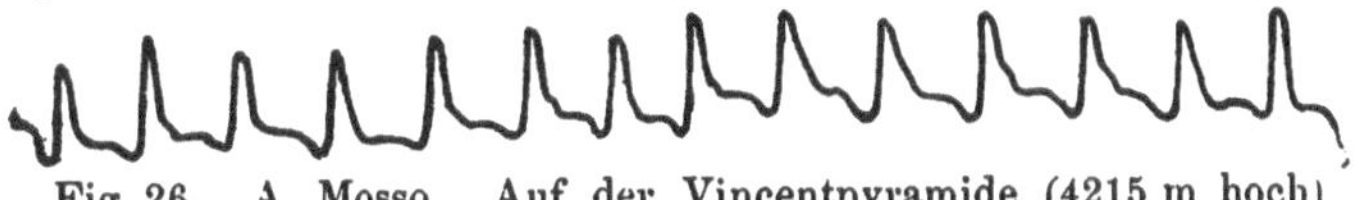

Fig. 26. A. Mosso. Auf der Vincentpyramide (4215 m hoch) aufgenommene Pulskurve.

künstlich an einem erwärmten Arm erzeugen kann. Sobald die Arterienwände nachgiebiger werden, nimmt der Puls diese für den Fieberzustand charakteristische Form an. Die Arterie erweitert und entleert sich schneller. Durch die Ermüdung des Herzens und die größere Nachgiebigkeit der Arterienwände werden diese Veränderungen hervorgerufen.

III

Die mittels des Mareyschen Sphygmographen ausgeführten Beobachtungen konnten mich nicht befriedigen. Da ich die in der Blutcirkulation auftretenden Veränderungen weiter verfolgen wollte, nahm ich auf den Monte Rosa zwei weitere Instrumente mit mir. In Fig. 26 bemerkt man bereits, daß die einzelnen Pulsationen sich am Ende der Kurve über die Abscissenlinie erheben. Diese Erscheinung beobachtet man oft an Pulskurven, die in großen Höhen aufgenommen sind. Um eine klarere Vorstellung von der in den Gefäßen vor sich gehenden Bewegung des Blutes zu gewinnen, verwandte ich den in Fig. 27 dargestellten Hydro- oder Wassersphygmographen, ein Instrument, das nicht wie der Sphygmograph nur den Puls einer einzelnen Arterie, sondern den des ganzen Vorderarmes aufzuzeichnen gestattet. Derselbe besteht aus einem mit einer Marey-schen Kapsel durch ein Gummirohr verbundenen Glascylinder, in den man den Vorderarm einer Versuchsperson bis zum Ellbogen-

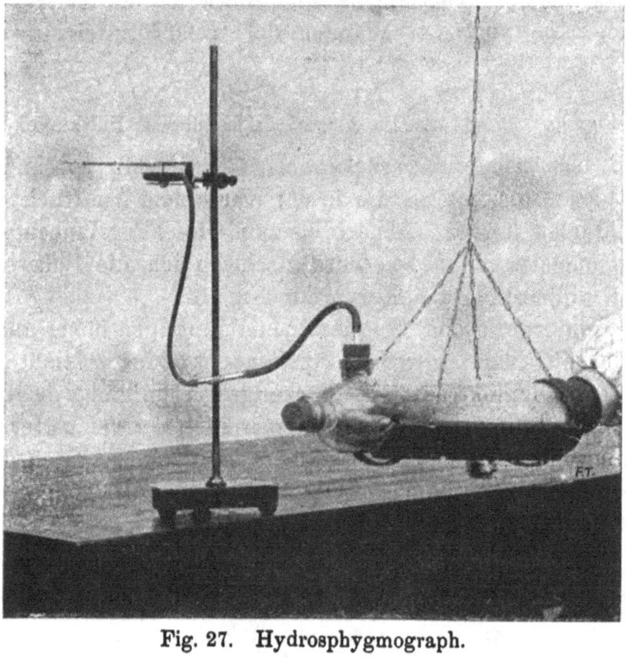

Fig. 27. Hydrosphygmograph.

gelenk bequem hineinführen kann. Nachdem man hier, wie Fig. 27 zeigt, mittels einer Gummimanschette einen luftdichten Verschluß herbeigeführt, füllt man den Cylinder bis zur Basis der oberen Öffnung mit lauwarmem Wasser. Die Versuchsperson befindet sich während des Versuches in sitzender Stellung. Um diese möglichst ungezwungen zu machen und die störenden Wirkungen der während des Versuches leicht auftretenden unwillkürlichen Bewegungen auszuschalten, legt man den Cylinder am besten auf eine hölzerne Unterlage, die man an einer Kette oder einer Schnur an der Zimmerdecke frei schweben läßt. Jede Herzkontraktion sendet eine Blutwelle durch den Vorderarm, welche in dem Cylinder eine Vermehrung des Volumens hervorruft und die Wasseroberfläche an der Basis der Öffnung emporsteigen läßt. Hierdurch wird die über derselben befindliche Luft leicht komprimiert. Die so entstehende Bewegung pflanzt sich bis zur MAREYschen Kapsel fort und wird hier auf den die Pulsationen verzeichnenden Schreibhebel übertragen.

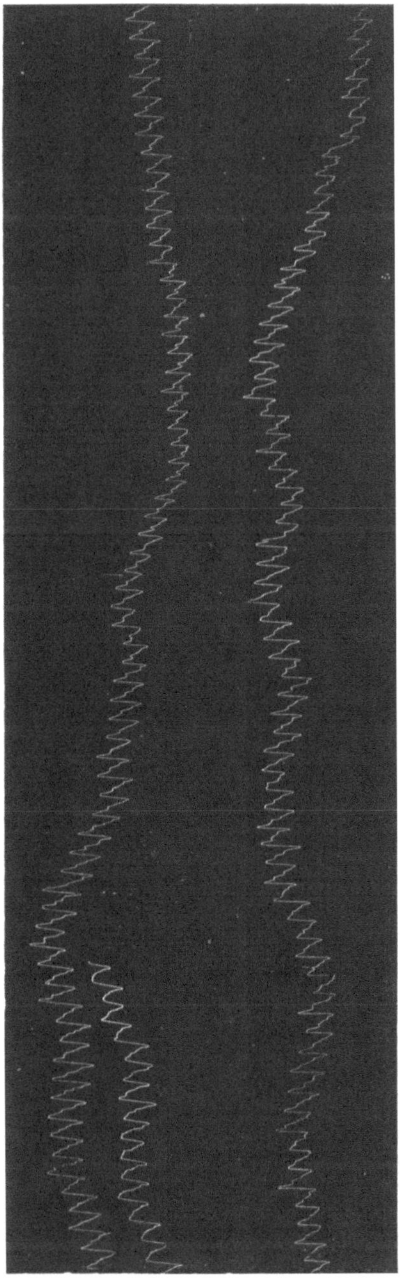

Fig. 28. Soldat OBERHOFFER. In der Hütte Königin Margerita aufgenommene Kurve des Vorderarmpulses.

Fig. 28 zeigt eine mittels des Wassersphygmographen an dem Soldaten OBERHOFFER aufgenommene Kurve. Außer den Pulsschlägen sieht man hier auch noch die Veränderungen, welche durch Zusammenziehung und Erschlaffung der Blutgefäße selbst entstehen. Wenn der Arm infolge der Kontraktion der kleinen Gefäße erblaßt, so wird das Volumen des Vorderarmes vermindert und der Schreibhebel senkt sich, die Pulsationen weiter verzeichnend, entsprechend dieser Volumverminderung. Erweitern sich die Gefäße, so steigt der Schreibhebel andererseits in eben dem Maße, in dem das Volumen des Vorderarmes zunimmt. Die Undulationen, welche man in der Kurve der Fig. 28 bemerkt, sind daher ein getreues Abbild der Veränderungen, die durch die Blutgefäße selbst erzeugt werden. Betrachten wir jetzt die Bedingungen näher, unter welchen dieses Pulsbild geschrieben wurde.

Der Soldat OBERHOFFER ist ein kräftiger junger Mann, dessen Körperbeschaffenheit ich genau kannte, da ich ihn sowohl im Zustande der Ermüdung als auch während der Ruhe beobachtet hatte. Er war bei den Vorversuchen, die ich, wie eingangs erwähnt, während des Juni anstellte, mit Waffen und Gepäck von Ivrea nach Turin gegangen und hatte so belastet einen Weg von 60 km zurückgelegt. Am 10. August ging er mit einem 12 kg schweren Gepäck auf dem Rücken mit drei anderen Soldaten von Ivrea fort. Am Abend desselben Tages erreichten sie Gressoney St. Jean. Am folgenden Tage kamen sie bis zur Hütte Gnifetti und am 12. August trafen sie in der Hütte Königin Margerita ein. Während des Marsches auf den Gletschern befand sich Oberhoffer wohl, auch seine Atmung war während dieser Zeit gut. Wir gingen ihnen bis an den Fuß der Spitze Gnifetti entgegen und nahmen ihnen hier den Tornister ab, um ihnen den letzten und ermüdendsten Teil des Aufstieges zu erleichtern. Um 9 Uhr 15 Min. erreichten sie mit uns zusammen die Hütte Königin Margerita. Die Hautfarbe war an den Händen, sowie an den Backen und den Lippen bläulich.

Die an Oberhoffer angestellten Beobachtungen ergaben:

Puls 112. Atmung 32. Temperatur im Rektum 38°.

Nachdem er 15 Minuten geruht hatte, wurde er blaß. Da ich eine Ohnmacht befürchtete, fragte ich ihn, wie er sich befände. Er antwortete, daß er sich weniger wohl fühle als früher, daß seine Kräfte zu Ende seien und daß er heftiges Kopfweh habe.

Der Radialispuls war unfühlbar geworden. Am Halse zählte ich 108 Pulsationen. Atmung 32. Temperatur 37,7°.

Dieses Unwohlsein dauerte über eine Stunde. Während dieser Zeit lag er gut zugedeckt ausgestreckt. Um 9 Uhr 45 Min. zählte ich 100 Pulsschläge und 29 Atembewegungen, die Temperatur betrug 37,6°. Er sagte mir, daß er sich wenig wohl befinde. Dann schlief er ein. Als er nach zwei Stunden erwachte, war die Cyanose ziemlich verschwunden, aber man sah bei ihm deutlich Ringe um die Augen, ein Zeichen, daß die Cirkulation in den Venen noch nicht wieder ganz normal war. Er hatte keinen Appetit. Auch am Abend um 5 Uhr 45 Min. war der Puls noch so schwach, daß ich die Hand auf das Herz oder an seinen Hals legen mußte, um ihn zählen zu können. Puls 100. Atmung 24. Er litt noch immer an Kopfschmerz, dennoch setzte er sich an den Tisch und aß ein wenig. Auch bei diesem Soldaten hatte sich (wie wir dies bereits an anderen Personen beobachteten) der Zustand, als er nach einer großen Anstrengung sich der Ruhe hingab, verschlechtert.

Die drei anderen Soldaten, welche mit ihm von Ivrea zur Hütte Königin Margerita heraufgekommen waren, zeigten dieselben Erscheinungen.

Am folgenden Tage war die Hautfarbe noch bei allen genannten

Soldaten etwas bläulich. Ebenso war der Puls noch fadenförmig, der Atem frequent, zwischen 26 und 28 in der Minute, und die Temperatur etwas übernormal (37,8°); die Auskultation des Herzens ergab normale Herztöne.

24 Stunden nach der Ankunft in der Hütte Königin Margerita nahm ich an dem Soldaten Oberhoffer mittels des Hydrosphygmographen die in Fig. 28 dargestellte Pulskurve auf. (Der Mareysche Sphygmograph ließ sich in diesem Falle nicht verwenden, da der Radialispuls fadenförmig war.) Die Cyanose des Gesichtes und der Hände zeigt, daß die Cirkulation noch geschwächt ist. Die Blutgefäße zeigten daher eine größere Unruhe, als ich zu Turin hatte beobachten können. Wie das Gefäßcentrum wies auch das Atmungscentrum tiefgehende Veränderungen auf; denn auch die Atemzüge verliefen unregelmäßig. Die Perioden vermehrter oder verminderter Respirations-

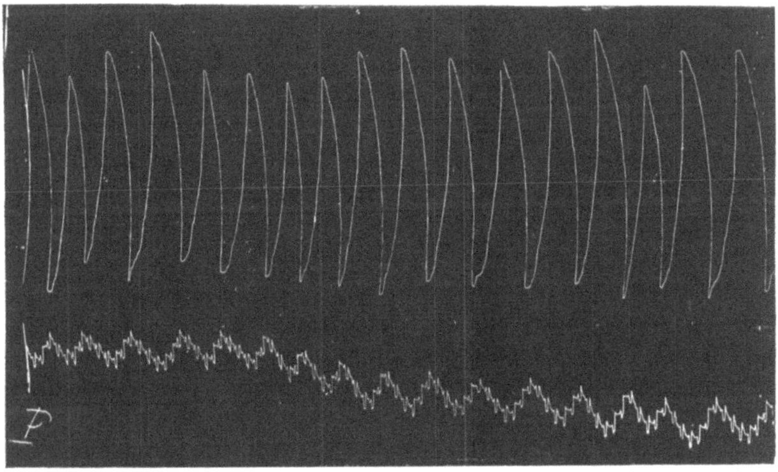

Fig. 29. A. Mosso. In der Hütte Königin Margerita gleichzeitig aufgenommene Kurven des Vorderarmpulses und der Atmung.

thätigkeit fielen mit der Erweiterung und Zusammenziehung der Blutgefäße des Vorderarmes nicht genau zusammen.

Die Kurven der Fig. 29 wurden in der Hütte Königin Margerita an mir selbst aufgenommen. Wie man an denselben sieht, veränderte sich bei jeder Atembewegung auch das Volumen des Vorderarmes. Bei der Inspiration erfolgt in der Atemkurve eine Senkung des Schreibhebels, während derselben in der darunter stehenden, den Puls und die Volumveränderungen gleichzeitig darstellenden Kurve eine Erhebung der Schreibfeder und somit eine Zunahme des Vorderarmvolumens entspricht.

Diese untere Puls- und Atemform gleichzeitig wiedergebende Kurve der Fig. 29 zeigt außerdem eine Undulation, welche den in dem Hydrosphygmogramm des Soldaten Oberhoffer zum Ausdruck kommenden wellenförmigen Bewegungen ähnlich ist.

Die Dauer der Inspiration ist etwas kürzer als die der Exspiration, aber dieses Verhältnis des Zeitunterschiedes zwischen den beiden Respirationsbewegungen unterscheidet sich nicht von demjenigen, das man in der Ebene beobachtet.

Aus den Ergebnissen dieser und anderer Beobachtungen, die ich auf dem Monte Rosa anstellte, kann ich mit Sicherheit den Schluß ziehen, daß in einer Höhe von 4560 m an mir und meinen Gefährten die physiologische Beschaffenheit der Blutgefäße infolge des verminderten Atmosphärendruckes keine Veränderung erfuhr.

Die Physiologen, welche der verdünnten Luft infolge des verminderten Luftdruckes auf die Haut einen Einfluß auf die Funktionen der Blutgefäße zuschrieben, haben hierfür einen stark ausgesprochenen Dikrotismus des Pulses, d. h. eine besonders ausgeprägte Form jener wellenförmigen Bewegungen des absteigenden Schenkels der Pulsform in Anspruch genommen, die wir auch an den mit dem Mareyschen Sphygmographen an mir selbst aufgenommenen Kurven der Figg. 25 und 26 bemerken. Auch in der an Oberhoffer gewonnenen Pulskurve der Fig. 28 zeigen die einzelnen Pulsationen den Dikrotismus sehr deutlich, aber bei anderen Personen, wie z. B. bei den Soldaten Jachini, Marta und Sarteur, hatte der Puls durchaus die normale Form. Bei diesen unterschieden sich die in der Hütte Königin Margerita geschriebenen Kurven in keiner Weise von denjenigen, die zu Turin an ihnen aufgenommen waren. Diese Thatsache beweist, daß der in einer Höhe von 4560 m auf die Oberfläche unseres Körpers wirkende Luftdruck in dem Verhalten der durch die Veränderungen der Gefäßwände herbeigeführten Schwankungen der Pulsbilder keine Veränderung hervorruft. Die Form der Pulskurve wird nicht durch Unterschiede im äußeren Luftdruck, sondern durch die Ermüdung und durch die veränderte chemische Beschaffenheit des Organismus variiert, insofern hierdurch die Herzthätigkeit geschwächt und dementsprechend der Blutkreislauf verlangsamt wird.

IV

Die im vorstehenden Paragraphen beschriebenen Bewegungen der Blutgefäße stellen nur eine lokale und gleichsam partielle Erscheinung des Blutkreislaufes dar; um eine Vorstellung des allgemeinen Blutdruckes zu gewinnen, verwandte ich den als Sphygmomanometer bezeichneten Apparat, der in Fig. 30 an Dr. F. Kiesow appliziert dargestellt ist.

Für eine nähere Beschreibung aller Einzelheiten sowie der Handhabung dieses Apparates verweise ich auf die an anderen Orten veröffentlichten Mitteilungen.[1] Hier sei aus denselben nur das Folgende

[1] A. Mosso, Sphygmomanomètre pour mesurer la pression du sang chez l'homme. Archives italiennes de Biologie, XXIII, p. 177.

F. Kiesow, Versuche mit Mossos Sphygmomanometer über die durch

hervorgehoben. Man füllt den Apparat mit Wasser und steckt sodann Mittel- und Ringfinger beider Hände in metallene Hülsen, von denen jede einen aus Gummi gefertigten Fingerling umschließt. Man befestigt hierauf jede der beiden Hände durch einen Halter, damit dieselben während des Versuches nicht aus dem Apparate entweichen

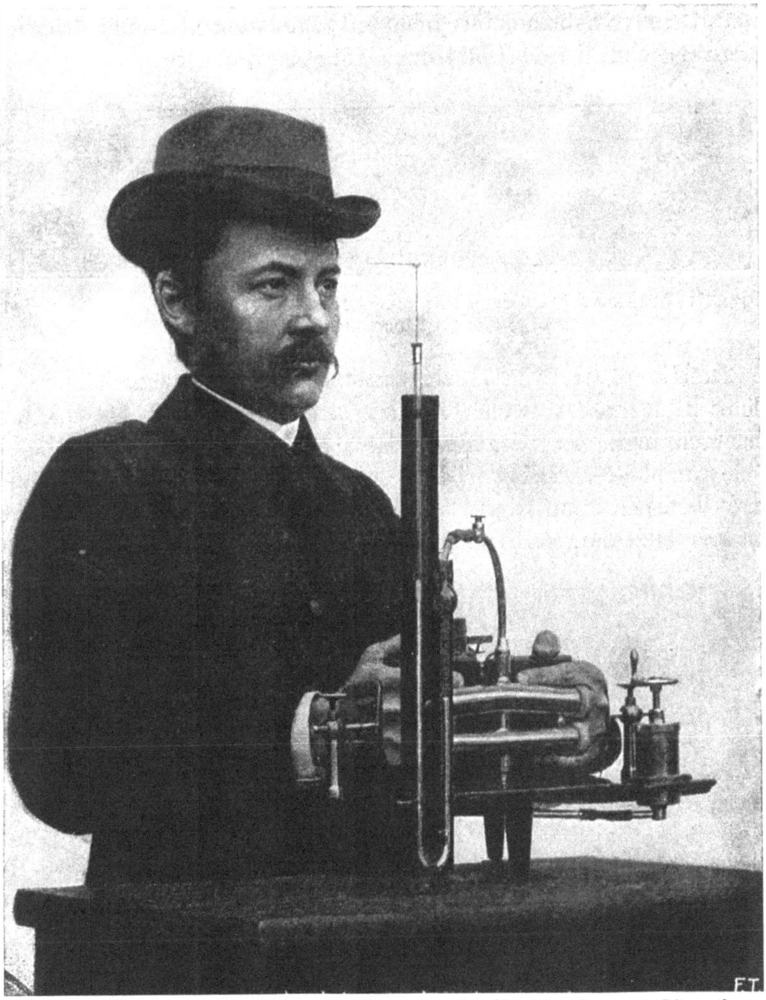

Fig. 30. Sphygmomanometer zur Messung des Blutdruckes am Menschen.

können und läßt die Vorderarme bequem auf zwei an demselben befindliche Stützen ruhen. Übt man nun mittels einer Druckpumpe auf die Oberfläche der in den Hülsen befindlichen Finger einen Druck aus,

psychische Erregungen hervorgerufenen Veränderungen des Blutdruckes beim Menschen. WUNDTS Philos. Studien. Bd. XI, S. 41 ff.

so pflanzt sich dieser auf ein mit dem Apparat verbundenes Quecksilbermanometer fort und kann an der Skala desselben bis auf Millimeter abgelesen werden. Setzt man außerdem noch einen mit einer Schreibfeder versehenen Schwimmer in das freie Ende des Manometerrohres, so kann man die aus den Versuchen resultierenden Erscheinungen noch auf einer berußten rotierenden Trommel fixieren. Ich habe diesen Apparat Sphygmomanometer genannt, weil derselbe außer den Pulsbildern gleichzeitig den Blutdruck zum Ausdruck bringt.

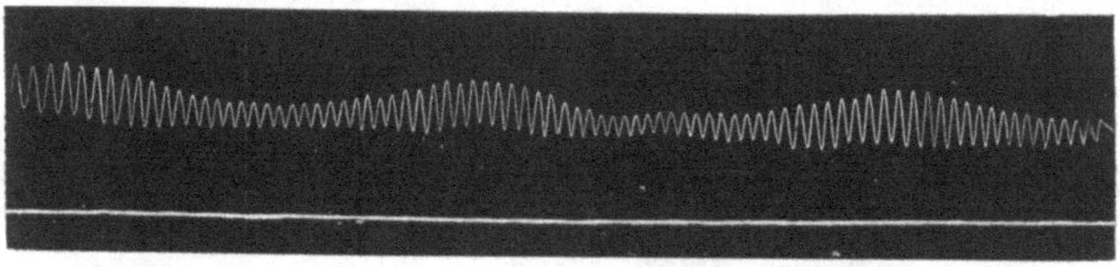

Fig. 31. A. Mosso. In der Hütte Königin Margerita (4560 m) geschriebene Kurve des Blutdruckes.

Die Kurve der Fig. 31 zeigt meinen Puls und zugleich die Höhe meines Blutdruckes, welch letzterer zwischen 8 und 10 cm Quecksilber schwankt. Auf dem Monte Rosa behielt der Blutdruck in einer Höhe von 4560 m bei mir denselben Wert wie in Turin. In dieser Kurve bemerkt man drei Undulationen, die denen ähnlich sind, die man bis jetzt nur an Tieren beobachtet hat, wenn man ein Mano-

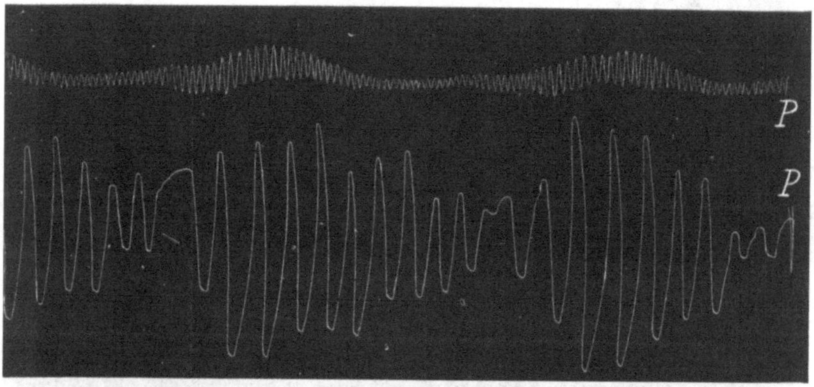

Fig. 32. U. Mosso. In der Hütte Königin Margerita (4560 m) aufgenommene Kurven. *A* Kurve des Blutdruckes. *B* Gleichzeitig geschriebene Atemkurve.

meter mit einer geöffneten Arterie in Verbindung bringt. Daß die Höhe des Blutdruckes bei mir auch hier normal blieb, ist ein neuer Beweis für die schon hervorgehobene Thatsache, daß die Gefäße unter dem Einflusse des verminderten Luftdruckes in einer Höhe von 4560 m sich nicht erweitern. Wir werden im folgenden sehen, wie die Ermüdung und die Bergkrankheit modifizierend auf den Blutkreislauf einwirken.

Indem ich, wie man in Fig. 32 sieht, an meinem Bruder die Kurve des Blutdruckes gleichzeitig mit der der Atmung aufschrieb, bemerkte ich, daß auf den Alpen zwischen diesen beiden Vorgängen eine innige Beziehung besteht. Wenn die Atmung sich verstärkt, wächst auch der Blutdruck, und ebenso sinkt der letztere, wenn die Respirationsthätigkeit an Intensität abnimmt. Der Synchronismus zwischen diesen beiden Vorgängen ist augenscheinlich. Dennoch glaube ich nicht, daß der eine die Ursache des anderen ist, sondern ich halte es für wahrscheinlich, daß diese beiden Erscheinungen auf Veränderungen zurückzuführen sind, die gleichzeitig im Atmungscentrum und im Centrum des vasomotorischen Nervensystems vor sich gehen.

Wie bei meinem Bruder die Perioden der Atmung deutlicher auftreten, so sind bei ihm auch die Schwankungen des Blutdruckes verstärkt. Diese Beobachtung scheint mir von Wichtigkeit zu sein, weil eine so enge Beziehung zwischen dem Blutdrucke und den Perioden der Atmung bisher nicht bekannt war.

Eine andere Thatsache von fundamentaler Bedeutung, welche aus diesen Versuchen resultiert, ist der periodische Wechsel in der Frequenz der Herzschläge. Wenn die Atmung sich verstärkt, werden, wie man in den Figg. 32 u. 33 sieht, auch die Pulsationen des Herzens stärker und weniger frequent. Wenn sich der Atem verlangsamt oder aufhört, wird die Herzthätigkeit andererseits schwächer und frequenter. Auch in der an mir aufgenommenen Kurve der Fig. 31 sieht man diese Erscheinung, welche ich niemals in der Ebene beobachtet habe. Da ich diese periodische Veränderung in der Stärke und in der Frequenz des Pulses jedoch während der Bergkrankheit beobachten konnte, so schließe ich, daß auf den Alpen die Funktion des Herzens sich in der Weise verändert, daß auch im Zustand der vollsten Ruhe und, wenn jemand glaubt, sich wohl zu befinden, Perioden auftreten, in denen die Herzthätigkeit vermindert ist und in diesem Organe eine Lähmung zum Vorschein kommt, daß ferner auf eine solche Herabsetzung der Energie der Systole eine Periode folgt, in welcher die Thätigkeit gesteigert ist, wie man dies an der Verstärkung und der geringeren Frequenz der einzelnen Pulsationen deutlich wahrnimmt.

Mir ist bis jetzt in der Physiologie des Menschen kein Vorgang bekannt, welcher uns den Anfang einer veränderten Herzfunktion, aus welcher die Bergkrankheit hervorgehen kann, besser erklärt.

V

Die gleichzeitige Beobachtung der Atmung und des Blutdruckes war mir auch noch in anderer Hinsicht von Nutzen. Manche Atem-

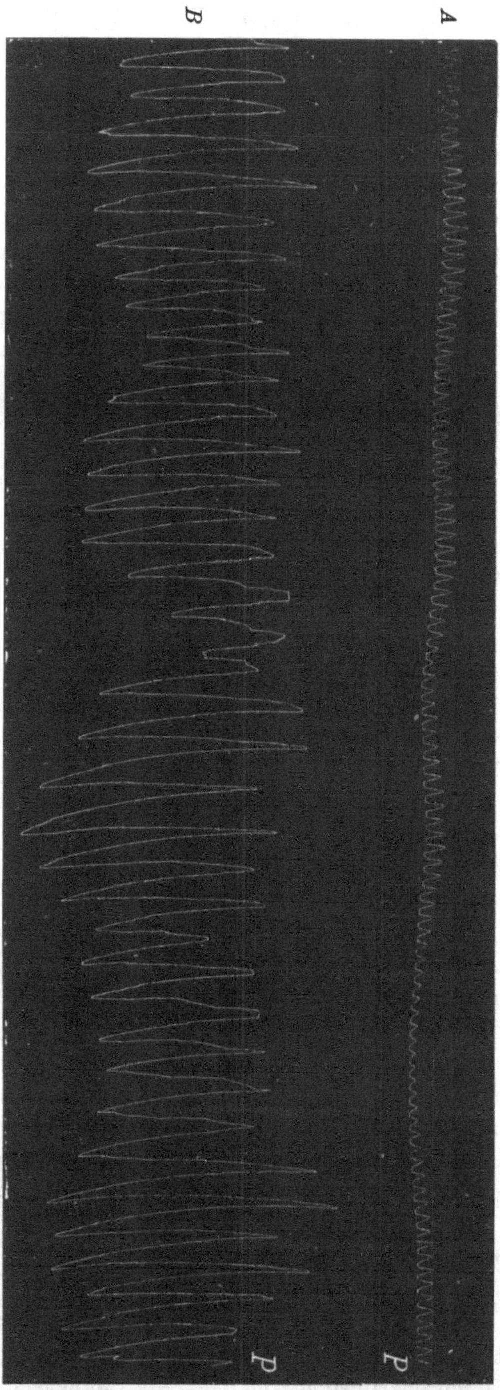

Fig. 33. G. Thompson. In der Hütte Königin Margerita (4560 m) aufgenommene Kurven. A Kurve des Blutdruckes. B Gleichzeitig geschriebene Kurve der Atmung.

formen, welche unregelmäßig erscheinen, wenn man sie isoliert betrachtet, sind dies nicht mehr, wenn man gleichzeitig den Blutdruck in Rücksicht zieht.

Als Beispiel führe ich einen Engländer an, Herrn G. Thompson, der mit einem Freunde und mit einem Führer die Spitze Gnifetti bei so gutem Befinden erreichte, daß er durchaus nicht in die Hütte eintreten wollte. Es war ein schöner Tag, und es schien, als wollten die betreffenden sich mit einem kurzen Aufenthalte auf der Terrasse im Sonnenschein begnügen, um die Aussicht auf die Berge zu genießen und dann den Weg fortzusetzen. Als sie aber dennoch in die Hütte eintraten, interessierten sie sich für unsere Arbeiten und waren gern bereit, um auch ihrerseits einen Beitrag zur Physiologie zu liefern, sich untersuchen zu lassen.

Auch in der Fig. 33 entspricht die obere Kurve, wie in den

vorstehend beschriebenen Fällen, dem Blutdrucke und die untere der Atmung. Betrachtet man die letztere, so sollte man glauben, daß die Unregelmäßigkeiten, welche aus den bald tieferen, bald oberflächlicheren Inspirationen hervorgehen, nur dem Zufall zuzuschreiben seien; denn ähnliche Unregelmäßigkeiten beobachtet man, besonders im Zustande der Ermüdung, bei fast allen Personen. Wenn man aber die Undulationen in Betracht zieht, welche sich in der oberen, mit dem Sphygmomanometer geschriebenen Kurve zeigen, so sieht man, daß das Herz jedesmal stärker schlägt, wenn die Respirationsbewegung umfangreicher wird, und daß umgekehrt bei einer Verringerung derselben auch der Blutdruck sich vermindert. Auch bei Herrn Thompson zeigt sich die Herzthätigkeit beschleunigt, wenn der Puls schwächer, und andererseits verlangsamt, wenn derselbe stärker wird.

Es beginnt somit auch bei Personen, deren Körperbeschaffenheit bei ihrer Ankunft auf großen Höhen durchaus normal zu sein scheint, eine Veränderung in der Herz- und Respirationsthätigkeit einzutreten. Die Fig. 33 zeigt uns das Anfangsstadium dieser, der oberflächlichen Beobachtung entgehenden Funktionsveränderungen; dasselbe ist nichts anderes als der Anfang der Bergkrankheit.

VI

Die Pulsfrequenz nimmt während eines Bergaufstieges merklich zu. Über diesen Punkt herrscht unter den Beobachtern völliges Einverständnis. Anders ist es, sobald man die auf den hohen Bergen selbst auftretende Pulsfrequenz in Betracht zieht. Hier wird sie auch für den Zustand der tiefsten Ruhe als sehr beschleunigt angegeben. Die von mir auf dem Monte Rosa angestellten Versuche führten jedoch zu einem andern Ergebnis. In den dem 16. Kapitel dieses Buches eingefügten Tabellen sind die Resultate der Beobachtungen verzeichnet, die ich während der Zeit unseres Aufenthaltes daselbst Tag für Tag an fünf Soldaten meiner Begleitung angestellt habe. Von besonderer Wichtigkeit sind hier diejenigen Werte, welche die am Morgen und am Abend bestimmte Pulsfrequenz bezeichnen. Aus diesen Werten geht hervor, daß die Pulsfrequenz in der That in geringem Grade beeinflußt ist: denn das zu Turin gefundene Minimum wurde in der Hütte Königin Margerita nicht wieder erreicht. Diese Differenzen sind aber von sehr viel geringerer Bedeutung, als von den Physiologen bisher zugegeben ward.

Es sind besonders die Ärzte der klimatischen Kurorte, welche hierüber sehr vieles veröffentlicht haben. Die Widersprüche jedoch, welche sich in den Ergebnissen dieser Beobachtungen finden, lassen erkennen, daß die Bedingungen, unter denen sie angestellt wurden, nicht mit genügender Genauigkeit bestimmt wurden.

Jaccoud fand zu St. Moritz (1856 m) eine Vermehrung der Pulsfrequenz von 12—18 Pulsationen in der Minute und eine Zunahme der Atembewegungen von ca. 5 in der Minute. Armieux fand zu Barège (1270 m) eine Verminderung von ca. 4 Pulsationen und eine Zunahme von 2 Respirationen in der Minute. Dr. Vacher hatte zu Davos (1558 m) eine Zunahme von ca. 10 Herzschlägen in der Minute beobachtet, derselbe spricht deswegen geradezu von einer „fièvre d'altitude". Ebenso fand Veraguth zu St. Moritz eine Vermehrung der Pulsfrequenz. Dieselbe betrug in der ersten Woche ca. 8 Pulsationen in der Minute, später näherte sich dieselbe der Normalen, obwohl diese nicht vollständig erreicht wurde. Mercier, Mermod, Weber fanden, daß schon auf geringen Höhen von 1800 m (welche Mercier grandes altitudes nennt)[1] eine Pulsbeschleunigung eintritt.

Alle diese Beobachtungen dürften nicht absolut zuverlässige Ergebnisse geliefert haben. Da dieselben an verhältnismäßig niedrig gelegenen Orten ausgeführt wurden, so ist nicht ausgeschlossen, daß der durch die Umgebung selbst gegebene Einfluß mit dem der verdünnten Luft verwechselt wurde. In der That fand Vacher eine Verminderung der Pulsfrequenz. Ebenso beobachtete Véraguth, daß in 10 Fällen zweimal, und zwar unmittelbar nach der Ankunft der betreffenden Personen in St. Moritz, eine Pulsverlangsamung eintrat.

Dr. Mermod beobachtete, daß der Puls um 2,21 Pulsationen in der Minute wuchs, als er von Lausanne nach St. Croix ging. Zwischen diesen Ortschaften besteht ein Niveauunterschied von 600 m. Conway fand dagegen in einer Höhe von 6000 m, daß seine Pulsfrequenz im Ruhezustande normal war. Wenn bei diesem in einer zehnmal größeren Höhe auf dem Himalaja keine Veränderung der Pulsfrequenz eintrat, so heißt dies, daß es schwer ist, aus solchen Angaben allgemeine Schlüsse zu ziehen. Um die Resultate Mermod's in Zweifel zu ziehen, genügt es, an die Variationen zu denken, welche wir beständig am Barometerstande beobachten. Bei starken Stürmen kann das Barometer schnell um 40 mm unter die gewöhnliche Höhe des Luftdrucks sinken. Wenn eine ähnliche Störung des Gleichgewichts, die einem Höhenunterschiede von 600 m entspricht, eine Vermehrung der Pulsfrequenz erzeugen würde, würden wir dies bemerkt haben. Die Ärzte aber, welche, wie Vierordt, den Einfluß der Variationen des Barometerstandes untersuchten, behaupten das Gegenteil, sie sind der Ansicht, daß in der Frequenz der Herzthätigkeit eine Verlangsamung eintritt, wenn sich in der Ebene der Luftdruck vermindert.

[1] Société de Biologie. 9. Juni 1894, p. 481.

VII

Zuverlässige Daten über die in großen Höhen auftretende Zunahme der Puls- und Atemfrequenz wurden im Juli 1896 in der Hütte Königin Margerita von Dr. Francesco Gurgo gesammelt. Sechs Mitglieder des italienischen Alpenklubs begleiteten eine der sogenannten Schülerkarawanen (carovane scolastiche), welche die Turiner Sektion zur Schulung für junge Alpinisten eingerichtet hat, auf den Monte Rosa. Die Karawane, der Dr. Gurgo als Arzt beigegeben war, bestand aus acht Studenten und einem Fräulein. Die Beobachtungen, welche Dr. Gurgo an diesen jungen Leuten anstellte, gewinnen dadurch noch an Wert, daß die letzteren wenig trainiert waren und sich noch niemals auf großen Höhen befunden hatten. Nachdem man von Turin mit der Eisenbahn bis Pont St. Martin gefahren, wurde der weitere Weg bis nach Gressoney la Trinità (ca. 10 Stunden) zu Fuß zurückgelegt. Hier hatte ich das Vergnügen, alle Mitglieder der Karawane kennen zu lernen. Man ruhte hier und ging am folgenden Morgen gegen 9 Uhr weiter.

Nachdem man in der Hütte Gnifetti die Nacht verbracht, war man am 27. d. M., $10^1/_2$ Uhr vormittags, bei wenig günstigem Wetter auf dem Gipfel des Monte Rosa angelangt. Die Beobachtungen über die Atmung wurden fast alle während des Schlafes und während die betreffenden Personen ausgestreckt lagen, angestellt. Ebenso suchte man diejenigen über den Puls während des Ruhezustandes auszuführen. (Vergl. die Tabelle auf S. 86.)

Am zweiten Tage des Aufenthaltes in der Hütte Königin Margerita versuchte man wieder abzusteigen. Da aber ein sehr heftiger Sturm wütete, so mußte man sich nach vergeblichen Versuchen nach $2^1/_2$ Stunden wieder zurückziehen. Hieraus erklärt sich, weshalb am zweiten Tage, den man noch in der Hütte verbleiben mußte, der Puls und die Atmung bei fast allen beschleunigt war. Als am dritten Tage die Sonne wieder zum Vorschein kam, ging man, obwohl das Wetter noch immer drohend war, dennoch um 12 Uhr von der Hütte fort. An diesem Tage wurden die Beobachtungen daher am Vormittage angestellt, während die der voraufgehenden Tage gegen Abend ausgeführt waren. Die Einzelheiten dieser Expedition sind von dem Leiter der Karawane, Herrn Guido Rey,[1] beschrieben worden.

Es ist von Wichtigkeit, beobachtet zu haben, daß bei keiner dieser Personen schwere Symptome der Bergkrankheit auftraten; während des Aufenthaltes in der Hütte Königin Margerita beklagten sich nur zwei derselben über Übelkeit. Freilich hatten alle Kopfschmerz,

[1] Guido Rey, Una escursione al Monte Rosa. Torino 1897.

aber dieser hörte auf oder verminderte sich, wenn die Betreffenden in die freie Luft hinaustraten, was jedoch wegen des Sturmes nicht immer möglich war.

Um zu verstehen, wie ungünstig die Bedingungen der Umgebung für den Gesundheitszustand waren, sei hervorgehoben, daß wegen des schlechten Wetters zwei Schülerkarawanen gleichzeitig in der Hütte Königin Margerita Zuflucht suchten und hier drei Tage lang zusammen verweilen mußten. Es befanden sich daher im ganzen 45 Personen zusammen in einem Raum, der 9,20 m lang und 3 m breit war, so daß für jede einzelne 0,613 qm Raum und kaum 1,29 cbm Luft vorhanden waren. Es ist auffallend, daß diese Personen, von denen jede nur 1,29 cbm Luft zu atmen hatte, diesen ungünstigen Verhältnissen widerstehen konnten. Während des Tages diente zwar der Ofen als Ventilator und außerdem wurde von Zeit zu Zeit durch Öffnen der Fenster die Luft erneuert. In der Nacht aber, während welcher die Erscheinungen der Bergkrankheit gewöhnlich am heftigsten auftreten, war die Luft im Zimmer sicher eine schlechtere. Zieht man die durch den Sturm verursachte Herabsetzung des Luftdrucks, sowie die durch das Beisammensein so vieler Personen auf engem Raum an Sauerstoff arm gewordene Luft in Betracht, so muß man sich wundern, daß von 45 Personen nur an zweien, und dann auch nur in leichter Weise, Symptome der Bergkrankheit auftraten.

Da der Sturm andauerte und keine Möglichkeit vorhanden war, sich mit neuen Vorräten zu versehen, so vermehrte sich mit dem zweiten Tage die Sorge, daß ein Mangel an Nahrung eintreten könnte. Die Führer der beiden Karawanen sahen sich daher genötigt, die Rationen an Lebensmitteln zu verkürzen. Der Gedanke an ein etwa bevorstehendes Unglück muß sicher in einer wenig günstigen Weise auf das Nervensystem der Mitglieder dieser beiden Karawanen eingewirkt haben.

So schwierig es auch ist, zwischen statistischen Tabellen Vergleiche anzustellen, so zeigen doch die von Dr. Gurgo verzeichneten Werte in Bezug auf das Vorkommen der Bergkrankheit einen sehr geringen Prozentsatz. Derselbe ist bei weitem geringer als derjenige, den man gewöhnlich auf dem Montblanc und in der ca. 200 m tiefer gelegenen Hütte Vallot findet, er ist ebenso weit geringer als der, den ich selbst in der Hütte Königin Margerita feststellen konnte. Die größere Widerstandsfähigkeit jener Personen gegen die Bergkrankheit erklärt sich vielleicht aus dem jugendlichen Alter derselben. Die Thatsache, daß die durch das Beisammensein so vieler Personen auf einem engen Raum verursachte Verminderung des Sauerstoffgehaltes der eingeatmeten Luft den körperlichen Zustand derselben nicht verschlechtert hat, ist für die Lehre von der Bergkrankheit von großer Wichtigkeit.

Die Beobachtungen über die normale Puls- und Atemfrequenz wurden von den Mitgliedern der Expedition auf meine Bitte dann zu Turin und in einigen benachbarten Städten der Ebene einige Tage nach der Rückkehr in ihre Wohnungen fortgesetzt. Ich hatte alle diese Personen gebeten, Puls und Atem stets am Morgen vor dem Aufstehen im Bette zu zählen und fühle mich gegen jede einzelne zu Dank verpflichtet, daß meine Bitte, wie man in der nebenstehenden Tabelle sieht, von ihnen so präzis ausgeführt wurde. In der Tabelle sind die Werte, die ich von den Studenten und dem Fräulein Bona erhielt, vorangestellt; alle diese Personen sind 18 bis 19 Jahre alt. Darunter befinden sich auch die Resultate, welche an den Mitgliedern des Alpenklubs gewonnen wurden. Hier ist bei jeder einzelnen Person das Lebensalter angegeben.

Ich habe bereits hervorgehoben, daß die Beobachtungen, welche in den klimatischen Kurorten angestellt wurden, eine viel größere Zunahme der Puls- und Atemfrequenz ergaben, als ich selbst auf großen Höhen beobachten konnte. Die von Dr. Gurgo am dritten Tage des Aufenthaltes in der Hütte Königin Margerita an den genannten 15 Personen gefundenen Werte bestätigen meine eigenen Resultate. Diese Daten stimmen in der That auch mit denen überein, die Veraguth an seinen Versuchspersonen in den ersten Tagen nach ihrer Ankunft in St. Moritz fand, obwohl diese Station 2704 m tiefer gelegen ist, als die Hütte Königin Margerita. Wir werden im folgenden sehen, daß sich Puls und Atem noch mehr ihrer Normalfrequenz annähern, wenn man längere Zeit auf dem Gipfel des Monte Rosa verweilt.[1]

Die mittlere Pulsfrequenz betrug bei den sechs Mitgliedern des Alpenklubs am dritten Tage ihres Aufenthaltes in der Hütte Königin Margerita 84, bei den übrigen neun Mitgliedern der Expedition 88. Wahrscheinlich hängt dieser Unterschied mehr von dem verschiedenen Lebensalter als von der besseren Schulung und der größeren Körperstärke der ersteren ab. Am letzten Tage war der Puls bei allen regelmäßig, während derselbe am ersten Tage bei vielen bemerkenswerte Variationen aufwies und zuweilen fadenförmig oder nicht wahrnehmbar war. Auf diese Variationen ist in der Tabelle keine Rücksicht genommen worden, in denselben sind nur die größeren Unterschiede verzeichnet.

Daß die Atemfrequenz trotz der Luftverdünnung unter die Nor-

[1] Die Resultate der an den Teilnehmern meiner Expedition angestellten Beobachtungen enthalten die 5 Tabellen, welche man im 16. Kapitel findet, sowie andere, welche dem Ende dieses Buches angefügt sind.

Beobachtungen über die Frequenz des Pulses und der Atemzüge während eines dreitägigen Aufenthaltes in der Hütte Königin Margerita (4560 m). Von Dr. Gurgo.

	Normal-		1. Tag		2. Tag		3. Tag		Beobachtungen an den Tagen, in denen man in der Hütte verblieb.
	Puls	Atembew.	Puls	Atembew.	Puls	Atembew.	Puls	Atembew.	
1. Adele Bona . . .	68	20	104	24	112	24	96	16	Puls am 1. Tage unregelmäßig, intermittierend.
2. Alcide Bona . .	76	14	100	20	110	22	100	16	Ebenso.
3. Livio Cibrario . .	61	23	110	20	116	24	94	16	Am 1. und 2. Tage sind die Atembewegungen unregelmäßig, bald tief, bald sehr oberflächlich
4. Silvio Salza . .	61	23	92	20	80	18	68	16	Am 1. Tage wechseln eine tiefe und eine oberflächliche Atembewegung regelmäßig miteinander ab.
5. Carlo Toesca . .	66	17	96	20	104	22	88	16	Am 1. Tage tritt nach je 7—8 Atemzügen eine Respirationspause auf.
6. Giorgio Volla . .	66	16	104	22	102	22	86	18	Ausgesprochene Respirationspausen von größerem oder geringerem Umfange.
7. Adolfo Hess . .	68	18	110	24	98	22	96	18	Puls und Atembewegungen sind stets regelmäßig.
8. Giovanni Negri .	68	19	108	24	108	22	92	18	
9. Pietro Golfi . .	73	14	98	18	90	16	76	14	
10. Basilio Bona (50 J. alt)	80	20	100	34	108	36	88	30	Bona war vor dem Beginne des Aufstieges etwas indisponiert. Am 1. und 2. Tage zeigte die Atmung auch während des wachen Zustandes deutlich das Cheyne-Stokessche Phänomen.
11. Massimo Cappa (42 J. alt)	56	14	88	19	90	20	86	17	
12. G. B. Devalle (22 J. alt)	76	16	102	20	98	24	82	18	Leidet an Übelkeit. Am 1. und 2. Tage tritt nach je 5—6 Atemzügen eine ziemlich lange Pause ein.
13. Guido Rey (36 J. alt)	64	17	82	18	97	24	82	20	
14. Gustavo Turin (33 J. alt)	75	16	104	22	100	20	80	16	Während des Schlafes ist die Atmung periodisch.
15. Gustavo Nasi (45 J. alt)	75	14	110	20	104	20	88	16	

malfrequenz herabsinken kann, sehen wir auch hier an dem Fräulein Bona, sowie an den Studenten Cibrario, Salza und Toesca sich wiederholen, bei den Herren Hess und Turin trat in der Atemfrequenz keine Veränderung hervor. Vier Studenten zeigten am zweiten Tage in der Pulsfrequenz wie in der Atmung eine Zunahme. Da die Ermüdung an diesem Tage bei ihnen geringer war als am ersten Tage, an welchem der ganze Aufstieg beendigt war, so muß diese Verschlechterung ihres Zustandes der Wirkung der verdünnten Luft zugeschrieben werden.

VII

Wenn man an den ersten Tagen eines Aufenthaltes zu St. Moritz und auf dem Gipfel des Monte Rosa an beiden Orten die gleiche Zunahme der Puls- und Atemfrequenz findet, so darf man deswegen noch nicht glauben, daß diese Zunahme auf die gleichen Ursachen zurückzuführen ist. Auf geringeren Höhen können die Ursachen in der erregenden Wirkung des Alpenklimas als solchem liegen, auf dem Monte Rosa sind dieselben jedoch viel komplizierter. Zu St. Moritz und in den klimatischen Kurorten kann jene Zunahme in der That ausbleiben, während man dieselbe in der Hütte Königin Margerita konstant bei allen Besuchern beobachtet. Hier bedarf es einer längeren Zeit, bevor sich der Organismus den durch die Luftverdünnung gegebenen neuen Bedingungen angepaßt hat. So kehrt bei den beiden Wächtern der Hütte Königin Margerita die Frequenz erst am Ende der Saison zu derjenigen zurück, die sie in der Ebene hatten, bevor sie zu jener Höhe von 4560 m emporstiegen.

Verschiedene Physiologen haben zur Erklärung dieser vermehrten Pulsfrequenz die Anschauung Hallers, nach welcher es der Körperoberfläche in der Höhe an Gegendruck fehle und die beschleunigte Herzthätigkeit auf eine Erweiterung der Gefäße zurückzuführen sei, herangezogen. Wir haben aber schon gesehen, daß solche Vermutungen der Kritik nicht Stand zu halten vermögen.

Manche wollen in der vermehrten Frequenz der Herzthätigkeit ein Kompensationsmittel sehen. Indem das Blut mit größerer Geschwindigkeit durch die Lungen getrieben wird, soll hierdurch der aus dem verminderten Sauerstoffgehalte der Luft erwachsende Schade ausgeglichen werden. Aber in den Alpenkurorten, sowie auf Bergen, die niedriger sind als 3000 m, hängt die Zunahme der Frequenz des Herzschlags sicherlich nicht davon ab, daß in der Luft zu wenig Sauerstoff enthalten ist; denn bis jetzt ist von niemandem beobachtet worden, daß das Blut durch eine so geringfügige Verdünnung der Luft in irgend einer Weise modifiziert wird.

An den Kurven der Figg. 32 und 33 erkennt man, daß die Frequenz, wie die Stärke des Pulses periodischen Veränderungen unterworfen sind. Hieraus geht hervor, daß die in Rede stehende Zunahme der Pulsfrequenz nicht etwa der Vollkommenheit unseres Organismus zuzuschreiben ist, sondern daß dieselbe vielmehr der Anfang eines krankhaften Zustandes ist. Aller Wahrscheinlichkeit nach funktionieren die Nerven, welche die Herzthätigkeit regulieren, auf großen Höhen weniger regelmäßig.

Nach Paul Bert ist die Bergkrankheit durchweg als eine Asphyxie angesehen worden. Die Untersuchung des Pulses aber genügt, um zu zeigen, daß die Bergkrankheit ein von der Asphyxie durchaus verschiedener Vorgang ist. Bei der Asphyxie vermindert sich die Pulsfrequenz, sie nimmt dagegen zu, wenn man die Luft verdünnt.

Zur besseren Feststellung dieser Thatsachen, welche einer neuen Auffassung über das Wesen der Bergkrankheit den Boden bereiten, teile ich im folgenden zwei Beobachtungen mit, die, um Ermüdungserscheinungen auszuschließen, in der pneumatischen Kammer angestellt wurden.

An meinem Institutsmechaniker, Luigi Corino, zählte ich am 17. Juli 1895, nachmittags 3 Uhr 10 Minuten, nachdem er 10 Minuten in Ruhe sitzend zugebracht, bei einem atmosphärischen Druck von 742 mm 81 Pulsschläge in der Minute. Sobald er in die pneumatische Kammer getreten war, wurde damit begonnen, die Luft zu verdünnen. Um 4 Uhr betrug die Pulsfrequenz bei einem inneren Luftdruck von nur 412 mm 94. Obwohl die Versuchsperson während dieser Zeit gesessen und sich nicht bewegt hatte, hatte die Herabsetzung des Druckes eine Zunahme der Pulsfrequenz um 14 Schläge bewirkt. Da Corino an diese Versuche gewöhnt war, so ist eine Voreingenommenheit ausgeschlossen. Als um 4 Uhr 22 Minuten der normale Luftdruck wiedergewonnen war, war die Pulsfrequenz eine geringere, als sie vor dem Beginne des Versuchs gewesen war, man zählte 76 Herzschläge in der Minute.

Am selben Tage stellte ich einen anderen Versuch an mir selbst an. Mein Puls schlug im Ruhezustande 62 mal in der Minute. Um 4 Uhr 40 Minuten trat ich in die pneumatische Kammer, unmittelbar darauf fing man an, die Luft zu verdünnen. Um 5 Uhr 22 Minuten zeigte das Barometer in der Kammer einen Druck von 422 mm. Meine Pulsfrequenz betrug 68. Als man zum Normaldruck zurückkehrte, fiel sie bis auf 58.

Die Verlangsamung, welche in der Frequenz des Pulses und der Atemzüge eintritt, sobald man aus der verdünnten Luft zum Normaldruck zurückkehrt, läßt schließen, daß das Nervensystem sich sehr schnell an eine Verringerung des Gehaltes von Kohlensäure und Sauerstoff im Blute gewöhnen kann. Daß die Frequenz der Atembewegungen und der Herzschläge nach dem Aufhören der Luftverdünnung bis unter die Normale sinkt, glaube ich daraus erklären zu können, daß der Normalzustand des Blutes in diesem Falle wie ein Überschuß an Kohlensäure und Sauerstoff auf das Nervensystem wirkt.

Die Anschauung, daß die Beschleunigung des Herzschlags in der verdünnten Luft ein automatisches Kompensationsmittel sei, um den Mangel an Sauerstoff durch eine aktivere Cirkulation auszugleichen, stößt auf den Widerspruch, daß die Kompensation ihren Zweck nicht erreicht und daß die Cirkulation trotz einer vermehrten Herzthätigkeit schwach bleibt.

Dies sieht man gut, wenn man, wie in dem folgenden, an meinem Institutsdiener Giorgio Mondo angestellten Versuche geschah, den atmosphärischen Druck noch stärker herabsetzt. Außerhalb der pneumatischen Kammer betrug der Luftdruck 740 mm. Nachdem Mondo eine halbe Stunde ruhig gesessen, zählte ich an ihm 59 Pulsschläge in der Minute. Bei einer Druckherabsetzung, die einem Barometerstande von 370 mm und demnach einer Höhe von 5520 m entsprach, betrug seine Pulsfrequenz 90. Zum Normaldruck zurückgekehrt, fiel dieselbe auf 53 in der Minute. Die Zunahme der Pulsschläge um ein Drittel der Normalfrequenz war von ähnlichen Erscheinungen begleitet, wie man sie bei der Bergkrankheit auftreten sieht. Nachdem der Druck bis auf eine halbe Atmosphäre vermindert war, teilte er uns mit, daß er sich nicht so wohl befinde wie vorher, und in der That bemerkten wir, daß seine Wangen und Lippen bläulich waren und daß seine Hautfarbe blasser als gewöhnlich geworden war. Die Blutcirkulation war daher eine weniger aktive als vorher. Am Schluß des 14. Kapitels werden wir besser sehen, daß die bleiblaue Farbe der Haut davon herrührt, daß das Herz nicht die Kraft hat, das Blut mit der ursprünglichen Energie in der Haut cirkulieren zu lassen, und daß infolgedessen in der letzteren eine Blutstockung eintritt.

Nachdem wir die Herzthätigkeit kennen gelernt haben, bedarf es noch einiger Worte über die Blutbewegung in den Kapillaren. Nach Alexander von Humboldt, welcher auf dem Chimborazo in einer Höhe von 5600 Metern beobachtete, daß das Zahnfleisch bei ihm und seinen beiden Gefährten blutete und daß die Bindehaut der Augen bei ihnen geschwollen war, lassen sich diese Thatsachen nach der alten Hallerschen Vorstellung erklären; Saussure drückt dies so aus, daß die Gefäße „faiblement contrebandés par la pression“ sind.

Die Annahme läßt sich jedoch experimentell nicht beweisen. Durch die vorstehenden Ausführungen hoffe ich jedermann überzeugt zu haben, daß der äußere mechanische Einfluß für sich allein unfähig ist, diese Erscheinung zu erzeugen. Die Ursache der Blutung muß vielmehr in der Schwäche des Herzens und in der stockenden peripherischen Cirkulation gesucht werden. Das Blut bleibt in den erweiterten Gefäßen stehen und die Haut nimmt jene charakteristische bleiblaue Farbe an, welche auf dem Gipfel der Berge von allen im Gesicht und an den Händen beobachtet ist.

Diesen Blutungen haben die Schriftsteller eine große Bedeutung zugeschrieben, weil sie die alten Lehren der Physiologie über den Menschen auf den Alpen sehr unterstützten. Auf Grund neuer Beobachtungen kann ich jedoch nicht sagen, daß sie sehr häufig sind. Nach den Berichten der Reisenden treten sie niemals so stark auf, wie dies der Fall sein müßte, wenn sie von einer physischen Ursache herrührten. Sie sind, wie schon Payot[1] behauptet, von einer passiven Kongestion abhängig. Die venöse Farbe der Haut läßt erkennen, daß das Blut schlecht cirkuliert. Die Gefäße sind dann erweitert und können infolgedessen leicht platzen. Dies ist aber, wie bereits erwähnt, eine sehr seltene Erscheinung, welche weder von dem verminderten Luftdruck, der das Blut lokal hervordringen ließe, und noch weniger von dem Herzklopfen, durch welches, wie einige glauben, zu starke Blutwellen durch die Gefäße gesandt werden und dieselben zum Zerplatzen zwingen, herrühren kann.

[1] A. Payot, Du mal des montagnes. Thèse. Faculté de médecine de Paris. 1881, p. 63.

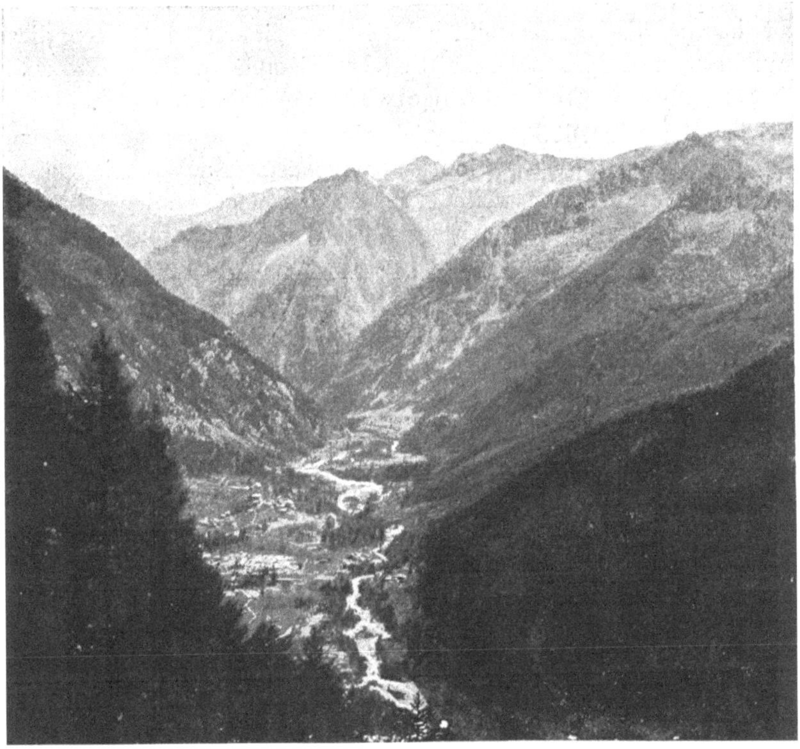

Thal von Macugnaga. V. SELLA.

FÜNFTES KAPITEL.

Die Ermüdung des Herzens.

I

Wenn das Herz eine übergroße Arbeit verrichtet, so erweitert und verändert es sich. Eine lang andauernde Muskelthätigkeit verursacht Erschöpfung des Herzens.

Auf diese Erscheinung hat i. J. 1870 ein englischer Arzt, CLIFFORD ALBUTT, die Aufmerksamkeit der Ärzte gelenkt. Nachdem die pathologischen Fälle gesammelt und die Symptome festgestellt waren, war damit das Vorhandensein einer neuen Krankheit gegeben, welche je nach den verschiedenen Autoren als Überbürdung, Überanstrengung, Reizbarkeit oder Lähmung des Herzens bezeichnet wurde.

Ich teile zunächst die erste Beobachtung mit, welche ALBUTT an sich selbst machte. Im folgenden werde ich dann über die Versuche berichten, welche ich mit Dr. TREVES zu Turin und mit Dr. ABELLI auf dem Monte Rosa ausgeführt habe. Aus den letzteren geht hervor, daß am gesunden Menschen die ersten Spuren dieser Krankheit durch einen Bergaufstieg herbeigeführt werden können.

Das folgende Citat entnehme ich der Arbeit ALBUTTS[1]:

„Im Sommer 1868 begann ich ohne voraufgegangene genügende Einübung in den Alpen Fußtouren zu machen. Nachdem ich 3 Tage lang in geringen Höhen weite Wege zurückgelegt, erstiegen Herr K. und ich den Galenstock und wanderten am nächsten Tage nach dem Oberaarpaß. Anstatt von der Grimsel uns abzuwenden, hielten wir am Rhonegletscher an, gingen von da nach dem Grimselpaß und stiegen, bevor wir unsere eigentliche Absicht ausführten, aufs Sidelhorn. Am Abend änderten wir nochmals unsere Reiseroute. Anstatt nach Viesch hinunterzusteigen, gingen wir nach Äggischhorn, um hier ein besseres Quartier aufzusuchen. Um diese Alpe noch zu erreichen, waren wir gegen Ende des Tages gezwungen, unsere Schritte etwas zu beschleunigen. Bis dahin hatte ich mich immer wohl befunden. Aber der neue Kraftaufwand, der nötig war, um mein Körpergewicht nochmals ca. 2000 Fuß zu erheben, überanstrengte die rechte Herzhälfte. Ich wurde plötzlich von einer sonderbaren Atmungsnot ergriffen, die ich noch niemals empfunden hatte und die von einer unangenehmen Spannungs- und Pulsationsempfindung in der Magengrube begleitet war. Ich legte die Hand auf das Herz und bemerkte, daß das Klopfen desselben sich über das ganze Epigastrium ausbreitete. Sogleich öffnete ich mein Hemd und konnte mittels der Perkussionsmethode feststellen, daß die ganze rechte Herzkammer sehr erweitert war. Als ich mich dann der Länge nach aber mit aufgerichteten Schultern auf das Gras streckte, hatte ich nach wenigen Minuten die Freude zu beobachten, daß die Herzerweiterung, sowie der Druck und die Ausdehnung der Herzdämpfung anfingen geringer zu werden. Ich probierte meine Kräfte, indem ich mich von Zeit zu Zeit erhob und versuchte, einige Schritte zu gehen. Sobald ich aber wieder steigen wollte, kehrten die belästigenden Erscheinungen zurück. Ich war deswegen gezwungen, Herrn K. voranzuschicken und selbst mit großer Vorsicht langsam zu folgen. Als ich die Höhe des Gasthauses erreicht und nur noch eine bis zwei Meilen auf ebener Fläche zu gehen hatte, hörte mein Unwohlsein plötzlich auf. Ich empfand keine Ermüdung mehr und konnte bei meiner Ankunft im Gasthaus so wie gewöhnlich essen.

Gegen 3 Uhr morgens erwachte ich plötzlich infolge eines heftigen Herzklopfens: das Herz klopfte stark in der Gegend des Epigastrium, ich hatte Dispnoë und Atemnot, aber die Herzdämpfung erstreckte sich nicht mehr über das Sternum hinaus. Ich öffnete das Fenster,

[1] CLIFFORD ALBUTT, St. George's Hospital Reports. Vol. V, p. 29. 1870.

atmete einige Male tief und das Unwohlsein verschwand. Der Führer CHRISTIAN ALMER, dem ich diese Erfahrungen mitteilte, erzählte mir, daß auch ihm und einigen seiner Gefährten dasselbe zugestoßen sei, als sie sich beim Einhauen von Stufen in den steilen Gletscherabhang zu sehr hatten anstrengen müssen."

In letzter Zeit haben die Ärzte ihre Aufmerksamkeit vielfach den Giften zugewandt, welche bei den verschiedenen Krankheiten auftreten. Am Herzen insbesondere werden Entzündungen durch die toxische Wirkung infektiöser Prozesse hervorgerufen. Personen, welche an Typhus, an Diphtheritis oder auch an einer einfachen Influenza gelitten haben, müssen daher bei der Ausübung muskulärer Thätigkeit die größte Vorsicht beobachten. Die über diesen Gegenstand veröffentlichten klinischen Untersuchungen sind jetzt sehr zahlreich; wie Prof. STEFANI[1] sagt, war denselben von seiten der Physiologen der Boden bereits geebnet worden.

Aus einer von den Physiologen ROY und ADAMI[2] erschienenen Abhandlung teile ich hier die folgenden Worte ROYS mit:

„Auch ich habe an mir selber die von einer intensiven muskulären Thätigkeit herrührende Überanstrengung des Herzens erfahren. Nachdem ich mich gerade von einem Typhus erholt hatte, wurde ich als Arzt zu einem Führer von Chamonix gerufen, der bei einem Unfall schwer verwundet worden war. Ich hatte einen ermüdenden Weg über das Mer de Glace bis nach dem Jardin zu machen. Die Erscheinungen, welche ich hierbei an mir selbst wahrnahm, stimmen durchaus mit den von ALBUTT beschriebenen überein."

ROY und ADAMI haben durch das Experiment am Hunde gezeigt, daß bei diesem nach der Steigerung des Blutdrucks über ein gewisses Maß hinaus schon nach sehr kurzer Zeit eine Herzerweiterung auftritt.

II

Die Form und das Volumen des Herzens können am Lebenden mittels der Perkussion mit hinreichender Genauigkeit bestimmt werden. Die Perkussionsmethode ist derjenigen ähnlich, die man anwendet, um den Stand des in einem Fasse enthaltenen Weines zu erkennen, ohne dasselbe zu öffnen. Durch die verschiedenen Töne, welche beim Klopfen an das Faß entstehen, unterscheidet man deutlich, wie weit dasselbe mit Flüssigkeit gefüllt ist, und wo in demselben sich Luft befindet. Auf dieselbe Weise lassen sich mittels der Perkussion auch die Grenzlinien der Lungen bestimmen. Da dieselben mit

[1] A. STEFANI, Action de la pression artérielle sur les vaisseaux et sur le coeur. Archives italiennes de Biologie. Tome XXVI, p. 173.

[2] ROY and ADAMI, Remarks on Failure of the Heart from Overstrain. British Medical Journal. December 1888.

Luft gefüllt sind, so hört man überall, wo Lungengewebe vorhanden ist, beim Klopfen auf den Brustkasten einen deutlichen Schall; wo

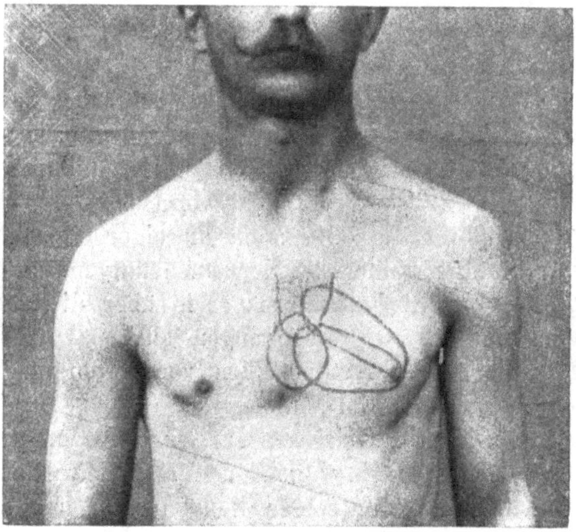

Fig. 34. Mit dem Bianchischen Phonendoskop bestimmte Form und Lage des Herzens.

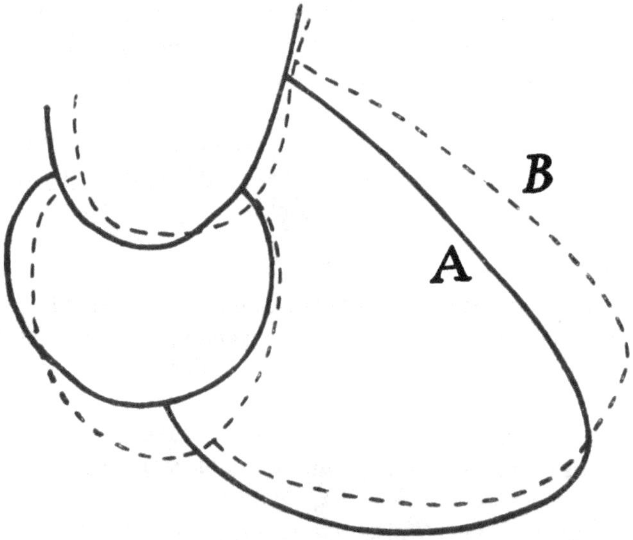

Fig. 35. *A* Normale Herzform. *B* Zunahme des Herzvolumens nach einer $1^1/_2$ stündigen Arbeit.

aber das Herz den Brustkasten berührt, oder diesem wenigstens sehr nahe steht, tritt ein dumpfer Ton auf.

Dr. Bianchi konstruierte ein Instrument, das sogenannte Phonendoskop, mit welchem man den Umfang der in der Körperhöhle befindlichen Organe mit noch viel größerer Genauigkeit bestimmen kann. Da dasselbe außerdem die erwähnten Töne noch sehr verstärkt, so genügt ein leises Streichen mit den Fingern über die Haut hin, um ohne weiteres die Lage jener Organe zu erkennen.

Fig. 34 zeigt die Herzform, wie sie von Dr. Treves mit dem Bianchischen Phonendoskop bestimmt wurde. Das obere Oval, welches mit der Spitze die linke Brustwarze berührt, bezeichnet die Peripherie des linken Ventrikels, das darunter befindliche und das erstere durchschneidende, entspricht der Umgrenzungslinie des rechten Ventrikels. Auf dem Sternum sieht man oben die Projektion des rechten und darunter die des linken Vorhofes. Dr. Treves verifizierte diese Zeichnungen mehrmals am Kadaver, wobei sich ergab, daß die mit dem Phonendoskop bestimmten Umgrenzungslinien des Herzens genau der Lage desselben im geöffneten Thorax entsprechen.

Eine in Pausen von circa drei Stunden wiederholte Nachprüfung am Lebenden ergab, daß das Herzvolumen sich während des Tages verändert, und daß es besonders am Morgen und am Abend beträchtliche Verschiedenheiten aufweist. Aus den Untersuchungen des Dr. Treves, die derselbe binnen kurzer Zeit selbst veröffentlichen wird, teile ich den folgenden Versuch mit, aus dem deutlich hervorgeht, wie sehr eine kurzdauernde Ermüdung die Herzform zu verändern vermag. Der Versuch wurde an einem kräftigen Manne angestellt, von dem ich in Fig. 34 eine Abbildung gegeben habe. Um 8 Uhr 30 Minuten morgens wurde die Umgrenzung des Herzens bestimmt, wie die ausgezogenen Linien *A* der Fig. 35 zeigen. Die Versuchsperson wurde dadurch in einen Ermüdungszustand versetzt, daß sie während des Zeitraums von einer und einer halben Stunde mit zwei Hanteln, von denen jede 10 Kilogramm schwer war, die Treppen des Laboratoriums auf- und absteigen mußte. Eine dann vorgenommene Prüfung der Herzform ergab die durch die punktierten Linien der Fig. 35 wiedergegebene Zeichnung. Um die Figur zu vereinfachen, ist das Septum ventriculorum hier fortgelassen worden. Die Vergrößerung des Herzvolumens nach dieser Anstrengung ist evident. Ebenso ergiebt ein Vergleich der beiden Zeichnungen der Fig. 35, daß die Herzachse infolge des Zuwachses des linken Ventrikels aus ihrer ursprünglichen Lage verschoben und mehr nach aufwärts gerückt ist.

III

Die Erscheinungen, welche ich in diesem Kapitel in Bezug auf die Überanstrengung des Herzens zu behandeln beabsichtige, betreffen nicht nur die durch Bergsteigen veranlaßten Ermüdungsvorgänge, sondern dürfen ein viel allgemeineres Interesse beanspruchen. Dieselben beziehen sich ebenso auf die Ermüdungszustände, welche durch Radfahren, Rudern und ähnliche Übungen herbeigeführt werden.

Zwei Ursachen vermögen das Herz während der Ermüdung zu modifizieren. Die eine ist eine mechanische oder hydraulische, vom Blutdruck abhängige, die andere ist eine chemische oder toxische und betrifft die Zersetzungsprodukte, welche im Organismus selbst entstehen.

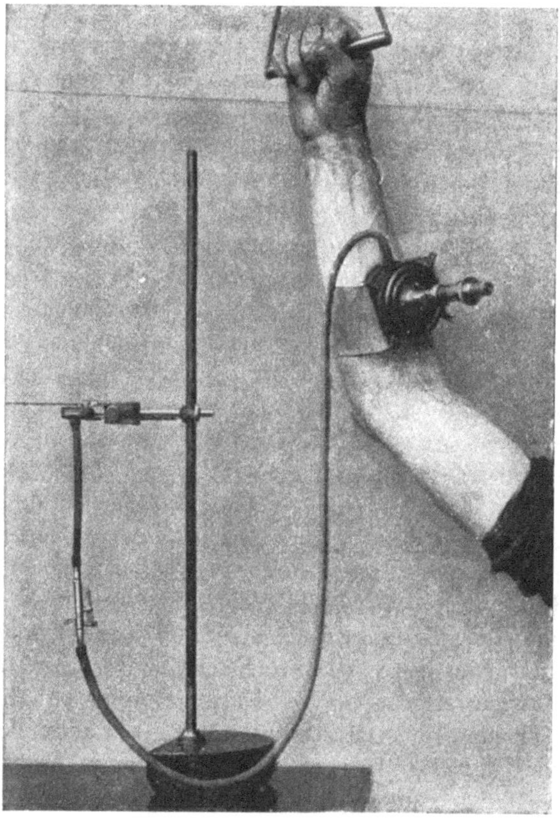

Fig. 36. Myosphygmograph zur Bestimmung der Blutcirkulation.

Über die in den sich kontrahierenden Muskeln auftretenden Kreislaufserscheinungen besitzen wir viele Beobachtungen. Von den bedeutendsten Autoren, wie Ludwig und Chauveau, wird behauptet, daß das Blut im kontrahierten Muskel leichter cirkuliere als im nicht kontrahierten. Bei meinen am Menschen angestellten Versuchen ist es mir nicht gelungen, diesen gesteigerten Cirkulationsvorgang im kontrahierten Muskel zu beobachten. Mit der Beschränkung auf die Feststellung dieser Erscheinung im aktiven Muskel ist das Problem aber noch nicht erschöpft, sondern man muß auch die Verhältnisse des allgemeinen Blutdrucks mit in Betracht ziehen; denn wir wissen alle, daß durch die Thätigkeit von nur wenigen Muskelgruppen der Blutkreislauf eine so tiefgreifende Veränderung erfahren kann, daß Herzklopfen entsteht.

Ich habe das Problem der Blutcirkulation in dem sich kontrahierenden Muskel mit neuen Hilfsmitteln zu studieren versucht, wobei mich Dr. F. W. Tunnicliffe aus London unterstützt hat. Die von uns angewandte Methode bestand darin, die in dem betreffenden Muskel auftretenden Pulsationen direkt zu beobachten. Wir konstruierten für diesen Zweck ein Instrument, ähnlich demjenigen, das in der Physiologie unter dem Namen des Mareyschen Kardiographen bekannt und das in Fig. 36 dargestellt ist. Es besteht im wesentlichen aus der gleichen Holzkapsel, die Marey für seinen Kardiographen verwandte, und wird mittels einer Binde um die Wade oder, wie in Fig. 36, um die Beugemuskeln der Finger gebunden. Innerhalb der Holzkapsel befindet sich eine aus einer elastischen Membran gefertigte Trommel mit einer elastischen Feder im Innern und einem Holzknopf an der äußeren Seite. Mittels einer metallenen Feder, welche in dem über der Trommel befindlichen Tubus eingeschlossen ist, kann man den Muskel so lange komprimieren, bis dessen durch die Schreibvorrichtung fixierbare Pulsationen sichtbar werden. Weil dieser Apparat die Pulsationen des Muskels zu registrieren gestattet, so habe ich denselben als Myosphygmographen bezeichnet.

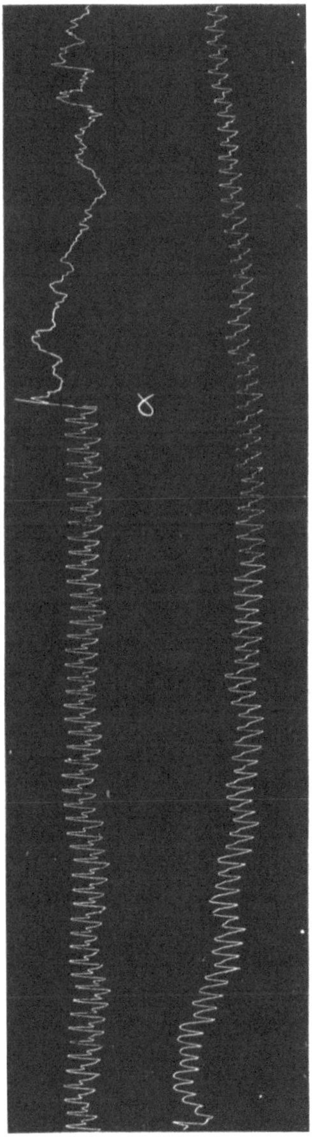

Fig. 37. Dr. Tunnicliffe. Mittels des Myosphygmographen an der Wade aufgenommene Pulskurve. Der erste Teil der oberen Kurve wurde im Ruhezustande, der andere während einer Kontraktion geschrieben. Die untere Kurve wurde unmittelbar nach einer starken, eine Minute dauernden Kontraktion gewonnen.

Appliziert man den Myosphygmographen auf die Oberfläche eines Muskels, ohne dabei einen genügenden Druck auszuüben, so kommen keine Pulsationen zum Vorschein. Steigert man aber diesen Druck bis auf 2 oder 3 cm Quecksilber, so erhält man eine Pulskurve, wie sie die obere Reihe der Fig. 37 zeigt. Diese hier reproduzierten Pulsbilder wurden von der Wade, nämlich von den Muskeln Gastrocnemius und Gemelli gewonnen.

Es zeigt sich auch hier, wie bei den mit dem Sphygmomanometer ausgeführten Versuchen, daß die einzelnen Pulsamplituden mit dem Anwachsen des äußeren Druckes bis zu einer gewissen Grenze an Höhe zunehmen. Die kleinen Venen und die Lymphgefäße geben dem nichtkomprimierten Muskel eine fast flüssige Beschaffenheit, so daß man in diesem Falle die Pulsationen der kleinen Arterien nicht sieht. Der Druck jedoch, den man mittels des Myosphygmographen auf den Muskel ausüben kann, macht denselben in dem jeweils komprimierten Teile resistenter, so daß die Pulsationen der kleinen Arterien durch die Haut auf die Schreibvorrichtung übertragen werden können. Aus dem gleichen Grunde werden die Pulsationen bei Applikation des Myosphygmographen auf den Arm ebenfalls größer, wenn dieser, wie in Fig. 36 hoch, gehalten wird.

Von Sadler[1] und Gaskell[2] sind über die in kontrahierten Muskeln auftretenden Veränderungen der Blutcirkulation bereits Untersuchungen angestellt worden. Auf eine Kritik der von diesen Forschern erhaltenen Resultate will ich hier nicht eingehen. Für unseren Zweck genügt es, die in Fig. 37 dargestellte Kurve zu betrachten. Dr. Tunnicliffe lag während des Versuches auf einem Tische ausgestreckt und hatte das Bein so erhoben, daß sein Fuß auf der Schulter eines Assistenten ruhte. Nachdem der erste Teil der Kurve bis zum Punkte a geschrieben war, führte Tunnicliffe eine 1 Minute dauernde starke Kontraktion der hinteren Beinmuskeln aus. In dem während dieser Kontraktion geschriebenen Teil der Kurve sieht man keinen Puls. Diese Erscheinung ist auf die Verhärtung zurückzuführen, welche der während der Kontraktion an Dicke zunehmende und sich verkürzende Muskel erfährt. Nach dieser Beobachtung tritt während der Kontraktion in den Muskeln eine Erweiterung der Blutgefäße, wie dies gegenwärtig allgemein angenommen wird, nicht auf, sondern es mußte während der Aktivität der Muskeln im Gegenteil eine weniger starke Cirkulation in denselben stattfinden. Diese Thatsache würde zum Teil die Steigerung des Blutdruckes erklären, die man beim thätigen Muskel beobachtet.

Die untere Kurve der Fig. 37 wurde unmittelbar nach Beendigung der eben besprochenen Muskelkontraktion geschrieben. Wir sehen, daß das Profil der Pulswelle sich verändert hat. Die dikrotische Erhebung im absteigenden Schenkel derselben ist verschwunden. Die einzelnen Pulsationen sind infolge einer beschleunigten Herzfrequenz näher aneinandergerückt. Der Gipfel der Pulswelle ist abgestumpft.

[1] W. Sadler, Über den Blutstrom in den ruhenden, verkürzten und ermüdeten Muskeln. Ludwigs Arbeiten. 1869, S. 189.

[2] W. H. Gaskell, Über die Änderungen des Blutstroms in den Muskeln durch die Reizung ihrer Nerven. Ludwigs Arbeiten. 1876, S. 43.

Der Dikrotismus erneuert sich erst ganz allmählich nach den ersten 15 bis 20 Pulsationen, aber auch nach einer Minute ist die Pulsform noch verschieden von derjenigen, welche vor der Kontraktion gewonnen wurde. Solche Veränderungen in der Pulsform beweisen, daß die Blutgefäße der Muskeln sich nach einer starken Kontraktion erweitern und der sie durchfließenden Blutwelle einen freieren Lauf gewähren. Die nachfolgende Erweiterung der Gefäße rührt wahrscheinlich von der Cirkulationsstockung her, die während der Kontraktion in dem Muskel stattfand.

Analog der bekannten Thatsache, daß die Organe, während sie funktionieren, reichlicher mit Blut versorgt werden, als wenn sie sich im Ruhezustande befinden, könnte man es für wahrscheinlich halten, daß die Gefäße in den Muskeln sich gerade während der Kontraktion erweiterten. Da diese Organe aber immer nur in Perioden von sehr kurzer Dauer thätig sind, so kann es ebenso gut möglich sein, daß die Muskelgefäße sich während der Kontraktion nicht erweitern, sondern daß eine unmittelbar nach der Kontraktion erfolgende Erweiterung der Gefäße, wie eine solche an dem Myosphygmogramm zum Ausdruck kommt, für die Bedürfnisse des Muskels ausreicht. Die Massage, welche der Muskel während der sehr schnell auftretenden und kurzdauernden Kontraktionen automatisch auf die Gefäße ausübt, genügt vielleicht für sich allein, um die Cirkulation in demselben zu beschleunigen. Wie dem auch sein möge, so steht doch so viel fest, daß die Cirkulation im Muskel nach seiner Kontraktion leichter von statten geht. Sicher ist dies für den Muskel ein Mittel, sich von den schädlichen Substanzen und Schlacken, welche durch die Arbeit in ihm erzeugt werden, zu befreien.

Außer der Veränderung in der Pulsform sieht man an der Erhebung der Kurve zu Anfang der zweiten Reihe der Fig. 37, daß die Blutgefäße erweitert sind, weil das Volumen des Muskels vergrößert ist.

IV

Mit Dr. Tunnicliffe habe ich weiter die Veränderungen studiert, welche der Blutdruck während eines Marsches erfährt. Die früher schon von Basch, Maximowitsch, sowie von Rieder und Oertel angestellten Untersuchungen ergaben, daß der Blutdruck während der Arbeit und während eines Bergaufstiegs gesteigert wird. Wir fanden während eines gewöhnlichen Ganges beim Menschen eine Zunahme des Blutdruckes von 2 bis 3 cm Quecksilber.

Prof. Oertel sagt, daß der Blutdruck bei Bergbesteigungen anwächst, weil in diesem Falle ein vermehrter Zufluß des venösen

Blutes zum Herzen und infolgedessen ein Ausgleich zwischen dem arteriellen und venösen Apparate stattfindet.[1]

Wir haben gesehen, daß an der Oberfläche des Körpers jedesmal eine Zusammenziehung der Blutgefäße stattfindet, wenn wir eine intensive Muskelarbeit verrichten. Hieraus geht hervor, daß auch bei Bergbesteigungen der Blutdruck zunehmen muß.

Außer den beiden im vorstehenden hervorgehobenen Thatsachen haben wir noch der Zusammenziehung der Blutgefäße in den Organen der Bauchhöhle Erwähnung zu thun. Ohne die Annahme einer solchen läßt sich nicht erklären, warum der Blutdruck erhöht ist, wenn wir, wie dies bei Bergbesteigungen geschieht, in Schweiß geraten und die Haut sich rötet. Wenn die aktiven Muskeln von einer größeren Blutmenge durchflossen werden und die Hautgefäße erweitert sind, so muß in den inneren Organen notwendigerweise weniger Blut vorhanden sein. Dies erklärt uns, weshalb bei manchen Menschen, wenn sie laufen, Übelkeit und Erbrechen auftreten. Ich werde später näher auf die Störungen eingehen, welche durch die Ermüdung in den Verdauungsorganen hervorgerufen werden; hier will ich nur bemerken, daß dieselben mit der während der Kontraktion der Muskeln auftretenden Anämie der Eingeweide zusammenhängen.

Wird die Erweiterung der Gefäße an der Körperoberfläche und in den Muskeln zu stark und die Herzthätigkeit zu schwach, so vermindert sich der Blutdruck. Dies ist schon von Oertel beobachtet worden. Als derselbe den Blutdruck während einer Bergbesteigung maß, fand er denselben gesteigert, nachdem er die Hälfte des Weges zurückgelegt hatte, und vermindert, als er den Gipfel des Berges erreichte.

Nachdem wir die Organe kennen gelernt haben, welche den Blutdruck während der Aktivität der Muskeln regulieren, will ich noch einiges hinzufügen, aus dem man ersehen wird, in wie vollkommener Weise das eine Organ die durch die Funktion der anderen entstehenden Defekte im Organismus wieder auszugleichen vermag.

Der folgende Versuch wurde im Jahre 1894 in meinem Institute von Dr. Carlo Colombo angestellt. Derselbe war damals 23 Jahre alt und hatte ein Körpergewicht von 66 kg. Am 28. Februar bestimmte er nachmittags 3 Uhr 45 Minuten an sich selbst den Blutdruck, den Puls, den Atem und die innere Körpertemperatur. Unmittelbar darauf stieg er zehnmal nacheinander die Treppen des

[1] M. J. Oertel, Handbuch der allgemeinen Therapie und Kreislaufstörungen. 1891, S. 189.

Laboratoriums auf und nieder, wobei er in jeder Hand ein Gewicht von 5 kg hielt. Die Treppen des Laboratoriums umfassen im ganzen 64 Stufen. Keuchend und in Schweiß gebadet, betrat er wieder das Zimmer, in welchem wir ihn erwarteten. Wir maßen sofort an ihm den Blutdruck und die Temperatur und zählten seinen Puls und seinen Atem. In der nachfolgenden Tabelle sind die Werte zusammengestellt, die aus diesen Beobachtungen hervorgingen, welche letzteren während eines Zeitraums von mehr als 20 Minuten fortgesetzt wurden.

Wie man aus der nachstehenden Tabelle ersieht, war der Blutdruck durch die Bewegungen des Treppensteigens um 25 mm Quecksilber erhöht worden und nach 20 Minuten wieder auf den Normalwert zurückgekehrt.

Normalwerte.

	Blutdruck	Puls	Atembeweg.	Temperatur
3 Uhr 45 Min.	80 mm	65	20	37,0°
	Nach dem Treppensteigen.			
4 Uhr 25 Min.	105 mm	108	37	37,1°
4 „ 30 „	100	95	20	37,0
4 „ 35 „	98	79	18	37,0
4 „ 40 „	90	70	16	37,0
4 „ 45 „	80	70	17	37,0

Es ist in der That eine sehr vollkommene Einrichtung unseres Organismus, daß das Blut den ermüdeten Organen in reichlicherem Maße zufließt, als den nichtermüdeten. Da jedoch die Gesamtblutmenge unseres Körpers kaum 5 Liter beträgt, so müssen sich alle Gefäße zusammenziehen, sobald wir mit den Muskeln oder mit dem Gehirn intensiv zu arbeiten haben. Hierdurch wird in den in Thätigkeit tretenden Organen der Blutstrom beschleunigt; sie funktionieren mit größerer Energie und die normalen Bedingungen werden auf diese Weise um so schneller wiederhergestellt.

Die an Dr. Colombo gewonnenen Werte geben uns ein Maß für die übernormale Arbeit, welche das Herz bei dem von ihm ausgeführten Treppensteigen zu verrichten hatte. Der an den kleinen Fingerarterien gewonnene Wert des Blutdrucks bleibt sicherlich hinter dem zurück, den wir im Herzen selbst finden würden, aber wir besitzen bis jetzt für derartige Untersuchungen am Menschen kein Instrument, welches den Blutdruck mit größerer Genauigkeit zu messen gestattet, als das Sphygmomanometer.

Den Grad der Ermüdung des Herzens können wir aus den obigen Angaben auf einfache Weise berechnen. Betrachten wir nur die linke Höhle dieses Organs. Dieselbe gleicht einer Muskeltasche und enthält 180 ccm Blut. Diese Blutmenge wird normalerweise bei jedem Herzschlag bis zu einer Höhe von 85 mm Quecksilber emporgetrieben. Nach Beendigung des Treppensteigens wurde dieselbe Blutmenge bei Colombo 105 mm hoch getrieben.

Setzen wir das Gewicht des Blutes gleich dem des Wassers, so sehen wir, daß das Herz im Normalzustande in jeder Minute eine Arbeit von 13,92 kgm verrichtet (0,085 × 14 = 1,190; 1,190 × 0,180 = 0,2142 × 65 = 13,92).

Unmittelbar nach dem Treppensteigen verrichtet das Herz die mehr als doppelte Arbeit von 28,57 kgm (105 × 14 = 1,470; 1,470 × 0,180 = 2646 × 108 = 28,57).

Es ist wahrscheinlich, daß sich das Herz in unserem Falle nicht vollständig entleerte. Besitzen wir aber auch bis jetzt kein Mittel, um diese Berechnung zu kontrollieren, so steht doch so viel fest, daß die vom Herzen geleistete Arbeit sehr vergrößert war. Dauert eine solche Anstrengung fort, so entsteht nicht nur eine Erschöpfung, sondern auch eine Erweiterung dieses Organs, welche eine ungenügende Funktionsfähigkeit desselben herbeiführt, obwohl die Klappen und der übrige Cirkulationsapparat intakt bleiben. Diesen nicht mehr physiologischen Zustand hat man Ermüdung oder Überanstrengung des Herzens genannt.

V

Kehren wir nun zu den Beobachtungen zurück, welche ich auf dem Monte Rosa angestellt habe.

Fig. 38 zeigt uns die durch Perkussion des Thorax gewonnene normale Herzform, verglichen mit den Modifikationen, welche dieselbe nach einem Marsche auf dem Gletscher erfahren hatte. Der Versuch ist von dem Stabsarzt Dr. Abelli an dem Korporal Cento angestellt worden. In der Hütte Gnifetti zeigte das Herz am 7. August diejenige Form, welche durch die ausgezogene schwarze Linie 1 der Fig. 38 dargestellt ist. Die durch Perkussion festgestellte Herzumgrenzung wurde mit einem Blaustift auf dem bloßen Körper aufgezeichnet und sodann mittels Pauspapiers kopiert. Während dieser Bestimmung befand sich die Versuchsperson mit vertikal gerichtetem Thorax in sitzender Stellung. Am nächsten Tage stieg der Korporal Cento, mit einer Last von 15 kg beschwert, von der bei der Hütte Linty befindlichen Lagerstätte langsam zur Hütte Gnifetti empor. Es ist dies nur ein kleiner über den Gletscher führender Aufstieg, der nicht mehr als etwa ein und eine halbe Stunde in Anspruch nimmt. Nach jedem Versuche wurden die Blaustiftlinien von der Haut entfernt. Sobald die Versuchsperson die Hütte Gnifetti erreicht hatte, wurde die Lage des Herzens von neuem bestimmt. Sie ist in der Figur durch die punktierte Linie 2 bezeichnet. Ein Vergleich der beiden Linien zeigt, daß das ganze Organ nach rechts verschoben und die Herzspitze mehr nach unten gerückt ist.

Dr. ABELLI ist der Ansicht, daß die Herzgröße bei dem Korporal CENTO, obwohl er anscheinend ein starker Mann war, doch etwas unternormal war. Man hörte den Spitzenstoß durch den Thorax am oberen Rande der fünften Rippe.

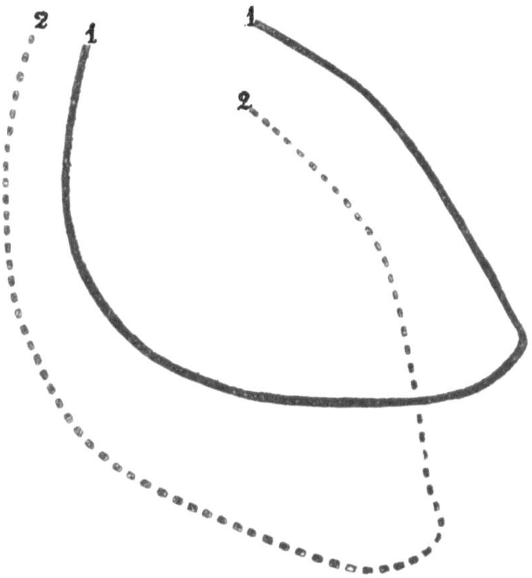

Fig. 38. Korporal CENTO. 1. Form und Lage des Herzens vor dem Bergaufstiege. 2. Nach dem Bergaufstiege.

An Männern von größerer Körperkraft ist, wie man in Fig. 39 sieht, die Senkung des Herzens nach einem so kleinen Aufstiege weniger auffällig. Die Figur zeigt die Messungen, welche Dr. ABELLI an dem Soldaten SOLFERINO ausgeführt hat. Die ausgezogene Linie 1 zeigt die normale Herzform, wie sie in der Hütte Gnifetti am 8. August 8 Uhr morgens nach einer guten Nachtruhe gefunden wurde. Den Spitzenstoß hörte man im sechsten Interkostalraum. Als SOLFERINO von dem Lager der Hütte Linty zur Hütte Gnifetti, mit einem Gewicht von nur 4 Kilogramm beschwert, zurückkehrte, hatte sich, wie man an der punktierten Linie 2 in Fig. 39 sieht, das Herz nur wenig nach unten gesenkt. Als SOLFERINO am 18. August unbelastet zur Hütte Königin Margerita kam, hatte das Herz die Form und die Lage angenommen, welche durch die ausgezogene Linie 3 der Fig. 39 bezeichnet sind. Das Volumen des Herzens zeigt eine Zunahme, der Querdurchmesser hat sich vergrößert, den Spitzenstoß hört man mehr in der Höhe. Die Verschiebung des Herzens nach oben hatte die Vermutung in uns aufkommen lassen, daß das Zwerchfell infolge der durch den verminderten Luftdruck herbeigeführten Ausdehnung der Gase des Magens und der Eingeweide sich erhoben habe. Da ich jedoch später zu Turin die gleiche Herzverschiebung nach aufwärts als Folgeerscheinung der Ermüdung beobachten konnte, so ist jene Vermutung hinfällig.

Es ist eine alte Hypothese, daß die Bergkrankheit durch die Ausdehnung der in der Bauchhöhle befindlichen Gase entstehe. Man nimmt hierbei an, daß die Gase fähig seien, durch die Erhebung des Zwerchfells der Atmung ein Hindernis entgegenzusetzen. Als ich über diesen fraglichen Punkt Messungen anstellte, konnte ich beobachten, daß in einer Höhe von 2000 m der Umfang des Abdomen sich auch nicht um 1 mm verändert hatte. Bei den Personen, an welchen ich diese Messungen ausführte, waren die Muskeln der Abdominalwände gut entwickelt. Es ist natürlich nicht ausgeschlossen, daß bei Personen mit weniger resistenten Abdominalwänden eine geringe Erweiterung auftreten kann, aber diese wird sicher niemals einen solchen Umfang annehmen können, daß Zwerchfell und Herz nach oben verschoben werden und Beschwerden für die Atmung herbeiführen.

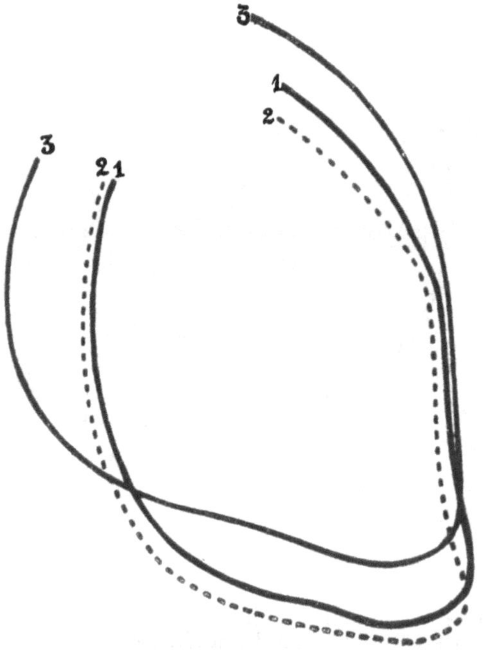

Fig. 39. Soldat SOLFERINO. Lage und Form des Herzens: 1. im Ruhezustande, 2. nach einem kleinen Aufstiege, 3. nach der Ankunft in der Hütte Königin Margerita.

Sehr instruktiv ist in dieser Beziehung die an dem Korporal CENTO gemachte Beobachtung. Bei ihm hatte sich das Herz, wie man in Fig. 38 sieht, bedeutend nach unten gesenkt und doch beträgt der Höhenunterschied zwischen der Hütte Linty und der Hütte Gnifetti nur ungefähr 600 m (von 3047—3620 m). Eine solche Erscheinung kann nur von der Erweiterung des Herzens selbst herrühren. Weil die Wände dieses Organs erschlaffen, vermag es eine größere Menge Blut aufzunehmen, das es aber wahrscheinlich durch seine Kontraktionen nicht vollständig entleert; deswegen sinkt es nach unten.

Aus einer Reihe exakter Messungen, welche Dr. ABELLI in der Hütte Königin Margerita auch an dem Soldaten SARTEUR vornahm, ergab sich, daß nach einem Aufstieg von der Hütte Gnifetti aus der Querdurchmesser des Herzens sich vergrößert hatte, und die Spitze desselben nach aufwärts gerückt war.

Wir werden im folgenden sehen, daß die Ermüdung des Herzens einer der schwerwiegendsten Faktoren bei der Bergkrankheit ist.

VI

Es wurde schon oben gesagt, daß, wenn wir bei Bergbesteigungen Rast machen, die Körperkräfte sich nicht sofort wieder herstellen, sondern sich oft verschlechtern. Prüfen wir jetzt genauer, was nach einer Bergbesteigung an dem Herzen vor sich geht.

Der Soldat Chamois ging am 10. August 1894 von Ivrea fort, schlief zu Gressoney und erreichte am 11. August um 5 Uhr 30 Minuten nachmittags die Hütte Gnifetti. Er schlief hier wenig und führte dies auf eine schlechte Verdauung zurück. Bei der Ankunft in der Hütte Gnifetti empfand er beim Einatmen einen schmerzhaften Stich in der linken Seite an der Basis der Lunge. Am 12. August befand er sich wohl und ging um 5 Uhr 30 Minuten nachmittags mit einem Gewicht von 16 Kilogramm auf dem Rücken weiter. Während er den Gletscher überschritt, befand er sich fortdauernd wohl. Am Fuße der Spitze Gnifetti angelangt, wurde er plötzlich von einer großen Ermüdung in den Beinen befallen. Die Gesellschaft, welche ihm entgegengegangen war, befreite ihn hier von seiner Last. Als er um 9 Uhr 12 Minuten in der Hütte Königin Margerita ankam, sagte er, daß ihn sehr friere, daß ihm aber sonst nichts fehle. Ich ließ ihn sich sofort niederlegen und untersuchte dann Puls, Atmung und Temperatur an ihm. Der Puls war aber am Arm so schwach, daß ich ihn nur an der Halsarterie zählen konnte.

	Puls	Atembeweg.	Temperatur
9 Uhr 20 Min.	109	27	37,8°
9 „ 30 „	106	22	37,2
9 „ 45 „	106	21	37,2
11 „ 10 „	**116**	21	37,1
5 „ 30 „	108	22	36,9

Diese Zunahme der Pulsfrequenz während des Zustandes der Ruhe habe ich nach einem Bergaufstiege auch an anderen, obwohl nicht an allen Personen beobachten können. Ich glaube, daß dieselbe von der durch den Aufstieg verursachten Ermüdung des Herzens herrührt.

Der letzte Teil des Aufstieges bis zur Hütte Königin Margerita hinauf ist sehr ermüdend. Trotzdem erreichte die Pulsfrequenz an den vielen Personen, an welchen ich sie beobachten konnte, niemals den hohe Zahl von 166 Pulsschlägen, die JAQUET und CHRIST[1] fanden, nachdem sie mit dem Ergostaten nur 15 bis 20 Minuten lang gearbeitet hatten. Als LORTET den Monte Rosa bestieg, zählte er beim letzten Teil des Aufstieges 160 Pulsschläge. Auch diesen Wert habe ich in einer Höhe von 4560 m nicht beobachten können. Solche Differenzen zeigen uns, wie kompliziert derartige Untersuchungen sind. Dennoch steht soviel fest, daß die Herzthätigkeit einige Stunden nach dem Aufstiege eine größere Frequenz zeigt. Das Betasten des Pulses hilft wenig, wenn man sich nicht zugleich genaue Rechenschaft abzulegen versucht über die vielfachen Faktoren, welche modifizierend auf die Herzthätigkeit und den Zustand der Blutgefäße einwirken.

Als SAUSSURE i. J. 1787 den Mont Cenis bestieg, zählte er den Puls an zwei Personen zunächst auf dem Gipfel und dann im Postgebäude des Mont Cenis. In der Höhe stellte er seine Beobachtungen an, nachdem man zwei Stunden geruht hatte, in der Ebene unmittelbar nach der Ankunft. Auf diese Weise fand er bei der einen auf dem Gipfel eine geringere Pulsfrequenz als in der Ebene, bei der anderen dagegen an beiden Orten die gleiche.

Als ZUMSTEIN auf der Vincentpyramide an sich und seinen Gefährten den Puls zählte, fand er bei einem Jäger, der sich nicht wohl befand, nur 77 Pulsationen, während er an sich selber 101, an Vincent 80 und an einem Führer deren 104 zählte. Nach SAUSSURES Beobachtungen auf dem Mont Cenis hatten diejenigen, welche an der Bergkrankheit litten, einen beschleunigteren Puls, als die nicht leidenden. Nach ZUMSTEINS Untersuchungen auf dem Monte Rosa trat bei den ersteren Pulsverlangsamung ein.

Diese Beobachtungen waren die ersten, die über diesen Gegenstand angestellt wurden. Ich habe dieselben hier angeführt, um auf die Schwierigkeiten hinzuweisen, die solche Untersuchungen in sich schließen. Auch nach Ablauf eines Jahrhunderts sind wir über diese individuellen Abweichungen noch wenig ins Klare gekommen.

VII

In den Berichten über die Wettfahrten, welche vielfach von Radfahrern ausgeführt werden, liest man häufig, daß einer von einer Ohnmacht befallen wurde. So wurde ARTHUR LINTON ohnmächtig auf der Wettfahrt von Bordeaux nach Paris. Da er aber Zeit fand sich zu erholen, so erreichte er das Ziel dennoch als Sieger. Andere werden ohnmächtig, wenn sie auf dem Wege anhalten, um ihre Durch-

[1] H. CHRIST, Über den Einfluß der Muskelarbeit auf die Herzthätigkeit. Leipzig 1894, S. 16.

fahrt zu registrieren. Sie befinden sich einige Minuten lang unwohl und fahren dann weiter. Es scheint, daß hier die Ruhe den Zustand des Herzens nicht verbessert, sondern im Gegenteil verschlechtert.

Über die Veränderungen, welche der Blutdruck auf Märschen erfährt, habe ich an einigen Soldaten Versuche angestellt, von denen ich den folgenden mitteile. Am 10. Juli, morgens 6 Uhr 25 Minuten, ging der Soldat Janetti, nachdem er zuvor Kaffee getrunken hatte, von meinem Laboratorium mit Waffen und Gepäck bis zu dem an der Straße nach Rivoli gelegenen, von Turin 9 km entfernten Orte Baraccone. Die Kleidung mit eingeschlossen war er im ganzen mit 22 Kilogramm beschwert. Um ihn vor der großen Hitze etwas zu schützen, ließ ich ihn im Schatten der großen Ulmen gehen, die sich zu beiden Seiten dieses Weges befinden. Als er am Morgen von Turin fortging, zählte ich an ihm 80 Pulsschläge und 16 Atemzüge, während der mit dem Sphygmomanometer gemessene Blutdruck 80 mm Quecksilber betrug.

Um 11 Uhr 47 Minuten war er von Baraccone zurückgekehrt: Puls 102, Atemfrequenz 20, Blutdruck 100 mm Quecksilber. Er ruhte ein wenig, nahm ein Frühstück ein und trat um 2 Uhr nachmittags denselben Marsch von neuem an.

Um 7 Uhr abends war er von dieser zweiten Tour zurückgekehrt. Unmittelbar nach der Rückkehr zeigte der Puls 126 Schläge in der Minute. Ich stecke seine Finger in die Hülsen des Sphygmomanometers und finde, daß der Blutdruck zwischen 76 und 80 mm schwankt. Diese Schwankung rührte daher, daß Janetti nicht ruhig stand, sondern den Körper bald auf das eine, bald auf das andere Bein zu stützen suchte. Da eine genaue Bestimmung des Blutdruckes hierdurch sehr erschwert wurde, bat ich ihn, doch ruhig zu stehen. Sofort sinkt der Blutdruck. Ich blicke auf die Finger und sehe, daß sie gut im Apparate stecken. Dann sagt mir Janetti, daß er sich nicht wohl befinde. In der That war er blaß und beugte den Kopf auf die Schultern herab. Es war ein Ohnmachtsanfall. Sofort löse ich seine Hände aus dem Apparat. Der Blutdruck war bis auf 50 mm gefallen. Wir bringen ihn zu Bett, wobei wir ihn unter den Armen stützen, und geben ihm etwas frisches Wasser zu trinken. Kurz danach befand er sich wieder wohl, so daß ich die Messungen des Blutdruckes fortsetzen konnte. Ich fand jetzt einen Druck von 75 mm und eine Pulsfrequenz von 106 Schlägen. Um 7 Uhr 28 Minuten, ungefähr 20 Minuten nach der Ohnmacht, war er vollständig wiederhergestellt. Er führte dieselbe auf eine ungenügende Verdauung zurück, da er zu fettes gesottenes Rindfleisch gegessen und darauf zu Baraccone eine halbe Flasche Gazeuse mit Eis getrunken habe. Die Wichtigkeit dieser Beobachtung sehe ich in der Veränderung, welche der

Blutdruck während einer Ohnmacht erfuhr. Mit Ausnahme des Momentes vielleicht, in welchem wir ihn auf das Bett legten, war das Bewußtsein nicht vollständig erloschen gewesen. In dem Moment, der dem Ohnmachtsanfall voraufging, verlangsamte sich der Puls etwas. Leider hatte ich diesmal den Blutdruck nicht auf einen Cylinder schreiben lassen, wie ich sonst zu thun pflege.

Die Verminderung des Blutdruckes nach der zweiten Rückkehr von Baraccone, nachdem Janetti im ganzen einen Weg von 36 km zurückgelegt hatte, ist ein deutliches Zeichen für die Ermüdung des Herzens. Dasselbe schlug schneller; man zählte 126 Pulsationen und dennoch hatte es nicht die Energie, den Blutdruck erhöht zu erhalten.

Um einer etwaigen Entrüstung des Lesers über die nochmalige Beschreibung einer Ohnmacht vorzubeugen, bemerke ich, daß ich seit vielen Jahren mit Studien über die Ermüdung beschäftigt bin. Die Professoren Aducco, Maggiora und mein Bruder hatten ganze Compagnien von Soldaten zur Verfügung, welche angestrengte Märsche machten. Es darf daher nicht Wunder nehmen, wenn bei Gelegenheit solcher Studien jemand auf den Märschen unwohl wird. Mein Bruder und Professor Maggiora führten sehr angestrengte Marschübungen aus, die sie so lange fortsetzten, bis sich bei ihnen in der äußersten Erschöpfung blaue Flecken an den Beinen zeigten. Ich erwähne diese Thatsache hier als einen Beweis für den Enthusiasmus und die Selbstverleugnung, mit welcher diese Studien über die Ermüdung betrieben wurden.

Die Untersuchungen über die Folgeerscheinungen angestrengter Märsche und diejenigen, welche ich an meinen Soldaten angestellt habe, bevor ich sie auf den Monte Rosa führte, gestatten mir die Behauptung, daß die auf den Alpen bei einem gleichen Grad der Anstrengung an dem Herzen auftretenden Ermüdungserscheinungen die schwereren sind.

VIII

Wenn die Wände der Blutgefäße, wie dies bei alten und zuweilen auch bei jungen Leuten der Fall ist, nicht völlig elastisch sind, können die Cirkulationsstörungen, welche durch die Ermüdung herbeigeführt werden, einen ernsten Charakter annehmen. Um uns eine Vorstellung von dem Schaden zu machen, der dem Herzen durch die Verhärtung und die infolgedessen verminderte Elastizität der Arterienwände erwachsen kann, braucht man nur an die Luftreifen der Fahrräder zu denken. Der mit Luft gefüllte Gummireif ist ein so elastischer Körper, daß er die Reibungen und Stöße, welche das Rad während seines Laufes erleidet, abdämpft. Mit solchen Reifen hat man auch Wagenräder belegt, und es hat sich hierbei ergeben, daß die

Arbeit der Pferde auf diese Weise um ein Drittel vermindert wird. Das Herz eines Alten läßt sich mit einem Fahrer vergleichen, der auf einem Zweirad mit beschädigten Reifen fährt. Hieraus erklärt sich die von mir mehrfach beobachtete Thatsache, daß eine Bergtour, auch wenn sie nicht sehr ermüdend war, bei Personen, deren Arterien nicht vollkommen elastisch sind, Unregelmäßigkeiten im Rhythmus der Herzthätigkeit herbeiführt. Diese Unregelmäßigkeiten können drei Tage währen und sind von einem Gefühl der Erschöpfung begleitet, das nur langsam schwindet.

Auch bei gesunden Menschen verursacht eine starke Ermüdung Unregelmäßigkeiten im Pulse. Während meines Aufenthaltes auf dem Monte Rosa konnte ich beobachten, daß die Märsche über die Gletscher fast bei allen Personen eine leichte Unregelmäßigkeit der Herzthätigkeit erzeugten.

Auch bei den kräftigsten Führern, wie z. B. bei Zubriggen, fand ich oft einen unregelmäßigen Puls.

Die vorstehenden Ausführungen geben uns eine Erklärung für die Thatsache, daß unter den Bergbewohnern Herzkrankheiten viel häufiger auftreten, als bei den Bewohnern der Ebene, und daß die Männer mehr daran leiden als die Frauen. Auf meinen Alpentouren habe ich sowohl auf italienischem, wie auf französischem und schweizerischem Gebiete bei den Ärzten hierüber Erkundigungen eingezogen. Überall stimmten die ärztlichen Aussagen darin überein, daß auf den Alpen die alten Leute fast sämtlich an Herzkrankheiten sterben.

Wir dürfen aber dennoch die Ermüdung nicht fürchten, da ein gewisser Grad der Entwickelung des Herzens über die Norm hinaus nötig ist, um uns kräftig und widerstandsfähig zu machen. Dieser Zustand läßt sich aber nur durch Übung gewinnen.

Man beobachtet dies sehr gut bei den Pferden. Die maßgebendsten Schriftsteller behaupten, daß das Normalgewicht eines Pferdeherzens gemeiner Rasse 3 bis 4 kg beträgt. Das Herz eines Rennpferdes dagegen wiegt durchschnittlich 5 bis 6 kg. Infolge der außerordentlichen und kontinuierlichen Leistungen kann das Herz eines englischen Vollblutpferdes ein Gewicht von 8 kg erreichen, ohne daß eine solche Hypertrophie, bei welcher das Gewicht des normalen Herzens fast verdoppelt ist, irgend welche Cirkulationsstörungen nach sich zieht.

Man hat, so viel ich weiß, noch keine Beobachtungen darüber angestellt, wie das Gewicht des menschlichen Herzens in den verschiedenen Landstrichen variiert. Aus den Anstrengungen, welche die Bergbewohner zu überwinden haben, glaube ich aber mit Sicherheit schließen zu können, daß hier schon bei jugendlichen Individuen das Herz stärker entwickelt ist, als bei einer Bevölkerung, welche in der Ebene wohnt.

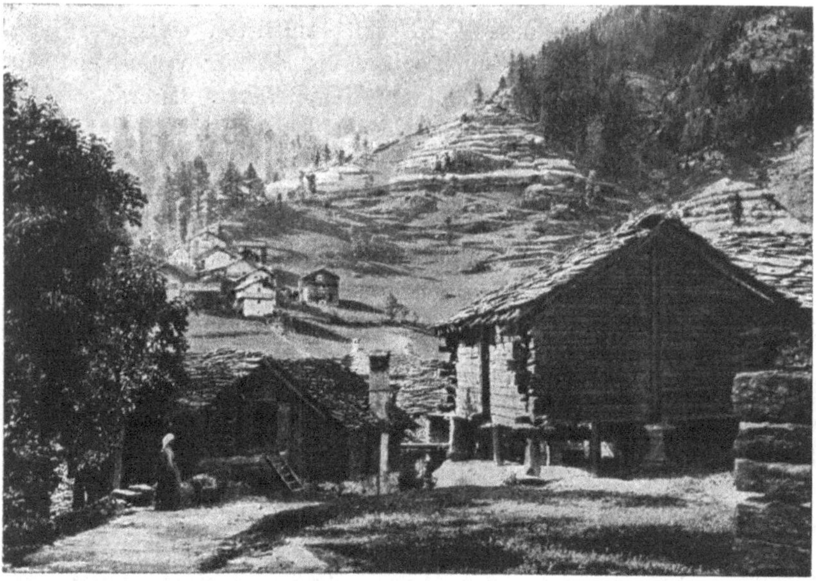

Hirtenwohnungen auf dem Monte Rosa.

SECHSTES KAPITEL.

Unfälle, welche durch eine hochgradige Ermüdung und durch nervöse Erschöpfung herbeigeführt werden.

I

Es giebt nur eine Ermüdung — die nervöse. Aus dieser leiten sich alle die Erscheinungen ab, welche auftreten, sobald der Körper die physiologischen Grenzen seiner Leistungsfähigkeit überschreitet.

Ich habe diesen Gegenstand bereits in meinem Buche „Die Ermüdung“ behandelt. Das Thema ist unerschöpflich und giebt zu immer neuen Untersuchungen Anlaß. Vor allen Dingen darf man den Zustand der Ermüdung nicht mit dem der Ermattung verwechseln. In dem uns allen wohlbekannten Zustande der Ermüdung haben wir eine Summe von vagen Empfindungen, die sich schwer definieren und noch weniger abschätzen lassen. Als Ermattung aber bezeichnen wir jenen Zustand der Erschöpfung, der uns Ermüdungsempfindungen geringerer Intensität fühlen läßt, und der noch fortdauert, nachdem wir uns bereits ausgeruht haben.

Die Ermattung überfällt uns manchmal auch ohne vorherige Anstrengung des Gehirns oder der Muskeln. Besonders geschieht dies bei Hysterischen und bei Personen, welche eine große nervöse Reizbarkeit besitzen. Die gute und die schlechte Disposition, die gute und die üble Laune, von denen man so oft reden hört, sind keine Capricen des Organismus, sondern sind wie das gute und schlechte Wetter auf natürliche Ursachen zurückzuführen und in unserem Falle in schwer erkennbaren Störungen des Nervensystems zu suchen.

Eine der wahrscheinlichen Ursachen jener in uns auftretenden Veränderungen glaube ich bei meinen Untersuchungen über die Temperatur des Gehirns gefunden zu haben. Ein zwölfjähriges Mädchen, Delfina Parodi aus Susa, hatte an der rechten Schläfe eine Wunde, welche auch den Schädel durchdrang. Nachdem die Wunde fast völlig wieder geheilt war, blieb im Schädel eine Öffnung zurück, in welche ich ein Thermometer bis in die Sylvische Spalte (einer der tiefsten und für das Studium der psychischen Phänomene höchst wichtige Stelle des Gehirns) einführen konnte. An dem hierbei verwandten Thermometer konnte ich den tausendsten Teil eines Grades ablesen. Es war dies das erste Mal, daß ein Physiologe mit so exakten Hilfsmitteln die Temperatur des Gehirns am Menschen untersuchen konnte.

Aus den damals an Tieren wie am Menschen angestellten Untersuchungen ging hervor, daß es für die Wärmeentwickelung im Gehirn zwei verschiedene Ursachen giebt. Die eine ist die psychische Aktivität, d. h. der für die Erhaltung des Bewußtseins notwendige chemische Prozeß im Gehirn. Die andere betrifft die Vorgänge der Ernährung und des Stoffumsatzes im Gehirn, welche unabhängig von den psychischen und motorischen Funktionen verlaufen. Den Temperaturzuwachs, den ich während des traumlosen Schlafes, sowie im Zustande der Ruhe und der vollständigen Bewußtlosigkeit beobachten konnte, habe ich als Konflagration bezeichnet.[1]

Ich habe die Intensität des Energieverbrauches, welcher im Gehirn stattfindet, ohne sich in eine Empfindung oder in eine Vorstellungsreihe umzusetzen, mit dem Thermometer messen können. Man könnte hier fragen, ob denn das Gehirn umsonst arbeitet? Ich antworte: Ja. Die Behauptung ist kühn, aber ich habe dies an Personen, welche schliefen, und an Hunden, welche mit Absynth behandelt waren, gesehen. Um sich ein Bild von der inneren Dissociation und von dem sehr schnellen Stoffverbrauch zu machen, denke man sich eine Uhr, deren aufgezogene Feder abläuft, ohne den Zeiger zu bewegen. Man wird dann eine Vorstellung von der nervösen Energie haben, welche im Gehirn verloren geht, ohne daß der Zeiger der inneren Empfindungen angiebt, daß eine Umwandlung in dem Organ des Bewußtseins vor sich gegangen ist. Die Ärzte haben in der letzten Zeit mit Recht der durch Träume erzeugten Ermattung eine große Bedeutung zugeschrieben. Tissié hat sich mit diesem Gegenstande besonders be-

[1] Angelo Mosso, Die Temperatur des Gehirns. Leipzig 1894. S. 86.

schäftigt. Er zeigte, daß einige pathologische Fälle, welche bei Hysterischen scheinbar ohne Ursache auftreten, von der durch Träume veranlaßten Ermüdung des Gehirns herrühren.

Dies ist jedoch nicht diejenige Art der Ermüdung, auf welche ich hier hinweisen will. Die Konflagration ist ein Dissociationsprozeß, ein Energieverbrauch, und hängt von Prozessen ab, die mit den physiologischen Vorgängen des Denkens und der Bewegung nicht identisch sind. Ich erwähne diese Thatsachen nur, um in dem Leser die Überzeugung zu erwecken, daß unsere Sinneseinrichtungen unvollständig und begrenzt sind, und daß uns ein Spezialsinn fehlt, der uns die Energie, die wir bei jeder nervösen Thätigkeit verlieren, anzeigt und dieselbe kontrolliert.

Für Menschen und Tiere, welche unter natürlichen Bedingungen leben, ist es sicher ein Vorteil, bei dem Energieverluste, dem wir in dem Kampfe um das Dasein ausgesetzt sind, nicht durch eine Sinnesempfindung belästigt zu sein. Unsere Maschine ist so eingerichtet, daß die Ermüdung uns nur ein wenig früher anhalten läßt, als die Wage das Gleichgewicht verliert. Der Schmerz, der die Ermüdung begleitet, ist wie ein Sicherheitsventil, das sich nur öffnet, um ein Alarmzeichen zu geben, und bis zu diesem Momente können wir ruhig arbeiten. Leider werden wir bald sehen, daß diese Sicherheitsklappe nicht in allen Fällen und nicht bei allen Menschen gleich gut funktioniert. So lange als man glaubte, daß ein Willensakt etwas Immaterielles sei, war es erlaubt zu denken, daß derselbe sich vollziehe, ohne auf die Materie des Organismus zu wirken; aber heute ist jedermann von der Thatsache überzeugt, daß zu viel Denken oder Empfinden zu einer Erschöpfung des Nervensystems führen kann. Jeder Willensakt ist die Wirkung einer inneren Verbrennung, welche zusammen mit den Residuen der sich zerstörenden Substanzen eine Art Ruß und eine lange Spur im Organismus zurückläßt.

Ich habe bereits in meinem Buche „Die Ermüdung“ gezeigt, daß jeder Willensakt, auch der einfachste, wie z. B. wenn man die Hände stark zusammendrückt, von einer centralen Ermüdung begleitet ist, und daß im Gehirn wegen dieser Muskelkontraktionen ein gewisser Kraftverbrauch nötig war, wie ferner, daß es immer einer gewissen Zeit bedarf, um den früheren Zustand wiederherzustellen.

Der Aufstieg auf die Berge, das Radfahren, das Wettrudern, alle Arten des Sports, alle großen Anstrengungen der Arbeiter, alles intellektuelle Arbeiten der Gelehrten sind ihrer Natur nach identisch; denn sie sind im Grunde nichts anderes als eine Ermüdung des Nervensystems. Die allgemeinen Begriffe haben insofern einen großen Wert, als sie Thatsachen, welche scheinbar weit auseinander liegen, einander näher bringen und miteinander verknüpfen. Es ist die Aufgabe der wissenschaftlichen Forschung, eine größere Anzahl von Erscheinungen zu sammeln und unter ein Gesetz zu bringen.

II

Wer bei Bergbesteigungen vorangeht, ermüdet mehr und schneller als die anderen, die ihm folgen. Man könnte glauben, daß dies von der größeren mechanischen Arbeit abhängt, die der Betreffende zu leisten hat; denn die ihm folgenden benutzen die Spuren, welche er im Schnee hinterlassen, oder die Stufen, welche er in das Gletschereis geschlagen hat etc. Diese Erklärung genügt aber nicht; denn auch auf dem Matterhorn und auf Bergen, wo weder Schnee noch Eis vorhanden ist, ermüdet immer der Pionier mehr als seine Begleiter.

Diejenigen, welche zuerst den Montblanc, den Monte Rosa und andere Berge bestiegen, haben sehr viel mehr gelitten als diejenigen, welche später nach ihnen diese Höhen erklommen; denn bei den ersteren war die nervöse Ermüdung eine größere.

Es ist die Aufmerksamkeit, welche uns ermüdet. Wenige körperliche Übungen ermüden so sehr, wie das Fechten, weil kaum eine andere Körperübung einen solchen Grad von Aufmerksamkeit beansprucht.

Von einer größeren Bergtour, die ich mit mehreren Begleitern unternahm, erinnere ich mich, daß wir beim Überschreiten eines Gletschers die Richtung verloren hatten. Einer unserer Gefährten verließ uns, um die umliegenden Gletscherspalten zu erforschen und kehrte dann zurück, um uns den rechten Weg zu zeigen. Unerschrocken wie er war, ging er allein voran. Es war für uns alle das erstemal, daß wir ohne Führer einen Gletscher überschritten. Als wir einige Minuten gegangen waren, hielt einer von uns plötzlich inne und erklärte, daß er nicht weiter könne, weil ihm die Kräfte fehlten. Dieser Zustand war nicht die Folge einer Ermüdung, sondern war durch die Gemütsbewegung verursacht, die der Anblick unseres Gefährten, der, ohne mit uns verbunden zu sein, auf einem Wege voranschritt, wo jeder Fehltritt ihn das Leben kosten konnte, in ihm hervorrief. Ich ging, an ihn gebunden, unmittelbar hinter ihm. Aber schon bevor er diese Äußerung that, hatte ich bemerkt, daß seine Schritte weniger sicher waren als vorher, und war in anbetracht des gefährlichen Abhanges, auf dem wir uns befanden, um ihn besorgt geworden. Offenbar hatte die Angst ihn in diesen nervösen Zustand versetzt. Sobald unser Vormann wieder mit uns verbunden war, stellten sich auch bei unserem erregten Gefährten die frühere Muskelkraft und die Sicherheit des Ganges wieder ein.

In diesem Falle war es die Furcht vor dem Unfall eines anderen, welche den Ermüdungszustand hervorrief; häufiger aber noch ermüdet uns die Sorge um unsere eigene Sicherheit. Wo man bei Bergbesteigungen gezwungen ist, sich loszubinden, zeigt sich bei den weniger Geübten stets der stärkste Grad der Ermüdung, weil sie sich dann ohne Stütze und zu sehr auf sich allein angewiesen fühlen. In anderen Fällen lernen auch die Stärksten und Kühnsten den aus der Furcht hervorgehenden Ermüdungszustand kennen. So, wenn sie sich beim Passieren einer steilen Felswand von den Gefährten losbinden müssen, weil der Fehltritt eines einzigen alle anderen mit sich in die Tiefe reißen würde. Einen durch die Furcht erzeugten Zustand der Erschöpfung sah ich zu Breuil, wo das Matterhorn den Alpinisten gleichsam als Prüfstein dient. Ein sehr kräftiger Träger, der bereits verschiedene Male den Monte Rosa und das Breithorn bestiegen hatte, konnte nicht weiter, als er die Hälfte des Weges zum Gipfel zurückgelegt hatte. Er selbst sagte mir, daß er sich sonst wohl befände, aber daß er zu seiner eigenen Verwunderung nicht weiter gehen könne, weil er sowohl in den Händen als in den Beinen eine Unsicherheit verspüre.

Eine Bergtour darf man eben nicht mit einem einfachen Gange auf einer guten, leicht auf und nieder führenden Straße vergleichen. Diese Bewegungsformen kann man ausführen, ohne daß man an die Arbeit der Beinmuskeln zu denken braucht, ja man kann sogar dabei lesen.

Bei einer Bergbesteigung machen sich die beiden Fundamentaleigenschaften jeder Willenshandlung, die Wahl und die Entscheidung, geltend. Wird der Weg schwierig, so wiederholen sich diese Vorgänge bei jedem Schritt. Nachdem man die Wahl getroffen, wohin man den Fuß oder die Hände zu setzen hat, kommt der Entschluß, die gewählte Handlung auszuführen. Diese Vorgänge sind von nervösen Prozessen begleitet.

Solche und ähnliche Arbeiten würden uns äußerst schnell erschöpfen, wenn die Willenshandlungen nicht die Tendenz hätten, automatisch zu werden. Daß die nervösen Prozesse sich in mechanische Vorgänge umwandeln, ist ein Glück für uns. Infolge dieser Disposition des Nervensystems wird eine große Ersparnis der nervösen Kraft erzielt. Der wichtigste Dienst wird gewissermaßen in der obersten Etage verrichtet, nämlich an der Oberfläche der Hirnwindungen. Hier werden die schwierigsten Entscheidungen getroffen. Sind diese im obersten Stockwerke viele Male nacheinander wiederholt, so wird die Arbeit allmählich im unteren erledigt, ohne daß erst von oben die nötigen Befehle einzuholen sind. Die Geschäfte werden dann unwillkürlich und mit einem geringeren Verbrauch von Energie ausgeführt.

Auf diese Weise versteht man, wie die nervöse Arbeit eines gewöhnlichen Marsches uns wenig ermüdet, während eine ausschließliche Gehirnthätigkeit uns schon nach einer Stunde dermaßen erschöpfen kann, daß wir mit dem Arbeiten innehalten müssen. Auch große und fruchtbare Schriftsteller, wie z. B. ZOLA, vermögen mit völliger Klarheit nur eine Stunde lang zu schreiben. Darauf beginnt der Geist zu erschlaffen und die Arbeit wird mühevoller. Eine medizinisch-psychologische Umfrage, welche kürzlich von Dr. TOULOUSE in Paris ausging, ergab, daß z. B. ZOLA, der doch so viele Bände geschrieben hat, nach drei Stunden geistiger Arbeit unfähig ist, sie fortzusetzen.

Man hat vielfach geglaubt, daß bei Radwettfahrten der Nutzen des Wegmachers darin bestehe, daß derselbe gewissermaßen eine Furche in der durchbrochenen Luft hinterlasse und auf diese Weise für die nachfolgenden den Widerstand vermindere. Aber da der Wegmacher sich von den Wettfahrern oft in einer großen Entfernung befindet, so kann dies der Hauptvorteil nicht sein. Dieser besteht vielmehr darin, daß dem Nervensystem der letzteren der ganze Energievorrat erhalten bleibt, der ihnen im anderen Falle durch die Anspannung der Aufmerksamkeit verloren gehen würde.

III

Wer lange Fußtouren oder Bergaufstiege zu machen hat, wird bemerken, daß er nach der ersten halben oder ganzen Wegstunde besser zu gehen vermag, als zu Anfang seiner Reise. Dasselbe zeigt sich, wenn jemand das Rad besteigt oder sich an den Arbeitstisch niedersetzt, um zu schreiben oder zu studieren. Es ist dies eine durch die Bewegung im Nervensystem erzeugte Erregung.

Unser Körper gleicht jenen komplizierten und schwerfälligen Maschinen, bei denen es immer einer gewissen Zeit bedarf, um sie in Gang zu setzen und ebenso, um sie wieder zum Stillstand zu bringen. Liegt ein solcher Erregungszustand innerhalb der physiologischen Grenzen, so ist derselbe von Nutzen. Wenn sich ein Schriftsteller eine Zeit lang in sein Thema versenkt hat, so geht die Arbeit leichter von statten. Den geringen Grad der Gemütsbewegung, der uns bei der Ausführung einer geistigen Arbeit von Nutzen ist, können wir auch durch eine leichte muskuläre Übung herbeiführen. Ist aber einmal die Trägheit des Nervensystems unterbrochen, so sind lange Pausen der Arbeit nicht günstig.

Stillstand und Ruhe wirken bei Bergbesteigungen schädlich. Von zwei Alpinisten ist derjenige, welcher arbeitet und Stufen haut, während ihn der kalte Wind umweht, immer stärker und mutiger als ein anderer, der hinter ihm steht und wartet, bis er einen Schritt thun kann. Der Wille hilft letzterem nichts; man muß die Maschine warm halten, damit der Blutdruck nicht unter die Grenze sinkt, bei welcher Mutlosigkeit eintritt und die Muskeln erschlaffen.

Vor kurzem hat Prof. Kraepelin gezeigt, daß es einem Menschen, der immer nur eine halbe Stunde arbeitet und sich darauf eine halbe oder eine ganze Stunde lang der Ruhe hingiebt, nur nach der ersten Ruhepause gelingt, die anfängliche Leistungskraft wieder zu erlangen, daß aber bei Wiederholung dieser Arbeitsweise die Ermüdung sich stetig steigert und die Disposition zur Arbeit sehr schnell abnimmt.

Es ist daher sicher, daß jede Thätigkeit des Nervensystems einen leichten Grad von Erschöpfung erzeugt. Diese Thatsachen gehen an starken Personen unbemerkt vorüber, sie werden nur von schwächeren empfunden. Wer jedoch sich selbst aufmerksam beobachtet, wird sofort den Mangel an Energie und die sich langsam anhäufende Ermattung entdecken. Ich selbst merke z. B. in jedem Jahre nach der Ruhe und Erholung der Ferientage an mir selbst, daß ich für intellektuelle Arbeiten an Widerstandsfähigkeit gewonnen habe. Der durch eine gleiche Arbeit herbeigeführte Zustand der Ermattung schwindet zu Anfang des Studienjahres bei mir schneller, als am Ende desselben. Die täglichen Beschäftigungen im Laboratorium, die Vorlesungen, das aufregende Leben der Stadt erschöpfen einen Teil der überschüssigen Kraft.

Wenn wir bei allen Völkern sehen, daß man von Zeit zu Zeit die Arbeit unterbricht, so ist dies ein Zeichen dafür, daß man überall das Bedürfnis einer kurzen Ruhezeit empfindet, um das Nervensystem wieder aufzufrischen. Die Sonntagsruhe ist daher unentbehrlich, weil der Schlaf und die tägliche Ruhe nicht genügen, um die während der Woche verloren gegangene Energie vollständig zu ersetzen.

Die ersten Versuche über die Zeit, welche das Gehirn und die Muskeln bedürfen, um nach einer gewissen Arbeit den ursprünglichen Leistungsgrad wieder zu erlangen, wurden in meinem Laboratorium von Professor Maggiora ausgeführt. Dieselben ergaben, daß die Ruhepausen drei- bis viermal länger sein müssen, als die voraufgegangene Arbeitszeit, und daß anstrengende Arbeiten, die wir im ermüdeten Zustande ausführen, uns sehr viel mehr ermüden, als die gleichen Arbeiten, wenn sie nach voraufgegangener Ruhe ausgeführt werden. Auch eine leichte Arbeit, welche eine längere Aufmerksamkeit erfordert, kann sehr erschöpfend auf das Nervensystem wirken. Instinktiv wird die intellektuelle Arbeit bei Annäherung des Ermüdungszustandes von vielen Menschen verlassen und gegen eine Handarbeit eingetauscht, welche eine geringere geistige Anstrengung erfordert.

Kraepelin hat gezeigt, daß man die Spuren einer durcharbeiteten Nacht lange Zeit verfolgen kann, und daß die ursprüngliche Geistesfrische erst nach vier Tagen zurückkehrt.[1]

---

[1] E. Kraepelin, Hygiene der Arbeit. S. 18.

Die nervöse Ermüdung ist sowohl eine Erschöpfung als auch eine Vergiftung. Ist ein Teil der Energie verbraucht, so verunreinigen die Schlacken den Körper und erzeugen in uns die lästige Ermüdungsempfindung. Der Organismus bedarf darauf einer mehr oder minder langen Zeit, um die Verluste wieder herzustellen und die Gewebe von den Ermüdungsprodukten zu reinigen.

Chomel, einer der hervorragendsten Kliniker Frankreichs, erzählt, daß sich in seiner Klinik einst ein sehr entkräfteter und im Fieberzustande befindlicher Jüngling einfand. Chomel untersuchte denselben sehr sorgfältig und schrieb dann auf die über dem Bett hängende schwarze Tafel die Diagnose: Typhus oder Anfang der Pocken.

Es war ein Jüngling, der in zwei Tagen zu Fuß von Compiègne nach Paris gegangen war und sich, als er sich erschöpft fühlte, ins Spital hatte aufnehmen lassen. Am nächsten Tage sah Chomel zu seinem Erstaunen, daß das Fieber verschwunden war. Nach zwei Tagen der Ruhe war der Kranke vollkommen genesen.

IV

In derselben Weise, wie die intellektuelle Ermüdung Hallucinationen erzeugt, kann die physische Ermüdung zu Exaltationen führen. Das erste Stadium hiervon bemerken wir an uns, wenn wir nach einem Tage angestrengter Arbeit nicht einschlafen können.

Die großen Schriftsteller arbeiten nicht während der Nacht. Man kann sagen, daß sie vor Sonnenuntergang das Feuer in der Maschine ausgehen lassen. Auf diese Weise vermindert sich allmählich der Blutdruck, so daß sie einschlafen können. Wenn wir uns nach einer intellektuellen oder muskulären Arbeit zuweilen kräftiger zu fühlen scheinen, als vorher, so muß daran erinnert werden, daß dies eine Täuschung ist. In diesem Falle handelt es sich einfach um eine künstliche Erregung des Nervensystems oder, wie man dies auch ausdrücken könnte, um einen eben beginnenden nervösen Rausch.

In der Hütte Königin Margerita konnte ich beobachten, daß wenn an stürmischen Tagen der Aufstieg sehr ermüdend war, die Reisenden wie die Führer in einem so erregten Zustande bei uns ankamen, daß sie berauscht zu sein schienen. Sie sprachen laut und aufgeregt und zeigten, auch nachdem sie sich beruhigt hatten, noch ein von dem gewöhnlichen abweichendes Benehmen. Es schien, als habe sich ihr Charakter verändert.

Andererseits konnte ich zweimal beobachten, daß Personen, die aufs äußerste erschöpft zu uns in die Hütte traten und sich setzten, nach Verlauf einiger Minuten, während welcher wir ihnen die erste Hilfe angedeihen ließen, wie aus einem Traume erwachten. Sie blickten dann um sich und wurden sich erst allmählich bewußt, daß sie bei uns waren. Anfangs glaubte ich, daß es der Zustand der äußersten Erschöpfung sei, der sie verhindere, sich für das zu interessieren, was um sie vorging. Aber einer von ihnen sagte mir beim Eintritt in die Hütte, daß er nicht gut sehen könne. Da er glaubte, daß der Frost schädlich auf sein Augenlicht gewirkt habe, bat er mich, seine Augen zu untersuchen. Es war in der That gerade ein stürmischer Tag. Er erreichte die Hütte in einem unkenntlichen Zustande. Ich sah ihn vor der Thüre wie eine Schneemasse niederfallen. Seine Kleider waren weiß von Reif und Schnee, sein Gesicht entstellten Eisstücke, die in seinem Barte hafteten.

Auf dem Monte Rosa war ich ferner Zeuge, wie einer meiner Kollegen, ein sonst ernst angelegter Mensch, Purzelbäume schoß, sich dann mit ausgebreiteten Armen auf den Rücken warf und lachte und schwatzte, so daß ich um seinen Zustand besorgt ward, zumal ich wußte, daß er nichts getrunken hatte.

Lemercier erzählt in dem Vorworte zu dem Buche von Zsigmondy, daß er auf dem Gipfel des Monte Rosa einst zwei Engländer gesehen habe, welche knieend mit lauter Stimme sangen: „God save the Queen“[1]. Piachaud erzählt, daß ein Alpinist bei der Ankunft auf dem Monte Rosa in Thränen ausbrach.

Daß alle diese charakteristischen Ermüdungserscheinungen sich auch ohne vorherige Muskelkontraktionen einstellen können, sieht man sowohl an dem Auftreten von Gemütsbewegungen, als auch daran, daß eine Erschöpfung des Nervensystems durch die Wollust erzeugt werden kann. Die vorübergehende Erregung des Anfangsstadiums birgt in sich schon die Wirkungen der Ermüdung, welche am nächsten Tage verstärkt hervortreten.

Jede längere Anstrengung ruft auch bei dem stärksten Menschen einen leichten Grad der Exaltation hervor. Féré[2] glaubt, daß eine gesteigerte Ermüdung bei Degenerierten, Epileptikern und Hysterischen plötzlich Anfälle von Tollwut erzeugen kann.

Im Mai des Jahres 1894 wurde in Italien von dem Radfahrerverein das erste nationale Wettfahren veranstaltet. Der zu durchlaufende Weg hatte eine Länge von 530 Kilometern und ging von Mailand über Brescia, Mantua, Reggio, Piacenza und Alessandria nach Turin. Hierbei konnte man einen hochgradigen Ermüdungszustand beobachten. Mit einigen Kollegen hatte ich mich bereit erklärt, die zu Turin Ankommenden zu empfangen. In dem Gebäude des Velocipedistenklubs waren für dieselben verschiedene Zimmer mit

[1] E. Zsigmondy, Les dangers dans la montagne. Paris, 1886.
[2] Féré, Comptes rendus de la Société de Biologie. 1892.

einigen 20 Betten, sowie mit Bädern, Douchen und allem, was zur Massage nötig ist, hergerichtet. Die beiden ersten Radfahrer, welche bei uns eintrafen, hatten die Strecke von 530 Kilometern in 27 Stunden zurückgelegt und befanden sich den Umständen nach wohl. Der Zustand aber, in dem die übrigen Teilnehmer bei uns ankamen, bestärkte mich in der Überzeugung, daß diese Art des Radfahrens der Gesundheit schädlich ist. Die sofort von uns allen, auch von den Nichtärzten, an einigen der Eintreffenden bemerkte Äußerung ihres Zustandes war die mehrfach erwähnte Exaltation. Einer von ihnen lärmte in seinem Bette so ungestüm und redete so laut, immer wieder die Geschichte seiner Fahrt erzählend, daß wir ihn isolieren mußten, damit die anderen schlafen konnten. Weder Bitten noch Drohungen brachten ihn zum Schweigen.

Zu New York wurde vor kurzem eine Wettfahrt für Radfahrer veranstaltet, welche 6 Tage währte und bei welcher ein Preis von 12 000 Dollars ausgesetzt war. Zwei unglückliche Teilnehmer verfielen in einen solchen Zustand der Erregung, daß sie einen Tag lang für verrückt gehalten wurden.

Zu solchen Excessen kann die grausame Neugierde des Publikums führen, das durch Geld zu solchen Schauspielen anreizt.

V

Joseph Maquignaz gab mir eines Tages den Rat, an gefährlichen Stellen stets die Schritte zu verlangsamen. Dies sei aus vielen Gründen notwendig, besonders aber deswegen, weil man sich sonst sofort mehr ermüdet fühle. Ich bewunderte die Beobachtungsgabe dieses trefflichen Führers, der so tief in die Psychologie der Alpinisten zu blicken vermochte, und dem die Furcht, wie ich glaube, eine wenig bekannte Erscheinung war. Tyndall hat von Maquignaz gesagt: „Joseph, if I may use the term, is a man of high boiling point, his constitutional *sangfroid* resisting the ebullition of fear.“[1]

Dieser von Tyndall gewählte bildliche Ausdruck ist nicht so weit von der Wahrheit entfernt, wie die phantasievolle Form vermuten läßt. Es giebt in der That Menschen, bei denen dies zutrifft, bei denen die Gefahr erst einen bedeutenden Höhepunkt erreichen muß, bevor sie in Aufregung geraten. Dem Einflusse, welchen die Furcht auf den Blutdruck ausübt, wußte Maquignaz zu widerstehen.

Die Ermüdung währt um so länger, je intensiver die Erregung des Nervensystems war. Auch die kühnsten Alpinisten können wie

[1] „Joseph ist, wenn ich diesen Ausdruck gebrauchen darf, ein Mensch, dessen Siedepunkt sehr hoch liegt, seine angeborene Kaltblütigkeit widersteht dem Überkochen der Furcht.“ John Tyndall, Hours of Exercise in the Alps. London 1871, p. 289.

gelähmt stehen bleiben, wenn sie sich plötzlich in Lebensgefahr befinden.

Kürzlich las ich die Beschreibung, welche Fitz-Gerald von seinen mit dem Führer Zurbriggen in den Alpen Neuseelands unternommenen Reisen veröffentlicht hat. An einer gefährlichen Stelle hatten sie sich mit einem Seil aneinandergebunden, als plötzlich ein Stein sich ablöste und Fitz-Gerald auf die Brust traf. Zurbriggen hatte gerade noch Zeit, das Seil zu ergreifen, welches zusammengefaltet nahe bei seinen Füßen lag, und konnte Fitz-Gerald noch in eben dem Moment zurückhalten, in dem dieser in den Abgrund zu stürzen drohte. Das Gewicht Fitz-Gerald's war aber so beträchtlich, daß Zurbriggen, um die Gewalt des Falles abzuschwächen und für einen besseren Stützpunkt Zeit zu gewinnen, das Seil eine Zeit lang zwischen seinen Fingern hingleiten lassen mußte. Auf diese Weise wurde der Fall aufgehalten und Fitz-Gerald war gerettet. Als dieser hochgezogen war, sagte er:

„Nous nous assîmes alors un moment pour nous remettre, car nos nerfs avaient été horriblement ébranlés par cet accident, qui avait été si près de devenir fatal, mais une fois le danger passé nous en sentîmes le contre-coup; et tous deux, nous restâmes assis près d'une demi-heure avant de pouvoir faire un mouvement.“[1]

Bei Unfällen kann eine Ohnmacht auftreten, wie dies bei Güssfeldt der Fall war, den man als einen der kühnsten Alpinisten bezeichnen kann. Wer niemals auf den Alpen gewesen ist, vermag sich weder von der geistigen Anspannung oder der ungewohnten Muskelanstrengung, noch auch von den das Leben bedrohenden, oft stundenlang andauernden Gefahren, die mit solchen Reisen verbunden sind, eine Vorstellung zu machen. Beim Lesen der in alpinen Zeitungen veröffentlichten Berichte gewinnt man von der oft plötzlich eintretenden Erschöpfung aller Kräfte nur eine blasse Vorstellung. Es gilt hier oft, fast steil aufsteigende Felswände zu erklimmen, wo jeder, mit dem anderen zusammengebunden, die Gewißheit hat, daß, wenn nur ein einziger einen Fehltritt thut, alle anderen mit ihm in den Abgrund stürzen müssen. So fährt man stundenlang fort zu steigen, beständig das Bild eines nahen Todes vor Augen.

Dieser unausgesetzte Energieverbrauch verursacht eine starke Erschöpfung des Nervensystems, wodurch eine nicht immer gerade vorteilhafte Veränderung der Charaktereigenschaften herbeigeführt wird. Es giebt freilich auch hier Ausnahmen, aber im allgemeinen ist man nach einer großen Anstrengung weniger heiter und froh. Nervöse Personen haben hierunter mehr zu leiden als andere.

[1] E. A. Fitz-Gerald, Dans les Alpes de la Nouvelle-Zélande. Revue de Paris 1896, Nr. 19, 567.

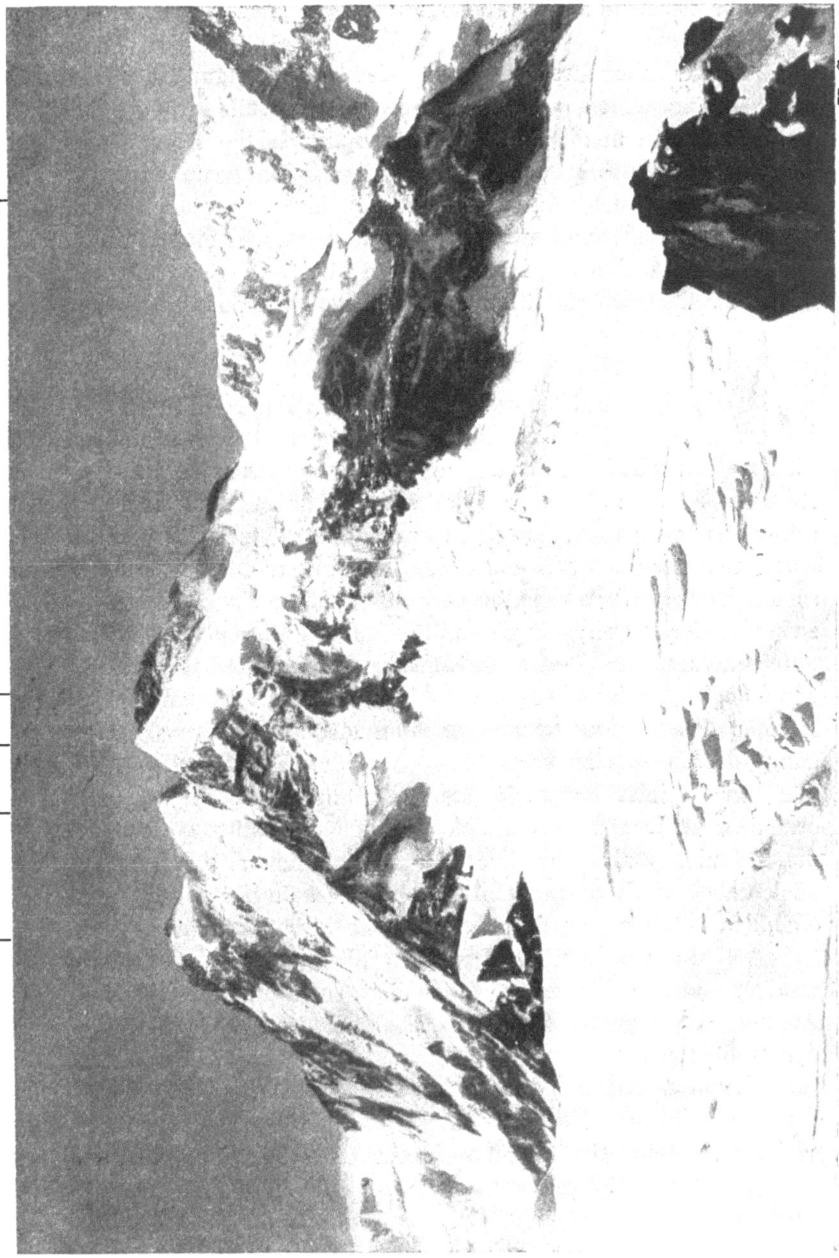

Ansicht des Monte Rosa vom Rimpfischhorn (4237 m) aus (Nordabhang).

Diese Thatsachen erwähnt schon Saussure bei der Beschreibung seiner ersten Montblancbesteigung: „Il nous parut qu'en général nous avions le genre nerveux plus irritable, que nous étions sensiblement plus altérés.“

Die Radfahrer werden wegen dieser Umstimmung des Charakters noch sprichwörtlich werden. Diese Überzeugung drängt sich einem auf, wenn man an die Schimpfreden und Beleidigungen denkt, welche sie während der Fahrt bei geringfügigen Hindernissen ausstoßen. Zuweilen sinken auch die Alpinisten auf das Niveau der sogenannten *recordmen* hinab und werden besonders nach einem ermüdenden Marsche den Gefährten in den Hütten lästig. Wer sie dann in ihrem Schlafe stört, wird mit ähnlichen Liebenswürdigkeiten begrüßt.

VI

Vor einigen Jahren wurde in der Via Appia ein Grab entdeckt, in dem man ein Mosaikbild fand, das ein auf Dornen hingestrecktes Skelett darstellt.[1] Mit der einen Hand deutet es auf den berühmten Spruch: Erkenne Dich selbst! Dieses Mosaikbild war aus schwarzen und weißen Steinen zusammengesetzt. Es birgt in sich einen tiefen Sinn. Die einst den Eingang des delphischen Tempels schmückenden Worte erhalten auf diesem Bilde eine Bedeutung, welche sich von derjenigen, die ihnen die alten Philosophen beilegen, sehr unterscheidet. Ich sehe in diesem Bilde einen Hinweis auf die Physiologie. Es ist die Aufgabe dieser Wissenschaft, von den äußeren Formen des Körpers abzusehen und sich in die verborgensten Vorgänge des Lebens zu vertiefen.

Der Alpinist hat mehr als jeder andere die Pflicht, sich selbst erkennen zu lernen. Wenn ich im folgenden Erinnerungen wachrufe, die für mich und meine Freunde gleich schmerzlich sind, so tröstet mich dabei die Hoffnung, daß durch das Lesen dieser Zeilen vielleicht ein allzu Kühner vor einer Katastrophe bewahrt werde.

Auf die von mir bereits beschriebene Periode einer mehr oder weniger starken Erregung folgt eine solche der Depression. Der Anfang dieses neuen Zustandes des Nervensystems ist ein Stadium der Indifferenz.

Tyndall hat in der Beschreibung seiner Weißhornbesteigung diesen psychischen Zustand mit großer Klarheit folgendermaßen geschildert: „Beim Beginn eines Tagewerkes fühlt man oft, daß man besorgt oder gar furchtsam ist; wenn die Arbeit aber sehr schwer wird, so wird man indifferent und durch die fortwährenden An-

[1] Ersilia Caetani-Lovatelli, Thanatos. Memorie dell' Accademia dei Lincei, 1887, vol. III, p. 62.

strengungen abgestumpft. In diesem Zustande befand ich mich, und ich mußte auf mich selbst Acht haben, damit diese Indifferenz nicht in Sorglosigkeit überging."[1]

Dieser Gleichgültigkeitszustand kann sich bis zur Verachtung des Lebens steigern. Ich erinnere mich, daß ich die Führer einmal inständig bat, mich doch auf dem Schnee liegen zu lassen. Die Einwände und Drohungen seitens meiner Kollegen, die mich schließlich mit Gewalt wieder auf die Beine brachten, erschienen mir als eine Grausamkeit. Ich versprach ihnen weiter zu gehen, wenn sie mich nur noch einige Minuten lang ausgestreckt liegen lassen wollten. In jenem Moment empfand ich keine Todesangst, der Tod schien mir sogar eine Erlösung. Jene seltsamen Augenblicke meines Lebens habe ich seitdem nie wieder vergessen können. Diesen Zustand der völligen Gleichgültigkeit gegen sich und andere halte ich für einen der hauptsächlichsten Faktoren bei Alpenunfällen. Die Heldenthaten und die Todesverachtung, welche wir an vielen Soldaten in Schlachtenberichten bewundern, sind nicht so sehr ein Ausfluß der Tapferkeit, als vielmehr die natürliche Wirkung ihrer Erschöpfung.

Bei dem Studium des psychischen Zustandes meiner Gefährten habe ich mich oft davon überzeugen können, daß auch die vorsichtigsten von ihnen im Zustande großer Ermüdung weniger klug handeln. So sondieren die voranschreitenden Führer gegen Abend den Boden nicht mehr mit der gleichen Vorsicht wie am frühen Morgen, so achten beim Abstiege — obwohl jedermann weiß, daß derselbe gefährlicher ist als der Aufstieg — wenige darauf, das Seil mit der nötigen Vorsicht gespannt zu halten. Die Unglücksfälle finden nicht immer an den gefährlichsten Stellen statt, sondern viel öfter an solchen, an denen kurz zuvor eine große Schwierigkeit überwunden wurde. Die häufigen Unglücksfälle, welche an relativ leicht überschreitbaren Stellen vorkommen, rühren vielfach teils von der durch eine kurz zuvor überwundene schwierige Passage verursachten nervösen Erschöpfung, teils von dem darauffolgenden Zustande der Gleichgültigkeit her, der die Betreffenden weniger vorsichtig sein ließ.

An dem gegenwärtig häufig berufsmäßig ausgeführten und zu einem Schauspiel erhobenen Radfahren können wir beobachten, wie die Ermüdungserscheinungen sich entwickeln. Sie erreichen hier eine Stufe, die die bei Bergbesteigungen auftretenden Erscheinungen noch übertrifft. Der Zustand der Gleichgültigkeit und Apathie ist eine der ersten Erscheinungen, welche sich auch bei Radfahrern offenbaren. Im weiteren Verlaufe verfallen sie in einen Zustand, der dem der Hypnose ähnlich ist.

---

[1] A. a. O. p. 102.

In einer vor kurzem über einen Velocipedisten veröffentlichten Arbeit sagt Tissié: „L'état psychique d'un coureur, se rapproche beaucoup de l'état de subconscience hypnotique." Die Erinnerungen an unsere Alpentouren werden die Spuren ähnlicher Erscheinungen in uns wachrufen. Ich habe mehrere Male gesehen, daß sich meine Gefährten bei großer Ermüdung wie in einem Suggestionszustande befanden.

Dies erklärt uns, warum sie trotz der Indifferenz und der Apathie dennoch weiter schreiten. Durch einen kalten Wind oder durch einen gefährlichen Tritt werden sie dann plötzlich aus ihrem Suggestionszustande erweckt.

Viele werden in Zeitungen mit Verwunderung gelesen haben, wie einige berühmte Radfahrer nach dem Absteigen unfähig waren zu gehen, während sie mit der früheren Geschwindigkeit davon eilten, sobald sie wieder aufsaßen. Diese Thatsache genügt, um zu zeigen, wie tief die Ermüdung verändernd auf die Funktionen des Nervensystems einzuwirken vermag.

Werfen wir jetzt noch einen flüchtigen Blick auf den Automatismus, welcher bei Bergbesteigungen unsere Bewegung erleichtert, indem durch denselben nervöse Energie gespart wird. Es ist vielleicht schon einem meiner Leser zugestoßen, daß er während des Gehens geschlafen hat. Ich erinnere mich aus der Zeit, als ich noch Militärarzt war, daß ich einst mit geschlossenen Augen schlafend mehrere Kilometer gegangen bin, indem ich mich dabei mit der einen Hand an einem Krankenwagen festhielt. Je öfter eine und dieselbe Bewegung wiederholt wird, um so leichter wird sie ausgeführt, bis sie sich schließlich mit gänzlichem Ausschluß des Willens vollziehen kann. Nach hunderten von Kilometern, welche jemand auf dem Zweirad zurückgelegt hat, haben sich die Beinmuskeln so oft kontrahiert, daß ein schwacher Nervenreiz genügt, um diese Kontraktion von neuem hervorzurufen. In den Markcentren bedarf es nur eines leisen Impulses vom Gehirn her, um diese Bewegungen automatisch auszulösen, während es für die Ausführung freiwilliger Bewegungen bei Erschöpfung des Nervensystems eines starken Antriebes bedarf.

Die automatischen Funktionen treten in unserem Organismus häufiger auf, als man zumeist glaubt. Ist die Gehirnthätigkeit ausgeschaltet, so bemerkt man, daß gewisse Vorgänge in unserem Körper ganz unbewußt verlaufen. Dies ist überall der Fall, wo die Willenskraft stark herabgesetzt oder ganz aufgehoben ist.

Der Alpinist darf nie vergessen, daß er durch die Ermüdung zu einem Automaten werden kann. Wie Tyndall soll er Furcht haben vor jener Gleichgültigkeit, welche nicht eine Tochter des Mutes, sondern der Ausdruck einer durch die Erschöpfung des Nervensystems verursachten pathologischen Erscheinung ist, durch welche das Bewußtwerden einer Gefahr ausgeschlossen wird.

VII

In meinem Buche „Die Ermüdung“ habe ich bereits gezeigt, wie sehr das Gedächtnis bei Bergbesteigungen leiden kann. Als Beispiel habe ich einen Professor der Botanik angeführt, welcher während des Aufstiegs allmählich die Namen der Pflanzen vergaß und sich derselben erst wieder erinnerte, als er abstieg. Die Gedächtnisschwäche ist eine Erscheinung, welche sich im Zustande der Ermüdung bei Bergbesteigungen regelmäßig wiederholt. SAUSSURE sagt, daß er, als er vom Col du Géant abstieg, nicht mehr die Worte finden konnte, um einen Gedanken auszudrücken.

Die Herabsetzung der Sensibilität in den Händen wird gewöhnlich für eine Wirkung der Kälte gehalten und ist es auch zum großen Teil, aber bei Versuchen mit dem Zirkel findet man auch eine Sensibilitätsverminderung, wenn die Hände warm sind. Durch Versuche, die ich an mir selber anstellte, konnte ich bestätigen, daß, wie KRAEPELIN zuerst fand, die Sensibilität nicht nur durch intellektuelle Arbeit, sondern auch durch Muskelkontraktion eine Herabsetzung erleidet. In dieser Beziehung giebt es noch viel zu untersuchen, namentlich bedürfen die während der Ermüdung an dem sogenannten Muskelsinn auftretenden Erscheinungen noch einer eingehenden Prüfung.

KRAEPELIN stellte Versuche an, indem er Zahlen reihenweise addieren ließ. KELLER arbeitete mit dem Ergographen. GRIESBACH untersuchte die Empfindlichkeit der Haut mit dem WEBERschen Tasterzirkel und fand dieselbe um so geringer, je größer die voraufgegangene Anstrengung des Gehirns gewesen war.

Bei Bergbesteigungen giebt es Momente, in denen man gezwungen ist, die Handschuhe auszuziehen, weil man nur mit den Fingern die Felsen ergreifen und sich an den Zacken festklammern kann. Obwohl die Kälte die Empfindlichkeit herabsetzt, empfindet man doch beim Ablösen der Eiskrusten oder beim Sondieren des Schnees in den Fingern bald Schmerz. Die Nagelspitzen brechen leicht ab, weil sie von der Kälte spröde werden. Es treten Muskelkontraktionen auf, so daß es mit der größten Willensanstrengung nicht gelingt, die zusammengekrümmten Finger auszustrecken.

Wie schon bemerkt, kann auch der Muskelsinn durch die Ermüdung Veränderungen erfahren. Jener schwerfällige Gang, der ermüdeten Personen charakteristisch ist, und den man bei uns allen nach einem langen Marsche bemerkt, hängt, wie ich bereits in meinem Buche über die physische Erziehung der Jugend (in dem Kapitel über die Märsche) gezeigt habe, zum Teil davon ab, daß wir in diesem

Zustande mit den Fußsohlen die Unebenheiten des Bodens nicht mehr gut empfinden. Wenn man am Morgen frisch ist, vermag man mit den Füßen sicher aufzutreten und den durch den Felsboden gegebenen Widerstand instinktiv und augenblicklich zu beurteilen; ist man aber am Abend müde, so wird dies infolge der Abstumpfung des Muskelsinns schwierig und manchmal verhängnisvoll.

Der Mechanismus des Stehens und des Gehens gehört zu den kompliziertesten Problemen der Physiologie. Ich habe bereits darauf hingewiesen, daß diese Vorgänge der Herrschaft des Willens zum Teil entzogen sind. Ihre Unabhängigkeit von dem Willen geht so weit, daß wir durch den letzteren den Verlauf dieser Bewegungen nicht einmal verändern können. Um sich hiervon zu überzeugen, braucht man nur eine Person anzusehen, welche, auch nach einer nicht sehr langen Fahrt, von dem Zweirad absteigt. Die Art, wie dieselbe beim Gehen dann die Beine bewegt, ist von ihrem gewöhnlichen Gange durchaus verschieden; so sehr sie sich bemüht, es gelingt ihr nicht die normale Gangart anzunehmen. Wenn man nach Beendigung eines Bergaufstieges augenblicklich jede Spur der Ermüdung der Muskeln ausschließen könnte, so würde man bemerken, daß auch dann die Gangart des betreffenden Menschen von der ihm sonst eigenen verschieden ist. Diese von der Norm abweichende Gangart hängt von den Veränderungen ab, welche die Empfindlichkeit der Haut, besonders aber die der Sehnen, Gelenke und Muskeln erleidet.

Wird für eine beabsichtigte Bewegung eine unverhältnismäßig große Bewegung der Gelenke ausgeführt, so bezeichnet man dies als Hyperästhesie. Sobald die Sensibilität der Haut herabgesetzt ist, ist auch diejenige der Bewegungen vermindert. Dies beweist, daß die Bewegungsempfindung eine peripherische und nicht eine centrale Empfindung ist. Eine centrale Innervationsempfindung, welche von Anfang an den Bewegungsimpuls begleitet, existiert nicht. Sobald man einen Fehltritt thut, ist auch die Möglichkeit sich wieder aufzurichten und der Gefahr zu entgehen erschwert.

Diese Abstumpfung der Empfindlichkeit kann sich allmählich auf alle sensiblen Nerven erstrecken. Selbst das Auge kann schließlich die Formen der einzelnen Gegenstände nicht mehr gut unterscheiden und die Entfernungen derselben nicht mehr genau abschätzen.

Solche Beobachtungen sind zu Anfang des Jahrhunderts schon von Parrot auf seiner Reise in den Kaukasus gemacht worden und Tyndall sagt in seiner Beschreibung des Matterhorns: „Es ist möglich, daß ich infolge der durch den Aufstieg verursachten Ermüdung die Dinge nicht mehr sah, wie sie in Wirklichkeit waren."

Wie die Gesichtsschärfe vermindert sich auch die Lichtempfindlichkeit. Einem sehr Ermüdeten erscheint beim Beginn des Sonnenunterganges alles um ihn her dunkler als einem Nichtermüdeten. Die Verminderung des Lichtsinns engt auch das peripherische Gesichtsfeld ein und verhindert denjenigen, der in diesem Zustande nicht mit großer Aufmerksamkeit vorwärts schreitet, die Stellen genügend voneinander zu unterscheiden, wohin er seine Füße setzt.

Daß das Sehvermögen nach einer langen Bergbesteigung verändert ist, konnte ich an mir selber beobachten. Weiße Gegenstände scheinen mir dann näher, dunkle entfernter zu sein. Auch die Fähigkeit ein Relief zu erkennen, ist in diesem Zustande verändert. Eine Schneefläche, ein weißer Stein oder eine etwas dunkle Felsschicht nehmen eine Erhabenheit an, welche sie in Wirklichkeit nicht besitzen.

VIII

Eine hochgradige Ermüdung kann den Tod herbeiführen.

Seit unserer Kindheit ist uns bekannt, daß ein Krieger, der nach der Schlacht von Marathon nach Athen lief, um hier den Sieg des Miltiades über die Perser zu verkünden, tot zu Boden fiel, als er die Thore der Stadt erreicht und seine Botschaft verkündet hatte. Ein ähnlicher Fall hat sich kürzlich nach einer Radwettfahrt zugetragen.

Auf den Alpen sind die Folgen der Erschöpfung noch mehr zu befürchten als in der Ebene, weil sich dort zu ihnen die Wirkung der verdünnten Luft gesellen und außerdem daselbst leicht auch Unwetter eintreten kann. Mit dem Radfahrer verglichen hat der Alpinist den Nachteil, daß er, sobald er merkt, daß ihm die Kräfte schwinden, nicht anhalten kann, wo und wann er will.

Zwei Schwierigkeiten machen die Untersuchungen über die Erschöpfung bei nervösen Personen unsicher. Die erste besteht darin, daß man nicht weiß, über wieviel Energie dieselben verfügen. Sie gleichen Leuten, um mich bildlich auszudrücken, die sich auf eine Reise begeben, ohne zu wissen, was sie in der Börse haben. Die zweite ist die, daß man nicht weiß, was sie auf der Reise ausgeben. Es kann daher nicht wunder nehmen, wenn ihnen auch auf einer nicht langen Reise Bedenkliches zustößt.

Suchen wir jetzt die Ermüdungserscheinungen, die bei nervösen und schwächlichen Personen auftreten, näher ins Auge zu fassen. Es kann nicht genug betont werden, daß solche Personen über die Leistungsfähigkeit ihres Körpers nicht selten in einer argen Täuschung befangen sind.

Die Ermüdung beginnt hier mit einer gewissen Erregung. Diese täuscht den Betreffenden nicht selten den Irrtum vor, daß sie sich kräftiger fühlen, als sie in Wirklichkeit sind. Es ist dies eine Erscheinung, wie wir sie ähnlich bei denjenigen finden, die sich berauscht haben. Durch den Alkohol angeregt halten auch sie sich für gekräftigt, vermögen aber in Wirklichkeit der Ermüdung nur um so geringeren Widerstand entgegenzusetzen. Man erkennt nervöse Personen sogar oft an der Vorliebe, die sie für alle Arten des Sports zeigen. Der Physiologe aber weiß, daß die Ermüdung bei ihnen schneller eintritt und einen intensiveren Charakter annimmt, als bei kräftigen Personen. Wenn der Arzt zuweilen sagen hört: „Ich muß mich viel bewegen, weil ich mich sonst nicht wohl fühle", so hält er dies nicht in jedem Falle für ein erfreuliches Zeichen, sondern er sucht zunächst zu ermitteln, ob das Wohlbefinden, das der Betreffende in der Ermüdung zu finden glaubt, auch wirklich ein normaler Zustand ist. Leider ist dieses Gebiet der medizinischen Wissenschaft noch sehr dunkel. Die Hauptschwierigkeiten, welche den Ärzten bei dessen Erforschung entgegentreten, liegen darin begründet, daß die mangelhaften Funktionen des Organismus erst zu Tage treten, wenn derselbe bereits stark abgenutzt ist.

Die nervöse Erregung, welche die durch die Ermüdung im Körper angehäuften Zersetzungsprodukte hervorrufen, verhindert uns, beurteilen zu können, über wieviel nervöse Spannkraft wir noch verfügen. Das Schlimmste ist, daß man Energievorräte angreift und täglich verbraucht, ohne zu wissen, wieviel einem davon übrigbleibt, und wieviel man durch Ruhe neu gewinnen kann. Unglücklicherweise wird der nervöse Erregungszustand gerade von denjenigen Personen am meisten gesucht, deren Energievorräte am stärksten erschöpft sind. Sie gleichen hierin Morphinisten, die jenes gefährliche Mittel nicht gebrauchen, um schlafen zu können, sondern um sich anzuregen. Jeder wird vielleicht schwächliche, besonders nervöse und hysterische Personen kennen, welche sich rühmen, niemals gewußt zu haben, was Ermüdung sei.

Tissié[1] hat kürzlich mit großem Erfolg die Ermüdungserscheinungen studiert, die bei schwachen und ermüdeten Personen auftreten. Er zeigt, wie oftmals gleichzeitig der Arzt und der Kranke von diesem physiologischen Paradoxon irre geleitet werden, und wie dem Kranken häufig geraten wird, durch Bewegung die scheinbar überflüssige Kraft zu verbrauchen, während das richtige Maß der Bewegungsübung bereits überschritten und dem Kranken vielmehr Ruhe, aber nicht Bewegung anzuempfehlen ist. Féré[2] hat gezeigt, daß nervöse Ermüdung und tiefe Gemütsbewegungen in höherem Grade vergiftend wirken als die eigentlichen Gifte. Auch die Muskelermüdung ist eine Vergiftung.

Welch merkwürdiger und besorgniserregender Zustand, in dem sich schwache Menschen befinden!

---

[1] Ph. Tissié, La fatigue chez les débiles nerveux ou fatigués. Revue scientifique, novembre et decembre 1896.

[2] Féré. Société de biologie, 25 juillet 1885, p. 497. — Influence des agents physiques et des chocs moraux sur l'intoxication. Société de biologie, 19 ott. 1895.

Ihr Körper gleicht einem Betriebe, dessen Kassierer den Prinzipal weder über den Kassenbestand, noch über die fortgesetzt eintretenden Verluste unterrichtet. Die Geschäfte gehen ununterbrochen weiter, ohne daß eine Bilanz gezogen wird. Verschwendung und Festlichkeiten nehmen zu, je näher der Bankerott heranrückt. Der Kassierer ist das Nervensystem.

IX

Als ein Beispiel dieser verhängnisvollen Überschätzung der eigenen Körperkräfte führe ich die Gebrüder Raffaello und Alfonso Zoja an, zwei Söhne des zu Pavia lebenden Universitätsprofessors der Anatomie, welche im Jahre 1896 in einer Höhe von 2100 m den Tod fanden. Raffaello Zoja hatte sich, trotz seiner Jugend, als Biologe und passionierter Forscher bereits einen Namen erworben. Ihm waren alle Zweige seiner Wissenschaft bekannt, und er fand neue Wege, um die Wahrheit zu suchen. Alfonso war ein liebenswürdiger Charakter, der im Laboratorium von Professor Golgi, abgeschieden von der Welt, seine Studien betrieb und dem Ruhme seines Großvaters, des berühmten Anatomen Panizza, nachzustreben suchte.

Während ich hier über ihren Tod berichte, der in den Annalen des Alpinismus immer als einer der traurigsten Vorfälle verzeichnet bleiben wird, bemerke ich, daß ich an den Verlust dieser beiden vortrefflichen jungen Männer, auf welche die Universität Pavia wie die Wissenschaft gleich glänzende Hoffnungen gesetzt hatte, nur mit dem tiefen Schmerze eines Freundes denken kann.

Dr. de Filippi, ein früherer Schüler von mir und gegenwärtig Assistent an der chirurgischen Klinik zu Bologna, begleitete die beiden Brüder an jenem verhängnisvollen Tage. Auf meine Bitte sandte er mir einen Bericht über jenen Unglücksfall, den ich als ein Zeichen gemeinsamer Trauer nachstehend wörtlich wiedergebe:

„Bologna, am 3. Dezember 1896.

Lieber Lehrer!

Ich habe seit jenem Unglücksfall, über den Sie mich baten, Ihnen für Ihr Buch einen genauen Bericht zu senden, erst einige Zeit verstreichen lassen wollen, in der Hoffnung, daß die Zeit den gewaltigen Eindruck, der, angesichts des tiefen Herzeleids der unglücklichen Familie, damals wie später in meiner Seele zurückblieb, etwas lindern würde. Aber auch jetzt noch erschüttert mich der Gedanke an jene Stunden in einer Weise, daß es mir kaum gelingen wird, den Thatbestand richtig zu beurteilen und kritisch zu analysieren.

Ich beginne mit einigen Bemerkungen über den physischen Zustand und die Vergangenheit der beiden jungen Männer, die ich von dem Bruder derselben, Dr. LUIGI ZOJA, erhalten habe. Der ältere der beiden Brüder, RAFFAELLO, war 27 Jahre alt. Er war ein hochgewachsener junger Mann, dabei mager und blond, mit einem etwas hageren, fast asketischen Gesichte, seine Züge waren fein und zeigten einen milden, immer heiteren Ausdruck. Sein Kopf war der eines Gelehrten, der Körper war nicht sehr entwickelt, ohne daß man denselben als schwächlich bezeichnen konnte. Er hatte kein Herzleiden: im Jahre 1892—93 hatte er an einer Gastrointestinalstörung gelitten, welche Krankheit von nervösen Erscheinungen begleitet war. Letztere äußerten sich in einer cerebralen Ermüdung, die ihn für eine längere geistige Arbeit unfähig machte. Mit der Heilung der Verdauungsstörungen schwanden jedoch auch diese Beschwerden, so daß er sich i. J. 1894 sogar einer guten Gesundheit erfreute. In diesem Jahre trat bei ihm eine intestinale Intoxikation auf, deren Ursprung dunkel blieb. Dieselbe brach akut mit Erbrechen aus und war von erschreckenden Ohnmachtsanfällen begleitet. Sie währte einige Tage, dann erholte er sich sehr schnell. 1895 litten alle drei Brüder an einer gelinden Form von Scharlach ohne Nierenkomplikation. RAFFAELLO unternahm seit zwei Jahren mit seinen Brüdern Ausflüge in die Alpen und stieg mit diesen wiederholt bis zu 3000 m, einmal sogar bis zu 3600 m empor, ohne je eine Beschwerde empfunden zu haben. Nur als er einmal aufstieg, nachdem er bis 2 Uhr nachts getanzt und darauf nicht geruht hatte, überfiel ihn nahe am Gipfel (2400 m) eine allgemeine Kraftlosigkeit, die von einer ausgesprochenen Apathie begleitet war. Er konnte jedoch die kleine Steigung bis zur Spitze noch zurücklegen und erholte sich während des Abstieges sofort. Sein Bruder LUIGI glaubt, daß dies ein Anfall von Bergkrankheit gewesen sei. In diesem Jahr hatten wir alle zusammen zwei aus dem Thale Vigezzo emporragende Berge bestiegen, die wenige Meter höher waren als der Gridone, ohne daß hierbei an ihm auch nur das geringste Leiden bemerkbar gewesen wäre. Bei keinem Aufstiege hatten die Gebrüder ZOJA schlechtes Wetter mit heftigem Schneesturm gehabt. Ich füge hinzu, daß RAFFAELLO sehr empfindlich gegen Kälte war.

Der zweite Bruder ALFONSO war 19 Jahre alt. Nachdem derselbe bis zum 17. Jahre ziemlich schmächtig gewesen war, hatte er sich dann sehr schnell entwickelt. Er war ein wohlgebauter Jüngling, mager, aber von kräftigem Aussehen und sehr gewandt, so daß man an ihm den Turner erkannte. Außer an dem erwähnten Scharlachfieber hatte er niemals an einer Krankheit gelitten. Seit zwei Jahren begleitete er seine Brüder auf ihren Alpentouren und war bis zu 2800 m mit ihnen aufgestiegen, ohne irgend welche Störung dabei erlitten zu haben. Trotz seiner Magerkeit aß er viel, worüber wir oft mit ihm scherzten. Vielleicht war dies eine Folge seiner schnellen Körperentwickelung.

Am Abend des 25. September gingen Raffaello und Alfonso, nachdem alles für eine Alpentour vorbereitet war, gegen $9^1/_2$ Uhr zu Bett, um einige Stunden zu ruhen. Seit mehreren Tagen waren sie nicht mehr auf die Berge gestiegen. Am letzten Tage hatten sie nur einen einfachen, nicht ermüdenden Spaziergang gemacht. Um Mitternacht brachen wir, nachdem wir wie gewöhnlich etwas gegessen hatten, bei schönstem Wetter auf. Vier und eine halbe Stunde lang gingen wir dann in der gewohnten heiteren Stimmung fast immer in der Ebene am Strom entlang. Den gut mit Lebensmitteln versehenen Tornister trug jeder von uns, wie dies bei allen unseren Ausflügen geschah, abwechselnd eine Stunde lang. In einem anderthalbstündigen, nicht ermüdenden Aufstiege erreichten wir so die letzte Alpe (1200 m hoch). Es war um 6 Uhr vormittags. Hier nahmen wir unser erstes Frühstück ein, das aus Brot, Eiern, Käse und Thee bestand. Da die Gebrüder Zoja Abstinenzler waren und auch ich bei Bergtouren Thee oder Kaffee dem Weine vorziehe, so hatten wir diesen nicht mitgenommen. Nach einer halben Stunde gingen wir weiter. Um 8 Uhr befanden wir uns vor einer steilen Felswand, von deren Erkletterung wir uns das größte Vergnügen versprachen. Ich nahm den Tornister und behielt denselben von da an immer selbst. Ich that dies nicht, weil die Gefährten mir müde zu sein schienen, sondern weil ich ihnen die Empfindung des nicht im Gleichgewichtseins ersparen und ihnen dadurch den Aufstieg sicherer machen wollte. Derselbe war fast eine Enttäuschung. Er war keinesfalls schwieriger gewesen als die, die wir sonst schon in diesem Jahr zusammen unternommen hatten, so daß es uns kaum der Mühe wert schien, für so wenig Lohn so weit gegangen zu sein. Das Wetter war beständig schön; an den entfernten Ketten sah man nur wenige Wolken, von Norden her wehte eine leichte, nicht unangenehme Brise. Gegen 11 Uhr hüllte uns ein Windstoß plötzlich in einen durchsichtigen Nebel und zugleich fiel zeitweise ein feiner Hagel.

Dieser unvorhergesehene Wetterumschlag hielt vielleicht etwas weniger als 15 Minuten an, darauf hatten wir wieder hellen Sonnenschein. Wir befanden uns schon nahe am Gipfel und hatten uns wenig um den Wetterwechsel gekümmert. Kurz vor Mittag waren wir bereits auf dem äußersten Kamm der Roccie di Gridone (ungefähr 2100 m hoch) angelangt. Da wir den Aufstieg als beendet ansehen konnten, so setzten wir uns ruhig nieder, um zu frühstücken und die Aussicht zu genießen. Wir wußten, daß wir nur noch drei nicht schwer zu besteigende und wenig höher liegende Spitzen zu überwinden hatten, um den Fußpfad der Bocchetta di Fornale zu erreichen und an die tiefer gelegenen Almen des Thales Cannobina zu gelangen, ein Weg, der höchstens vier Stunden in Anspruch nimmt. Wir aßen alle drei, aber ich kann jetzt nicht sagen, ob die Gebrüder Zoja weniger als sonst genossen. Gewiß ist, daß sie sich in der gewöhnlichen guten Stimmung befanden; sie waren mir während des letzten Teiles des Aufstieges nicht einmal ermüdet erschienen und ich hatte bis dahin nicht die leiseste Ahnung, daß ihr Zustand ein anormaler sei. Es ist Ihnen bekannt, daß sich, während wir so dasaßen, plötzlich und ohne daß wir Zeit fanden, uns über einen Wetterwechsel Rechenschaft zu geben, von Norden her ein Gewitter erhob. In weniger als 10 Minuten waren wir in eine dichte Wolke gehüllt, welche uns bis auf wenige Meter Entfernung die Aussicht benahm. Es begann in großen, dicken Flocken zu schneien, so daß der Fels plötzlich bedeckt war und der Schnee nach einer Viertelstunde fast eine Hand hoch lag. Der sehr heftige Wind verursachte ein schreckliches Schneegestöber; es war ein Unwetter, wie es für mich in dieser Höhe durchaus neu war, und dessen Heftigkeit in dieser Gegend gewiß eine Ausnahme ist. Keinem von uns kam der Gedanke, die steile Felswand, welche wir erstiegen hatten, wieder hinabzusteigen. So nahm ich den Tornister und wir gingen weiter. Bei den ersten Schritten aber bemerkte ich sofort, daß wir nur langsam vorwärts kamen, und daß meine Gefährten unsicher gingen. Ich dachte anfangs, daß es der Wind sei, der den ungewohnten Gang auf dem Gebirgskamm so beschwerlich machte, und gab dem mir zunächst folgenden Raffaello den Rat, auf allen Vieren zu kriechen, wenn er sich nicht sicher fühlen sollte. Um die beiden am Ausgleiten zu verhindern, achtete ich dann mehr auf das Seil als auf sie selbst. Nach kaum einer halben Stunde bat mich Raffaello, ein wenig anzuhalten, da der Wind ihm den Atem benehme. Dann bemerkte ich, daß sie alle beide unwohl waren, und daß ihr mühsamer Gang nicht etwa nur die Wirkung des Eindrucks war, den das Unwetter auf sie gemacht hatte. Sie waren blaß, klapperten mit den Zähnen, klagten über Übelkeit und etwas Kopfschmerz, waren apathisch und schwiegen auf meine Scherze und die Zusprachen, mit denen ich sie aufzumuntern suchte. Ihr Schritt und ihre Bewegungen waren schwach und energielos. Sie sagten nicht, daß sie Furcht hätten, sondern nur, daß sie müde seien, und daß sie, wenn ich sie ein wenig ruhen lassen wollte, besser vorwärts gehen würden. Darauf begann ein langer Kampf. Ich suchte sie mit allen mir zu Gebote stehenden Mitteln vorwärts zu ziehen und sie am Stillstehen zu verhindern, das sie jeden Augenblick von neuem versuchten. So war das Weitergehen für uns alle eine Qual. Links und rechts von uns waren steil abschüssige Felswände, und wir mußten einzeln gehen, weil ich es für nötig hielt, jeden ihrer

Schritte zu beachten. Nur an solchen Stellen schritten wir nebeneinander fort, an denen ich an dem einen Abhang gehen konnte, während sie auf dem anderen gingen und das Seil sich über die Höhe des Kammes spannte.

Um 4 Uhr nachmittags hatte ich jede Hoffnung, den Paß noch vor Einbruch der Nacht zu erreichen, aufgegeben. Das Unwetter dauerte fort, wir hatten kaum mehr als ein Drittel des Kammes hinter uns, und ohne die uns bedrohende Katastrophe vorherzusehen, begriff ich, daß meine kranken Gefährten in ihrem Zustande physischer und geistiger Kraftlosigkeit sich für einen nächtlichen Aufenthalt auf dem Schnee in den denkbar ungünstigsten Bedingungen befanden. Ich entschied mich sodann, in einer Rinne der Wand des Thales von Cannobina einen direkten Abstieg zu versuchen. Da der Schnee uns bis zu den Knieen ging, so kamen wir nur langsam abwärts. Die Zojas gingen voran, ich folgte ihnen und hielt sie mit dem Seile, da sie mehr glitten, als daß sie die Hände und Füße gebrauchten, wie es die Lage erfordert hätte. Eine halbe Stunde lang stiegen wir auf diese Weise abwärts und waren bereits 60 bis 70 m von dem Kamm entfernt, als uns ein vertikal abstürzender Fels den weiteren Weg versperrte. Ich band mich los und suchte eine Viertelstunde lang in der Rinne und an den Seitenteilen der Wand nach einem Ausweg; aber vergebens. Da es selbst für einen Wagehals unmöglich gewesen wäre, hier hinab zu gelangen, so mußten wir uns entschließen, auf den Gebirgskamm zurückzukehren. Die Rinne war steil, und wenn meine Gefährten jetzt schon mühsam vorwärts kamen, so wäre es nach der uns bevorstehenden Nacht doch noch schlimmer gewesen. Auf mein dringendes Bitten versuchten sie etwas zu essen, aber infolge der Übelkeit spieen sie die halbgekauten Bissen wieder aus. Sie tranken einen Schluck Thee und nahmen widerwillig den Aufstieg wieder auf. Derselbe währte nicht länger als eine Stunde, schien aber unter diesen Umständen eine Ewigkeit zu dauern. Als wir den Kamm um 6 Uhr nachmittags wieder erreicht hatten, war die Nacht bereits hereingebrochen. Wir waren ungefähr 2100 m hoch. In wenigen Minuten fand ich etwas unterhalb des Kammes eine mehrere Quadratmeter große Felsplatte, die uns, wenn auch nicht vor dem Schnee, so doch vor dem Winde schützte. Hier blieben wir. Den Zojas stand es auf dem Gesichte geschrieben, wie zufrieden sie waren, nicht weiter gehen zu müssen.

Raffaello beunruhigte mich sofort. Er saß regungslos mit geöffneten Augen und etwas starrem Blicke da. Er zitterte nicht, noch klapperten ihm wie Alfonso und mir die Zähne, aber er sprach nur, wenn er gefragt wurde, und sagte dann, daß er sich jetzt wohl befände, und daß ihn nicht mehr friere. Er atmete regelmäßig, sein Puls war etwas schnell, klein, rhythmisch und ziemlich leicht deprimierbar. Auch Alfonso schien müde und apathisch, aber er befand sich augenscheinlich nicht in dem gleichen Zustande der Erschöpfung wie sein Bruder. Sie tranken ein wenig von dem Thee, der uns noch geblieben war. Die Streichhölzer waren in der Tasche feucht geworden, wir konnten mit denselben weder die Laterne noch die Kaffeemaschine anzünden. Von neuem, aber vergebens, versuchte ich die beiden zu bewegen, etwas zu essen. Fast sofort begannen wir bei Raffaello mit der Massage; Alfonso massierte ihn an den Gelenken und ich am Rumpf. Dabei zwangen wir ihn zum Sprechen, damit er nur nicht einschliefe. Es schneite immer mit gleicher Heftigkeit fort, ab und zu schüttelten Alfonso und ich den Schnee uns von den Schultern. Wir mußten 1—2° über Null haben. Der Zustand Raffaellos verschlechterte sich nach und nach unmerklich. Ich schloß dies aus den verspäteten Antworten auf meine Fragen, sowie daraus, daß ich meine Fragen mehrmals wiederholen mußte. Der Puls wurde frequenter. In einem gewissen Momente, nachdem ich schreiend mehrmals eine Frage wiederholt hatte, sah er mich mit weitaufgerissenen Augen fremdartig an und sagte langsam: „Ich verstehe nicht." Dann nahm ich die Massage mit dem Schnee von neuem vor und rieb energisch Brust und Rücken. Von Zeit zu Zeit hielten Alfonso und ich einige Minuten lang sehr erschöpft inne. Ich achtete wenig auf ihn, ihm klapperten vor Kälte die Zähne und er sprach wenig. Er schien bei vollem Bewußtsein, bemerkte aber nicht den bedenklichen Zustand des Bruders. Um Mitternacht hörte das Unwetter ebenso schnell auf, wie es entstanden war, und in wenigen Minuten hatten wir einen sternklaren Himmel und hellen Mondschein. Es begann sofort zu frieren. Aus der Schnelligkeit, mit welcher sich Eiszapfen an den Felsen bildeten, schloß ich, daß die Temperatur ziemlich niedrig war. Wir hatten vielleicht 6—7° Kälte, doch ist es, durchnäßt und müde, wie ich war, inmitten des gefrorenen Schnees schwierig, sich hierüber genaue Rechenschaft zu geben. Kurz darauf bemerkte Alfonso, daß der Bruder die an ihn gerichteten Fragen überhaupt nicht mehr beantwortete. Ich sagte ihm, es sei der Schlaf, und daß er stark zu massieren fortfahren möge. Es half zwar wenig, aber es diente dazu, Alfonso wach zu erhalten und die anhaltende Bewegung schützte ihn einigermaßen gegen die Einwirkung der Kälte. Raffaello befand sich nun, wie ich glaube, im Zustande vollkommener Bewußtlosigkeit; der Puls war fadenförmig und schnell, der Atem noch regelmäßig, es erfolgte keine Zuckung; erhob man seinen Arm, so fiel derselbe wie gelähmt schlaff nieder, auf äußere Reize erfolgte keine Reaktion, der Blick war starr, fast gläsern. In einem kurzdauernden Delirium sagte er einige sinnlose Worte, die er aber nur mit Mühe aussprechen konnte.

Gegen 1 Uhr schien es mir, als ob sein Atem sich verlangsamte, er wurde weniger regelmäßig. Wir legten ihn auf den Rücken (um besser gegen den Schnee geschützt zu sein, hatte er bisher an den Felsen gestützt gesessen) und versuchten die künstliche Respiration, indem wir fortwährend die Brust rieben. Alfonso schwieg und ich wagte nicht, ihm ins Gesicht zu sehen — aber er begriff noch nicht. So verlief eine weitere Stunde. Plötzlich bemerkte ich, daß die Haut des Kranken sich mit Schweiß bedeckte und fast zu gleicher Zeit die vollständige Schlaffheit des Todes eintrat. Das Herz stand zuerst still, darauf konnte ich noch bemerken, wie der Thorax sich für eine Inspiration aktiv erhob. Es war 2 Uhr nachts.

Alfonso hatte noch nichts bemerkt und führte noch einige künstliche Inspirationsbewegungen an dem Bruder aus. Dann fühlte er, wie der Arm desselben zwischen seinen Händen steif wurde, er ließ ihn fallen, indem er sofort entsetzt fragte: „Ist er tot?“ Ich neigte den Kopf, und er begann leise, ohne Schluchzen zu weinen, ab und zu die Worte wiederholend: „Povero Jello!“ Mit Mühe legte ich den schon steif gewordenen Körper an den Felsen, wo er teilweise durch eine kleine Vertiefung geschützt war, und suchte meine eigene bittere Seelenangst zu unterdrücken und an den Überlebenden zu denken. Sobald dieser mit der Massage innehielt, empfand er sofort stark die Kälte und kauerte neben mir nieder, während ich seinen Körper klopfte und rieb. Ich konnte ihn zu keiner aktiven Bewegung bringen. Er war nicht mehr vollkommen bei Bewußtsein. Ab und zu wiederholte er weinend den Namen des Bruders, aber ohne jenen herzzerreißenden Schmerz, den er unter normalen Bedingungen empfunden haben würde. Er weinte fast wie ein Kind, resigniert, es lag darin mehr Klage als Verzweiflung. Dann empfand er wieder Frost, zitterte, drückte sich an mich und bat mich, mit dem Reiben fortzufahren. Der Mond erhellte alles mit glänzendem Lichte, es fehlten nur noch 3 Stunden bis zum Tagesanbruch. Mir kam der Gedanke, dem angsterregenden Anblick des Leichnams zu entfliehen und uns auch der Kälte wegen wieder auf den Weg, wenn auch nur sehr langsam, zu machen. Aber es war unmöglich, Alfonso zum Stehen zu bringen. Er versuchte sich aufzurichten, indem er sich auf mich stützte, aber die Beine sanken ihm wie gelähmt zusammen. So mußte ich mich in ein langes, unthätiges Warten finden. Ich beunruhigte mich nicht sehr, denn obwohl ich sah, daß Alfonso sehr müde und von der Bergkrankheit geistig niedergedrückt war und außerdem, halb betäubt von dem schrecklichen Unglück, von Kälte starr dasaß, hoffte ich doch, daß in wenigen Stunden der Tagesanbruch und die Sonnenwärme ihn zum Weitergehen befähigen würden. Schritt für Schritt würden wir dann den Fußpfad erreicht haben, der unsere

Rettung war. Um 6 Uhr begann es zu tagen, aber ALFONSO befand sich immer noch in demselben Zustand. Um einen letzten Versuch zu machen, fegte ich, so gut es ging, den Schnee von einem Teil des Felsens ab, ließ ihn sich niederlegen und sagte ihm, er möge versuchen, etwas zu schlafen. Mit Tagesanbruch nahm die Kälte zu, ich legte mich über ihn und beobachtete ihn aufmerksam. Er fiel trotz der unbequemen Lage und meines auf ihm liegenden und den Atem behindernden Körpers fast sofort in einen ziemlich tiefen normalen Schlaf, der aber keiner Betäubung glich. So schlief er fast eine Stunde und erwachte von selbst gegen 7 Uhr, als es schon Tag war. Ich erreichte, daß er zwei Eier aß und um $7^1/_2$ Uhr konnten wir uns auf den Weg machen. Er ging wie ein Betrunkener und glitt fast bei jedem Schritt aus. Ich selbst fühlte mich nicht sehr fest auf den Beinen, aber mit der Bewegung kehrten bei mir die Elasticität und die Sicherheit schnell zurück. ALFONSO dagegen erschien völlig erschöpft, wenigstens bemerkte ich nicht, daß die mildere Temperatur seinen Zustand verbesserte. Ich mußte zulassen, daß wir immer nach wenigen Minuten ein wenig anhielten, und diese Rast verlängerte sich immer mehr, so daß wir für den Weg, den man normalerweise in wenig mehr als einer Viertelstunde zurücklegt, zwei volle Stunden gebrauchten. Wir waren kaum 20 m unter der letzten Erhöhung, die uns von dem Col trennte. ALFONSO hatte mehrere Minuten gesessen und widerstand allen meinen Bitten, doch eine letzte Anstrengung zu versuchen. Ihm klapperten von neuem die Zähne. Eine Zeit lang beantwortete er noch meine dringenden Fragen, indem er mich bat, ihn noch ruhen zu lassen. Dann sprach er fast nichts mehr, obwohl er verstand, was ich sagte. Er empfand nur Müdigkeit, nichts weiter. Ich setzte mich neben ihn und sprach mit ihm von dem Bruder, indem ich hoffte, ihn aus seinem apathischen Zustande aufzurütteln. Er sagte zu mir: „Wenn wir nach Finero (ein größerer Flecken im Thale Cannobina) kommen, werden wir an GIGI telegraphieren und ich werde ihn erwarten, um mit ihm nach Hause zurückzukehren.“ Diese Reden zeigen mehr als irgend welche Beschreibung seine völlige Unkenntnis seines eigenen Zustandes. Ich fühlte mich beunruhigt. Seine Antworten fingen an, sich zu verspäten. Er war augenscheinlich physisch stark entkräftet. Er war so erschöpft, daß ich nicht wußte, wie ich ihn über die nächsten beiden Stunden bringen sollte. Ich drang wieder in ihn, doch mit mir weiterzugehen, aber ich bemerkte bald mit wahrer Todesangst, daß er es nicht mehr vermochte. Mir blieb kein anderer Ausweg, als ihn auf einer engen mit Schnee bedeckten und zwei Schritte von uns entfernten, steil abschießenden Felsrinne hinuntergleiten zu lassen. Ich erreichte, während er noch bei Bewußtsein war, daß er sich bis dorthin mit meiner Hilfe schleppte, und begann ihn in sitzender Stellung auf dem Schnee niedergleiten zu lassen, indem ich ihm empfahl, sich so viel als möglich mit den Armen zu stemmen. Als das Seil nicht mehr reichte (wir waren ungefähr in 5 m Entfernung zusammengebunden), legte ich mich ebenfalls in die schmale Rinne. Er hing mit seinem ganzen Gewicht an meinem Gürtel, da ich beide Hände nötig hatte, um ihn und mich im Abrutschen aufzuhalten, wozu mir die festen Felsvorsprünge, die an den Seitenrändern der Rinne glücklicherweise ziemlich häufig waren, dienten. Vorsichtig glitten wir so fünfzig Meter hinab. Plötzlich merkte ich, der ich auf einer Seite liegend hinabglitt, daß die Spannung des Seiles nachließ. Als ich mich umwandte, sah ich Alfonso fast auf allen Vieren hingestreckt liegen und mit den Händen im Schnee wühlen. Ich rief ihn an, aber ohne Erfolg. Ich befreite mich von dem Seil, band das Ende desselben an einem Felsvorsprung fest und glitt schnell zu ihm hinab. Ich fand ihn bewußtlos, der Atem ging langsam und der Puls war klein und schnell. Es mußte 10 Uhr vormittags sein. Ich massierte ihn mit Schnee, halb betäubt von dem Verhängnis, das uns verfolgte. Nach etwa einer Stunde starb er ruhig und ohne Zuckungen, mit einer fortwährenden Verlangsamung der Atemzüge, während der Puls immer kleiner und schneller wurde. Ich fühlte mich erschöpft. Sobald es mir möglich war, stieg ich zum Kamm hinauf, von dem aus ich in einer halben Stunde den Fußpfad erreichte."

X

Unter den Berichten, welche von Alpinisten über Unglücksfälle auf den Alpen mit tragischem Ausgang veröffentlicht sind, dürfte es wenige geben, die denjenigen, den mir Dr. de Filippi in dem vorstehenden Briefe zugesandt hat, an ruhiger Beobachtung der einzelnen Vorgänge übertreffen. So lange es eine Physiologie der Ermüdung geben wird, werden diese Seiten nicht vergessen werden.

Der Bericht dürfte außerdem auch für den Pathologen von Interesse sein, für den die Erkenntnis der Vorgänge eines plötzlich eintretenden Sterbens oftmals mit unüberwindlichen Schwierigkeiten verbunden ist. Sehr häufig wird der Tod, wie im vorliegenden Falle, durch eine Lähmung des Herzens herbeigeführt. Es ist uns allen bekannt, daß während einer heftigen Gemütsbewegung das Herz stärker und schneller schlägt. Es giebt Menschen, welche, wenn ihnen ein schweres Unglück zustößt, einen Druck empfinden, als ob ihnen der Atem fehle. Der dann auftretende Seufzer ist eine tiefe Inspiration, welche wir ausführen, um die mangelhafte Atmung zu ergänzen. Wenn man Tiere unter eine pneumatische Glocke setzt und innerhalb derselben die Luft verdünnt, so fallen sie in Schlaf und holen von Zeit zu Zeit tief Atem. Ich habe schon mitgeteilt, wie ich während meines Aufenthaltes in der Hütte Königin Margerita beobachten konnte, daß einige Personen und ein Hund während des ganzen Tages tief seufzten.

Es giebt Frauen, welche beim Anblick oder auch bei der einfachen Nachricht eines Unglücksfalles oder bei einem unerwarteten Lärm ohnmächtig werden. Wahrscheinlich liegt auch in solchen Fällen eine auf eine mangelhafte centrale Innervation zurückzuführende Herzlähmung vor, indem die nervösen Centren infolge der Emotion schnell erschöpft werden.

Wie sehr Gemütsbewegungen die Herzthätigkeit zu schwächen vermögen, habe ich vor einigen Jahren bei Gelegenheit eines ernsten Trauerfalls an mir selbst beobachten können. Als ich damals die Treppen meines Hauses hinaufstieg, bemerkte ich zum erstenmal, daß mir der Atem fehlte, so daß ich die Schritte verlangsamen und zuweilen still stehen mußte. Der Puls war sehr beschleunigt und ich empfand die Schläge des Herzens. Es war eine Erscheinung, wie sie sehr oft bei der Bergkrankheit auftritt. Infolge der durch die Emotion oder durch die Ermüdung entstandenen centralen Erschöpfung kontrahiert sich das Herz nicht mehr vollständig und bleibt etwas erweitert, die Cirkulation in den Lungen verläuft träger und der Gaswechsel in denselben bleibt daher ein ungenügender. Dies ist die erste Ursache der Atembeklemmung, bei welcher das Herz durch beschleunigte Thätigkeit die nicht vollständig ausgeführten Kontraktionen zu kompensieren sucht. Wird die Herzinnervation immer mangelhafter, so tritt schließlich eine Lähmung des Herzens auf, welche in allen Fällen augenblicklich den Tod nach sich zieht.

So erklärt sich uns, wie alte und schwächliche Personen zuweilen der Wirkung einer Gemütsbewegung erliegen können. Vielleicht wurde auch auf diese Weise bei Alfonso Zoja der Tod herbeigeführt.

Heftige Gemütsbewegungen und die Wirkung der Ermüdung werden noch gefährlicher, wenn die äußere Temperatur sehr niedrig ist, und tödlich, wenn infolge der Herabsetzung der Funktionen des Gehirns und der Medulla diejenigen Centren, welche die Körpertemperatur und den Tonus der Blutgefäße regulieren, gelähmt sind.

Betrunkene sind dem Tod durch Erfrieren viel leichter ausgesetzt, als andere Personen. Ebenso müssen wir uns den Tod bei denjenigen erklären, denen es gelang, sich mittels Alkohols oder Absynths das Leben zu nehmen. Die alkoholartigen Flüssigkeiten als solche führen den Tod nicht herbei, sondern das in den gelähmten und erweiterten Gefäßen abgekühlte Blut findet im Innern des Organismus nicht mehr jene automatischen Funktionen vor, welche die Lebensprozesse anschüren und den Verbrennungsprozeß in den Geweben anregen, sobald das Blut sich abkühlt. Der Betreffende verliert immer mehr an

Körperwärme, das Bewußtsein erlischt, und nachdem Herz- und Respirationsthätigkeit aufgehört haben, tritt der Tod ein.

Im letzten Teile seines Briefes versucht Dr. F. DE FILIPPI eine Erklärung für den Tod der Gebrüder ZOJA, bezüglich welcher ich mit ihm völlig übereinstimme. „Der Hauptfaktor war vielleicht eine fortschreitende Schwäche der Herzthätigkeit und eine vasomotorische Lähmung. Sicher aber ist es eine Form, die sich unter keines der bekannten und in klassischer Weise beschriebenen Krankheitsbilder vollkommen einfügen läßt. Es ist auch möglich, daß es sich hier um eine wirkliche, durch die Ermüdungsprodukte herbeigeführte Vergiftung handelt, und daß dieser Faktor in allen Todesfällen auftritt, welche durch eine Erschöpfung nach muskulärer Überanstrengung veranlaßt werden. Individuen mit trägem Stoffwechsel, Organismen, bei denen der Verbrennungsprozeß unvollständig verläuft und die Elimination der zurückbleibenden Produkte langsam erfolgt, sind für diese Art der Vergiftung vielleicht besonders prädisponiert, zumal wenn die Kälte noch vermindernd auf die Aktivität des organischen Chemismus einwirkt. Bei RAFFAELLO verursachten Intoxikationen stets eine starke Erregung seines Nervensystems, während ALFONSO sich scheinbar in einem normalen physiologischen Zustande befand. Es ist möglich, daß für einen ermüdeten Organismus, der schon stundenlang an der Bergkrankheit gelitten, seit langer Zeit einen ungewöhnlichen Wärmeverlust erfahren und seit ungefähr 20 Stunden keine Nahrung zu sich genommen hatte, die durch den Tod des Bruders hervorgerufene Gemütsbewegung zu stark gewesen ist. Gewiß haben alle diese Faktoren zusammengewirkt. Bei unserer Unwissenheit über die Modifikationen des Stoffwechsels, welche die Bergkrankheit begleiten, können wir nicht sagen, ob letztere die Anhäufung der von der Ermüdung herrührenden Gifte im Organismus begünstigen kann, und sind daher gezwungen, auf dem ungewissen Gebiete der Hypothesen herumzutappen.“[1]

---

[1] Dr. DE FILIPPI begleitete als Arzt den Prinzen LUDWIG VON Savoyen, Herzog der Abruzzen, einen Neffen des Königs HUMBERT, nach Alaska und machte mit dem Herzog zusammen einen Aufstieg auf den Eliasberg (5950 m).

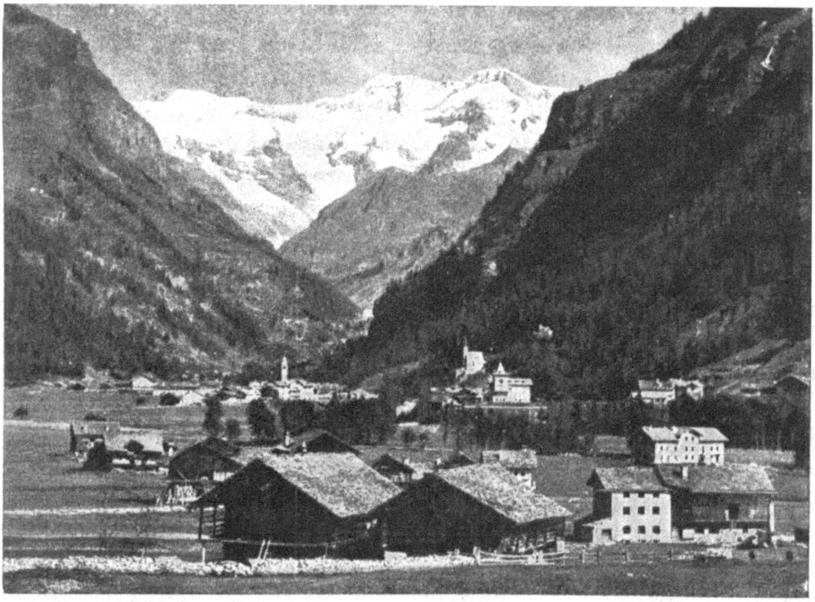

Gressoney St. Jean.

SIEBENTES KAPITEL.

Die Bergaufstiege. Unsere Lagerplätze. Die Hütten Gnifetti und Königin Margerita.

I

Nachdem wir einen allgemeinen Überblick über die Veränderungen gewonnen haben, welche die Ermüdung und die verdünnte Luft in den Hochalpen am Menschen hervorrufen, wollen wir im nachfolgenden zunächst die Einzelheiten der bei den Bergaufstiegen zu Tage tretenden Erscheinungen näher ins Auge fassen.

Ich habe bereits erwähnt, daß wir während eines Bergaufstiegs selbst nicht immer dieselben sind, sondern daß der Organismus je nach dem Grade, in welchem er ermüdet ist, in verschiedener Weise reagiert. Es lag in meiner Absicht, die während des ersten Teiles eines Aufstiegs auftretenden Erscheinungen von denen, welche später infolge der Ermüdung auftreten, zu sondern, welch letztere fast krankhaft sind.

Neben dem Gasthof zu Gressoney la Trinità wählte ich in der Thalebene an der linken Seite des Lys ein Terrain aus, das von der horizontal gelegenen Wiese gegen den Wasserfall an der Thalseite aufsteigt und von dem Fußpfad des Netscio durchschnitten wird. An einer gewissen Stelle, wo die Steigung der Wiese 50% betrug, maß ich im Verein mit dem Herrn Ingenieur BELLINI eine Höhe von 100 m ab. Der erste Teil der Steigung war jedoch etwas steiler als der zweite. Hier habe ich an mir selbst, sowie an vielen anderen Personen Versuche ausgeführt, indem wir im gewöhnlichen, sowie im Geschwind- und im Laufschritt die Anhöhe erstiegen. Aus denselben teile ich den folgenden mit, den ich im August des Jahres 1895 an mir selbst anstellte. Lufttemperatur 13°.

Zeit	Puls	Atem-beweg.	Temperatur im Rectum	Beobachtungen
9 Uhr 40 Min.	60	15	37,2°	
9 „ 42 „				Ich gehe von der Basis des Aufstiegs ab und gebrauche 6 Min. 55 Sek., um 100 m hoch aufzusteigen.
9 „ 53 „	114	30	37,7	
9 „ 55 „	88			
9 „ 56 „	84	21	37,8	
9 „ 58 „	84	20		
10 „ 3 „	84		37,8	Wiederholtes Husten.
10 „ 5 „	—	17	37,7	
10 „ 7 „	79	17		
10 „ 12 „	80	16		
10 „ 15 „	—	16	37,6	
10 „ 20 „	74	15	37,55	
10 „ 25 „	73	15		
10 „ 40 „	63		37,2	
10 „ 45 „	60			

Diese Zahlen lassen erkennen, in welcher Weise die Puls- und Atemfrequenz wie die Körpertemperatur zunehmen, wenn ich mein eigenes Körpergewicht (74 kg, Alter 49 Jahre) 100 m hoch erhebe. Nachdem der Puls 114 Schläge in der Minute erreicht hatte, fing derselbe an sich zu vermindern, während die innere Temperatur meines Körpers leicht erhöht blieb, dann während des Ruhezustandes langsam zunahm und schließlich die Normale ein wenig früher als der Puls erreichte.

Das für diesen Zweck verwandte Thermometer war ein Maximalthermometer nach BAUDIN mit sehr kleinem Bulbus. Dasselbe erreichte die Körpertemperatur in weniger als 2 Minuten. Die erste Ablesung führte ich um 9 Uhr 53 Minuten nach mehr als 4 Minuten, die zweite nach 3 Minuten aus.

Die Atemfrequenz kehrte zuerst wieder zur Normale zurück. Dieselbe nimmt verhältnismäßig schneller ab, als der Puls, während die Temperatur erst viel später eine deutliche Verminderung zeigt. Man kann daher sagen, daß von den drei Phänomenen, welche hier in Betracht kommen, zuerst die Respiration, dann der Puls und zuletzt die Temperatur sich vermindern. Um jede Spur dieser geringen Anstrengung im Organismus zum Verschwinden zu bringen, mußte ich noch eine Stunde auf dem Grase ausgestreckt in Ruhe verharren.

In der Tabelle findet sich die Angabe, daß ich einige Male hustete. Ich bin geneigt zu glauben, daß dies durch eine Anhäufung von Blut in den Lungen verursacht ward. Ich kann hierüber freilich nichts Bestimmtes aussagen, aber ich wüßte nicht, wie man diesen Husten, den man bei Bergbesteigungen besonders oft an schwächlichen Personen oder an solchen beobachtet, die sich (wie dies hier bei mir der Fall war) im Anfangsstadium der Anpassung befinden, anders erklären könnte.

II

Eine Strecke von 100 m in $3^1/_2$ Minuten zurücklegen zu können, hat man als das Maximum dessen bezeichnet, was ein Mensch bei Bergbesteigungen zu erreichen im stande sei. Um diese Fähigkeit genauer erkennen zu können, ließ ich mehrere Alpinisten nacheinander um die Wette steigen. Der Ingenieur Bellini, mit dem ich den zu durchlaufenden Weg vorher genau ausgemessen hatte, stand bei diesen Versuchen unten am Abgangsorte, während ich mich selbst oben ans Ziel gestellt hatte. Vor jedem Abgang zählte B. Puls- und Atemfrequenz der Versuchsperson, verzeichnete beides auf ein Blatt Papier, das er derselben mitgab und bezeichnete durch einen Wink mit der Hand den Moment, in welchem der Betreffende zu steigen begann.

Herr Borsalino Mario, ein Student von 18 Jahren, der ein Körpergewicht von 58 kg besaß, lief den erwähnten Weg von 100 m Höhe in 4 Minuten 33 Sekunden hinauf. Die untenstehende Tabelle enthält die genaueren Angaben dieser Beobachtung.[1]

---

[1] Borsalino Mario. 18 Jahre alt. Körpergewicht 58 kg.

	Zeit	Puls	Atembeweg.
	3 Uhr 20 Min.	76	21
	3 „ 34 „	66	
		70	
		68	
Abgang	4 „ — „	70	19

Kommt an in 4 Min. 33 Sek. Ungefähr eine Minute lang kann man den Puls nicht zählen, weil derselbe zu schwach und fadenförmig ist.

4 Uhr 6 Min. Nur 30 Sek. lang gezählt	150	31
	140	27
4 „ 8 „	120	26
4 „ 11 „	120	24
4 „ 23 „	108	
	106	22

Hustet mehrmals.

4 „ 43 „	90	18
4 „ 45 „	94	18

Die Atemfrequenz ist somit vor der des Pulses zur Normale zurückgekehrt.

5 Uhr 5 Min.	93	17
5 „ 20 „	87	17
5 „ 40 „	80	16
5 „ 43 „	72	17

Nach 1 Stunde und 40 Minuten ist die Herzthätigkeit noch nicht zur Norm zurückgekehrt.

Im ganzen wurden in dieser Weise acht Versuche ausgeführt. Ich beschränke mich darauf, nur noch denjenigen mitzuteilen, bei welchem die größte Geschwindigkeit erreicht wurde.[1]

Der Führer Lochmatter machte den Aufstieg von 100 m in 3 Minuten 45 Sekunden. Er sagte mir, daß dies das Maximum sei, das man aushalten könne, und daß man eine ebenso lange Strecke nach Beendigung der ersteren unmöglich mit der gleichen Schnelligkeit zurücklegen könne.

Während der ersten beiden Minuten schien mir die Pulsfrequenz nahe bei 160 zu sein. Als ich die Hand auf seine Brust legte, bemerkte ich bei ihm ein starkes Herzklopfen. Aber auch hier konnte ich den Puls nicht gut zählen. Es ist wahrscheinlich, daß sich das Herz in diesen Fällen nicht vollständig entleert.

Aus dem an dem Führer Lochmatter angestellten Versuche sieht man, wie sehr eine Gemütsbewegung an sich den Pulsschlag zu beschleunigen vermag. Nach der um 12 Uhr eingenommenen Mahlzeit betrug die Pulsfrequenz 73. Als wir auf die Wiese in der Nähe des Aufstiegs gingen und die andern den Wettlauf begannen, stieg dieselbe auf 82. Trotz der anempfohlenen Ruhe war es nicht möglich, eine Verminderung der Herzthätigkeit zu erreichen; die Pulsfrequenz stieg vielmehr von 88 auf 98. Der Puls verriet eine Gemütsbewegung

---

[1] Julius Lochmatter. 28 Jahre alt. Körpergewicht 75 kg. Führer.

Zeit	Puls	Atembeweg.
3 Uhr 18 Min.	71	13
3 „ 20 „	82	15
3 „ 30 „	88	

Da wir sahen, daß der Puls so beschleunigt war, veranlaßten wir ihn, sich zu setzen und sich auszuruhen.

Abgang 4 Uhr 13 Min.	98	20

Erreicht das Ziel in 3 Min. 45 Sek.

Zwei Minuten lang kann man den Puls nicht zählen, da er zu klein und fadenförmig ist. Atem 38.

Zeit	Puls	Atembeweg.
4 Uhr 18 Min.	140	33
4 „ 20 „	132	28
4 „ 22 „	130	26
Hustete ein wenig.		
4 „ 25 „	124	26
4 „ 27 „	120	20
Die Atemfrequenz wird vor der des Pulses normal.		
5 Uhr 2 Min.	106	20
5 „ 12 „	104	19
5 „ 20 „	102	17
5 „ 35 „	96	18

Nach $1^1/_2$ Stunde werden Puls und Atem weniger frequent, als sie vor dem Abgang gewesen waren.

sowie den Wunsch, die anderen Führer, von denen ich der Kürze wegen die erhaltenen Daten nicht angebe, an Schnelligkeit zu übertreffen.

Nach Beendigung der Abendmahlzeit zählte ich um 8 Uhr 30 Minuten, zu welcher Zeit der Puls doch hätte frequenter sein sollen, nur 74 Schläge in der Minute.

Während ich mit der Ausführung dieser Versuche beschäftigt war, traf ich einen jungen Bergbewohner, einen sehr starken Träger von 33 Jahren, der einen irregulären Puls hatte. Nachdem derselbe jenen Aufstieg von 100 m in 6 Minuten vollendet hatte, ward sein Puls regelmäßig.

Daß in solchen Fällen der Puls während der Ermüdung regelmäßig wird, ist schon von Christ und anderen, die sich mit solchen Untersuchungen beschäftigt haben, beobachtet worden. Auch im Fieberzustande verschwindet oft die manchen Personen eigene Irregularität des Pulses, welche an sich noch kein Krankheitszeichen ist. Oftmals finden sich solche Unregelmäßigkeiten des Pulses bei Rauchern, die aber davon geheilt werden, sobald sie das Rauchen aufgeben.

III

Um die Respirationsthätigkeit bei Bergaufstiegen zu bestimmen, genügt es nicht, die Zahl der Inspirationen zu zählen; man muß vielmehr das Luftquantum messen, das wir in unsere Lungen einführen.

Um zu sehen, um wie viel die Atemfrequenz beim Ersteigen von 100 m Höhe zunehme, verwandte ich zwei Kontatoren, von denen ich den einen unten beim Beginn des Aufstieges und den anderen oben am Ziel aufgestellt hatte. Die betreffende Versuchsperson setzte ihrem Gesichte die oben beschriebene Guttaperchamaske auf, legte sich auf die Erde und atmete durch die Ventile und den Kontator. Nachdem die Maske abgenommen war, stieg sie im gewöhnlichen Schritt bis zum Bestimmungsorte auf, wo der Versuch mittels des zweiten Kontators in gleicher Weise wiederholt ward.[1]

Als ein Beispiel für die Zunahme, welche der Atem erfährt, auch wenn man nur langsam aufwärts geht, teile ich einen Versuch mit, den ich zu Gressoney an einem Träger anstellte, der 30 Jahre alt war und dessen Körpergewicht 67 kg betrug. Ich bestimmte zuerst, wieviel Luft er unten auf der Wiese in seine Lungen einführte, nachdem er 5 Minuten lang, die mit dem Kontator verbundene Maske auf dem Gesicht, auf dem Boden ausgestreckt gelegen hatte.

---

[1] Vergl. die Beschreibung dieser Einrichtung auf S. 52.

Die Ablesungen am Kontator geschahen alle zwei Minuten. Hierbei erhielt ich die folgenden Werte in Litern:

7,930 — 8,418 — 8,035 — 7,840 — 8,125.

Er erhebt sich und, die Guttaperchamaske auf dem Gesichte behaltend, geht er langsam den Bergabhang hinauf. Er erreichte das Ziel nach 7 Minuten. Ich ließ ihn sich hinlegen und begann sofort das Quantum der inspirierten Luft in Zeiträumen von 2 Minuten am Kontator abzulesen. Die so erhaltenen Werte waren die folgenden:

14,640 — 11,906 — 10,980 — 9,930 — 9,028 — 8,130.

Aus diesem Versuch ersieht man, daß die Respiration während des Aufstieges von 100 m Höhe zweimal so tief geworden war. Als die Geschwindigkeit des Steigens zunahm, sah ich das Volumen der respirierten Luft um das vierfache vermehrt. Ich muß jedoch bemerken, daß die Klappen meines Apparates infolge der zu schnellen und zu tiefen Atmung im letzteren Falle nicht vollkommen gut funktionierten.

IV

Daß es nicht der Atemmangel ist, der uns beim Bergsteigen oft anzuhalten zwingt, ersieht man daraus, daß einige, wie z. B. Lortet, geraten haben, immer mit gesenktem Kopfe zu gehen, um so die Öffnung der Luftwege zu verringern: „Ceux qui savent marcher dans les hautes montagnes, tiennent la tête baissée pour diminuer l'orifice des voies respiratoires, et respirent par l'orifice nasal seulement, la bouche étant fermée, en ayant soin de sucer un petit corps inerte, tel qu'une noisette, ou une pierre, ce qui augmente la sécrétion salivaire.“[1]

Kürzlich hatte ich das Vergnügen, den berühmten Alpinisten Charles Durier, den Präsidenten des französischen Alpenklubs, persönlich kennen zu lernen. Ich erinnerte mich aus seiner Beschreibung des Montblanc einer Stelle, welche mir besonders aufgefallen war. Durier spricht von den Vorteilen, die uns auf dem Gipfel des Montblanc einige kleine Untugenden gewähren können, und zwar sagt er: „si l'on est fumeur, on a un petit fourneau, pour se réchauffer les doigts“.[2] Ich las aus dieser Stelle ohne weiteres heraus, daß sich die Atmung bei Herrn Durier wenig ändern mußte, aber es war das erstemal, daß ich die Pfeife als Fingerwärmer auf dem Gipfel des Montblanc rühmen hörte. Ich bat ihn um eine kleine Be-

[1] Lortet, Perturbations de la respiration, de la circulation et surtout de la calorification à des grandes hauteurs sur le Mont-Blanc. Comptes rendus. Tome 69, 1869, p. 708.

[2] Charles Durier, Le Mont-Blanc. Paris 1877, p. 236.

schreibung über die Art und Weise, wie er bei Bergbesteigungen atme, worauf er mir mit großer Freundlichkeit folgendes in mein Notizbuch schrieb:

„Un peu au-dessous du sommet du Mont Blanc, ne ressentant aucun essoufflement, je m'arrêtai, bourrai ma pipe et l'allumai afin de voir si je n'aurais aucune oppression. Je n'en eu aucune et arrivai au sommet avec la pipe allumée (1869, à l'âge de 39 ans) Depuis lors jamais je n'ai atteint aucune cime sans avoir ma pipe à la bouche et jamais je n'en ai ressenti aucune incommodité. Je dirai même que, d'après mon expérience personnelle, cela régularise la respiration et prévient l'essoufflement."

Wenn man die Alpinisten in solche einteilen würde, welche dem Herrn Durier gleichen, und in solche, welche bei großen Bergaufstiegen die Zunge herausstrecken und den Hals verlängern, bekenne ich, daß ich zu den letzteren gehören würde. Ich glaube allerdings, daß ich mich in guter Gesellschaft befinden würde.

Whymper erzählt, daß er auf dem Chimborazo Fieber und Kopfschmerz hatte, und daß er dort mit geöffnetem Munde sehr beschleunigt atmete.

Ich halte es für unnötig, für die Weise, wie man atmen muß, besondere Regeln zu geben. Jeder muß atmen, wie es ihm gefällt. Bei keiner Art von körperlichen Übungen müssen die unbewußten automatischen Vorgänge ein größeres Übergewicht haben als hier. In einer vor kurzem über das Trainieren veröffentlichten Arbeit sagt Tissié: „Bien peu de personnes savent respirer. Dans les exercices en plein air l'inspiration doit être nasale, et l'expiration buccale."[1] Obwohl ich die Kompetenz von Tissié in Sachen der Ermüdung vollkommen anerkenne, kann ich seine Ansichten über die Art des Atmens nicht teilen. Die Gründe meiner abweichenden Anschauung werde ich erwähnen, wenn ich über den Einfluß berichte, den der Wind auf die Atmung ausübt.

V

Auf den Märschen machen die Soldaten nach jeder Wegstunde einen Halt von 10 Minuten. Diese Regel sollten auch die Alpinisten auf ihren Bergtouren befolgen.

Da ich diesen Gegenstand bereits in meinem Buche „Die Ermüdung" behandelt habe, habe ich keine weiteren Versuche hierüber angestellt. Die Ausführung derselben ist zudem in den Alpen mit besonderen Schwierigkeiten verbunden. Ich will nur darauf hinweisen, daß die Muskelthätigkeit denselben Gesetzen unterworfen ist, wie die Gedankenthätigkeit.

[1] Tissié, L'entraînement physique. Revue scientifique. 1896, Nr. 17.

Während ich dieses Buch schreibe, habe ich bereits mehrmals durch den Versuch feststellen können, daß ich einige Wochen hindurch täglich 8—9 Stunden mit gutem Erfolg arbeiten kann, wenn ich die Arbeit nach je $1^1/_2$ Stunde 15—20 Minuten lang unterbreche und während dieser Zeit im Zimmer auf- und abgehe oder ruhe. Wenn ich mich jedoch von 7—$11^1/_2$ Uhr dem Arbeitseifer überlasse, ohne dazwischen zu ruhen, so befinde ich mich am Nachmittag weniger wohl als am Vormittag und habe dann oft Kopfschmerzen.

Beim einfachen Abschreiben macht es bei mir keinen Unterschied, ob die Ruhepausen lang oder kurz sind, ich kann die Arbeit stets mit derselben Leichtigkeit wieder aufnehmen. Wenn ich mich aber mit einem Kapitel beschäftige, das eine intensivere Aufmerksamkeit erfordert, und dann über eine halbe Stunde ruhe, so finde ich, daß diese Pause zu lang ist und der Fortsetzung der Arbeit schadet. Nehme ich die Feder wieder in die Hand, so bemerke ich, daß ich den Faden verloren habe. Mehr oder weniger werden die gleichen Unterschiede, wie ich glaube, von jedermann auch bei der durch Bergaufstiege hervorgerufenen Ermüdung empfunden werden. Die ermüdeten Muskeln lassen sich durch das Körpergewicht leichter dehnen als die nicht ermüdeten, ihre Kontraktion vollzieht sich langsamer und weniger auffällig.

Die Ermüdung der Beine ist ebenfalls eine nervöse Erscheinung; ich habe bereits gezeigt, welch inniger Zusammenhang zwischen der Arbeit des Gehirns und der der Muskeln bei Bergbesteigungen besteht.

Zum besseren Verständnis der infolge von Ermüdung auftretenden Erscheinungen sei daran erinnert, daß jede intensive Anstrengung des Gehirns und der Muskeln in diesen Organen tiefgreifende Veränderungen hervorruft. Am Gehirn konnten solche Veränderungen bisher nicht studiert werden, an den Muskeln aber sind sie wahrnehmbar, und es kann sich jeder hiervon nach einer ungewohnten Anstrengung, wie z. B. nach Vornahme anstrengender Übungen der Beugemuskeln der Arme, leicht selbst überzeugen. Nimmt man z. B. eine 5 kg schwere Hantel in die Hand und führt mit dem Arm in einer Minute nacheinander 25 Kontraktionen aus, so sieht man nach Beendigung dieser Arbeit, daß der Musculus biceps dicker geworden ist. Zu Anfang der Ruhepause gewahrt man an demselben keine Veränderung, aber einige Stunden später verursacht ein leichter Druck auf denselben eine schmerzhafte Empfindung. Es tritt ferner in dem Muskel Steifheit auf, so daß der Arm gebeugt bleibt und ohne heftigen Schmerz nicht gestreckt werden kann. Nach 4 bis 5 Tagen verschwindet jede Spur von Schmerzhaftigkeit und die Bewegungen des Muskels werden wieder frei.

VI

In Gressoney und auf dem Lagerplatz Indra stellte ich Versuche an über die Veränderungen, welche der Tonus der Muskeln bei Bergbesteigungen erfährt. Ich bediente mich hierzu eines Instrumentes, das ich als Myotonometer bezeichnet habe. Bei Anwendung dieses Apparates konnte ich sehen, daß die Wadenmuskeln sich durch ein sonst gleiches Gewicht leichter verlängern lassen, wenn sie ermüdet sind. Ein Aufstieg von drei bis vier Stunden genügt, um den Muskeltonus zu verändern. Wir bemerken dies jedoch nicht, solange die Erschöpfung der Kräfte noch kein sehr hohes Maß überschritten hat. Was wir nach einer Ermüdung das Schleppen der Füße nennen, ist diesem Umstande zuzuschreiben.

Der Apparat, den ich während meiner Expedition auf den Monte Rosa für diesen Zweck benutzte, war derselbe, den ich im Jahre 1890 auf dem zehnten internationalen medizinischen Kongreß zu Berlin vorgezeigt habe.[1] Später hat derselbe noch einige Verbesserungen erfahren.[2] In der neuen Gestalt hat sich Dr. Benedicenti desselben bei seinen Versuchen über die Ermüdung bedient.[3]

Jedermann weiß, daß die Beine steif werden, wenn man auf einem Marsche zu lange Zeit Halt macht. Lagrange[4] schreibt dieses Steifwerden der Beine einer Cirkulationsverminderung zu, indem er annimmt, daß, wenn der Muskel sich zu kontrahieren aufhört, die muskulären Fibern nicht mehr hinreichend von dem Blute gewaschen werden.

In dem ermüdeten Muskel verändert sich die Cirkulation des Blutes und der Lymphe, und dies kann dazu beitragen, daß für die Muskelthätigkeit anormale Bedingungen entstehen. Ich glaube jedoch, daß die Ursachen jener lästigen Empfindung, die wir alle kennen gelernt haben, wenn wir die Muskeln nach einem langen Marsche und nach einer gewissen Ruhezeit wiederum kontrahieren wollen, andere sind.

In der Ruhelage des Fußes steht die Ferse höher als die Spitze. Dies beobachtet man leicht an einer Person, die auf einem Tische sitzt und die Beine frei herabhängen läßt. Wenn man die Füße, um zu gehen, auf den Boden setzt und die Sohle von dem Körpergewicht niedergedrückt wird, so daß sich Ferse und Spitze in einer horizontalen Ebene befinden, werden die Muskeln am hinteren Teile des

---

[1] A. Mosso, Verhandlungen des X. internationalen medicinischen Kongresses. Berlin 1890. Bd. II. Abt. II, S. 10.

[2] A. Mosso, Description d'un myotonomètre pour étudier la tonicité des muscles chez l'homme. Archives italiennes de Biologie. Tome XXV, p. 349.

[3] A. Benedicenti, La tonicité des muscles étudiée chez l'homme. Ibidem, p. 385.

[4] F. Lagrange, Physiologie des exercises du corps. 1888, p. 103.

Beines gespannt. Als ich die Kraft maß, welche nötig ist, um die Fußsohle mit der Vertikallinie des Körpers einen rechten Winkel bilden zu lassen, fand ich, daß in diesem Falle 11 kg an die Achillessehne angehängt werden mußten. Dieses Gewicht, das wir jedesmal voraussetzen müssen, wenn der Körper sich auf ein Bein stützt, verursacht auch die lästige Spannungsempfindung, die wir beim sogenannten Steifwerden der Beine beobachten. In den Muskeln haben wir sensible Nerven, welche infolge der Ermüdung und der darauf folgenden Cirkulationsveränderungen reizbarer werden. Die Schmerzen, welche wir beim Muskelrheumatismus empfinden, sobald man die Beine auf die Erde setzt und die Muskeln der Waden dehnt, rühren von der krankhaften Erregbarkeit dieser Nerven her.

Der ermüdete Muskel wird während des Ruhezustandes wahrscheinlich ödematös. Viele Personen bemerken des Morgens beim Aufstehen, daß die Hände oder die Augenlider leicht geschwollen sind. Eine ähnliche Erscheinung tritt aller Wahrscheinlichkeit nach im Muskel auf, nachdem derselbe intensiv gearbeitet hat, weil die erweiterten Blutgefäße die Lymphe in größerer Menge austreten lassen.

Dieses Ödematöswerden der Muskeln muß jedoch bewiesen werden. Selbst habe ich es nicht gesehen, aber meine Vermutung stützt sich auf den folgenden Versuch.

Der Soldat Chamois ging des Morgens früh von Gressoney S. Giovanni ab und erreichte nach vier Stunden den Lagerplatz Indra. Sobald er ankam, mußte er sich auf einen Tisch setzen und die Beine frei herabhängen lassen. Das rechte Bein ließ ich in der natürlichen Stellung, unter die Sohle des linken Fußes aber that ich das Täfelchen des Myotonometer, so daß die Fußspitze ungefähr so weit gehoben wurde, als dies durch die willkürliche Bewegung möglich ist.

In dieser Position ließ ich den linken Fuß 40 Minuten verharren. Als ich dann die Belastung fortnahm, kehrte der Fuß nicht sofort in die natürliche Lage zurück, sondern seine Spitze blieb noch zehn Minuten lang mehr erhoben als die des rechten Fußes. Dies zeigt, daß die Elasticität des Muskels verändert war, und daß derselbe während der Ermüdung eine teigige Konsistenz annimmt, welche er im normalen Zustande nicht besitzt.

Als wir die Versuchsperson von dem Apparat befreit hatten und sie gehen ließen, behauptete dieselbe, daß sie in der rechten Seite eine größere Steifheit empfinde als in der linken. (Der rechte Fuß hatte geruht, während sich der linke im Apparate befand.) Man versteht dies, wenn man bedenkt, daß die Spannung in diesem ödematös gewordenen und geschwollenen Muskel wegen der Stellung des Fußes eine stärkere sein mußte. Denn diese Stellung war von derjenigen, welche der Fuß beim Gehen einnimmt, verschieden. Die sensiblen

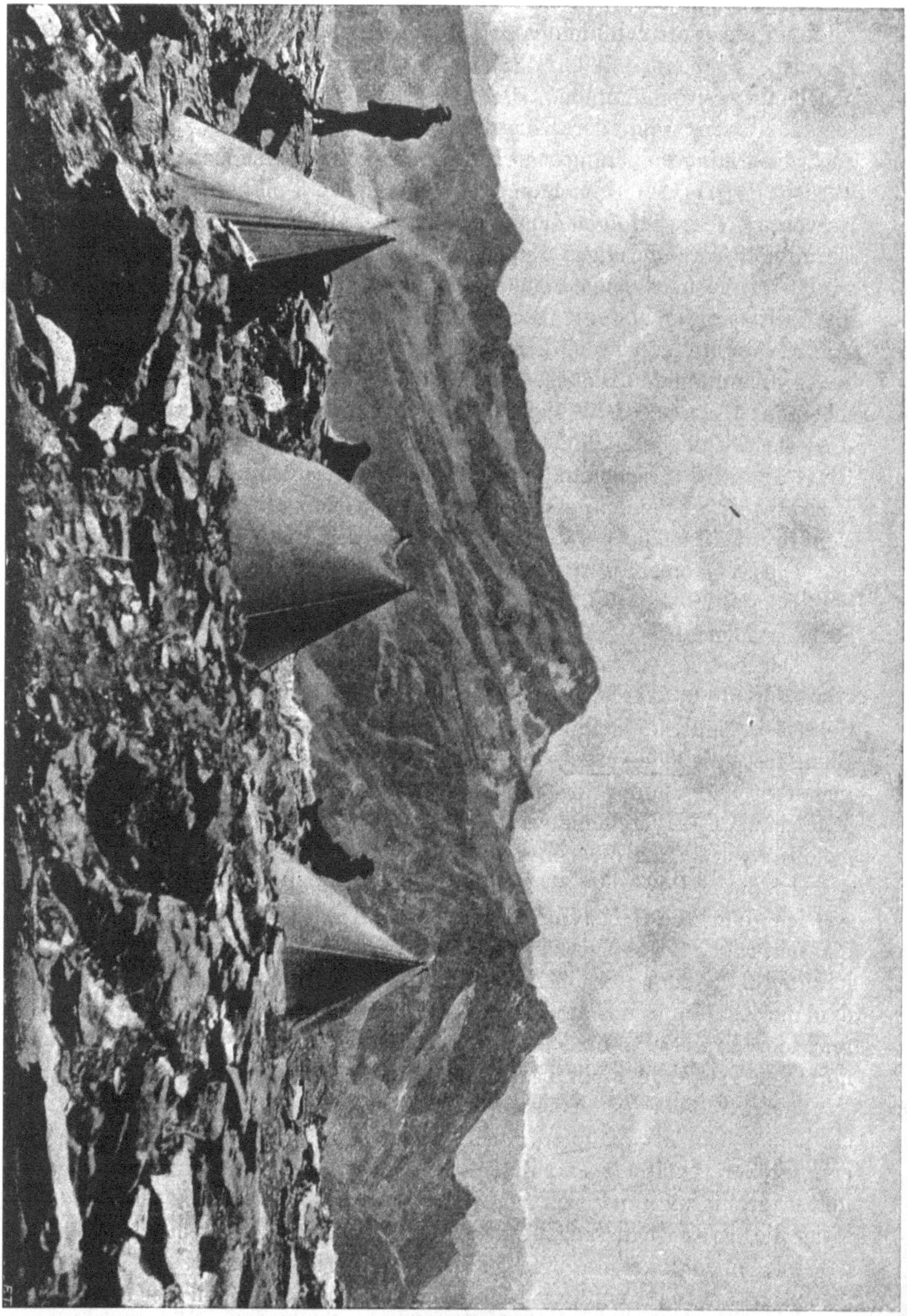

Lager bei der Hütte Linty (Höhe 3047 m).

Nerven des rechtsseitigen Muskels wurden schmerzhaft erregt, weil hier die Deformation, welche der Fuß erleiden mußte, um in die Horizontalstellung zu gelangen, eine größere war.

Durch das Ödem allein lassen sich diese Erscheinungen jedoch nicht erklären. Nach der Ermüdung wächst die Sensibilität der Nerven in den Muskeln. Besser als bei starken Personen zeigt sich dies bei solchen, die durch eine Krankheit geschwächt sind und sich nach einer langen Ruhepause wieder ihrer Muskeln bedienen.

Im nachfolgenden teile ich eine Beobachtung mit, welche Herr Professor Forlanini, Direktor der propädeutischen Klinik zu Turin, an sich selbst gemacht hat:

„Im Jahre 1881 hatte ich eine Pleuritis mit einem Exsudat in der linken Seite. In einem Zeitabstand von zehn Tagen wurden zwei Thoraxschnitte ausgeführt, durch welche im ganzen $4^1/_2$ l Flüssigkeit entleert wurden. Das Fieber dauerte auch nach dieser Entleerung noch lange an. Lange Zeit war ich Rekonvalescent.

Anfangs Juli ging ich in die Berge. Auch hier dauerte das Fieber noch einige Tage fort. Ende Juli machte ich einen Aufstieg. Ich stieg von 1200 bis zu 3000 m hinauf. Dieser Gang war für mich sehr ermüdend, besonders zu Anfang. Ich war gezwungen, mich oft zu setzen und hinzulegen, weil ich nicht mehr aufrecht stehen konnte; außerdem litt ich an sehr schwerer Dispnoë und Herzklopfen. Nachdem ich bis zu 2000 m gestiegen war, nahmen diese Beschwerden merklich ab. Auf diese Weise war ich von 6 Uhr morgens bis 8 Uhr abends unterwegs, wobei ich nur zweimal anhielt, um zu Mittag und zu Abend zu essen.

Nach der Rückkehr war ich sehr ermüdet. Ich wollte ein Bad nehmen, und da dies nicht bereit war, legte ich mich ruhig auf mein Bett, um darauf zu warten. Als das Bad zehn Minuten später bereit war, konnte ich mich nicht mehr erheben. Ich hatte den Eindruck, als wenn sich die Muskeln der unteren Extremitäten in einem Zustande teigiger Steifheit befänden; ebenso waren die Muskeln des Rumpfes und der Arme schmerzhaft. Jede muskuläre Bewegung, das Dehnen und Beugen der Muskeln, auch wenn dies sehr sanft geschah, war außerordentlich schmerzhaft. Beim Auskleiden ließ ich mich von zwei Personen unterstützen. Es bedurfte einer langen Zeit dazu, in der ich sehr viel litt.

Ich schlief sofort ein und verbrachte eine ruhige Nacht. Am Morgen war alles verschwunden, ich empfand nur noch eine Schmerzhaftigkeit, wie sie nach einem langen Spaziergange im Gebirge gewöhnlich auftritt."

Läßt man sich nach einem Marsche gut massieren, so wird in den Muskeln das Auftreten der Schmerzen, welches die Franzosen *courbature* nennen, verhindert. Dies beweist, daß die Lahmheit eine peripherische Erscheinung ist. Um sie zu beseitigen, genügt es, die Muskeln gut zu drücken und passiv zu bewegen. Hierdurch wird in ihnen die Cirkulation des Blutes und der Lymphe befördert. Auf die Arbeiten, welche Professor Maggiora in meinem Institute über die Wirkung der Massage ausgeführt hat, kann ich hier nur verweisen.[1]

VII

Da unser Organismus während eines Aufenthaltes in den Alpen von der Umgebung sehr beeinflußt wird, in der man sich befindet, will ich hier kurz die Ortschaften beschreiben, in welchen unsere Untersuchungen ausgeführt wurden.

Die ersten Versuchsreihen stellte ich zu Turin an. Sie nahmen, wie bereits eingangs erwähnt, fast einen Monat in Anspruch. Am 18. Juli 1894 schlugen wir zu Gressoney la Trinità unweit des Gasthofes Thedy, inmitten einer 1627 m hochgelegenen Wiese, am Ufer des Lys unser Laboratoriumszelt auf, das wir in wenigen Tagen eingerichtet hatten. Hier fing ich mit einer zweiten Serie von Versuchen an. Ich untersuchte die Quantität der respirierten Luft, die Atemform, die Elimination der Kohlensäure, den Blutdruck, die Muskelkraft etc. Bevor sich die Soldaten des Morgens aus dem Bette erhoben, wurde an jedem einzelnen die Temperatur, sowie die Puls- und Atemfrequenz bestimmt.

Am 25. Juli luden wir unser Gepäck auf fünf Maultiere und zogen weiter, um das Lager bei Indra aufzuschlagen. Im Gasthof Thedy ließen wir unsere Vorräte und einige andere Sachen zurück, um sie je nach Bedarf später nachholen zu lassen.

Der gewählte Ort lag 2515 m hoch und befand sich unweit der Trümmer einer Mühle, welche einstmals einer Goldmine gedient hatte. Die Lufttemperatur fiel hier besonders während der Nacht so sehr, daß das Wasser in den Eimern des Morgens oft eine Eiskruste von 2—3 cm Dicke zeigte und die Weiden mit Reif bedeckt waren.

Zu Gressoney hatten wir auf einem anderthalb Meter langen Pfahl ein innen geschwärztes durchlöchertes Kästchen befestigt, welches dazu diente, ein Thermometer vor der Sonne zu schützen. Auf diese Weise konnten wir die Temperatur der Luft leicht bestimmen. Das Maximum betrug zu Indra am 27. Juli nachmittags 3 Uhr 14°. Diese Bestimmungen wurden während der ganzen Zeit unseres Aufenthaltes in den Alpen regelmäßig fortgesetzt. Die wichtigsten der so

---

[1] A. Maggiora, De l'action physiologique du massage sur les muscles de l'homme. Archives italiennes de Biologie. Tome XVI, 225. — Influence du massage sur la contraction musculaire. Ibidem. Tome XIII, p. 231.

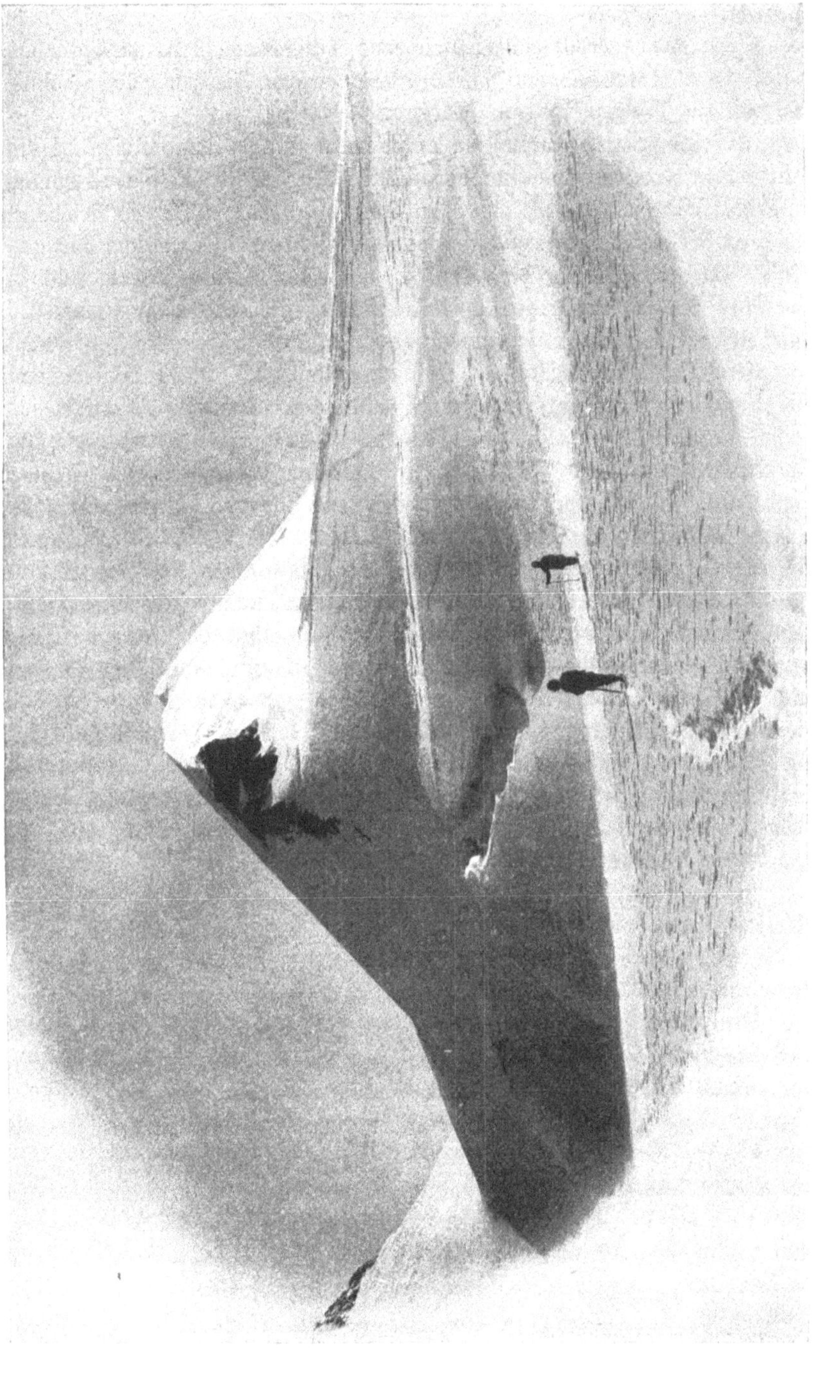

V. Sella.

Spitze Parrot (Höhe 4463 m).

erhaltenen Werte habe ich den am Ende dieses Buches befindlichen Tabellen angegeben.

Eine charakteristische Erscheinung des alpinen Klimas, die auch bereits von Meteorologen[1] beschrieben wurde, ist das sehr schnelle Steigen der Temperatur am Morgen.

In einer Stunde kann die Temperatur um 10° zunehmen. Da die Luft mehr trocken und weniger dicht ist, so kühlt sich der Erdboden während der Nacht stark ab. Am Morgen bleibt die Tiefe des Thales noch im Schatten, während die Sonne schon hoch über dem Horizonte steht. Die Strahlen, welche später auf einmal ziemlich senkrecht in das Thal fallen, erwärmen den Boden und die umgebende Luft dann sehr schnell. Diese Unterschiede verschwinden in dem Maße, wie man aus dem Thale aufsteigt. Auf den Spitzen des Monte Rosa sieht man die täglichen Temperaturunterschiede auf ein Minimum reduziert.

Am 31. Juli trugen die Maultiere unsere ganze Ausrüstung nach der Hütte Linty. Hier schlugen wir 3047 m hoch von neuem unsere Zelte auf. Es war dies dieselbe Stelle, auf der vor einem Jahre sich unsere Königin ihr Zelt hatte aufschlagen lassen, als Ihre Majestät den Monte Rosa erstieg. Auf der Seite 150 wiedergegebenen Photographie sieht man unsere Zelte. Dr. Abelli schlief in demjenigen, das uns als Laboratorium diente. Das von den Soldaten bewohnte befand sich nahe bei der Stelle, wo die königliche Küche gewesen und das Zelt für das Gefolge Ihrer Majestät gestanden hatte. Die im zweiten Kapitel eingeschaltete Abbildung der Vincentpyramide zeigt die Felsplatte, welche den Blick auf die Gletscher des Indren und des Garstelet gewährt. Wenige Meter von dem Lagerplatz entfernt befand sich zwischen den Felsen eine Schneeansammlung, aus der wir unser Wasser gewannen.

In der Nacht, in welcher wir ankamen, litt Dr. Abelli an Migräne und Erbrechen. Es waren die ersten Symptome der Bergkrankheit, die sich unter uns offenbarten. Später hatte er nicht mehr daran zu leiden.

Das Wetter war anfangs launisch gewesen. Jetzt war es schön und begünstigte unsere Arbeit des Einrichtens. Die warmen Strahlen der Sonne waren uns ein Trost inmitten dieser Einöde, wo keine Spur von Vegetation vorhanden ist. Die aus dem Gletscher des Garstelet kommenden Sturzbäche umrauschten uns. Um 10 Uhr stürzte eine ungeheure Lawine wie eine schäumende Woge mit donnerndem Getöse vom Gletscher in die Tiefe; eine blendend weiße Wolke erhob sich hinter ihr. Es war für uns ein ganz neues Leben, und oft wurde

---

[1] J. Vallot, Annales de l'Observatoire météorologique du Mont-Blanc Paris 1893, p. 20.

die Arbeit unterbrochen, um diesen gewaltigen Gletschersturz mit seinen Abgründen, seine schwankenden Kämme, seine glatten, die Sonnenstrahlen reflektierenden Eiswände und die silberweißen Bäche zu betrachten, die dem Fuß der azurnen Höhlen entsprangen.

Am 2. August war das Wetter sehr schlecht. Gegen Abend hatten wir ein Gewitter mit Hagel. In der Nacht begann es zu schneien, und am folgenden Tage regnete es. Das Wasser eines kleinen Sturzbachs nahm seinen Lauf mitten durch das Zelt unseres Laboratoriums. Wir waren genötigt, es auszuräumen und die Instrumente und Vorräte nach einer anderen Stelle zu tragen. Unsere Zelte leisteten dem Winde und dem Schnee guten Widerstand. Wir hatten wasserdichtes Wachsleinen mitgebracht, womit der Boden jedes Zeltes bedeckt wurde, und worauf auch unsere Feldbetten standen.

Am 4. August kehrte das schöne Wetter wieder. Um 2 Uhr nachmittags zeigte das Thermometer in meinem Zelte 19,5 ^{0}.

Ich hatte einige Bücher mit mir genommen, um sie in müßigen Stunden zu lesen. Aber die Stunden entflohen, ohne daß ich es merkte. Die auf den Lagerplätzen verlebten Tage ließen eine Erinnerung in mir zurück, die dem angenehmen Gefühle eines bis dahin unbekannten Wohlseins glich. Es waren Tage, in denen mein Gemüt unsagbar bewegt war, in denen ich mich beherrscht fühlte von dem poetischen Einflusse, den die Umgebung auf mich ausübte, überwältigt von dem andächtigen Gefühle, das der Anblick der Natur in mir erweckte.

Müde setzte ich mich am Abend vor mein Zelt und blickte in die untergehende Sonne, in jenes gelbliche Licht, in jene purpurnen Wolken, auf die letzten Strahlen, welche die Vincentpyramide vergoldeten. Über der Ebene in der Ferne lag schon der graue Schleier der Nacht gebreitet. Ich konnte mich nur mühsam überzeugen, daß ich mich auf jenem Berge befand, der allein noch am Abend die azurne Linie des Himmels feurig überthront, daß ich mich auf jener gewaltigen Eismasse befand, von der die Sonne den letzten Gruß nach Italien hinübersendet, wenn der Tag erlischt.

Plötzlich beherrschte die Nacht alles. Das funkelnde Licht der Sterne ließ die Finsternis noch feierlicher, noch kälter auf mich wirken. Unbegreiflicher und größer erschien mir die Natur in diesem übermenschlischen Schweigen.

VIII

Im zweiten Kapitel wird man eine Abbildung der Vincentpyramide bemerkt haben. Links am Horizonte sieht man inmitten des Eises einen schwarzen Kamm. Auf diesem Felsen wurde von der Sektion Varallo des Alpenklubs 3820 m hoch die Hütte Gnifetti erbaut. Ein Ausläufer, welcher sich von dem Lager bei der Hütte Linty aus in der Richtung nach der Pyramide Vincent hin erstreckt, trennt den Gletscher des Lys von dem des Garstelet. Geht man in dieser Richtung, so erreicht man nach zwei Stunden die Hütte Gnifetti.[1] Der Weg ist ziemlich ermüdend, weil man, bevor man auf den Gletscher kommt, Schneemassen und sehr unebenes Felsgeröll zu überschreiten hat. Die vor dem siebenzehnten Kapitel befindliche Photographie zeigt unsere Karawane, wie sie vom Monte Rosa absteigt. Auf der Abbildung sieht man auch den Gletscher des Garstelet, der sich unterhalb der Hütte Gnifetti hinerstreckt, nachdem er sich um die Seiten der Vincentpyramide herumgewunden. Es ist eine ungeheure, geneigte Gletscherebene mit gleichförmiger Oberfläche ohne Spalten.

Die nebenstehende Abbildung zeigt sowohl die große, als auch die kleine Hütte Gnifetti, wie sie beide i. J. 1894 waren. Gegenwärtig existiert dort eine einzige größere und bequemere Hütte, die eine Länge von 14 m hat und aus vier miteinander verbundenen Räumen besteht.

Am 4. August schafften die Träger den größten Teil unserer Instrumente in die beiden Hütten. Am 5. August richtete ich mit meinem Bruder und Benno Bizzozero die kleinere der beiden Hütten zum Gebrauche für unser Laboratorium ein. Leider war dieselbe nur 3 m lang und 2 m breit, aber es war doch eine große Erleichterung, sich hierher zurückziehen zu können. Wir hatten uns auf unseren Lagerplätzen allmählich an die Kälte und den Frost gewöhnt. Als wir uns aber endlich um den Ofen setzen und uns wärmen konnten, fühlten wir uns so wohl und behaglich, daß wir die schlimmste Zeit unserer Bergtour überstanden zu haben glaubten, obwohl wir auch hier, wie die auf der nächstfolgenden Seite befindliche Abbildung zeigt, von den Schneemassen nicht unbelästigt blieben.

IX

Am 9. August begab ich mich mit Benno Bizzozero, dem Führer Simon, den Soldaten Jachini und Sarteur sowie mit zwei Trägern nach der Hütte Königin Margerita. Am folgenden Tage führte mein Bruder einen anderen Teil der Karawane hinauf und am dritten Tage kam Dr. Abelli mit den letzten unserer Begleitung und den Vorräten nach.

Der Fußpfad, welcher von der Hütte Gnifetti zu den Gipfeln des Monte Rosa hinaufführt, ist anfangs etwas steil. Hat man die

[1] Dieser Name wurde der Hütte gegeben zur Erinnerung an den Pfarrer von Alagna, Don Giovanni Gnifetti, der i. J. 1842 zum ersten Male den Gipfel erstieg, auf dem sich jetzt die Hütte Königin Margerita erhebt.

Ausläufer der Vincentpyramide erreicht, so dehnt sich vor uns eine Ebene aus. Nach einem weiteren steilen Aufstieg von 600 m erreicht man den Col du Lys, von wo das Thal des Grenz abfällt.

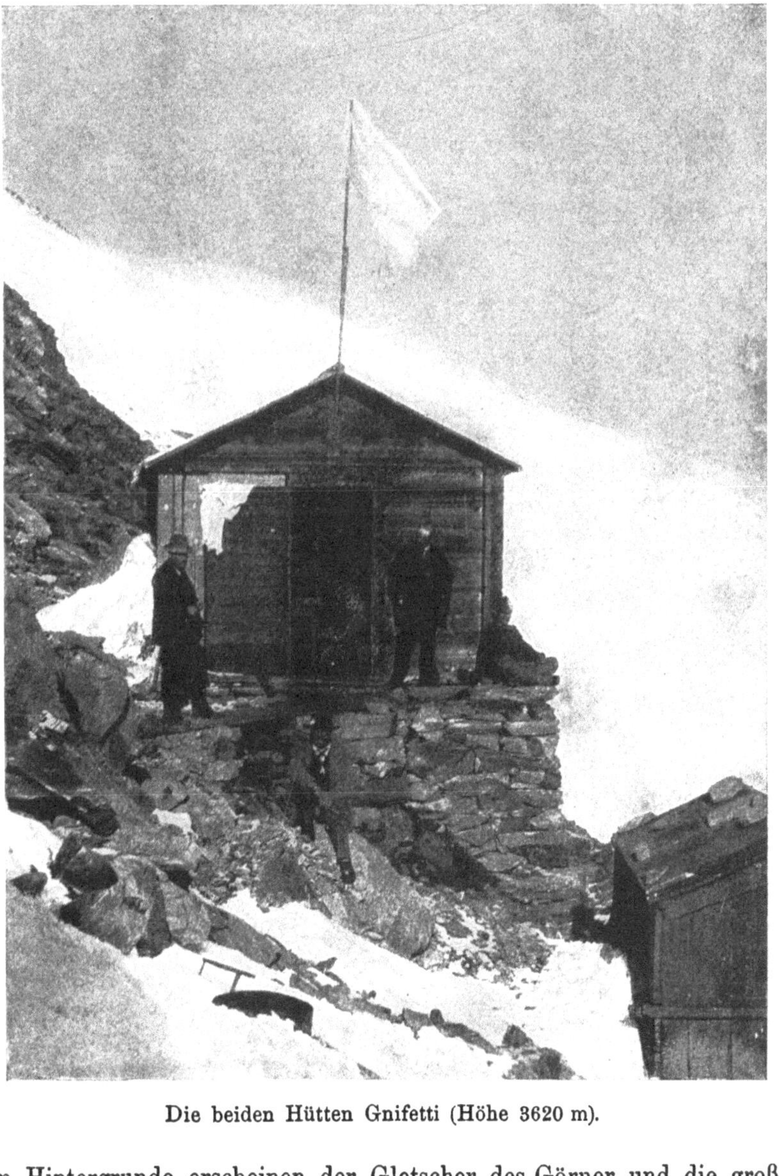

Die beiden Hütten Gnifetti (Höhe 3620 m).

Im Hintergrunde erscheinen der Gletscher des Görner und die großartigen Gipfel von Zermatt, die vom Matterhorn beherrscht werden. Zur Linken erheben sich die gefürchteten braunen Felsen des Lyskammes. Ein wenig weiter nach vorn erstreckt sich die ungeheure Eisebene, auf der die Gipfel des Monte Rosa thronen.

Der Niveauunterschied zwischen der Hütte Gnifetti und der Hütte

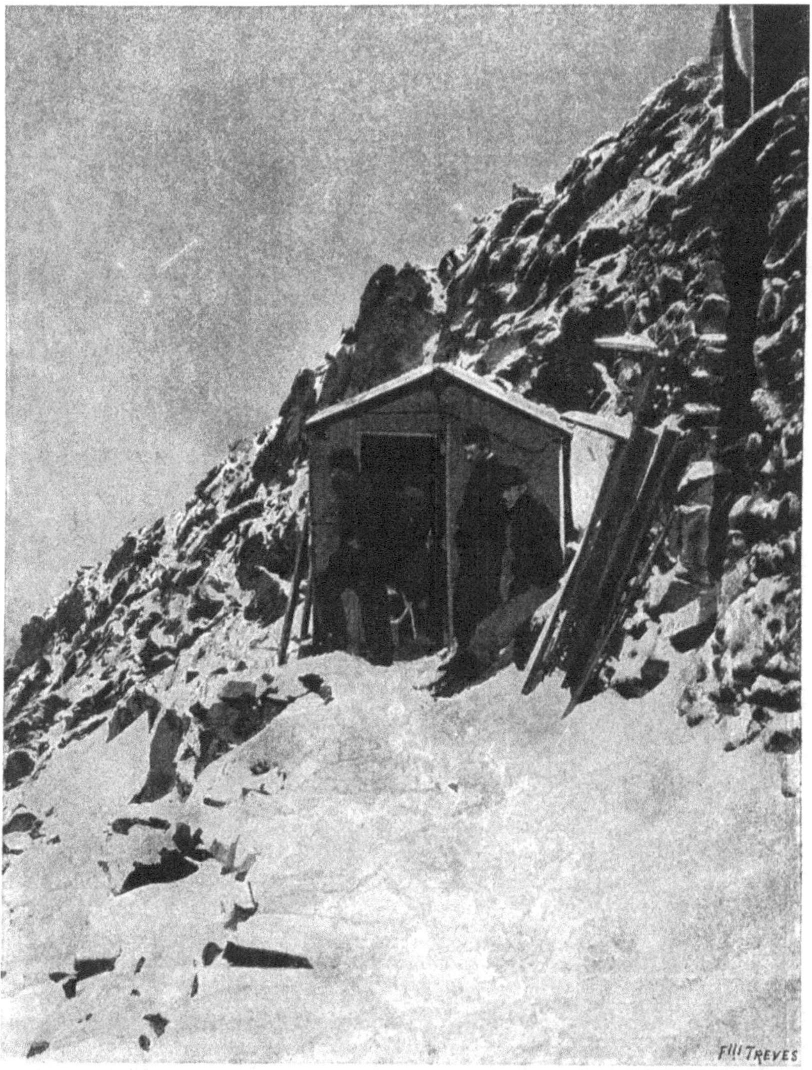

Die kleine Hütte Gnifetti, welche uns als Laboratorium diente (Höhe 3620 m).

Königin Margerita beträgt weniger als 1000 m. Es ist ein Weg von vier Stunden. In keinem anderen Teile der Alpen hat man ein großartigeres Panorama von Schnee- und Eismassen. Die Abbildung, welche die Spitze Parrot von der oberen großen Ebene des Lysjoch aus zeigt (nach einer Aufnahme von VITTORIO SELLA),[1] giebt eine Vorstellung von dieser wundervollen, großartigen Landschaft, die man wegen des erhabenen Eindrucks, den sie erweckt, mit einer Polargegend vergleichen kann. Von hier aus hat man die Hütte Königin Margerita vor sich, wie man sie von der schweizerischen Seite aus sieht.

Als wir hier ankamen, mußte ich wiederum ALEXANDERS SELLA, des wärmsten Vorkämpfers für die Erbauung dieser Hütte, die auch der Wissenschaft dienen sollte, gedenken. Ich gedachte auch seines Vaters QUINTINO SELLA, des Gründers des italienischen Alpenklubs, der mich zum Studium der Alpen einst angeregt hatte, und empfand ein Gefühl der Dankbarkeit gegen diese Familie, die sich um das Vaterland so wohlverdient gemacht hat.

Die Hütte Königin Margerita war das kühnste Werk, das der italienische Alpenklub wagte. Mit der Erbauung dieser Hütte wurde in einer für Italien würdigen Weise das Werk eines halben Jahrhunderts, das der Eroberung der Alpen geweiht war, abgeschlossen.

---

[1] Seite 153.

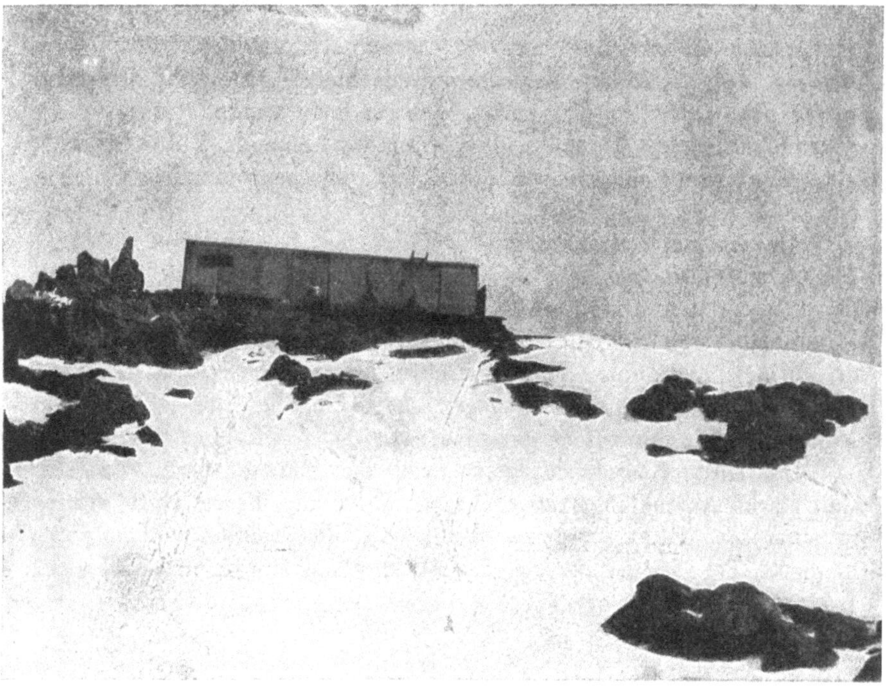

Hütte Königin Margerita (Höhe 4560 m) vom Col Gnifetti aus gesehen.

ACHTES KAPITEL.

Die Ernährung und das Fasten.

I

Durch die Beobachtungen, welche FICK und WISLICENUS während einer Besteigung des Faulhorns anstellten, erfuhren die Vorstellungen eine Änderung, welche bis dahin in der Physiologie über den Ursprung der Muskelkraft und den chemischen Wert der Ernährung geherrscht hatten.

JUSTUS VON LIEBIG hat die Nahrungsmittel in respiratorische und in plastische eingeteilt. Er glaubte, daß die ersteren (besonders die Kohlenhydrate und Fette) Wärme entwickelten, und daß die letzteren (die Albuminate, das Caseïn und andere Stickstoff enthaltende Stoffe) zur Bildung der Muskeln und Gewebe dienen. Diese Lehre, welche der größte Triumph der angewandten Chemie zu sein schien, war so einfach, daß sie allseitig angenommen wurde.[1] Auch heute noch müssen wir beim Lesen der chemischen

[1] Vergl. J. VON LIEBIG, Chemische Briefe.

Briefe Liebigs das litterarische Talent bewundern, mit dem er seine großen Entdeckungen darzustellen wußte.

Leider sind die Vorgänge, durch welche die Kraft und die Wärme in unserem Körper erzeugt werden, nicht so einfach, wie Liebig glaubte.

Um die Zuverlässigkeit seiner Lehre zu prüfen, unternahmen Fick und Wislicenus im Jahre 1865 den oben erwähnten Aufstieg. Wenn die Kraft der Muskeln ausschließlich von der Verbrennung ihrer Substanzen herrührt, so muß der in denselben enthaltene Stickstoff im Urin wiedererscheinen und hier eine Vermehrung des Harnstoffes herbeiführen. Sie gingen vom Brieger See ab, über dessen Spiegel das Faulhorn sich 1956 m hoch erhebt. Während des Aufstieges, sowie in den vorangegangenen zwölf Stunden hatten sie keine stickstoffhaltige Nahrung eingenommen und sich auf den Genuß von Stärke, Fett und Zucker beschränkt. Sowohl während des sechsstündigen Aufstieges, als auch in den nachfolgenden sechs Stunden bestimmten sie die Menge des im Urin enthaltenen Stickstoffes. Sie sahen hierbei, daß der Zerfall des Albumins in ihrem Körper während dieses Aufstieges ein so geringer war, daß man hierauf die Ursache der geleisteten mechanischen Arbeit nicht zurückführen konnte.

Wahrscheinlich stimmt dies Ergebnis nicht, wenn man einen großen Aufstieg macht. In einer früheren Schrift habe ich bereits gezeigt, daß die Physiologie des ermüdeten Menschen von der des ausgeruhten verschieden ist.

Zuntz, der sich viel mit diesem Gegenstande beschäftigt hat, sagt in einer kürzlich veröffentlichten Arbeit, daß, wenn die Arbeit eine sehr intensive ist und der Organismus die äußersten Grenzen seiner Leistungsfähigkeit erreicht hat, besonders aber wenn die Respiration nicht vollkommen und nicht genügend ist, eine sehr ausgedehnte Zerstörung der Eiweißkörper auftritt.

II

Als Dr. Paccard und der Führer Balmat zum ersten Male den Montblanc bestiegen, nahmen sie fast keine Lebensmittel mit sich, sondern nur ihren Alpenstock und zwei wollene Decken.

Ich habe Aufstiege gemacht, bei denen ich aß, und andere, bei denen ich mich der Nahrung enthielt; ich habe aber mit Bezug auf die Ermüdung in keinem Fall einen Unterschied bemerkt. Als ich im Winter 1885 die Vincentpyramide bestieg, hatte ich meine Taschen mit getrockneten Pflaumen gefüllt und aß während des ganzen Tages nichts anderes. Jener süß-saure Geschmack war mir angenehm, der Kern, den ich im Munde behielt, rief eine Speichelsekretion hervor, wodurch das Auftreten des Durstes verhindert ward.

Gegenwärtig ist die Vorstellung sehr verbreitet, daß man unseren Körper mit einer Lokomotive vergleichen könne, in welcher sich die verbrennenden Kohlen und der Dampf des erwärmten Wassers in mechanische Arbeit umsetzen.

Den Tender, welcher die Kohlenvorräte enthält, stellt das in unserem Körper aufgespeicherte Nahrungsmaterial dar, durch welches die muskuläre Thätigkeit angeschürt wird. Auf diesen Vergleich komme ich im nächsten Kapitel ausführlicher zurück; hier will ich nur bemerken, daß der Tender unserer Maschine nicht erst wenige Stunden vor dem Abgang beladen werden darf, sondern daß derselbe seinen Vorrat wenigstens 24 Stunden vorher bereit stellen muß, da man während der Reise kein Brennmaterial aufnehmen kann. Mit anderen Worten: am Tage einer Bergbesteigung arbeiten wir mit der Kraft, die wir bereits an den vorhergehenden Tagen aufgespeichert haben.

Als Paul Güssfeldt[1] auf dem Aconcagua eine Höhe von 6200 m erreicht hatte, nahm er, nachdem er eine ganze Nacht gegangen war, eine Tasse Thee zu sich. Hierzu wurden „einige Stückchen versteinerten Brotes hinzugefügt und das Ganze dann verschlungen; die Leute machten es ebenso. Dies war," fährt G. fort, „meine einzige Nahrung während 24 Stunden, ohne daß ich irgend wie von Hunger gelitten hätte. Merkwürdiger noch war in dieser überaus trockenen Luft das Fernbleiben des Durstes. Dabei waren die Schleimhäute so trocken, daß ein Schluck Cognak, den ich versuchte, mir Schmerz in der Kehle verursachte; der Wein widerstand mir, obwohl ich gar kein Gefühl von Übelkeit hatte."

Damit man nicht etwa glaube, daß Güssfeldt sich an den voraufgegangenen Tagen gut genährt habe, seien noch die Vorräte erwähnt, die er während dieses kühnen Aufstieges auf den Aconcagua, den er ohne einen europäischen Führer unternahm, mit sich hatte. Nachdem er eine Höhe von 4500 m reitend erreicht hatte, mußte er die letzten 2500 m zu Fuß zurücklegen. Er nahm eine Hand voll Theeblätter, etwas Schiffszwieback, rohe Zwiebeln und etwas Charqui mit. Das Charqui ist faseriges, getrocknetes Rindfleisch von rötlich-brauner Farbe. Das beste Gericht, das er, wie er angiebt, mehrere Tage lang aß, hieß Baldiviano. Es wird zubereitet, indem man zu dem getrockneten Fleisch Wasser, Zwiebeln, roten Pfeffer und Zwieback oder Kartoffeln thut. Dies war Güssfeldts einzige Nahrung; sie machte ihm die Stunde des Mittagessens, wie er berichtet, zur unangenehmsten Tagesstunde.

---

[1] Paul Güssfeldt, Reise in den Andes. Berlin, 1888. S. 295.

III

Die Substanzen, welche wir als Nahrungsmittel mit dem Munde aufnehmen, werden im Körper in lebende Materie umgewandelt. Wie sich dieser Assimilationsprozeß vollzieht, wie die Zellen den verdauten Nahrungsstoffen ihr eigenes Material entnehmen, ist ein Geheimnis. Unsere Bewunderung wird noch größer, wenn wir bedenken, daß aus den verschiedenartigsten Speisen das Gehirn, die Muskeln und alle Elemente, welche den lebenden Organismus zusammensetzen, ihre Nahrung ziehen.

Die Veränderungen, welche sich in unserer Körperkraft offenbaren, wenn wir arbeiten, ohne zu essen, sind ein Gegenstand, der die Aufmerksamkeit der Physiologen wach erhält. Obwohl zur Stunde keine Aussicht vorhanden ist, diesen Assimilationsprozeß zu erkennen, so können wir wenigstens die Zeit bestimmen, in welcher dieser Vorgang sich vollzieht. Die ersten Untersuchungen hierüber habe ich zusammen mit Prof. Maggiora angestellt. Wir bedienten uns des Ergographen und fanden, daß Maggiora gegen den Mangel an Speise sehr empfindlich war. Der Widerstand, welchen seine Muskeln während des Fastens der Arbeit entgegenzusetzen vermochten, nahm rapid ab; dieselbe kehrte aber mit der darauffolgenden Nahrungsaufnahme ebenso schnell zum Normalzustande zurück.

Der Kürze wegen beschränke ich mich auf diese Angaben und verweise im übrigen auf die Originalmitteilung.[1]

Auf Reisen kann man zuweilen beobachten, wie von einer Anzahl Personen, die sonst alle unter denselben Diätverhältnissen leben, einige das Ausbleiben oder die Verzögerung einer Mahlzeit leichter ertragen als andere. Es bestehen hierin große individuelle Unterschiede. Trotz der zahlreichen Schriften, die über diesen Gegenstand veröffentlicht wurden, sind uns die Ursachen dieser persönlichen Unterschiede noch nicht bekannt. Auf eine diese Fragen berührende Arbeit, welche Dr. G. Manca in meinem Laboratorium ausgeführt hat, kann ich hier ebenfalls nur verweisen.[2]

Da in den Ergographenkurven die infolge der fortgesetzten Übung in der Herz- und Respirationsthätigkeit auftretenden Veränderungen nicht zum Ausdruck kommen, so geben uns dieselben über den Er-

---

[1] A. Maggiora, Archives italiennes de Biologie, Tome XIII, p. 226. — Ebenso Memorie dell' Accademia dei Lincei, 1888. Influenza del digiuno e del nutrimento sulla fatica muscolare.

[2] G. Manca, Influence du jeûne sur la force musculaire. Archives italiennes de Biologie. Tome XXI, p. 221.

müdungszustand immer nur teilweise Auskunft. Ich wünsche, daß andere Physiologen über die Wirkung des Fastens bei Bergbesteigungen bald in vollständigerer Weise Untersuchungen anstellen können.

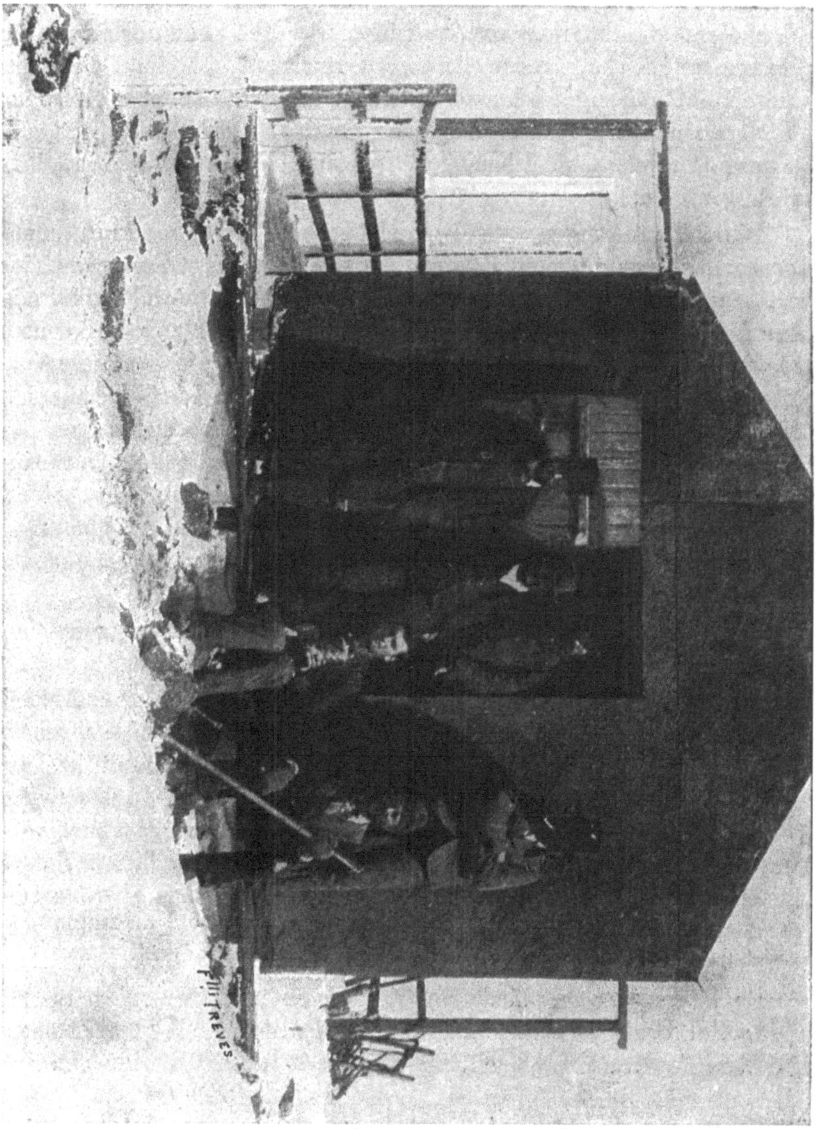

Hütte Königin Margerita auf der Spitze Gnifetti (Höhe 4560 m).

Ich will hier nur noch eine Thatsache anführen, welche auf den ersten Blick paradox zu sein scheint. Bei manchen Personen können die Körperkräfte zunehmen, nachdem sie einen oder zwei

Tage vollständig gefastet haben. Diese merkwürdige Erscheinung ist auf eine krankhafte Erregung des Nervensystems zurückzuführen.

Professor Aducco schrieb mit dem Mittelfinger der linken Hand die Ergographenkurve *A* der Fig. 40, indem er alle zwei Sekunden

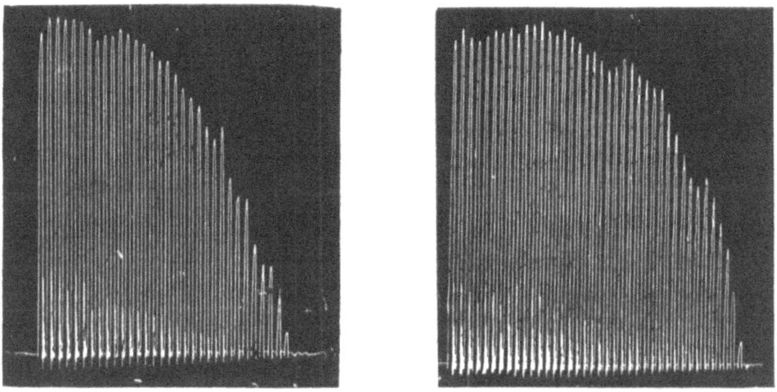

A *B*

Fig. 40. Prof. Aducco. Mittels des Ergographen geschriebene Kurven. *A* Normale Ermüdungskurve. *B* Ermüdungskurve nach einem 26 stündigen absoluten Fasten.

3 kg hob. Nachdem er 26 Stunden vollkommen gefastet hatte, schrieb er unter sonst gleichen Bedingungen die Kurve *B* derselben Figur. Die Form der Kurve ist auch im zweiten Falle nicht verändert, aber

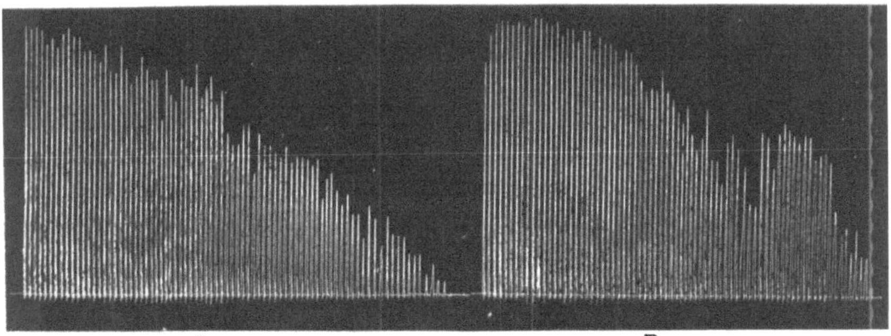

A *B*

Fig. 41. Dr. Colla. *A* Normale Ermüdungskurve. *B* Ermüdungskurve nach 41 stündigem vollständigen Fasten.

das Quantum der geleisteten mechanischen Arbeit ist hier vergrößert. Die Kurve erhält sich, bevor sie abfällt, auf der Anfangshöhe um ungefähr sieben Kontraktionen länger, als die Kurve *A*.

Unter den gleichen Bedingungen (Mittelfinger der linken Hand, Gewicht 3 kg, Zwischenzeit 2 Sekunden) erhielt ich von Dr. Colla die Kurve *A* der Fig. 41.

Nachdem er 41 Stunden gefastet hatte, gewann ich von ihm auf die gleiche Weise die Kurve *B* derselben Figur. Auch in dieser sieht man deutlich eine Zunahme der Muskelkraft.[1]

Die ersten Anzeichen des Hungers sind am schmerzhaftesten; danach wird der Zustand erträglicher. Auch ich habe oftmals versuchsweise 40 Stunden lang gefastet und mich alsdann nicht so übel befunden, wie ich vermutet hatte.

Aus der Thatsache des verschiedenartigen Widerstandes, den die Einzelnen dem Fasten entgegenzusetzen vermögen, folgt, daß jeder für sich selbst versuchen muß, die Fähigkeiten seines Körpers kennen zu lernen, bevor er eine größere Bergtour unternimmt. Es sei daran erinnert, daß die Funktionen der Verdauung bei der durch das Bergsteigen hervorgerufenen großen Ermüdung geschwächt sind, und daß man deswegen den Magen während eines Aufstieges nicht überladen darf.

IV

Unter allen Körperorganen weist der Magen in seinen Funktionen die größten Variationen auf; die Ursachen davon sind noch wenig bekannt.

Jedermann weiß, daß auch sehr gesunde und kräftige Menschen in durchaus verschiedener Weise essen, und daß, was dem einen wohl, dem andern übel bekommt. Im allgemeinen kann man sagen, daß wir zu viel essen, und zwar sehr viel mehr, als nötig ist. Wir haben uns hieran so sehr gewöhnt, daß die Ausdehnung des Magens bei der Verdauung schließlich ein Faktor unseres Wohlbefindens geworden ist.

Die irländischen Arbeiter, deren Hauptnahrung aus Kartoffeln besteht, klagen, wenn sie nach England kommen, daß sie von der dortigen Fleischkost nicht satt werden. Da der Magen infolge der vielen Kartoffeln, die sie zu essen gewohnt sind, stark erweitert ist, so wird ihnen diese Vorstellung des Nichtsattseins dadurch vorgetäuscht, daß bei der Kostveränderung die Spannungsempfindung ausbleibt, welche sie für ein Zeichen des Sattseins zu halten gewohnt sind. In den Zeiten einer Hungersnot sieht man, wie ganze Völkerschaften Substanzen zu sich nehmen, welche durchaus keinen Nährwert besitzen, die aber doch die quälende Empfindung des Hungers besänftigen, weil sie den Magen mechanisch ausdehnen. Dasselbe ist der Fall bei nervösen Personen, welche von Zeit zu Zeit das Bedürfnis zu essen empfinden.

Wie durch seine Nerven und die Funktionen der Verdauung ist

---

[1] Durch Zinkotypie wurden die Kurven auf $^1/_3$ ihrer Größe reduziert.

der Magen auch für die Blutcirkulation ein wichtiges Organ. Viele Erscheinungen, welche gemeinhin mit der Verdauung in Zusammenhang gebracht werden, hängen vielmehr mit der verschiedenartigen Verteilung des Blutes in den inneren Körperteilen zusammen. Um dies zu zeigen, führe ich eine Thatsache an, die gewiß mancher schon an sich selbst erfahren hat. Wenn wir eine zu starke Cigarre rauchen, befinden wir uns schlecht. Ich rede hier von mittelstarken Rauchern, zu denen ich selbst gehöre. Zuweilen tritt hierbei Übelkeit und Schwindel auf. Trinkt man aber ein Glas frisches Wasser, so verschwindet das Übelbefinden augenblicklich. Nach meiner Auffassung ist dies eine einzig und allein vom Gefäßsystem abhängige Erscheinung, indem durch die Zusammenziehung der Gefäße des Magens und der Eingeweide der Blutdruck erhöht wird. In der That habe ich durch Versuche mit dem Sphygmomanometer feststellen können, daß beim Rauchen einer starken Cigarre der Blutdruck sinkt, sobald man sich nicht mehr wohl fühlt, und daß er augenblicklich wieder steigt, sobald man ein Glas frisches Wasser trinkt.

Auch nach einem Gläschen Cognak habe ich den Blutdruck wenige Minuten lang ansteigen sehen. Die Empfindung vorübergehenden Wohlseins, das manche nach dem Genuß von alkoholischen Flüssigkeiten empfinden, dürfte somit als eine Reflexerscheinung aufzufassen sein, indem die Blutgefäße sich danach einige Minuten lang kontrahieren und die so entstehende Steigerung des Blutdruckes das Allgemeinbefinden verbessert. Auf dieselbe Ursache ist die Wirkung der sogenannten Riechfläschchen oder des Ammoniaks in Fällen von Unwohlsein oder Ohnmacht zurückzuführen.

Den Einfluß, welchen die Nahrungsaufnahme auf die Pulsform ausübt, habe ich bereits in einer meiner frühesten Arbeiten gezeigt.[1] Ich führe diese Arbeit hier an, weil dieselbe zu dem uns gegenwärtig beschäftigenden Gegenstande in enger Beziehung steht. Als ich den Vorderarmpuls mittels des Hydrosphygmographen untersuchte, sah ich, daß die nach dem Essen aufgenommenen Pulsbilder verschieden waren von denjenigen, die man am Morgen bei nüchternem Magen erhielt.

Die Kurven der Fig. 42 zeigen den Puls von Professor Albertotti um 11 Uhr vor (Fig. 42 *A*) und um 2 Uhr nach dem Essen (Fig. 42 *B*). Die Frequenz des Pulses betrug im ersten Falle 68 und im zweiten 86 in der Minute.

Dieses Beispiel zeigt, welchen Einfluß eine einfache Mahlzeit[2] auf die Herzthätigkeit, sowie auf den Tonus der Blutgefäße auszuüben vermag.

---

[1] A. Mosso, Die Diagnostik des Pulses. Leipzig, Veit & Comp. 1879.

[2] Die italienische colazione (Gabelfrühstück).

Noch auffallender tritt uns diese Erscheinung in der Fig. 43 entgegen. Die Kurve *A* dieser Figur zeigt den Puls des Prof. Luigi Pagliani vor dem Essen, die Kurve *B* der gleichen Figur denjenigen nach dem Essen. Um dem Zweifel zu begegnen, daß möglicherweise der Gang nach und von dem Restaurant verändernd auf die Pulsform wirken könne, nahmen wir unsere Mahlzeit im Institut ein, woselbst Prof. Pagliani bis zur Beendigung des Versuches verblieb.

A

B

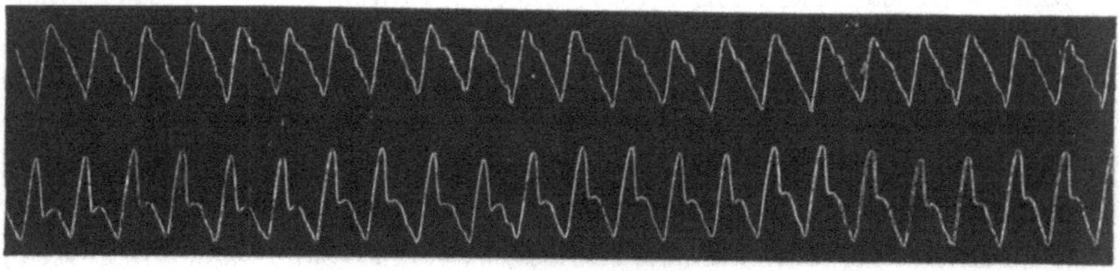

Fig. 42. Prof. Albertotti. *A* Puls vor dem Essen. *B* Puls unmittelbar nach dem Essen.

Die Veränderung, welche nach der Aufnahme von Speisen in der Pulskurve zum Vorschein kommt, ist ähnlich derjenigen, die an ihr im Zustande der Ermüdung hervortritt. Eine solche Ähnlichkeit überrascht, weil man auf den ersten Blick das Entgegengesetzte erwarten sollte. Vergleicht man die Kurven der Fig. 42 *B* und 43 *B* mit derjenigen, die an mir selbst aufgenommen wurde, nachdem ich im nüchternen Zustande die Vincentpyramide erstiegen (Fig. 26 auf

A

B

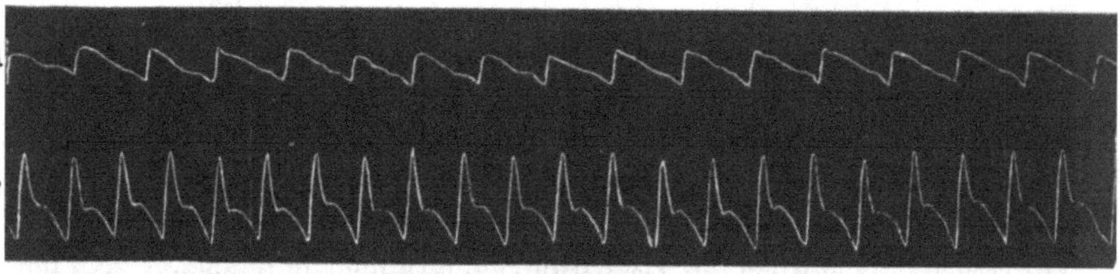

Fig. 43. Prof. Luigi Pagliani. *A* Puls vor dem Essen. *B* Puls unmittelbar nach dem Essen.

Seite 70), so sieht man, daß in beiden Fällen die Pulsationen höher werden, und daß gegen die Mitte der letztgenannten Kurve im absteigenden Pulsschenkel ebenfalls die dikrotische Erhebung auftritt. Wie die Ermüdung die Gefäße in den Muskeln erweitert und in den letzteren eine Art Anämie hervorruft, so entsteht infolge des reichlichen Blutzuflusses zum Magen und zu den Eingeweiden eine abweichende Verteilung des Blutes, wodurch in der Pulskurve dieselben Erscheinungen zum Ausdruck kommen.

Das Problem ist aber noch komplizierter; denn auch die Verdauungsstoffe selbst rufen, wenn sie ins Blut treten, Wirkungen hervor, die denen der Ermüdung ähnlich sind. Vor allem aber sind es nervöse Vorgänge, welche die Blutcirkulation modifizieren. Die Pulsveränderungen sowie die vermehrte Muskelkraft treten bei Prof. MAGGIORA unmittelbar nach der Einführung der Nahrungsstoffe in den Magen und früher, als dieselben absorbiert werden konnten, auf. Dies erweckt die Vorstellung, daß die Empfindungen des körperlichen Wohl- oder Übelseins in diesen und ähnlichen Fällen ausschließlich auf nervöse Vorgänge wie auf die in der Blutcirkulation auftretenden Veränderungen zurückzuführen sind, ohne daß in den chemischen Vorgängen oder in der Ernährung der Gewebe eine Veränderung eintritt.

V

Die Ermüdung genügt schon für sich allein, um die Funktionen des Magens zu verändern. Prof. LAUDER BRUNTON sagt in seiner schätzenswerten Arbeit über die Störungen der Verdauung:[1] „Es giebt Menschen, deren Gewohnheiten so wenig gut geregelt sind, daß sie nach einem Tage angestrengten geistigen Arbeitens eine körperliche Übung für gut halten, und welche anstatt sich in freien Stunden auszuruhen, einen Spaziergang von drei bis vier [engl.] Meilen machen, oder abends vor dem Diner noch eine lange Fahrt auf dem Zweirad unternehmen. Die Folge hiervon ist, daß, da sich auf diese Weise die Anstrengungen des Gehirns mit denen der Muskeln verbinden, die Verdauung gestört wird und die Personen erkranken."

ZSIGMONDY sagt, daß „die Bergkrankheit in den meisten Fällen einzig und allein von gastrischen Störungen herrührt, weil der aus der Stadt kommende Tourist sich an die Nahrung auf den Bergen noch nicht gewöhnt hat."[2]

Diese von der Mehrzahl der Alpinisten geteilte Ansicht ZSIGMONDYS wird aber dadurch widerlegt, daß diese Krankheitssymptome (Verdauungsstörung, Übelkeit, Erbrechen) z. B. nach einer sechs- bis siebenstündigen Fahrt auf dem Zweirad in der Ebene ebensowohl auftreten. Die Ursache aller dieser Erscheinungen ist eben die Ermüdung, an deren Folgen jedoch, wie kaum erwähnt zu werden braucht, nicht alle Personen in gleichem Maße leiden.

Aus einer Reihe von Versuchen, die Dr. I. SALVIOLI in meinem Laboratorium über den Einfluß, den die Ermüdung auf die Verdauung

---

[1] T. LAUDER BRUNTON, On disorders of digestion, their consequences and treatment. 1886, p. 66.

[2] E. ZSIGMONDY, Les dangers dans la montagne. 1886, p. 180.

ausübt, anstellte,[1] ergab sich, daß die Ermüdung eine Verminderung des Magensaftes zur Folge hat, wie ferner, daß dieses Sekret einen großen Teil seiner verdauenden Wirkung verliert, und daß die Nahrungsstoffe daher aus dem Magen in den Darm gelangen, bevor dieselben hinreichend verdaut sind. Es giebt eine ganze Reihe von Veränderungen, welche die Ermüdung in dem Magen erzeugt. Die schädliche Wirkung einer ermüdenden Bewegung auf die Verdauung wurde kürzlich von Colm bestätigt.[2]

Man darf daher in dieser Beziehung nicht zu sehr dem Rate der Führer trauen und am wenigsten den schweizerischen, welche gewohnt sind, alle drei Stunden zu essen. Man muß essen, wenn man Hunger hat, und sich hüten, ohne weiteres nachzumachen, was andere thun. Vor allen Dingen sollte man sich von den Führern nicht verleiten lassen, zu viel zu trinken; denn für jene ist es ein Fest, wenn sie Likör und Wein im Überflusse finden. Zsigmondy, der die Führer sehr gut kannte, hinterließ in seinen Schriften die folgende Warnung:

„Ich glaube, daß der Alkohol bei den beklagenswerten Unfällen auf den Bergen oft als Faktor eintritt. Das Wohlsein, welches derselbe erzeugt, ist von sehr kurzer Dauer. Die Kartoffel, welche man ißt, giebt mehr Wärme und Kraft, als der Alkohol, den man aus derselben destilliert.“

Ich habe die Bergkrankheit bei Personen auftreten sehen, deren Magen vollständig leer war, die am Tage zuvor aber noch mit gutem Appetit gegessen hatten. Als ich in der Hütte Gnifetti war, sah ich zufällig einige Personen vom Col d'Olen in nüchternem Zustande kommen und sich wohl befinden. Am Col du Lys angekommen, mußten sie aber wegen der Magenstörungen und der Übelkeit, welche sich bei ihnen einstellten, dort Halt machen. Sie kehrten am Abend zurück, aßen mit uns, und gingen am nächsten Morgen, nachdem sie gut verdaut hatten, vergnügt nach Gressoney weiter.

Man braucht nicht Physiologe zu sein, um sich zu überzeugen, daß die Ermüdung die Verdauung beeinträchtigt. Infolge einer Bergbesteigung oder eines längeren Marsches vermindert sich die Quantität des Intestinalsaftes, der beständig von den Drüsen sezerniert wird. Eine Bergbesteigung ruft gemeinhin Verstopfung bei uns hervor. Wer genau darauf achtet, wird selbst bemerken, daß die größere Härte der Fäces weder davon herrührt, daß dieselben länger im Rektum verweilen, noch davon, daß man weniger Flüssig-

[1] I. Salvioli, Influence de la fatigue sur la digestion stomacale. Archives italiennes de Biologie. Tome XVII, p. 249.

[2] F. Colm, Über den Einfluß mäßiger Körperbewegungen auf die Verdauung. Deutsch. Arch. f. klin. Med. XLIII, S. 239, 250.

[3] A. a. O. S. 170.

keit als gewöhnlich zu sich genommen hat. Auch ohne genauere Kenntnis der im Innern unseres Körpers sich vollziehenden Prozesse wird man von dem anormalen Zustande des Verdauungsapparates durch den charakteristischen und ungewöhnlichen Geruch der intestinalen Gase benachrichtigt.

Man könnte glauben, daß der Mangel an Appetit dem Einflusse des Ermüdungsfiebers zugeschrieben werden müsse. Dies ist aber nicht der Fall; denn auf dem Monte Rosa habe ich Personen gefunden, deren Appetitlosigkeit so groß war, daß sie vor den Speisen Ekel empfanden, und deren Körpertemperatur dennoch fast normal war.

VI

Alle, welche bisher Bergbesteigungen ausgeführt haben, haben bemerkt, daß sich auf den Gipfeln der Berge der Geschmack ändert. Prof. Ulrich bemerkt in der Beschreibung seiner Monte Rosabesteigung, daß man, nachdem man eine gewisse Höhe erreicht habe, zu den Speisen eine größere Menge Salz thun müsse, um dieselben schmackhafter zu machen. Er empfiehlt daher auf Bergtouren nur gesalzenes oder geräuchertes Fleisch mitzunehmen.

„Über den Geschmack läßt sich nicht streiten," sagt das Sprichwort. Wenn ich über alles berichten wollte, was mir die Alpinisten mitteilten, so fürchte ich, daß meine Darstellung zu breit würde. Darüber herrscht jedoch allgemeine Übereinstimmung, daß der Appetit auf Bergtouren sehr veränderlich ist, und daß man denselben oft durch pikante Speisen anregen müsse. Auch dies ist eine Wirkung der Überanstrengung. Als wir uns in der Hütte Königin Margerita befanden und uns hier gut ausruhen konnten, habe ich hiervon nichts bemerkt. Nur zu Anfang unseres dortigen Aufenthaltes hatten einige von uns den Appetit verloren, derselbe stellte sich aber bei ihnen wieder ein, sobald sie sich vollständig erholt und angepaßt hatten.

Dies ist schon von Saussure während seines sechzehntägigen Aufenthaltes auf dem Col du Géant beobachtet worden. Saussure sagt, daß bei der Ankunft dort alle an vollkommener Appetitlosigkeit litten, und daß sie nachdem alle sehr gut verdauten: „La faim paraissoit plus inquiétante et plus impérieuse; mais aussi nous étions beaucoup plus faciles à rassasier, et mes digestions paraissoient se faire plus promptement que dans la plaine."[1]

Saussure und seine Begleiter befanden sich in einer Höhe von 3365 m, an der Stelle, wo ein Jahrhundert später I. M. die Königin Margerita von Italien von einem heftigen Sturme überrascht, ohne irgendwie zu leiden, eine Nacht zuzubringen gezwungen war.

---

[1] Saussure, Voyages dans les Alpes. Tome IV, p. 318.

Ein Jahr früher, bevor ich diese Monte Rosabesteigung unternahm, fand mein Bruder in Verbindung mit Dr. PAOLETTI[1], daß der Zucker die Fähigkeit habe, die Muskelkraft zu vermehren. Die mittels des Ergographen ausgeführten Versuche zeigten, daß der ermüdete Muskel nach dem Genuß von einfachem Zuckerwasser eine größere Energie entwickelt. Das beste Lösungsverhältnis giebt ein Teil Zucker auf zehn Teile Wasser. Diese krafterzeugende Wirkung des Zuckers erklärt, warum auf den Alpen ein größerer Konsum von Honig und zuckerartigen Substanzen stattfindet als in der Ebene.

Es lag in dem Plane unserer Untersuchungen, die krafterzeugende Wirkung des Zuckers bei Bergbesteigungen einer Prüfung zu unterwerfen. Mein Bruder hat hierüber auch mehrere Versuche angestellt, an deren Beendigung er aber leider durch den Eintritt von schlechtem Wetter und durch die Notwendigkeit, andere, die Respiration betreffende Untersuchungen vorzunehmen, behindert wurde.

ALEXANDER SELLA nahm niemals Zucker, auch nicht zum Kaffee. Auf den Bergen aber sah ich, daß er denselben im Überflusse aß. Er sagte mir, daß sein Vater schon dasselbe gethan habe. Vielleicht ist dies ein Wink, durch welchen die Natur uns anzeigt, was wir im Zustande der Ermüdung zu thun haben; denn ich habe nicht gesehen, daß mit Fleisch und anderen albuminösen Substanzen Gleiches geschieht.

Vor mir liegt das Verzeichnis der während unserer Expedition verbrauchten Nahrungsmittel; es enthält die gewöhnlichen Sachen, deren man auf Touren bedarf, so daß wenig darüber zu berichten ist. Wir hatten viele Pasta di Napoli[2] mit uns genommen, die wir fast jeden Tag aßen. Ferner verfügten wir über Reis, getrocknete Hülsenfrüchte, über viele Schachteln mit konservierten Früchten, Gemüsen und Zwieback. Wegen der voraussichtlich eintretenden Appetitsverminderung hatte ich vor der Abreise Sorge getragen, daß der Küchenzettel genügend variiert werden konnte. Da es in meiner Absicht lag, in der Ebene, wie auf der Höhe die gleichen Nahrungsmittel möglichst beizubehalten, so sorgte ich dafür, daß wir auch in der Hütte Königin Margerita immer frisches Fleisch hatten. Schon auf der Alpe Indra (2515 m hoch) fingen wir an, Hammel zu schlachten, die wir uns von den Hirten kauften. Als gute Piemontesen aßen wir oft Polenta.[3] Man hatte uns gesagt, daß man sie in

---

[1] U. Mosso et L. PAOLETTI, Influence du sucre sur le travail des muscles. Archives italiennes de Biologie. Tome XXI, p. 293.

[2] Maccaroni in verschiedenen Qualitäten.

[3] Die Polenta bereitet man in Norditalien, indem man Maismehl in kochendem Salzwasser unter beständigem Umrühren über einer lebhaften Flamme zu einem steifen Brei kocht. Man gießt hierauf häufig flüssige Butter und ißt das Ganze mit geriebenem Parmesankäse. Kalte Polenta wird vielfach in Scheiben geschnitten und dann in Butter geröstet. K.

einer Höhe von 4000 m nicht mehr gut kochen könne. Dies ist aber nicht der Fall. Der Siedepunkt des Wassers liegt auf dem Monte Rosa bei 85° C. Diese Temperatur ist hinreichend, um dieselbe vorzüglich gar zu erhalten.

Wenn jemand der Meinung sein sollte, daß der Magen in einer Höhe von 4560 m nicht mehr regelmäßig funktioniere, so kann ich darauf erwidern, daß ich hier zweimal so viel als nötig zu Mittag gegessen habe. Mein Magen konnte z. B. kaum auf eine schwerere Probe gestellt werden, als durch das folgende Menu: Eine gute Portion konservierten Hummer mit Öl und Citronensaft, drei bis vier Scheiben gerösteter Polenta, etwas gesottenes Fleisch, Salat von konservierten Bohnen und Gurken, Käse und getrocknete Früchte. Trotzdem habe ich hierüber keinerlei Gewissensbisse empfunden. Am Abend tranken wir Kaffee oder Thee, während die Soldaten sangen und musizierten. Als einen großen Vorteil für unsere Gesundheit betrachtete ich es, daß wir immer warme Gerichte aßen. Ich halte es durchaus für falsch, wenn man dem Körper auf den Alpen durch den Genuß von kalten Speisen und Getränken zu viel Wärme entzieht. Am Morgen nach dem Aufstehen tranken wir Kaffee, Milch, Thee oder Chokolade in reichlichen Portionen. Bis zur Hütte Gnifetti hatten wir immer frische Kuhmilch, die uns von den niedriger gelegenen Weideplätzen gebracht wurde; später bedienten wir uns der konservierten Milch. Am Mittag und am Abend genossen wir ebenfalls, wie bereits angedeutet, immer warme Speisen.

Herr Senator Perazzi, einer der tüchtigsten Alpinisten, erzählte mir, daß er mit Ausnahme eines einzigen Males niemals an der Bergkrankheit gelitten habe. Dies war auf dem Mont Combin und dadurch verursacht, daß er am Morgen vor dem Aufbruch von einer Alpe, wo er die Nacht zugebracht hatte, kein warmes Getränk erhalten konnte.

Den sichersten Beweis dafür, daß unsere Ernährung eine vollkommen normale war, ergab die Tabelle, in die ich das Körpergewicht eines jeden von uns regelmäßig verzeichnen ließ. Nach dieser Zusammenstellung hatte keiner von uns an Gewicht abgenommen, Benno Bizzozero hatte sogar zugenommen.

VII

Unser gutes Befinden in dieser Höhe von 4560 m steht in einem seltsamen Kontraste zu den Leiden, welche die Doktoren Egli-Sinclair und Guglielminetti in der fast 200 m tiefer gelegenen Hütte Vallot (4365 m hoch) auf dem Montblanc zu erdulden hatten. Merkwürdig sind auch die Resultate, welche kürzlich Lewinstein[1] erhielt, als er

[1] G. Lewinstein, Zur Kenntnis der Wirkung der verdünnten Luft. Pflüg. Arch. 1897. Bd. LXV, S. 278.

Kaninchen unter eine ca. 40 Liter fassende Glasglocke brachte, innerhalb deren die Luft bis auf etwas weniger als die Hälfte des atmosphärischen Druckes verdünnt wurde. „Dabei starben die Thiere regelmäßig im Laufe des zweiten, längstens am dritten Tage des Aufenthaltes in der verdünnten Luft.“ Als Todesursache ergab die Sektion „eine enorme, fettige Degeneration des Herzens, der Leber, der Nieren, des Zwerchfelles und der übrigen quergestreiften Muskulatur.“ Diese von Lewinstein gefundene Thatsache kann nur dazu dienen, uns zu zeigen, daß die Bedingungen, unter denen wir unsere Versuche bei Anwendung der pneumatischen Glocke ausführen, von dem wirklichen Leben auf den Alpen zu sehr abweichen, als daß wir aus denselben zuverlässige Schlüsse ziehen könnten. So wissen wir z. B., daß die Kaninchen, welche in dem 2877 m hoch gelegenen Observatorium des Pic du Midi gehalten wurden, sich so wohl befanden, daß sie sich dort sogar vermehrten.[1] Ich selbst habe gesehen, daß Meerschweinchen, welche sich unter einem einer Höhe von 6400 m entsprechenden Luftdruck befanden, wohl waren und mit Appetit fraßen. An Hähnen, welche Prof. Piero Giacosa[2] zur Hütte Königin Margerita hinauftrug, um an ihnen den Stoffwechsel zu studieren, fand derselbe nach einem fünftägigen Aufenthalte in der Hütte vom Normalzustande keinen Unterschied. In der Hütte Gnifetti (3647 m) sah ich Mäuse, die dort während des ganzen Jahres bleiben und sich dort ebenfalls vermehren. Die Versuche Lewinsteins sind zu kompliziert, um ohne weiteres den Schluß zu gestatten, daß die Kaninchen sterben, wenn der Luftdruck bis auf die Hälfte vermindert ist.

Vor der Abreise hatte ich ferner für einen reichlichen Vorrat von Brennmaterial Sorge getragen. Einer meiner Freunde hatte mir geraten, nicht Holz zu wählen, da dieses beim Verbrennen zu viel Asche zurücklasse, sondern mich mit Steinkohlenformellen zu versehen. Ich habe aber trotzdem Holz bevorzugt, obwohl Steinkohlen oder Coaks relativ billiger und außerdem bequemer zu tragen gewesen wären, und überzeugte mich oben angekommen bald, daß dieses hier unter allen Umständen das beste Brennmaterial ist. An stürmischen Tagen, an denen wir gezwungen waren, viel in der Hütte zu verweilen, hätten wir beim Gebrauche von Steinkohlen, wie ich glaube, das Feuer im Ofen auslöschen müssen, um nicht erstickt zu werden.

Die an der Bergkrankheit Leidenden sind sehr empfindlich gegen die Gerüche der Küche. Manche der von uns ankommenden Reisenden mußten, während wir aßen, die Hütte verlassen oder in ein anderes Zimmer gehen, um sich von diesen Belästigungen zu befreien.

---

[1] P. Regnard, La cure d'altitude. p. 125.
[2] Rendiconti del R. Istituto Lombardo, anno 1897.

Über die Qualität und Quantität der für das alpine Leben günstigsten Nahrungsmittel habe ich keine besonderen Untersuchungen angestellt. Als Arzt halte ich mich jedoch für verpflichtet hervorzuheben, daß die von einigen Alpinisten geteilte Ansicht, man könne sich durch den Genuß von vielem Fleisch und von fetten Speisen vor der Kälte schützen, wie daß man hierdurch an Körperkraft gewönne, auf einem Vorurteil beruht. Der einzige Nutzen des Fleischessens besteht darin, daß bei dieser Kost ein geringeres Volumen von Nahrungsstoffen für die Ernährung ausreicht.

Daß es, um kräftig zu sein, nicht nötig ist, Fleisch zu essen, sieht man an den italienischen Arbeitern und besonders an den Bauern in der Lombardei. Letztere sind außerordentlich arbeitsam und essen doch fast nichts als Polenta.

In England habe ich gesehen, daß die anstrengendsten Arbeiten in den Eisenwerken von Irländern ausgeführt werden, welche bekanntlich fast kein Fleisch essen. Eine der schwersten Arbeiten haben die sogenannten metal-carriers zu verrichten. Diese Leute müssen über 60 Kilogramm schwere Stücke von Gußeisen heben, die dazu oft noch warm sind. Sie ergreifen dieselben mit lederbeschuhten Händen und schützen sich im übrigen durch einen bis zu den Knieen reichenden Lederschurz. Sie heben die schweren Eisenstücke in die Höhe und zerbrechen dieselben, indem sie sie übereinander werfen oder damit auf einen Stein schlagen. Als ich mit diesen Arbeitern sprach, erfuhr ich von ihnen, daß sie sich viel mehr von Vegetabilien als von Fleischkost nährten.

Die Berichte, welche die Reisenden aus Centralasien senden, stimmen alle darin überein, daß die Kulis, welche ausschließlich Reis essen, ebenso stark sind wie die Europäer und der Kälte, wie der verdünnten Luft auf dem Himalaja den gleichen Widerstand entgegenzusetzen vermögen. Die Gurkhas tragen ein Gewicht von 4 Miriagramm mit derselben Leichtigkeit auf dem Rücken, mit der die Europäer nur 2 Miriagramm tragen. Conway bestieg den Monviso mit zwei Gurkhas, von denen er jedem ein Gewicht von 30 Kilogramm zu tragen gab. Sie gingen, wie mir ein Augenzeuge mitteilte, so beladen ruhig und ohne zu schwitzen zum Gipfel des Berges hinauf.

Nach meiner Anschauung ist es am besten, mit der Nahrungsweise auf den hohen Bergen nicht zu wechseln. Auch wenn man großen Anstrengungen entgegengeht, sollte man fortfahren, nur solche Speisen zu sich zu nehmen, an welche man gewöhnt ist.

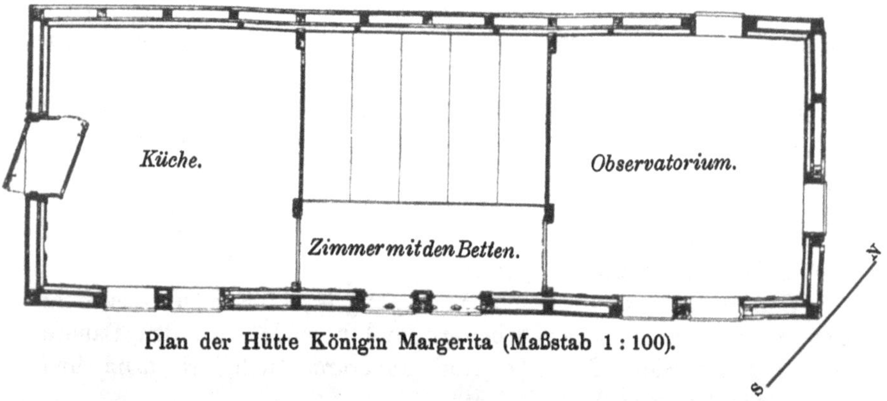

Plan der Hütte Königin Margerita (Maßstab 1 : 100).

NEUNTES KAPITEL.

Die Körpertemperatur während der Bergbesteigungen.

I

In der Physiologie hat lange Zeit die Ansicht vorgeherrscht, daß die chemische Energie sich (analog dem Vorgange, den man bei Dampf- und Gasmaschinen beobachtet) zunächst in Wärme und erst dann weiter in mechanische Energie umwandle. Durch die Arbeiten von Pflüger und von Fick hat aber die Anschauung Annahme gefunden, daß sich bei der Muskelkontraktion die chemische Energie sofort in mechanische Arbeit umsetzt.

Um einen bereits in allgemeinen Gebrauch übergegangenen Ausdruck zu verwenden, kann man sagen, daß die Muskeln nicht den thermodynamischen, sondern den chemodynamischen Maschinen ähnlich sind.

Die in den Nahrungsmitteln enthaltene chemische Energie häuft sich infolge des Ernährungsvorgangs in den Nervenzellen in den Muskelfasern, sowie in allen anderen Geweben des Körpers allmählich in Form organisierter Materie an und bleibt hier mehr oder weniger lange Zeit im Potenzstadium, d. h. im Zustande der Spannung eingeschlossen. Unter dem Impuls des Nervensystems und bei einer willkürlichen Bewegung löst sich die organische Materie der Muskeln und des Gehirns in ihre Bestandteile auf und giebt zu einer physiologischen Thätigkeit, zur Kraft der motorischen Centren und der Muskeln Anlaß.

Ein Teil dieser Energie verschwindet und breitet sich im Organismus unter der Form von Wärme aus. Gegenwärtig glaubt niemand mehr, daß sich die Körperwärme in mechanische Arbeit umsetzt. Die physiologische Arbeit läßt die Wärme als ein Residuum zurück.

Dieselbe ist somit nicht die wirkliche Ursache der nervösen oder muskulären Funktionen, sondern vielmehr die letzte Äußerung derselben, man könnte fast sagen, die Schlacke des Lebens und der physiologischen Arbeit.

Für das Studium der während einer Bergbesteigung in unserem Körper stattfindenden Transformationen besitzen wir zwei Wege. Wir können, wie dies FICK und WISLICENUS thaten, die Schlacken und verbrauchten Stoffe sammeln. Die Materie unserer Zellen transformiert sich und wird in eben dem Maße der unorganischen Materie ähnlich, in welchem sich aus derselben das Leben und die Bewegung entwickeln. Selbst das Blut nützt sich ab, wie man z. B. bei Bergbesteigungen an der rötlichen Farbe des Urins erkennen kann. Wir können aber auch einfach die innere Wärme messen, welche die Arbeit des Bergsteigens begleitet. Die erste Methode habe ich nicht angewandt; die Untersuchungen aber, welche vor kurzem Prof. ZUNTZ zusammen mit seinem Sohne, sowie mit den Doktoren A. und F. LOEWY und SCHUMBURG auf dem Monte Rosa angestellt hat,[1] genügen, um der Physiologie des Menschen auf den Alpen ein neues Kapitel hinzuzufügen. Aus den Ergebnissen, welche ich selbst bei Anwendung der zweiten der obenerwähnten Methoden erhielt, werde ich nur soviel mitteilen, wie für unseren Zweck nötig ist.

Die Wärme, welche die Transformation der Energie während einer Bergbesteigung begleitet, ist weder der Dauer noch der Intensität der von den Muskeln geleisteten mechanischen Arbeit proportional. Die über dieses Gesetz angestellten Versuche wurden in folgender Weise ausgeführt. Zu Val Tournanche wählte ich einen starken Träger aus, der mir bereits früher schon bei Versuchen gedient hatte, die ich auf dem Breithorn anstellte. Meine Absicht war, die Untersuchung an diesem Manne bis Ende September auszudehnen. Während dieser Zeit mußte er sich gut adaptiert haben. Nach Beendigung des Winters wollte ich dieselbe dann von neuem aufnehmen.

Ich begab mich nach Breuil und maß zwischen Avuil und Chapellette eine Höhe von 400 m ab. Der Kürze wegen teile ich von den dort angestellten Versuchen nur die folgenden mit. Meine Versuchsperson hatte ein Körpergewicht von 74 kg und trug in einem Tragkorb[2] auf dem Rücken ein Gewicht von 40 kg. Bei dem an

[1] A. LOEWY, F. LOEWY und LEO ZUNTZ, Über den Einfluß der verdünnten Luft und des Höhenklimas auf den Menschen. PFLÜG. Arch. Bd. LXVI, S. 477.

[2] Die von uns verwandten Tragkörbe waren nach dem von VICTOR SELLA angegebenen System gefertigt. In der umstehenden Figur ist ein solcher Tragkorb abgebildet. Ich halte denselben für unentbehrlich, wenn man sich mit Instrumenten und Vorräten auf große Höhen begeben muß. (V. SELLA, Nel Caucaso Centrale. Bullettino del Club Alpino Italiano 1889, p. 314.) Das Gewicht dieses Tragkorbes, den man wie einen Tornister dem Rücken aufschnallt, beträgt im ganzen 1800 g.

einem Morgen ausgeführten Versuch stieg die innere Körpertemperatur desselben von 37,1° auf 37,5°. Der Himmel war bedeckt, es wehte ein leichter Wind und die Lufttemperatur betrug 12°.

Im Mai des folgenden Jahres ließ ich sie nach Turin kommen. Wir fuhren mit der Eisenbahn nach Sassi, das von der Superga[1] in der Vertikallinie 400 m entfernt liegt. Die Straße, welche diese beiden Punkte miteinander verbindet, ist 3900 m lang. Dieser Weg, der zu einer gleichen Höhe führt, war bequemer und weniger steil als der zwischen Avuil und Chapelette gelegene. Die Lufttemperatur betrug 20°. Wir gingen um 4 Uhr 7 Minuten nachmittags fort und kamen auf der Superga um 5 Uhr 21 Minuten an. Meine Versuchsperson trug ein Gewicht von 40 kg. Die Temperatur im Rektum betrug bei derselben zu Sassi 37,2° und als wir das Gasthaus auf der Superga erreichten 39°. Die durch diesen Aufstieg hervorgerufene Ermüdung versetzte die Versuchsperson in einen fieberhaften Zustand; während sich die Körpertemperatur derselben acht Monate früher beim Tragen des gleichen Gewichtes und der Ausführung der gleichen mechanischen Arbeit innerhalb der physiologischen Grenzen gehalten hatte.

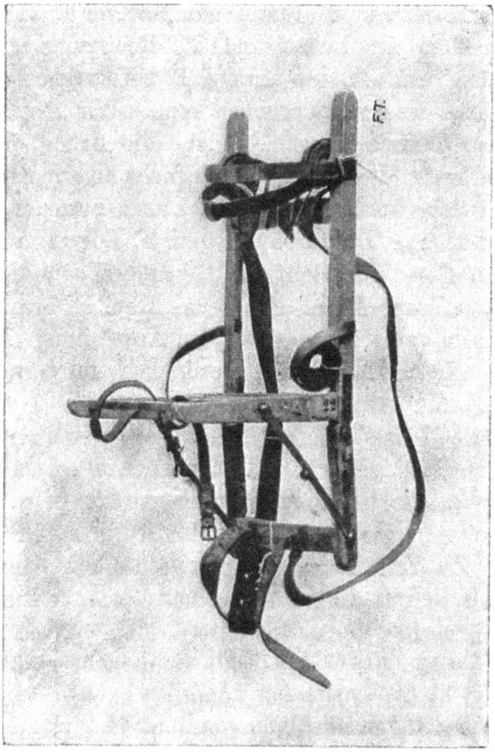

Fig. 44. Tragkorb nach Vict. Sella.

Durch die Anpassung erziehen wir unbewußt unser Nervensystem, so daß die Muskeln ohne zu großen Aufwand von chemischer Arbeitsleistung sich im richtigen Maßstabe zu kontrahieren lernen.

[1] Die Superga ist eine auf einem 654 m hohen Hügel gelegene königliche Gruftkirche, welche in den Jahren 1718—49 von Victor Amadeus II. erbaut wurde. K.

II

Wenn somit ein und dieselbe Person zu verschiedenen Zeiten die gleiche Arbeit verrichtet, so tritt bei derselben doch nicht immer die gleiche Wärmemenge auf. Ebenso zeigt sich aber auch als weitere Komplikation, daß sich bei verschiedenen Personen, welche unter sonst ähnlichen Bedingungen gleichzeitig dieselbe Arbeit verrichten, eine verschiedene Wärmequantität entwickelt.

An drei Studenten der Medizin, den Herren Chiesa, Forni und Ventrini, habe ich den folgenden Versuch angestellt. Mittels eines Maximalthermometers nach Baudin maßen dieselben an drei aufeinander folgenden Tagen täglich fünfmal ihre Körpertemperatur.[1] Die Mittelwerte dieser Beobachtungen enthält die folgende Tabelle:

Mittlere Temperaturwerte der Studenten Chiesa, Forni und Ventrini.

Name	Stunde						Körpergewicht
	5 vorm.	9 vorm.	12 vorm.	3 nachm.	6 nachm.	9 nachm.	
Chiesa . . .	36,9°	37,2°	37,2°	37,6°	37,5°	37°	kg 65
Forni . . .	36,6	36,8	36,9	37	37,3	36,8	„ 60,90
Ventrini . .	36,9	37	37	37,3	37,1	37	„ 61,40

Nachdem ich auf diese Weise die normale Körpertemperatur dieser Personen für die verschiedenen Tageszeiten ermittelt hatte, ließ ich sie auf der oben beschriebenen Fahrstraße von Sassi bis zur Superga hinauf (Anstieg 400 m, Weglänge 3900 m) eine Reihe von Märschen ausführen. Die aus diesen Beobachtungen gewonnenen Ergebnisse habe ich in der nächstfolgenden Tabelle zusammengestellt. Aus den-

[1] Die Angaben beziehen sich hier wie überall auf die Temperatur im Rektum. Legt man das Thermometer, wie dies oft von Alpinisten geschieht, in die Achselhöhle oder unter die Zunge, so kann man leicht zu falschen Resultaten gelangen. Die Messung der Mundtemperatur führte z. B. Lortet und Marcet auf einer Montblancbesteigung zu dem irrtümlichen Ergebnis, daß der Körper sich während dieses Aufstieges abkühlte. Sie würden das Gegenteil gefunden haben, wenn sie statt der Mundtemperatur die Temperatur im Rektum gemessen hätten. Die bei der Inspiration die Nase passierende kalte Luft führt immer auch eine Abkühlung des Mundraumes herbei. Die Resultate, welche ich in einer früheren Arbeit bei der Untersuchung der Temperatur des Urins fand,* stimmen mit denen überein, die sich später bei der Bestimmung der Temperatur im Rektum ergaben. Ich hatte für jene Messungen einen besonderen Apparat konstruiert und mittels desselben die Temperatur meines Körpers während eines Aufstieges auf den Monte Viso bestimmt.

* A. Mosso, Sopra un metodo per misurare la temperatura dell' orina. R. Accademia dei Lincei, 3 giugno 1877.

selben geht hervor, daß die innere Temperatur sich auch beim Überschreiten kurzer Wegstrecken sehr steigern kann, wenn die betreffende Person ihren Körper an solche Arbeit nicht gewöhnt hat. Bei dem Studenten Ventrini stieg die Temperatur von 37,3° auf 39,5°. Diese Zunahme von 2,2° zeigt, daß Ventrini wirkliches Fieber hatte. Ich bemerke noch, daß er nur mit mäßiger Geschwindigkeit ging und kein Gewicht trug. Die Lufttemperatur betrug während dieses Ganges 20—22°. Als er diesen Gang am 14. Mai wiederholte, zeigte das Thermometer 38,5°, bei einer nochmaligen Wiederholung am 16. Mai 38,3°. Man sieht, daß sich die Temperatur infolge der Anpassung stetig verminderte.

Wechsel in der Körpertemperatur, sowie in der Atem- und Pulsfrequenz nach einem kleinen Aufstiege von 400 m.

Tag	Stunde	Beobachtungen	Temperatur			Respiration			Puls			Lufttemperatur
			Chiesa	Forni	Ventrini	Chiesa	Forni	Ventrini	Chiesa	Forni	Ventrini	
	7,35	Abgang von Turin . .										
12.	10,—	Ankunft auf der Superga	38,15°			20			100			16°
Mai	11,25	Nach der Ruhe	37,4			18			87			
	1,20	Ankunft in Turin . . .	38,0			20			96			
13.	4,7	Abgang von Sassi . . .										20—22°
Mai	6,10	Ankunft auf der Superga	38,8°	38,5°	39,5°	29	38	34	135	99	100	
	7,49	Nach der Ruhe	37,4	37,2	37,5	22	22	26	95	79	75	
	8,49	Abgang von der Superga										
	9,—	Ankunft in Sassi . . .	37,5	37,6	38,3							
	10,—	Nach der Superga zurückgekehrt	38,0	37,8	38,8	20	26	19	109	102	110	
	11,10	Nach der Ruhe	36,9	36,9	37,7	20	20	24	86	88	90	
14.	1,40	Nach Turin zurückgekehrt	36,9	37,3	37,1	18	19	20	88	78	75	
14.	5,10	Abgang von Sassi . . .										
Mai	6,10	Ankunft auf der Superga	38,5°	38,2°	38,5°	20	22	20	118	87	112	20°
	7,16	Nach der Ruhe	37,1	37,4	37,8							
16.	7,26	Abgang von Sassi . . .										16°
Mai	8,26	Ankunft auf der Superga			38,3°			23			90	

Aus einer Versuchsreihe, die ich über die Temperaturunterschiede in ähnlicher Weise an meinen Soldaten anstellte, ergab sich ein Zuwachs von im Mittel 0,3°—0,5°. Nach dem am Anfang dieses Kapitels ausführlich beschriebenen Versuche scheint es mir unnötig, über die Wirkung der Anpassung noch weitere Beispiele mitzuteilen. Ich habe nur noch hinzuzufügen, daß ich an Alpinisten, welche bei uns auf dem Monte Rosa waren und teilweise große Anstrengungen überwunden hatten, fast gar keinen Temperaturunterschied wahrnehmen konnte. So verschieden ist der Einfluß, den das Nervensystem auf die chemischen Prozesse des Organismus bei Verrichtung derselben mechanischen Arbeit ausübt.

Die beiden wertvollen Abhandlungen, welche Prof. F. A. Forel[1] in Lausanne über den Wechsel der Körpertemperatur, den man bei Bergbesteigungen beobachtet, geschrieben hat, werde ich später zu berücksichtigen Gelegenheit haben. Ich bemerke hier, daß dieselben zu den wertvollsten Beiträgen gehören, die die alpine Litteratur besitzt.

Als mein Bruder den Einfluß des Nervensystems auf die animale Temperatur studierte, beobachtete er, daß dieselbe zu Anfang eines Marsches steigt und sich später allmählich vermindert, auch wenn die zu verrichtende mechanische Arbeit die gleiche bleibt.[2] Dasselbe ersehen wir aus den Beobachtungen, die in der vorstehenden Tabelle zusammengestellt sind. Bei dem zweiten Gang auf die Superga blieb die Temperatur bei allen drei Studenten um 0,7°—0,8° hinter derjenigen zurück, die bei dem vier Stunden früher ausgeführten Aufstiege beobachtet wurde. Dies ist ein neuer Beweis für die Thatsache, daß die zum Ausdruck kommende Wärmemenge der von den Muskeln geleisteten Arbeit nicht entspricht. Es ist dies eine nervöse Erregung, gleichsam eine unbewußte Emotion, welche jede Äußerung der nervösen Thätigkeit begleitet und jede Berechnung der thermodynamischen Äquivalenz unmöglich macht.

Die chemische Energie verwandelt sich in den Muskeln um so vollkommener, je weniger dieselben sich erwärmen und je größer die Arbeit ist, welche sie verrichten. Das Beispiel, welches ich jetzt mitteilen werde, wird die Physiologen in Staunen versetzen, denn es wird kaum jemand für möglich halten, daß ein Mensch eine das gewöhnliche Maß so sehr überschreitende Arbeit verrichten kann, ohne daß dabei in der Körpertemperatur nennenswerte Unterschiede auftreten. Es handelt sich hier um einen Versuch, den ich an dem Korporal Jachini anstellte. Denselben halte ich für einen der stärksten Menschen, die ich je gesehen habe.

Am 10. August stieg Jachini von dem bei der Hütte Linty aufgeschlagenen Lager (3047 m) nach Gressoney St. Jean (1375 m) ab, um den Soldaten entgegenzugehen, welche von Ivrea kamen und diese mit einem anderen Führer zusammen nach der Hütte Königin Mar-

[1] F. A. Forel, Expériences sur la température du corps humain dans l'acte de l'ascension sur les montagnes. — Genève et Bâle, 1871, 1874.

[2] U. Mosso, Einfluß des Nervensystems auf die tierische Temperatur. Virchows Archiv, 106. Bd., 1886.

gerita hinaufzugeleiten. Am folgenden Tage war er um 7 Uhr wieder in die Hütte Gnifetti (3620 m) zurückgekehrt. Am 12. August ging er mit seinen Gefährten um 5 Uhr 40 Minuten von hier fort und kam in der Hütte Königin Margerita um 9 Uhr 7 Minuten an. Von der Hütte Gnifetti an trug er 2 Myriagramm Holz auf dem Rücken. Am Fuße der Spitze Gnifetti angekommen, fühlte sich einer der Begleiter, der Soldat Chamois, unwohl. Der Korporal Jachini nahm auch dessen Tragkorb und den Sack dieses Soldaten, der ungefähr 18 kg wog. So belastet überließ er den anderen die Sorge um den an der Bergkrankheit leidenden Gefährten und im Zickzack den steilen Gletscher der Spitze Gnifetti ersteigend, kam er mit einer Last von 40 kg (incl. dem Gewicht des Tragkorbs) auf dem Rücken in der Hütte Königin Margerita früher als die anderen an.

Eine sofortige Untersuchung ergab folgende Resultate:

9 Uhr 10 Minuten (3 Minuten nach der Ankunft in der Hütte): Temperatur im Rektum 37,4°. Puls 85. Atem 26.

9 Uhr 24 Minuten, nachdem Jachini einen Brief gelesen, der am Tage zuvor für ihn angekommen war und den er mit Sehnsucht erwartete: Temperatur 36,5°. Puls 74. Atem 18.

9 Uhr 38 Minuten: Temperatur 36,5°. Puls 73. Atem 18.

Die Körpertemperatur war trotz der enormen Anstrengung nur um wenige Zehntel eines Grades gestiegen und nach Verlauf einer Viertelstunde, ungeachtet einer leichten Gemütsbewegung, wieder zur Normale, welche bei ihm 36,5° betrug, zurückgekehrt.

Außer der Anpassung kommt hier noch eine so vollkommene Körperkonstitution in Betracht, wie man sie selten findet.

Wenn mir die Aufgabe zufiele, eine Abteilung von Alpinisten nach ihrer Körperkraft zu klassifizieren, würde ich den vorstehenden Versuch wiederholen; denn ich glaube nicht, daß es ein anderes Mittel giebt, durch das man die Beziehungen zwischen nervöser Thätigkeit und muskulärer Arbeit besser ermitteln könnte. Das Thermometer ist ein Instrument, das die Leistungsfähigkeit unserer Körpermaschine in diesem Falle in zuverlässiger Weise anzeigt. Die neuen Anschauungen, welche ich zu Anfang dieses Kapitels über den Ursprung der tierischen Wärme dargelegt habe, überzeugen uns, daß ein Organismus um so vollkommener ist, je weniger er sich bei einer bestimmten Arbeit erwärmt.

Für die Schätzung der physischen Kraft der Alpinisten lege ich auf die Bestimmung der vitalen Kapazität kein großes Gewicht, oder besser gesagt: ich lege den mittels des Spirometers erhaltenen Ziffern nicht den hervorragenden und absoluten Wert bei, den man jetzt geneigt ist, der Vitalkapazität beizumessen. Ich habe schon gesagt, daß der Mensch ein größeres Luftquantum einatmet, als für sein Bedürfnis nötig ist. Wenn bei der Luftverdünnung auf den Bergen die Herzthätigkeit schwächer wird und die Blutcirkulation sich verlangsamt, hilft es nicht viel, Lungen zu besitzen, die das Durchschnittsmaß überschreiten.

Wir wissen, daß die Bergkrankheit nicht ausschließlich durch den Mangel an Sauerstoff hervorgerufen wird. Sehr entwickelte Lungen zu besitzen, mag ein Vorteil sein, aber diese Bedingung genügt noch nicht, um einen guten Alpinisten abzugeben.

Ein anderes Mal trug der Soldat Sarteur auf dem Rücken 20 kg von der Hütte Linty zur Hütte Königin Margerita hinauf. Als ich sofort nach seiner Ankunft die Temperatur im Rektum an ihm maß, fand ich, daß dieselbe 37,0° C. betrug. Dieser Wert übertrifft den zu der gleichen Tagesstunde an Ruhetagen gefundenen Normalwert um kaum zwei Zehntel. An den Rand meines Notizblattes schrieb ich: Übermensch! Dieser Ausdruck läßt meinen damaligen Gemütszustand erkennen. Ich war voller Bewunderung über die Vollkommenheit der Körpermaschine, die ich bei diesem Reisegefährten vorfand. Das Ideal, das dem Physiologen von der menschlichen Körperkraft vorschwebt, ist nicht diejenige, welche die Menge im Cirkus an einem Athleten bewundert, dessen Leistungen von einer Hypertrophie seiner Muskeln herrühren. Die typische Schönheit, welche bei der Muskelkontraktion zum Ausdruck kommt, besteht nicht in einer augenblicklichen ermüdenden Anstrengung, sondern in einer großen und andauernden Arbeitsleistung, bei welcher die Nerven in so vollkommener Weise funktionieren, daß keine Verschleuderung von Kraft stattfinden und im Organismus die für die Erfüllung dieser Arbeit notwendige chemische Transformation quantitativ in exakter Weise vor sich gehen kann. Es sind die Ruhe und sozusagen die Schweigsamkeit, mit der unsere Maschine arbeitet, die wir am meisten bewundern. Meine Bewunderung über diese wunderbare Ökonomie in dem Verbrauche des Energievorrats war bei solchen Versuchen so groß, daß ich hierin gleichsam ein ethisches Moment zu erkennen glaubte. Die von der Umgebung ausgehende poetische Inspiration ließ mich glauben, eine durch die Übung erzeugte ethische Vollkommenheit entdeckt zu haben.

III

Eine Klassifikation der Alpinisten wurde bereits von mehreren namhaften Schriftstellern versucht.[1] Conway beschreibt z. B., nachdem er über den Typus des Wissenschaftlers, des Künstlers und des

[1] W. Marcet, Climbing and Breathing at High Altitudes. The Alpine Journal, 1886, pag. 1, XIII. — W. M. Conway, Centrist and Excentrist. The Alpine Journal, 1891, pag. 397; ebendaselbst p. 108.

Neugierigen gesprochen, zwei Typen, welche verschiedene physiologische Eigenschaften aufweisen. Der eine ist der „mountain-climber", der Bergkletterer, der andere der „mountain-gymnast", der Berggymnastiker. Bis dahin herrschte, wie CONWAY sagt, der Typus des Gymnastikers vor, jetzt beginnt der Bergkletterer die Oberhand zu gewinnen. Die Zukunft der alpinen Litteratur hängt von dem Wachsen der Zahl der Kletterer ab, aber das Gedeihen des Alpinismus als Sport hängt von den Gymnastikern ab. „Der Bergkletterer haßt die Civilisation. Sein Instinkt treibt ihn an, dieselbe zu fliehen. Er ist gewöhnlich ein Mensch von brauner Hautfarbe und von dolichocephaler Schädelform."[1]

Diese Behauptung CONWAYS, daß beim kletternden Alpinisten die Länge des Schädels die Breite überwiegt, muß ich in Zweifel ziehen. CONWAY sagt nicht, daß er hierüber Messungen angestellt hat; hätte er dies gethan, so würde er nach meiner Überzeugung zu einem entgegengesetzten Resultate gekommen sein. Die Menschen mit Langschädeln und die mit Rundschädeln gehören Zonen an, in denen bald die eine, bald die andere Schädelform vorherrscht. CALORI und VIRCHOW haben gefunden, daß die Bevölkerungen, welche in Italien und in Deutschland nahe an den Alpen wohnen, nicht Dolichocephalen, sondern Brachycephalen sind.

Die Piemontesen, von denen man gewiß nicht sagen kann, daß sie keine guten Bergkletterer seien, haben die Schädelform der alten Kelten, d. h. die runde oder brachycephale. Die von den Alpen entfernter Wohnenden sind Dolichocephalen.

Die gewöhnlichste Einteilung der Alpinisten ist die in Fels- und Gletscheralpinisten; es ist diejenige, welche sich auf die Unterschiede in der Körperkonstitution und in der Erziehung stützt. Die Italiener haben eine besondere Befähigung für die Felsen, weil sie an der Südseite der Alpen wohnen, wo die Berge steiler abfallen; am Nordabhang, wo die Schneemassen ausgedehnter sind, wiegen die Gletscheralpinisten vor. Aber auch in einer und derselben Gegend findet man den einen und den anderen Typus. Man bemerkt dies, wenn in den Bergen zwischen zwei, sonst ungefähr gleichen Straßen zu wählen ist. Einige bevorzugen die Felsen, andere die Gletscher. Unter sonst ähnlichen Bedingungen fand ich jedoch, daß gewöhnlich der Weg über den Schnee und den Gletscher bevorzugt wird.

Ein wichtiger körperlicher Vorteil, den man besitzen muß, um ein guter Alpinist zu werden, besteht darin, daß man, wie dies bei MAQUIGNAZ, LAUENER, CUPELIN u. a. der Fall war, lange Beine hat.

[1] W. M. CONWAY, The Dom from the Domjoch. The Alpine Journal, 1891, pag. 110.

Derselbe erklärt sich aus zwei Ursachen. Wer lange Beine hat, kann erstens ohne Überanstrengung sehr große Schritte nehmen und wird zweitens am Ende eines Aufstiegs eine geringere Anzahl von Schritten gemacht haben, als der, dessen Beine kurz sind.

Da die Ermüdung ein Prozeß nervöser Natur ist, so wird dieselbe um so intensiver sein, je größer die Anzahl der Reize ist, die das motorische Centrum zu den die Schritte ausführenden Muskeln senden muß. Deswegen müssen kleine Menschen, da sie für eine gleiche Wegstrecke eine größere Anzahl von Schritten ausführen oder diese länger als gewöhnlich machen müssen, mehr ermüden als große.

Bei der Wahl von Führern oder Trägern sollte man auf einer Alpentour große Personen auch noch aus einem anderen Grunde den kleinen vorziehen. Ein kleiner Organismus funktioniert weniger ökonomisch als ein großer. Je größer ein Organismus ist, um so langsamer schlägt das Herz und um so geringer ist auch die Frequenz der Atemzüge. Ein kleines Tier ißt verhältnismäßig mehr als ein großes, weil es, um sich warm zu halten, eine größere Menge von Brennmaterial verbrauchen muß. Eine kleine Masse kühlt sich schneller ab als eine große. Dasselbe geschieht beim Körper der Tiere: je kleiner dieselben sind, desto aktiver muß der Transformationsprozeß der Materie sein, um die Lebensfunktionen aufrecht zu erhalten.

IV

Wenn berühmte Führer unter sich sind, wissen sie sehr wohl, worin der Vorzug eines jeden von ihnen besteht. Rey's starke Seite zeigte sich auf den Gletschern, Joseph Maquignaz und Giovanni Antonio Carrel waren Führer für die Felsen. Maquignaz, der doch als Führer berühmt und eine Autorität war, würde es sich beim Übergang über einen gefährlichen Gletscherabhang nicht haben einfallen lassen, sich an die Spitze einer durch ein Seil zusammengebundenen Karawane zu stellen, wenn Rey ebenfalls mit derselben war.

Ich habe immer die natürliche Disziplin bewundert, mit der diese Männer der Alpenwelt die Fähigkeiten ihrer Kollegen und die Überlegenheit ihrer eigenen Rivalen anerkennen. Vielleicht ist diese Subordination bei ihnen instinktiv geworden; denn bei keinem anderen Berufe ist die Verantwortlichkeit eine so große, bei keinem anderen ist die Gefahr andauernder und der Erfolg ungewisser als bei diesem.

Wenn ich mit berühmten Führern Ausflüge machte, suchte ich ihre Gesellschaft auszunutzen, um die Grenzen kennen zu lernen, die der menschlichen Kraft in der Widerstandsfähigkeit gegen Anstrengungen gesetzt sind. In meinen Aufzeichnungen aus dem Jahre 1880 fand ich eine Notiz, die ich als ein Beispiel der höchsten Ermüdungsgrade, die ein Mensch ertragen kann, im Nachfolgenden wiedergebe. JOSEPH MAQUIGNAZ ging am 21. Juli von Val Tournanche fort, überschritt den Col du Théodule und stieg nach Zermatt ab. Nachdem er am folgenden Tage zwei Engländer auf das Matterhorn geführt hatte, verbrachte er die Nacht in der Schweizerischen Hütte. Es war der erste Aufstieg, den er in jenem Jahre gemacht hatte, und er fühlte sich mehr ermüdet als gewöhnlich. Am 23. stieg er nach Breuil hinunter. Am 24. führte er einen Herrn und eine Dame auf das Breithorn und ging dann nach Breuil zurück. Am 25. ging er mit anderen Alpinisten noch einmal nach Zermatt. Am 27. überschritt er wiederum das Matterhorn und ging, nachdem er in der Schweizerischen Hütte geschlafen hatte, nach Giomein hinunter. Sieben Tage nacheinander war es ihm nicht möglich gewesen, so viel als nötig war zu schlafen, denn er konnte sich an den Abenden erst spät zur Ruhe legen und mußte morgens wieder früh aufstehen. Nach dieser ungeheuren Leistung in seine Wohnung zurückgekehrt, lag er 24 Stunden lang zu Bett, ohne schlafen noch essen zu können. Erst am zweiten Tage schlief er, noch immer in nüchternem Zustande, ein. Als er dann nach einem langen Schlafe erwachte, befand er sich wohl.

Wenn ich in diesem Buche sehr oft von den Führern spreche, die unsere Lehrer waren, von diesen einfachen Söhnen unserer Thäler, die eine so tiefe Spur in der Geschichte des Alpinismus zurücklassen, so möge man hierin ein Gefühl der Pflicht und der Dankbarkeit erkennen. Das Verdienst, als Vorbilder angeführt zu werden, haben sich die alten italienischen Führer nicht wegen ihrer physischen Kraft, sondern wegen ihres Charakters und ihrer ethischen Eigenschaften erworben. So sagte CUNNINGHAM, „daß es den Führern anderer Nationen unmöglich sein würde, einen so hohen Grad von Patriotismus aufzuweisen, wie die italienischen Führer bei der Erforschung der höchsten Spitze ihres Grenzgebietes zeigten".[1]

In der Geschichte des Alpinismus giebt es Beispiele von Vaterlandsliebe, welche als Ausflüsse wahrer Tugend und Selbstverleugnung, die der Ruhm und die Kraft eines Volkes sind, nie vergessen werden dürfen. Als JOSEPH MAQUIGNAZ erkannte, auf welche Weise man zum Dent du Géant hinaufgelangen konnte, zog er es vor, mit italienischen Alpinisten den Gipfel zu ersteigen und weigerte sich, Ausländer hinaufzuführen, obwohl ihm diese eine sehr viel größere Geldsumme anboten, als seine Landsleute ihm zu geben vermochten.

Diese ideale Denkungsart, welche jene Männer für die Größe

[1] CUNNINGHAM and ABNEY, The Pioneers of the Alps.

des Vaterlandes offenbarten, veredelt den ganzen Stamm der anspruchslosen Hirten, die, fern von der Welt, in ihren entlegenen Thälern ihrem bescheidenen Berufe leben.

Es waren ehrenhafte Menschen, deren rauhe Außenseite einen edlen Kern in sich barg, sie waren oft wortkarg, aber doch ausgezeichnete Gefährten, die in Augenblicken der Gefahr eine bewunderungswürdige Geistesgegenwart zeigten und angesichts des Todes mit großer Sicherheit das entscheidende Rettungsmittel zu finden wußten.

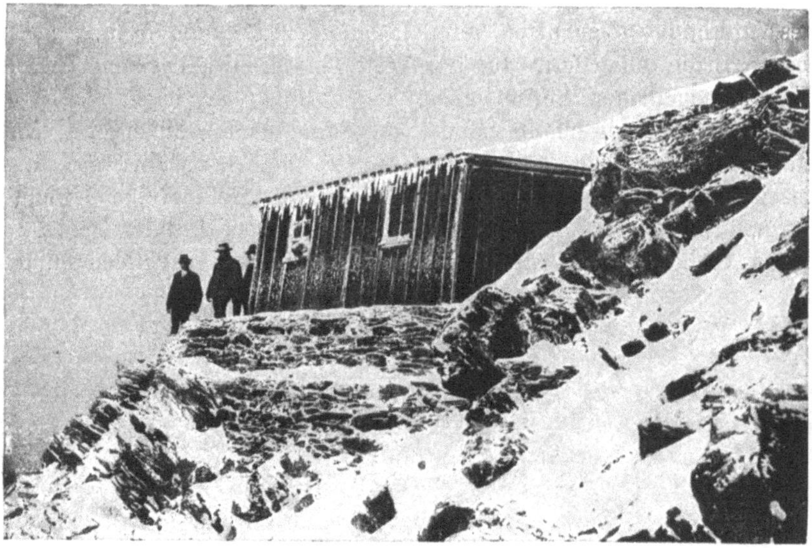

Hütte Sella.

ZEHNTES KAPITEL.

Die individuellen Differenzen.

I

In Gartok, 4598 m hoch an einem der Nordabhänge des Himalaja gelegen, hält man im August jedes Jahres einen Markt ab, auf dem sich Tausende von Menschen aus allen Teilen Centralasiens zusammenfinden. Da die hier befindlichen Häuser nicht für alle ausreichen, so bringen die Fremden vielfach schwarze Zelte mit, unter denen sie ihre Waren feilbieten. Dieser Markt ist wohl der höchste der Welt. Zu Hánle in Ladak und um die Seen Mansaraur und Rakus herum sind in einer noch beträchtlicheren Höhe Klöster gelegen, welche während des ganzen Jahres von buddhistischen Mönchen bewohnt werden. Wilde Schafe, Herden und ihre Hirten findet man in noch höheren Regionen.[1]

Die Gebrüder Schlagintweit, welche die in jenen höchsten Gegenden Asiens lebenden Völkerschaften sehr genau beschrieben haben, sagen nicht, daß diese von uns verschieden sind. Jourdanet, der in besonderer Weise den Brustkorb der Mexikaner untersuchte, schließt seinen Bericht: „que parmi les hommes dont la vie entière s'est passée au milieu d'un air aux trois quarts de sa pression, le thorax

[1] Hermann, Adolph and Robert Schlagintweit, Results of a scientific mission to India and High Asia. Leipzig, London, 1862, vol. II.

n'a point acquis un développement plus grand qu'au niveau de la mer."[1]

In Europa beginnt die Bergkrankheit für viele Personen bei einer Höhe von 3000 m. Die wegen ihrer Silberminen berühmte und einstmals 160 000 Einwohner zählende Stadt Potosi in Amerika liegt 3960 m hoch.

In dieser unter dem Äquator gelegenen Gegend versuchte Alexander von Humboldt in den letzten Monaten des vorigen Jahrhunderts den Chimborazo zu besteigen. Als er in die Region des ewigen Schnees kam, die dort in einer Höhe beginnt, welche die des Montblancs um weniges übertrifft, verließen ihn die Eingeborenen. „Les Indiens, à l'exception d'un seul, nous abandonnèrent à une altitude de 15 600 pieds (4753 m). Prières, menaces pour les retenir furent vaines; ils prétendaient souffrir beaucoup plus que nous." Über den Zustand, in dem sich Humboldt und seine Gefährten befanden, als sie in eine Höhe von 5800 m kamen, schreibt er: „Nous commençames tous, par degrés, à nous trouver très mal à notre aise. L'envie de vomir était accompagnée de quelques vertiges, et bien plus pénible que la difficulté de respirer. Nos gencives et nos lèvres saignaient. La tunique conjonctive des yeux était, chez nous tous sans exception, gorgée de sang. A l'époque de la conquête de la région équinoxiale de l'Amérique, les guerriers espagnols ne montèrent pas au-dessus de la limite inférieure des neiges perpétuelles, par conséquent pas au delà de la hauteur du Mont-Blanc, et cependant Acosta, dans son *Historia natural de las Indias*, parle en détail ‚des malaises et de crampes d'estomac, comme de symptômes douloureux du *mal de montagne* qu'on peut comparer au mal de mer."

Ich habe diese Stellen Humboldts hier angeführt, weil so viele geneigt sind, der Kälte eine große Bedeutung beizumessen. Wir sehen aber aus diesen Belegen, daß in jenen Äquatorialgegenden, wo das Thermometer über dem Gefrierpunkt stand, die Symptome der Bergkrankheit in einer dem Gipfel des Montblanc entsprechenden Höhe in gleich starkem Grade auftreten, und erfahren weiter, daß daselbst die Eingeborenen, welche in diesen hochgelegenen Gegenden der Erde doch gegen diese Krankheit immun sein sollten, mehr litten als die Europäer.

In der Beschreibung seiner im Jahre 1671 unternommenen Besteigung des Ätna (3313 m) spricht der Physiologe Borelli von einem hochgradigen Ermüdungszustande, der auch die stärksten Männer

---

[1] Jourdanet, Influence de la pression de l'air sur la vie de l'homme. Tome I, p. 321.

seiner Begleitung schon nach mittelstarken Bewegungen zwang, sich zu setzen und durch beschleunigtes Atmen ihre Lebenskräfte wieder anzufachen.

II

Unter allen jetzt Lebenden ist der Führer Matthias Zurbriggen aus Macugnaga am höchsten gestiegen. Bald nachdem er von seiner

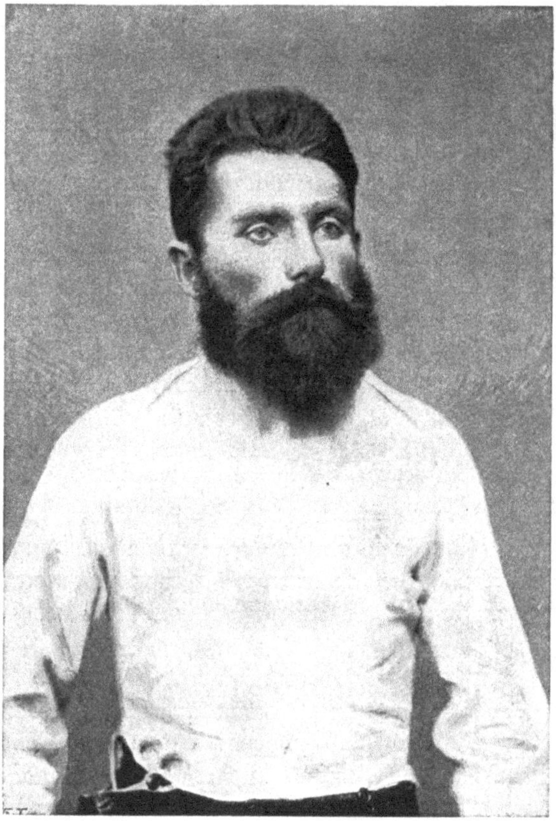

Matthias Zurbriggen.

Reise auf das Himalajagebirge zurückgekehrt war, machte ich mit ihm einen kleinen Ausflug auf den Monte Rosa. Ich bat ihn sodann, auf einige Tage in mein Laboratorium zu kommen, um ihn mit mehr Muße auf seine körperliche Beschaffenheit untersuchen zu können. Diesen Mann, der der Wirkung der verdünnten Luft so sehr widerstanden, gründlich kennen zu lernen, schien mir für die Physiologie des Menschen auf den Alpen von fundamentaler Bedeutung. Zurbriggen war mit Sir W. M. Conway auf dem Pioneer Peak gewesen, einem Gipfel, der 6888 m hoch ist. Von diesem Aufenthalte sagt CONWAY: „Alle fühlten sich schwach und elend, wie Menschen, die eben das Krankenbett verlassen, nur ZURBRIGGEN war im stande eine Cigarre zu rauchen."[1] ZURBRIGGEN befand sich noch einigermaßen wohl in jener Höhe; nur, wenn er sich bewegte, empfand auch er wie alle anderen etwas Unwohlsein. Man konnte sich, wie er sagte, nicht die beiden Schuhe nacheinander anschnüren, ohne innezuhalten und tief Atem zu holen. Trotzdem glaubte er, daß er bei langsamem Vorwärtsdringen noch weitere zweitausend Meter hätte steigen können. So stellte ZURBRIGGEN es nicht in Zweifel, daß der Mensch zum höchsten Gipfel der Erde hinaufzugelangen vermöge, eine Höhe, welche die des Montblanc noch um 4000 m übertrifft.

Im Jahre 1895 bestieg MATTHIAS ZURBRIGGEN mit FITZ-GERALD die Südalpen Neuseelands und im Januar 1897 versuchten sie zusammen den Gipfel des von GÜSSFELDT zuerst erstiegenen Vulkans Aconcagua in Chile zu erreichen. FITZ-GERALD mußte einige hundert Meter weiter unten zurückbleiben, aber ZURBRIGGEN gelangte zu dem 6970 m hohen Gipfel hinauf. Höher hinauf ist bis zur Stunde der Mensch nicht vorgedrungen. FITZ-GERALD behauptet, daß der Aconcagua über 24 000 Fuß (7320 m) hoch ist.

Als ich MATTHIAS ZURBRIGGEN im Jahre 1894 untersuchte, war er 38 Jahre alt und 67 kg schwer. Seine Körperlänge betrug 1,68 m. Seine Muskelkraft suchte ich mittels des Ergographen zu bestimmen. Indem er mit dem Mittelfinger der rechten Hand 4 kg in je 2 Sekunden

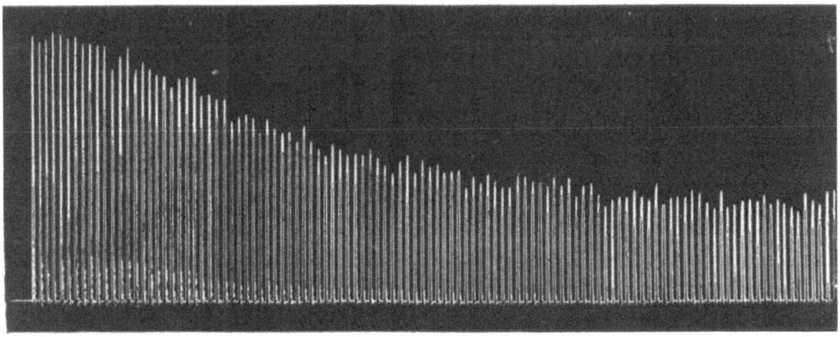

Fig. 45. M. ZURBRIGGEN. Ergographenkurve. Z. hob alle 2 Sekunden 4 kg.

hob, erhielt ich die in Fig. 45 wiedergegebene Kurve. Nach derselben übertrifft die Kraft seiner Hände nicht das Durchschnittsmaß, sie übertraf aber in dem Widerstande, den er der Ermüdung entgegenzusetzen

[1] „All felt weak and ill, like men just lifted from beds of sickness, but ZURBRIGGEN was able to smoke a cigar." — W. MARTIN CONWAY, Climbing and Exploration on the Karakoram-Himalayas. London 1894, p. 522.

vermochte, die Norm. Die Kurve der Fig. 45 ist um zwei Zehntel ihrer Originalgröße reduziert worden.

Der Puls ist bei Zurbriggen etwas unregelmäßig. Indem ich denselben vier Minuten lang nacheinander zählte, erhielt ich nicht immer die gleiche Anzahl der Pulsationen, sondern die Werte 55—60—63—66. Das Herz war normal. Den Atem suchte ich mittels des Mareyschen Doppelpneumographen zu bestimmen, indem ich einen solchen Apparat sowohl auf den Thorax, als auch auf das Abdomen applizierte. Die aus diesem Versuche resultierenden Kurven sind in Fig. 46 wiedergegeben. Die obere Linie dieser Figur entspricht der Brustatmung, die untere der Bauchatmung. Auch hier fand ich Rhythmus und

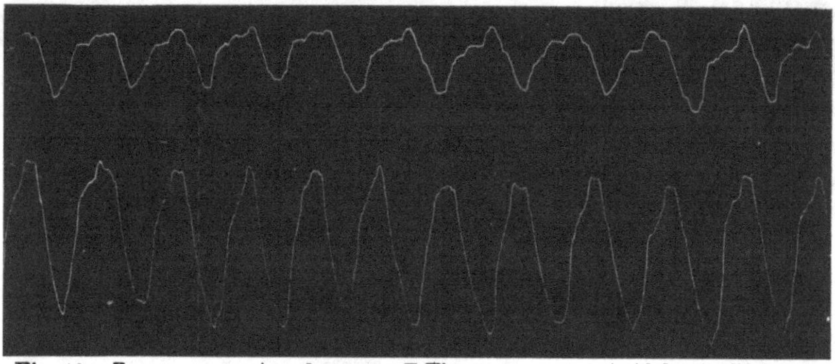

Fig. 46. Zurbriggen. Atemkurven. *T* Thoraxatmung. *A* Abdominalatmung. Gleichzeitig geschrieben.

Tiefe der Bewegungen normal. Die übrigen Beobachtungen, die ich an Zurbriggen anstellte, werde ich weiter unten erwähnen, hier will ich nur bemerken, daß keiner der an ihm ausgeführten Versuche auf eine so große Widerstandsfähigkeit schließen ließ, wie er in Wirklichkeit besaß.

Einige Physiologen haben die Immunität gegen die Bergkrankheit der überwiegenden Entwickelung des Thorax zugeschrieben. Die vitale Kapacität betrug bei Zurbriggen 3800 ccm. Dieselbe ist ein wenig größer als der Mittelwert, der bei seiner Körpergröße (1,68 m) 3500 ccm betragen würde. Betrachtet man das umstehende Bildnis Zurbriggens, so überzeugt man sich leicht, daß seine Brustweite keine außergewöhnliche ist. Der Brustumfang beträgt bei ihm 0,91 m.

Ich habe auch den Körper und die Funktionen des Nervensystems bei anderen Führern, sowie an berühmten Alpinisten untersucht, aber ich habe an ihnen keine von dem Durchschnittsmenschen abweichenden Unterschiede gefunden. Man ist leicht geneigt, zu glauben, daß ein Führer oder ein Alpinist eine besondere Muskelkraft besitzen müsse.

Die mittels des Ergographen gewonnenen Kurven aber zeigen, daß auch bei diesen eine die Norm übertreffende Energie der Muskeln nicht besteht. Als ich die Beine ZURBRIGGENS mit denen anderer Männer verglich, fand ich, daß dieselben keinen größeren Umfang besaßen, als die meines Dieners GIORGIO MONDO und einiger Herren, die mein Laboratorium besuchten, und von denen ich wußte, daß sie sehr an der Bergkrankheit zu leiden hatten. Ich kenne sogar Führer und berühmte Alpinisten, die dünne Beine haben. Ich kann demnach damit schließen, daß es mir nicht gelungen ist, an dem Manne, der zu Höhen emporkam, die vor ihm kein anderer erstiegen hatte, physische oder funktionelle Unterschiede aufzufinden, die ihn vor anderen Menschen auszeichneten.

III

Die Unterschiede, welche man an den einzelnen Menschen in Bezug auf die Wirkung der verdünnten Luft konstatieren kann, finden sich an ihnen in gleicher Weise in Bezug auf die Wirkung der komprimierten Luft. Ich habe dies in Spezia in der dortigen Fachschule für Taucher beobachten können. Einige Seeleute vermochten bis zu 40 m (gleich einem Druck von 4 Atmosphären) unter Wasser zu tauchen. Andere kamen nicht bis zu 8 m hinab, als sie schon anfingen, sich übel zu befinden. Sie schlossen die Klappe, der Apparat füllte sich mit Luft und sie kamen wieder zur Oberfläche empor. Die Torpedoschiffer werden, wenn sie unter Wasser arbeiten, stundenweise bezahlt. Da es somit für sie ein Gewinn ist, als Taucher approbiert zu sein, so ist jeder Zweifel ausgeschlossen, daß diese Übungen nicht gern und mit der größten Willensanstrengung von ihnen betrieben werden. Ein Soldat, den ich mehrere Versuche ausführen sah, kehrte immer zur Oberfläche zurück, bevor er eine Tiefe von 10 m erreicht hatte, obwohl er, um sich an den zunehmenden Druck zu gewöhnen, nur langsam hinabsank.

Nach meiner Ansicht muß man die Ursache dieser individuellen Differenzen viel mehr im Nervensystem als im Blute suchen. PAUL BERT begriff, daß die Bergkrankheit nicht allein von dem Mangel an Sauerstoff herrühren könne, da es Menschen giebt, die ihr Leben in Höhen zubringen, wo andere leiden und nicht leben können. Um diesem Einwande begegnen zu können, nahm er an, daß sich die Zusammensetzung des Blutes verändere, und daß die Anpassung in einer Vermehrung der Anzahl der roten Blutkörperchen, sowie in einer Modifikation des Hämoglobins bestehe.[1]

Keine dieser Hypothesen wird durch Thatsachen unterstützt.

[1] P. BERT, a. a. O., p. 1108.

Jourdanet behauptet, daß die Menschen in hochgelegenen Gegenden gewöhnlich anämisch sind. Als ich das Blut Zurbriggens wenige Monate, nachdem er von einer Höhe von 6888 m abgestiegen, untersuchte, fand ich dasselbe durchaus normal. Die Anzahl der Blutkörperchen, sowie die Dichte des Blutes und die Farbsubstanz der Blutkörperchen waren bei ihm wie bei der Mehrzahl der Menschen.

Merkwürdig ist, daß manche Menschen, die einem sehr starken Druck widerstanden haben, in einer wenig beträchtlichen Höhe an der Bergkrankheit leiden. Als Beispiel führe ich Gaston Tissandier an.

Die Katastrophe, die vor zwanzig Jahren den Ballon Zenith traf, wird noch vielen im Gedächtnis sein. Ich erinnere nur an das tragische Ende von Sivel und Crocé-Spinelli.

Um die Wirkung der verdünnten Luft zu zeigen, teile ich einige Stellen aus der Abhandlung mit, die Tissandier in seiner Zeitschrift „La Nature“ hierüber veröffentlichte:

„A 7000 mètres, Sivel, qui était d'une force physique peu commune et d'un tempérament sanguin, commençait à fermer les yeux par moments, à s'assoupir même et à devenir un peu pâle. Mais cette âme vaillante ne s'abandonnait pas longtemps aux mouvements de la faiblesse: il se redressait avec l'expression de la fermeté: il me faisait vider le liquide contenu dans mon aspirateur après mon expérience, et il jetait le lest par dessus bord pour atteindre des régions plus élevées.

Vers 7500 mètres, l'état d'engourdissement où l'on se trouve est extraordinaire. Le corps et l'esprit s'affaiblissent peu à peu, graduellement, insensiblement, sans qu'on en ait conscience.

Bientôt, je veux saisir le tube à oxygène, mais il m'est impossible de lever le bras. Mon esprit cependant est encore très lucide. Je considère toujours le baromètre.

Je veux m'écrier: ‚Nous sommes à 8000 mètres.‘ Mais ma langue est comme paralysée. Tout à coup je ferme les yeux et je tombe inerte, perdant absolument le souvenir. Il était environ 1 h. 30 m.

A 3 h. 30 je rouvre les yeux, je me sens étourdi, affaissé, mais mon esprit se ranime. Le ballon descend avec une vitesse effrayante. Mes deux compagnons étaient accroupis dans la nacelle, la tête cachée sous leurs couvertures de voyage. Je rassemble mes forces et j'essaye de les soulever. Sivel avait la figure noire, les yeux ternes, la bouche béante et remplie de sang. Crocé avait les yeux à demie fermés et la bouche ensanglantée. . . .

En mettant pied a terre, j'ai été pris d'une surexcitation fébrile, et je me suis affaissé en devenant livide. J'ai cru que j'allais rejoindre mes amis dans l'autre monde.“

Der Ballon Zenith hatte die Höhe von 8600 m erreicht. Es befanden sich drei Mann in der Gondel, aber nur Gaston Tissandier wurde gerettet.

Man könnte zunächst denken, daß Tissandier stärker als seine Gefährten gewesen sei. Aber das ist nicht der Fall. Er überlebte diese, weil er im Gegenteil gegen die Wirkung der verdünnten Luft weniger resistent war. Er geriet früher in einen Schlummerzustand, als die beiden anderen, es war der Schlaf, der ihn rettete. Der Kürze wegen habe ich hier nur den Teil der Abhandlung mitgeteilt, aus dem hervorgeht, daß die Gefährten noch in Bewegung waren und thätig arbeiteten, als er sich bereits so schwach fühlte, daß er den Kopf nicht mehr zu wenden vermochte, um sie anzublicken. Der tiefe Schlaf, in den Tissandier verfiel, konnte für einige Zeit die Lebensfunktionen herabsetzen und ihn unversehrt in die höchsten Gegenden der Atmosphäre hinauftragen. Die beiden Gefährten gingen wie die Gebrüder Zoja an der Wirkung der verdünnten Luft und der Kälte zu Grunde, obwohl im Falle der letzteren die Luftverdünnung eine weniger bedeutende und die Ermüdung eine viel größere war. Wenn ich über den Schlaf zu sprechen habe, werde ich hierauf zurückkommen.

Daß Tissandier, trotz seiner 8600 m hohen Ballonfahrt, nicht die Körperkonstitution eines guten Alpinisten hatte, sieht man an seinem späteren Versuch, den Montblanc zu besteigen. Ich entnehme diese Notizen einer Abhandlung des Herrn Vallot, in der er die Konstruktion seines Observatoriums auf dem Montblanc beschreibt.[1] Im Sommer des Jahres 1890 erfuhr Herr Vallot eines Tages in seiner Hütte auf dem Montblanc mittels des optischen Telegraphen durch seine Frau, die sich in Chamonix befand, daß Herr Gaston Tissandier aufgestiegen sei, um ihm einen Besuch zu machen. Hören wir aber hierüber besser Herrn Vallot selbst:

„Vers 2 h. du matin, nous étions réveillés en sursaut par des coups violents frappés à la porte. C'étaient deux de mes porteurs, munis de lanternes et arrivant avec leurs charges. Comme je leur demandais, non sans étonnement, par suite de quelle bizarre fantaisie ils arrivaient à cette heure, ils me remirent deux lettres: l'une était de M. Gaston Tissandier qui me disait qu'il avait été frappé d'insolation en montant aux Grand-Mulets et qu'il ne monterait pas plus haut, l'autre était de son ami M. Launette, qui m'avertissait que l'état de M. Tissandier avait empiré, que la fièvre et le mal de montagne s'étaient joints à l'insolation, et, enfin, qu'en proie à la plus vive inquiétude il me demandait mon avis et mon aide.

[1] I. Vallot, Annuaire du Club Alpin Français. Vol. XVII, 1890.

Il faut six heures pour monter des Grand-Mulets aux Bosses, mais en revanche la descente est rapide; aussi en une heure nous arrivions à la cabane. Heureusement M. Tissandier allait beaucoup mieux; nous causâmes longuement pendant qu'il aspirait l'oxygène que j'avais apporté, puis complètement remis par le gaz vital, il se leva, et put redescendre d'un pas ferme à Chamonix."

IV

Der Alpinist, der die Alpen am großen St. Bernhard, am Mont-Cenis oder anderswo überschreitet, schaut mit Bewunderung auf die Straßen, welche so hoch hinaufführen, und erblickt in ihnen einen Triumph der modernen Civilisation. Aber in viel früheren Jahrhunderten gab es bereits Bergstraßen, die noch großartiger waren und zu noch bedeutenderen Höhen hinaufführten. In Peru hatten die Inkas sechs Meter breite Straßen zu Höhen hinaufgebaut, die alle unsere Alpenpässe übertreffen.

Von jenen Ruinen sagt Humboldt:[1] „Was ich von römischen Kunststraßen in Italien, im südlichen Frankreich und Spanien gesehen, war nicht imposanter, als diese Werke der alten Peruaner; dazu finden sich letztere nach meinen Barometermessungen in der Höhe von 12440 Fuß.... Ebenso hoch liegen am Assuay die Trümmer des sogenannten Palastes des Inka Tupac Yupanqui, welche unter dem Namen der *Paredones del Inca* bekannt sind. ...

Noch herrlichere Trümmer der altperuanischen Kunststraßen haben wir auf dem Wege zwischen Loxa und dem Amazonenstrome bei den Bädern des Inkas auf dem *Paramo de Chulucanas*, unfern Guancabamba, und um Ingatambo bei Pomahuaca gesehen. Von diesen Trümmern liegen die letzteren so wenig hoch, daß ich den Niveauunterschied zwischen der Inkastraße bei Pomahuaca und der Inkastraße des *Paroma del Assuay* größer als 9100 Fuß gefunden habe. Die Entfernung beträgt in gerader Linie nach astronomischen Breiten genau 46 geographische Meilen, und das Ansteigen der Straße ist 3500 Fuß mehr als die Höhe des Passes vom Mont-Cenis über den Comersee. Von den zwei Systemen gepflasterter, mit platten Steinen belegter, bisweilen sogar mit cementierten Kieseln überzogener (makadamisierter) Kunststraßen gingen die einen die weite und dürre Ebene zwischen dem Meeresufer und der Andeskette, die anderen auf dem Rücken der Kordilleren selbst."

Mit einem Gefühl von Bewunderung und tiefem Mitleid denken

---

[1] A. von Humboldt, Ansichten der Natur. Das Hochland von Caxamarca. Seite 395 f. (Reclamausgabe).

wir an die Überreste jener Riesenwerke, die ein arbeitsames Volk in den höchsten Gegenden der Erde geschaffen, bevor die Europäer dorthin Verwüstung und Zerstörung brachten.

Eine Straße, welche man mit den von HUMBOLDT beschriebenen vergleichen kann, ist die Pacificbahn, welche auf dem Hochplateau der Cordilleren beim Paß Evan über 2500 m hoch ist.

Da ich vermutete, daß zwischen den einzelnen Menschenrassen in der Widerstandsfähigkeit gegen die Ermüdung Unterschiede beständen, suchte ich mich über das Leben der Arbeiter und der Ingenieure zu informieren, welche beim Bau der Pacificbahn beschäftigt gewesen waren. Herr Dr. PAUL DE VECCHI aus San Francisco in Californien, einer meiner Studiengenossen, ist so freundlich gewesen, mir auf meine Bitte einige Notizen des Ingenieurs Herrn GEORGE DAVIDSON und anderer Ingenieure, welche den schwierigsten Teil der Pacificbahn bauten, zu schicken.

Aus einem Briefe des Herrn DAVIDSON teile ich hier folgende Stelle mit:

„Die höchsten Berggipfel von Californien, auf denen ich wochenlang und zuweilen monatelang gewesen bin, sind längs der Centralpacificbahn gelegen und erheben sich bis zu 4000 m. In einer Höhe von 3000 m konnte ich trotz der sehr veränderten Bedingungen körperlich sehr stark arbeiten und merkte fast nicht, daß ich mich in solcher Höhe befand. Auf dem 3090 m hohen Berge Lola konnte einer meiner Freunde, der die Station besuchte, nicht unter meinem Zelte bleiben. Er war gezwungen, draußen zu essen und zu trinken und sagte, daß er drinnen eine merkwürdige Empfindung des Unwohlseins habe. Er klagte besonders über den Kopf und war sehr besorgt, daß er irgend welche Geisteskrankheit zu befürchten habe. Diese Empfindung des Unwohlseins war sehr verringert, wenn er außerhalb des Zeltes die Pflanzen, die Tiere und die Felsen betrachtete. Wir waren wenigstens zwanzig Mann, welche hier oben arbeiteten und doch hatte außer ihm keiner zu leiden. Zehn von uns blieben dort oben zwei und einen halben Monat ohne Beschwerden und ich selbst arbeitete dort täglich bis zu 15 Stunden.

Die letzte Strecke auf den 3900 m hohen San Bernardino ist so steil, daß man dort die Esel nicht mehr verwenden kann. Hier mußte ich alle 30 m inne halten. Mein Herz schlug 137 mal in der Minute, ich zählte bis zu 60 Atemzüge, so daß ich den Mund geöffnet hielt. Jedesmal, wenn ich beim Steigen inne hielt, nahm ich einen Eßlöffel voll *brandy* mit etwas Schnee. Zweimal empfand ich am Herzen plötzlich einen starken stechenden Schmerz. Nachdem ich den Gipfel erreicht und einige Minuten geruht hatte, ging ich auf dem Kamme des Felsens ohne irgend welche Beschwerden weiter.

Ich bin immer ein Arbeiter von großer Widerstandsfähigkeit gewesen und kann sagen, daß ich ungefähr 50 Jahre lang durchschnittlich 15 Stunden täglich gearbeitet habe, ohne auch nur an den Sonntagen zu ruhen.

Im Jahre 1885 war die Herzthätigkeit infolge einer starken Gemütsbewegung intermittierend und unregelmäßig. Nach Verlauf eines Jahres war dieselbe wieder normal geworden und gegenwärtig befinde ich mich stetig wohl.

George Davidson.“

Ich habe auch noch andere Dokumente über den amerikanischen Alpinismus gesammelt, aber es mag hiermit genug sein; denn es ist jetzt allgemein bekannt, daß die angelsächsische Rasse in der Widerstandsfähigkeit gegen die Ermüdung vor anderen Rassen keine Superiorität besitzt, obwohl sie den größten Beitrag zu starken Alpinisten geliefert hat. In der That sind die italienischen Führer diejenigen, welche unter allen klimatischen Verhältnissen bei großen Aufstiegen die besten Proben geliefert haben.

V

Die Art und Weise des Empfindens ist eine durchaus individuelle Sache, nicht alle Personen reagieren in der gleichen Weise.

Als ich mich einst einige Tage im Hospiz des großen St. Bernhard (2472 m) und eine Woche lang auf dem kleinen St. Bernhard (2153 m) aufhielt, konnte ich beobachten, daß in diesen geringen Höhen viele Personen die Symptome der Bergkrankheit zeigen. Manche kommen hier mit keuchendem Atem an und müssen bei dem letzten Teil des Aufstieges von Zeit zu Zeit mit dem Steigen innehalten. Im Hospiz angelangt essen sie nicht, in der Nacht schlafen sie nicht und fühlen sich fieberhaft. Unter diesen giebt es einige, welche, wenn sie am folgenden Tage erwachen, nichts mehr empfinden, während andere sich dann noch so unwohl fühlen, daß sie sogleich zurückkehren wollen. Sicher war es ein Zufall, daß während meines dortigen Aufenthaltes zwei von Martigny angekommene Personen am meisten litten, während von den zahlreichen Karawanen, die aus der Gegend von Aosta gekommen waren, kein einziger Zeichen des Unwohlseins bemerken ließ.

Dr. Courten aus Zermatt erzählte mir, daß er eine Dame auf der Riffelalp (2127 m) und eine andere auf dem Görnergrat (3136 m) an der Bergkrankheit leiden sah. Als er diese beiden Damen untersuchte, fand er, daß bei keiner derselben ein Herzleiden nachzuweisen war.

Zu Gressoney la Trinità (1627 m hoch), woselbst ich seit mehreren Jahren einen Sommermonat zubringe, beobachtete ich, daß es besonders fettleibige Personen sind, welche sich in den ersten Tagen über die dünne Luft beklagen. Dies erklärt sich daraus, daß dieselben auf ihren Spaziergängen in die Höhe ein schwereres Körpergewicht zu heben haben. Ich habe aber auch magere Personen gesehen, welche unmittelbar nach ihrer Ankunft litten. Gewöhnlich klagen dieselben über Kopfschmerz, können nicht gut schlafen, leiden besonders während der Nacht an Atemnot und befinden sich in einem apathischen Zustande. Bei einem Fräulein hielt die Übelkeit und das Erbrechen ungefähr zwei Tage an.

Aber auch weiter unten, in Gressoney St. Jean, können manche nicht gut atmen und klagen über Schlaflosigkeit, und doch befindet sich zu Gressoney la Trinità, 2037 m hoch, eine Gruppe von Häusern, welche auch den Winter hindurch bewohnt werden. Moutei ist in der That einer der höchsten bewohnten Orte Europas. — Ich erzählte dies einem meiner Freunde, einem etwas korpulenten Herrn, während ich mit ihm unterhalb Moutei einen Spaziergang machte. „Es mag sein,“ sagte er, „aber was mich betrifft, so litt ich am ersten Tage meiner Ankunft einzig und allein infolge der verdünnten Luft an Schwindel und an Schwäche in den Beinen; im übrigen ging es mir sehr gut und in wenigen Tagen hatte ich mich an die Luft gewöhnt und konnte weiter hinauf steigen.“

Prof. G. Pisenti schreibt in einer Abhandlung über die Bergkrankheit, daß er, während er sich als Arzt zu Abetone im toskanischen Apennin aufgehalten, in wenig beträchtlichen Höhen an der Bergkrankheit gelitten habe.

„Das klimatische Kurhaus liegt 1380 m hoch. Ich, der ich wenigstens zehn Stunden ununterbrochen gut schlafe, litt während der ganzen Zeit, in der ich mich dort oben befand, an Schlaflosigkeit, ich verlor den Appetit, ich magerte ab, und als ich eines Tages auf den Libro Aperto (1800 m) steigen wollte, konnte ich absolut den Gipfel nicht erreichen, da mich eine unwiderstehliche Müdigkeit und mehr noch Atemnot und eine Empfindung von Beklemmung befielen.“[1]

Auf meine Bitte um nähere Auskunft über seinen Zustand antwortete mir Prof. Pisenti: „Ich war zu Abetone im Monat September, als der Fremdenzustrom aufgehört und ich wenig zu thun hatte, zumal sich fast alle der besten Gesundheit erfreuten. Ich konnte hier aber nur ungefähr zehn Tage verweilen, weil meine Leiden und besonders die Schlaflosigkeit so stark wurden, daß ich auf keine Weise länger dagegen ankämpfen konnte. Kaum war ich aber von Abetone fort und zu Bologna angekommen, als ich sofort ruhig schlief und die Schlaflosigkeit wie auf einen Zauberschlag verschwunden war.

[1] In alto. Cronaca bim. della Società Alpina friulana. 1895, p. 68.

In den letzten Tagen hatte ich zu Abetone an so großer Appetitlosigkeit gelitten, daß ich, mit Ausnahme der Milch, gegen jede Speise Widerwillen empfand.“

Die Schmerzen, welche beim Sinken des Barometers manche nervöse Personen in vernarbten Wunden empfinden, sowie das Übelbefinden, das anderen die Annäherung eines Unwetters ankündigt, sind Beweise für die große Empfindlichkeit, die manche Menschen gegen die Wirkungen der verdünnten Luft besitzen.

Es ist ein Gesetz des Lebens, daß sich die physiologischen Wirkungen nicht in eine exakte quantitative Formel fassen lassen.

VI

Joh. Antonius Carrel erzählte mir von einem Engländer, den er von der Riffel auf das Breithorn geführt hatte, daß dieser, als sie auf dem Plateau des Breithorn angekommen waren, wie tot zu Boden fiel.

Dieser Alpinist hatte vorausgesehen, daß er sich auf der Reise schlecht befinden würde, und hatte deswegen zwei Führer und zwei Träger mitgenommen, denen er zuvor sagte, sich nicht um seinen Zustand zu beunruhigen, und die er beauftragt hatte, ihn nach Breuil zu führen oder nötigenfalls zu tragen. Auf dem Gletscher ging er wie ein Betrunkener. Man mußte ihn unter den Achseln stützen, von Zeit zu Zeit schlief er ein und fiel nieder. Die Nacht verbrachten sie in der Hütte des Théodule. In Breuil angekommen, vernahmen die Begleiter zu ihrem Erstaunen, daß der Engländer noch einen Aufstieg auf das Matterhorn versuchen wollte. Einstimmig suchten ihm alle davon abzuraten, aber er bestand darauf. Er versicherte, daß er an solche Leiden, die ihn nur während des ersten Tages belästigten, gewöhnt sei, und daß dieselben später verschwinden würden. In der That begann er am nächsten Tage mit sicheren Schritten an den Felsen des Matterhorn emporzuklimmen.

Mir ist kein Fall bekannt, in welchem jemand sich schneller akklimatisiert hätte. Wenn so große Beschwerden in so kurzer Zeit verschwinden können, sind wir zu dem Schlusse berechtigt, daß die Bergkrankheit nicht von einer Veränderung des Blutes abhängig sein kann; denn weder die Anzahl der roten Blutkörperchen, noch die Menge des Eisens oder Hämoglobins, das dieselben enthalten, kann innerhalb zweier Tage merklich wechseln. Nur das Nervensystem ist einer so schnellen Anpassung fähig.

Aber nicht allen gelingt es, sich so leicht zu akklimatisieren. Das Beispiel von Prof. Pisenti ist in dieser Beziehung sehr instruktiv. Ich habe in der Hütte Königin Margerita sehr kräftige Personen gesehen, die sich dort nach einem vier- bis fünftägigen Aufenthalte nicht akklimatisieren konnten und in der Nacht wegen Atemnot erwachten und aufstanden. Sobald dieselben wieder bis zu 2500 m abgestiegen waren, schliefen sie gut und tief während der ganzen Nacht.

Als eine Stütze für die Hypothese, daß das Auftreten der Bergkrankheit dem Mangel an Sauerstoff zuzuschreiben sei, hat man angeführt, daß die Menschen, welche in einer Höhe von über 3000 m leben, mit Lungen geboren werden, deren Struktur und Entwickelungsfähigkeit schon der verdünnten Luft angepaßt seien. Dies trifft aber nicht zu. Denn auch unter denjenigen, die auf den Abhängen der höchsten Berge Asiens und Amerikas geboren sind, findet man solche, die an der Bergkrankheit leiden, sobald sie höher steigen. Andererseits findet man unter Menschen, die an der Meeresküste geboren wurden, solche, die einem sehr starken Grade der Luftverdünnung ohne weiteres Widerstand zu leisten vermögen. Ich glaube daher behaupten zu dürfen, daß ein guter Teil der Menschen mit Lungen und ebenso mit einem Nervensystem geboren werden, die sie befähigen, auf großen Höhen zu leben. An einer i. J. 1895 von Herrn Littledale[1] ausgeführten Reise haben wir ein Beispiel. Diese Reise wird unter allen, die bisher in die höchsten Regionen unseres Erdballes unternommen wurden, denkwürdig bleiben. Herr Littledale durchzog Thibet vom Norden bis zum Süden. Begleitet von seiner Frau und seinem Neffen verweilte er fast sechs Monate lang (vom 26. April bis zum 16. Oktober) in einer Höhe von mindestens 15 000 Fuſs (4572 m). Vier Wochen hindurch kampierten dieselben über 4000 m hoch. Littledale verlor auf dieser Reise über 100 Pferde und Frau Littledale erkrankte ernstlich in einer den Monte Rosa übertreffenden Höhe.

[1] George R. Littledale, A Journey across Tibet. The Geographical Journal. May 1896. Vol. VII, p. 478.

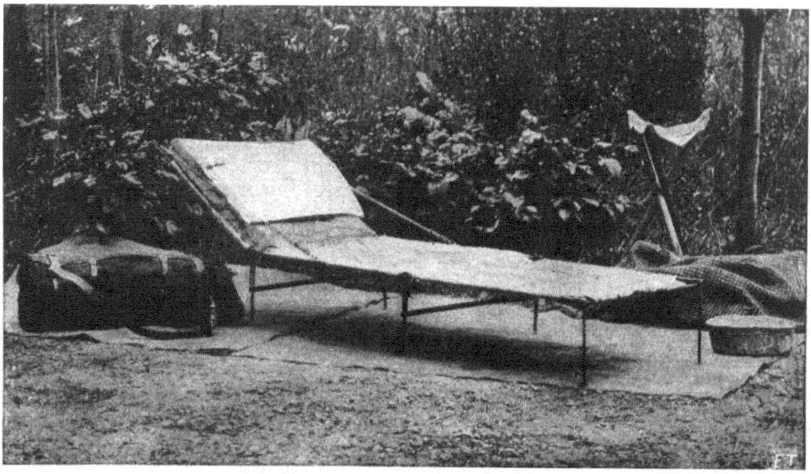

Fig. 47. Ein aufgeschlagenes und ein für den Transport zusammengerolltes Feldbett.

ELFTES KAPITEL.

Das Trainieren. Die vitale Kapazität. Der Alpinismus.

I

Trainieren heißt Kraft geben. Das Gesetz, daß die Kraft mit der Übung zunimmt, beobachtet man bei den Bergbesteigungen, in die Einzelheiten desselben einzudringen ist aber keine geringe Sache. Die Versuche müssen einfach, die Vergleichsresultate konstant und die Zeit der Prüfung muß ziemlich lang sein.

Dr. Manca hat in meinem Laboratorium zu bestimmen gesucht, in welcher Weise durch Übung die Kraft der Arme verstärkt wird. Die Versuche wurden von ihm selbst, sowie von Dr. Cao mittels zweier Hanteln ausgeführt, von denen jede 5 kg schwer war, und die in regelmäßigem, durch ein Metronom angezeigten Sekundentakt, ähnlich wie bei den auf dem Monte Rosa ausgeführten Versuchen, bis zur Ermüdung gehoben wurden. Ohne Unterbrechung wurden diese Übungen, die immer zu derselben Tagesstunde vorgenommen wurden, von Dr. Manca 70, von Dr. Cao 35 Tage lang fortgesetzt.

Das Gesamtresultat der Versuche, die Dr. Manca in dieser Weise an sich selbst ausführte, ist in Fig. 48 graphisch dargestellt. Die den durch die Übung erzielten Zuwachs der Arbeitsmenge und dementsprechend die Zunahme der Muskelkraft der Arme darstellende Kurve verläuft nicht in der Form einer kontinuierlichen geraden oder gekrümmten Linie, sondern zeigt, daß die Ergebnisse der Einzelversuche von Tag zu Tag in zum Teil nicht unerheblicher Weise schwanken. Die Muskelkraft nimmt zuweilen eine Zeitlang beständig wieder ab, während sie sich zu anderen Zeiten tagelang auf der gleichen

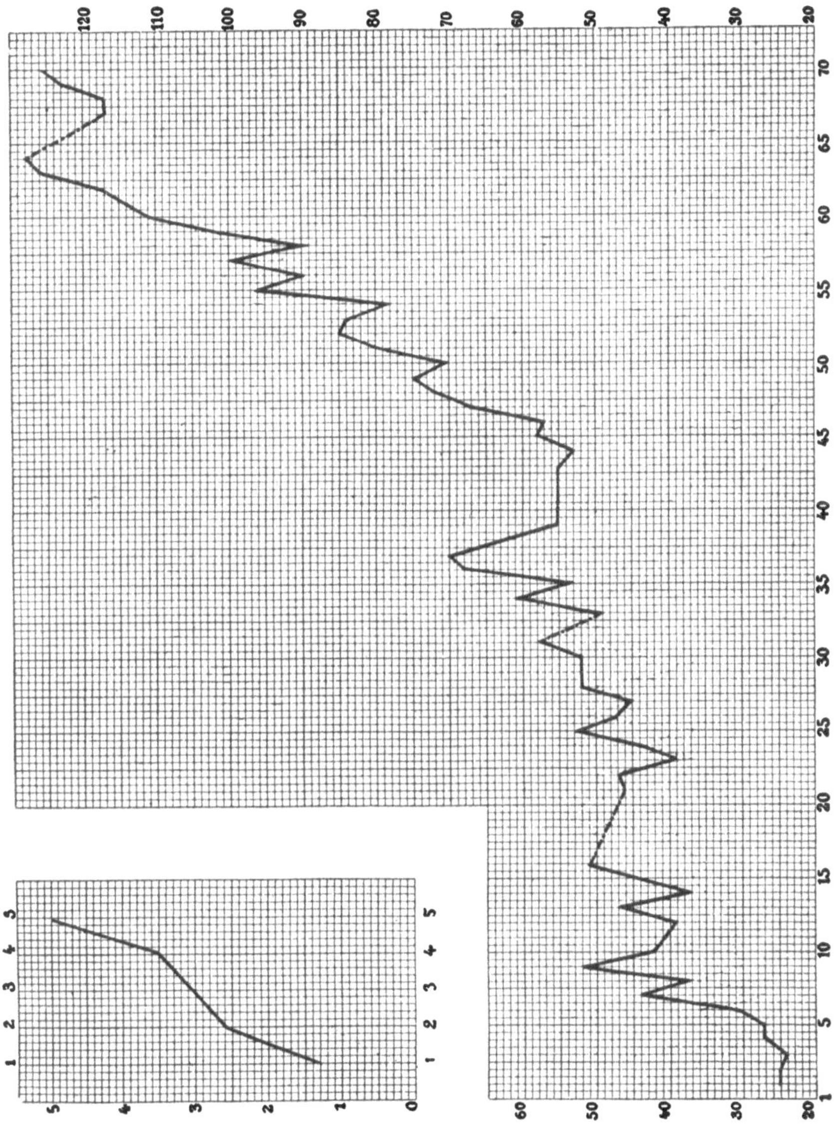

Fig. 48. Trainierkurven während 70 Tagen.

oder fast auf der gleichen Höhe erhält. Im ganzen aber besitzt die Kurve eine aufsteigende Richtung. Am 70. Tage vermochte Dr. Manca die Hanteln 126 mal nacheinander zu heben. Dieses Ergebnis entspricht fast dem Fünffachen des zu Anfang der Versuche erhaltenen Wertes.

In einer anderen Kurve hat Dr. Manca die Werte zur Darstellung gebracht, die er erhielt, wenn er aus den Resultaten von je 15 Tagen das arithmetische Mittel zog. Die Wiedergabe dieser Kurve zeigt Fig. 48 links oben. Als Abscissen sind die einzelnen Zeiträume von je 15 Tagen benutzt, die Ordinaten bezeichnen die aus je 15 Einzelversuchen resultierenden Mittelwerte. Die Zunahme der Muskelkraft zeigt so bei Dr. Manca die Mittelwerte 1,28 im ersten, 2,62 im zweiten, 3 im dritten, 3,53 im vierten und 5 im letzten Zeitraum.

Im Anschlusse an die seiner Zeit von Fechner angestellten Versuche kommt Dr. Manca zu dem Resultat, „daß die Muskelkraft während einer längeren Übung in einer unregelmäßigen geometrischen Progression wächst.“[1]

II

Trotzdem ich im vorstehenden bereits auf ein Fundamentalgesetz des Trainierens hingewiesen, muß ich sofort hervorheben, daß wir uns mit der Untersuchung der in dieses Gebiet fallenden Erscheinungen noch ganz und gar im Anfangsstadium befinden. Die Versuche müssen unter Anwendung exakter Methoden noch auf andere Muskelgruppen ausgedehnt werden, und vor allen Dingen bedarf es noch einer genauen Bestimmung der Geschwindigkeit, mit welcher bei verschiedenartigen Übungen ein Optimum der Leistungsfähigkeit erreicht wird.

Auf der Universität zu Oxford fragte ich einst einen berühmten Trainierer, der die Studenten für die *boat-races* vorbereitete, welches Ziel man bei diesen, einen Monat dauernden Übungen im Auge habe. Ich erhielt die Antwort:

1. Überflüssiges Fett und Wasser zum Verschwinden zu bringen.
2. Die Kontraktionskraft der Muskeln zu vermehren.
3. Die Widerstandsfähigkeit gegen die Ermüdung zu erhöhen.
4. Regulierung des Atmens. (Wind or breath-training.)
5. Regulierung der Herzthätigkeit.

Ich merkte bald, daß ich es mit einem bedeutenden Lehrmeister der Ruderkunst zu thun hatte. Aus der weiteren Unterredung ging hervor, daß er wie seine Kollegen die Empfindung der Beklemmung, welche bei den auf diese Anstrengung nicht Eingeübten bei der Ermüdung auftritt, darauf zurückführten, daß die Rudernden nicht tief genug Atem zu holen gelernt hätten. Diese Meinung wird von vielen Alpinisten und ebenso von anderen Personen geteilt, welche die Kurzatmigkeit nach einem eiligen Aufstieg an sich selbst erfahren haben. Man hört dieselben dann sagen: „Ich kann nicht

[1] G. Manca, Études sur l'entraînement musculaire. Archives italiennes de Biologie. Tome XVII, p. 390.

atmen." Wir werden jedoch sehen, daß die Sache sich gerade entgegengesetzt verhält. Durch das Trainieren gelangen wir dahin, bei der gleichen Anstrengung weniger zu atmen, und ebenso bei einer größeren.

Wer die Rekruten auf den Exerzierplätzen oder die Jünglinge in den Turnanstalten beobachtet, wird bemerken, daß dieselben bei den ersten Dauerlaufübungen schon nach fünf Minuten an Atemnot leiden. Nachdem diese Übungen jedoch einige Monate lang fortgesetzt sind, können sie eine halbe Stunde laufen, ohne daß bei ihnen weder Atemnot, noch Herzklopfen oder Schmerzen in der Milz auftreten. Teilweise geht dieser Vorteil während der durch den Winter gebotenen Ruhepause wieder verloren.

Wie aber schon bemerkt, treten in der Fähigkeit, sich an körperliche Übungen zu gewöhnen, große individuelle Unterschiede auf. Da ich mich seit mehreren Jahren zeitweise auf hoch gelegenen Alpenstationen aufhalte, so habe ich vielfach beobachten können, wie in einer Höhe von 1500 m manche nicht sehr kräftige Personen in den ersten Tagen ihrer Ankunft nach jeder geringen Körperanstrengung leiden. Ein etwas anstrengender Spazierweg, ein steiler Fußpfad, auf Richtwegen angetroffene Stufen verursachen ihnen Herzklopfen und Husten. Dieser Husten rührt von einer momentanen Reizung der Bronchien und diese wieder von einer starken Ansammlung von Blut in den Lungen her. Das Herz ermüdet schneller, die Lungen schwellen infolge der tieferen Inspirationen an und werden hyperämisch. Nach einigen Wochen fortgesetzter Übung sind das Herz und der ganze Körper derartig gestärkt, daß dieselben Personen viel größere Anstrengungen ertragen und höhere Aufstiege versuchen können.

Aber auch die stärksten Personen können an der Bergkrankheit leiden, wenn sie ihren Körper nicht zuvor durch Übung gestärkt haben. Als ein Beispiel führe ich Sir William Martin Conway und Mr. E. A. Fitz-Gerald an, zwei Alpinisten, welche die höchsten Gegenden der Erde erstiegen haben. Über die Reise, welche Conway mit Fitz-Gerald durch die Alpen machte, und welche bei dem Col di Tenda begonnen wurde, schreibt ersterer:[1] „Als wir im Juni unsere Reise antraten, war wahrscheinlich niemand von uns gut auf eine Alpentour eingeübt. Unsere ersten Aufstiege wurden in einer Gegend unternommen, welche sich nirgends zu einer großen Höhe erhebt und einige Tage lang erreichten wir nicht einmal eine solche von 10,000 Fuß (3048 m). Infolge des verminderten Luftrucks litten wir während dieser Zeit häufig an Unwohlsein. Diese Thatsache ist beachtenswert, da ich mich nicht entsinne, auf einer so geringen Erhebung

[1] W. M. Conway, The Alps from End to End. Westminster 1895, p. 12.

in Europa jemals zuvor ähnliche Empfindungen bemerkt zu haben. Ich beschreibe hier nur meine eigenen Erfahrungen; dieselben waren aber denjenigen meiner Gefährten ähnlich. Wenn ich gesagt habe, daß unser körperlicher Zustand mit Bezug auf das Bergsteigen kein guter war, so war ich deswegen doch nicht völlig unvorbereitet. Ich war während einiger Monate täglich regelmäßig zwei Stunden lang gegangen und konnte auf jeden Fall einen Weg von 20 Meilen (32 km) ohne allzu große Ermüdung zurücklegen. Am ersten Tage war ich in den Vorbergen in der That mit mir selbst sehr zufrieden und glaubte, daß ich die Alpensaison niemals so wohl angetreten hätte. Mein Verdruß war aber am folgenden Tage um so größer, als in einer Höhe von etwa 7000 Fuß (2134 m) in leichter Form alle die Symptome bei mir auftraten, die sich 19,000 Fuß (5791 m) hoch auf dem Karakoram bei mir einzustellen pflegten. Es war dieselbe eigenartige Ermüdung, dasselbe Unwohlsein, sobald die Regelmäßigkeit des Atmens unterbrochen war, ich empfand die gleiche Abneigung mich zu bücken oder die Arme gegen die Seiten zu drücken. Wahrscheinlich würde ich auf diese Erscheinungen nicht so im einzelnen geachtet haben, wenn ich nicht jede derselben in akuter Form auf dem Himalaja bereits an mir erfahren hätte. Ich erkannte dieselben daher an den ersten schwachen Symptomen wieder.“

III

„Die ersten Bewunderer der Alpen waren sämtlich Gelehrte, und man versteht daher, daß die erste Richtung des Alpinismus im wesentlichen eine wissenschaftliche war. Nachdem die Entdeckung der Alpen vollendet ist, ist jetzt vielleicht der Augenblick günstig, zu den ersten Idealen zurückzukehren.“

An diese Worte eines der kühnsten und liebenswürdigsten Kollegen im Alpenklub wurde ich erinnert, als mir auf der Hütte Königin Margerita die Gefahren vor die Augen traten, die er mit Vaccarone und Zurbriggen überwinden mußte, als sie die Spitze Gnifetti von Masengnago aus bestiegen.[1] Ich habe dieselben hier, wo ich im Begriffe stehe, einige Zeilen über die Zukunft des Alpinismus zu schreiben, angeführt, und denke an ihn, der mehr als jeder andere imstande ist, den wissenschaftlichen Expeditionen in die Alpenwelt gute, hygienische Vorschriften zu geben.

Trotz der zahlreichen Schriften, welche über das Trainieren und

[1] Guido Rey, Il Colle Gnifetti. Boll. Club alpino italiano. Vol. XXVII, 1894.

dessen praktische Bedeutung erschienen sind,[1] kann sich kaum ein Forscher auf dieses Gebiet begeben, ohne überall auf unerklärte Thatsachen zu stoßen.

Mit Prof. H. Kronecker hat Dr. M. Gruber[2] über den Einfluß der Übung eine Reihe von Versuchen angestellt. Aus ihnen geht hervor, daß in dem Körper eines Menschen, der über ein ebenes Terrain geht, die doppelte Menge von Kohlensäure erzeugt wird, als wenn derselbe sich im Ruhezustande befindet. Als die Versuchsperson von dem Niveau der Aar bei Bern zu dem 80 m hohen Turme der Kathedrale aufstieg, produzierte sie viermal so viel Kohlensäure als im Ruhezustande. Nachdem sie sich an diese Übung gewöhnt hatte, produzierte sie nur noch dreimal so viel Kohlensäure als während der Ruhe. Diese Ergebnisse sind wichtig, weil sie den Wert der Einübung in exakter Weise ausdrücken. Es scheint aus diesen Versuchen hervorzugehen, daß die Produktion der Kohlensäure keine Funktion ist, welche unzertrennlich an die von den Muskeln geleistete Arbeit gebunden ist. Durch die Übung gewöhnen wir unsere Muskeln mit einer geringeren Quantität von Brennmaterial zu arbeiten. Dieselben Resultate erhielt fast gleichzeitig Prof. Zuntz in Berlin.

Am mangelhaftesten ist unsere Kenntnis über den Einfluß, den die Übung auf das Nervensystem ausübt. Ich erinnere nur an den Schwindel. In seinem Buche „Aus meinem Leben“ sagt Goethe von den Jahren, in welchen er auf der Universität Straßburg studierte:

„Ich befand mich in einem Gesundheitszustand, der mich bei allem, was ich unternehmen wollte und sollte, hinreichend förderte; nur war mir noch eine gewisse Reizbarkeit übrig geblieben, die mich nicht immer im Gleichgewicht ließ. Ein starker Schall war mir zuwider, krankhafte Gegenstände erregten mir Ekel und Abscheu. Besonders aber ängstigte mich ein Schwindel, der mich jedesmal befiel, wenn ich von einer Höhe herunterblickte. Allen diesen Mängeln suchte ich abzuhelfen, und zwar, weil ich keine Zeit verlieren wollte, auf eine etwas heftige Weise. Abends beim Zapfenstreich ging ich neben der Menge Trommeln her, deren gewaltsame Wirbel und Schläge

[1] Vergl. Index Catalogue von Billings, Rubrik „Exercise as a Remedy“. Man findet hier über 200 Schriften; ausgeschlossen sind hiervon noch die zahlreichen Abhandlungen, welche von den Trainierern der Rennpferde verfaßt sind, sowie die Bücher und Artikel, welche den englischen Studenten zur Vorbereitung für die Wettläufe und für das Wettrudern dienen. — Schätzenswert sind die kürzlich von F. Lagrange veröffentlichten Zusammenstellungen.

[2] Max Gruber, Über den Einfluß der Übung auf den Stoffwechsel. 1888.

das Herz im Busen hätte zersprengen mögen. Ich erstieg ganz allein den höchsten Gipfel des Münsterturms und saß in dem sogenannten Hals unter dem Knopf oder der Krone, wie man's nennt, wohl eine Viertelstunde lang, bis ich es wagte, wieder heraus in die freie Luft zu treten, wo man auf einer Platte, die kaum eine Elle im Gevierte haben wird, ohne sich sonderlich anhalten zu können, stehend das unendliche Land vor sich sieht, indessen die nächsten Umgebungen und Zieraten die Kirche und alles, worauf und worüber man steht, verbergen. Es ist völlig, als wenn man sich auf einer Montgolfière in die Luft erhoben sähe. Dergleichen Angst und Qual wiederholte ich so oft, bis der Eindruck mir ganz gleichgültig ward, und ich habe nachher bei Bergreisen und geologischen Studien, bei großen Bauten, wo ich mit den Zimmerleuten um die Wette über die freiliegenden Balken und über die Gesimse des Gebäudes herlief, ja in Rom, wo man eben dergleichen Wagstücke ausüben muß, um bedeutende Kunstwerke näher zu sehen, von jenen Vorübungen großen Vorteil gezogen.«[1]

Die erhöhte Körpertemperatur, das Herzklopfen, die Veränderungen der Muskeln, die Atemnot, alle diese Erscheinungen, welche bei der Ermüdung auftreten, vermindern sich, wenn wir unseren Körper durch Trainieren in Übung erhalten.

Schon HIPPOKRATES, der älteste der medizinischen Schriftsteller, sagt: Motus roborat, otium tabefacit.

IV

Eine relativ stark entwickelte Brust ist von jeher als ein Zeichen besonderer Körperstärke angesehen worden. HELBIG bemerkt, daß die griechischen Künstler der klassischen Zeit ihre Statuen mit eingezogenem Atem darstellten, um ihnen eine möglichst weite Brust zu geben.

Zur Messung des Luftquantums, das wir in unsere Lungen einzuführen vermögen, hat der englische Arzt JOHN HUTCHINSON ein Instrument erfunden, das er als Spirometer bezeichnete.[2] Man sieht diesen Apparat häufig in gymnastischen Anstalten, sowie in den Untersuchungsräumen der Lebensversicherungsgesellschaften. Die Kapazität der Lungen ist in der That ein bedeutsamer Beleg für die physische Wertschätzung einer Person. Dieselbe ist aber nicht alles und, wie

[1] GOETHE, Aus meinem Leben. II. Teil. IX. Buch. S. 147f. (Hempelsche Ausgabe, Dümmlers Verlag).

[2] JOHN HUTCHINSON, Von der Kapazität der Lungen. Braunschweig 1849.

wir bald sehen werden, vielleicht nicht einmal das wichtigste Merkmal des Gesundheitszustandes eines Menschen.

Für den Transport auf die Alpen ist das Spirometer von Hutchinson zu unbequem. Auch in der Ebene verlangt dessen Rektifikation große Vorsicht, wenn schwere Beobachtungsfehler vermieden werden sollen. — Ich habe daher bei meinen Versuchen den Kontator verwandt, den ich bereits im dritten Kapitel, Seite 52, beschrieben habe. Mit diesem Apparat habe ich die vitale Kapazität an allen Personen untersucht, welche mit mir auf den Monte Rosa gekommen waren, sowie auch an solchen, die während meines Aufenthaltes auf jener Berggruppe zufällig dort als Reisende eintrafen. Ich maß dieselbe dreimal nacheinander und zog aus den gewonnenen Resultaten den Mittelwert. Da diese Werte abnehmen müssen, wenn man drei tiefe Inspirationen nacheinander macht, so ließ ich zwischen jedem Einzelversuche einen Zeitraum von mehreren Minuten verstreichen.

Das Instrument befand sich auf einem ziemlich hohen Tische. Um dasselbe absolut horizontal zu stellen, wurde es auf ein Holzbrettchen gesetzt, das durch drei Druckschrauben reguliert werden konnte. Eine Wasserlibelle zeigte die gewünschte Stellung in jedem Falle an. Die Versuchsperson stand und füllte, nachdem die Kleider, um während der Inspiration jedes Hindernis zu vermeiden, aufgeknüpft waren, ihre Lungen langsam und kräftig mit Luft. Sie nahm dann das Gummirohr zwischen die Lippen und exspirierte langsam, bis die Lungen so vollständig als möglich entleert waren.

Ein ähnlicher Versuch, den Paul Bert[1] in der pneumatischen Kammer anstellte, hatte ergeben, daß sich die vitale Kapazität bei einem Druck von 420 mm (der dem auf der Höhe des Monte Rosa entspricht) um die Hälfte vermindert.

Andere Physiologen, welche die vitale Kapazität in der künstlich hergestellten verdünnten Luft untersuchten, fanden weniger große, aber immerhin ebenfalls beträchtliche Unterschiede. Vivenot sagt, daß von zwei starken Personen, welche er bei einer Luftverdünnung, die einer Höhe von 4470 m entspricht, untersuchte, und welche maximale Inspirationen und Exspirationen ausführten, die eine 494 ccm und die andere 394 ccm weniger inspirierte, als bei einem normalen Druck.

In einer späteren Abhandlung werde ich die Versuche veröffentlichen, welche ich zur Prüfung der Ursachen anstellte, die von modernen Autoren für die Verminderung des Luftquantums, das wir auf den hohen Bergen einatmen, angegeben werden. Hier beschränke ich mich auf einige Beobachtungen, welche ich auf dem Monte Rosa

[1] P. Bert, Pression barométrique. p. 716.

angestellt habe und verweise im übrigen auf die am Ende dieses Buches angefügten Tabellen. Aus den dort zusammengestellten Beobachtungen geht hervor, daß die vitale Kapazität in einer Höhe von 4560 m immer geringer war als in Turin. Der Aufenthalt auf den Alpen hatte somit auf die Vergrößerung der vitalen Kapazität keinen Einfluß.

V

Wenn man indessen, anstatt die vitale Kapazität des Menschen auf geringen oder großen Höhen im Zustande der Ruhe zu studieren, sie während eines Marsches oder nach Beendigung eines Bergaufstieges untersucht, so wird das Problem ungleich komplizierter.

Im dritten Kapitel habe ich bereits erwähnt, daß eine allgemeine Ermüdung eine Verminderung der Inspirationsstärke hervorruft. Ich habe es außerdem als eine Möglichkeit hingestellt, daß bei ermüdenden Aufstiegen sich Blut in den Lungen anhäuft. Wenn dies der Fall ist, so würde sich daraus erklären, weshalb wenige Minuten der Ruhe genügen, um die Kraft zu erneuern. Lassen wir aber jetzt alle die Ursachen außer acht, welche im Ruhezustande eine Empfindung des Wohlseins veranlassen, und prüfen wir statt dessen die hervorgehobene Vermutung einer Blutstauung in den Lungen. Viele Personen werden schwindelig, wenn sie ins Feuer blasen oder eine Reihe von tiefen Inspirationen ausführen. Diese leichte Schwindelempfindung wird, wie ich an einem anderen Orte gezeigt habe,[1] durch eine Anhäufung von Blut in den Lungen erzeugt. Bei jeder Inspiration häuft sich eine größere Menge von Blut in den Lungen an, als bei der Exspiration herausgetrieben wird. Indem auf diese Weise dem Kreislauf wie dem Herzen plötzlich Blut entzogen wird, wird das Gehirn anämisch.

Wenn nach Beendigung eines Bergaufstieges die Blutgefäße, welche die Oberfläche der Alveolen und der Bronchien versorgen, erweitert sind und eine größere Blutmenge enthalten, so muß für die einzuatmende Luft ein geringerer Raum bleiben. Ich habe hierüber mit dem Kontator folgende Versuche angestellt.

Sarteur und Solferino, zwei der stärksten Männer meiner Begleitung, gingen um 4 Uhr 30 Minuten von der Hütte Gnifetti fort und kamen, unbelastet und ohne etwas gegessen zu haben, um 7 Uhr bei ausgezeichnetem Gesundheitszustande in der Hütte Königin Margerita an. Lufttemperatur — 13°. Unmittelbar nach ihrer Ankunft maß ich ihre vitale Kapazität. Ich ließ sie abwechselnd drei In-

[1] A. Mosso, Über den Kreislauf des Blutes im menschlichen Gehirn. Leipzig, Veit & Comp., 1881, S. 139.

spirationen ausführen und zog aus den erhaltenen Werten das arithmetische Mittel. In gleicher Weise wurde der Versuch nach 1 Stunde und 35 Minuten an beiden Personen wiederholt.

Sarteur	3806 ccm	3952 ccm	4099 ccm
nach 1 Stunde 35 Min.	4666	4904	4782
Solferino	4123 ccm	4148 ccm	3928 ccm
nach 1 Stunde 35 Min.	4489	4489	4392

Vergleicht man die in der vorstehenden Tabelle zusammengestellten Werte, so sieht man, daß die vitale Kapazität bei dem Soldaten Sarteur nach 1 Stunde und 35 Minuten um 832 ccm, bei dem Soldaten Solferino dagegen nur um 390 ccm gewachsen war. Ich halte es für wahrscheinlich, daß diese Ziffern teilweise die Blutmenge darstellen, von der sich die Lungen während dieser Ruhepause befreit haben, obwohl die Art und Weise, in welcher der Versuch angestellt wurde, einen sicheren Schluß hierüber nicht zuläßt.

Wir bedürfen andere Versuche, die mit größerer Sorgfalt angestellt sind, als sie von uns während des kurzen Aufenthaltes auf dem Monte Rosa aufgewandt werden konnte. Übrigens wissen wir, daß auch das Herz bei Bergaufstiegen durch die Ermüdung erweitert wird. Nach Verlauf von einer und einer halben Stunde muß das Herz an Umfang verringert sein, was es ermöglicht, daß mittels der Lungen mehr Luft in den Thorax eintritt. Außerdem kommt hier die Ermüdung der Inspirationsmuskeln, sowie die Lähmung des Nervus vagus in Betracht. Letztere ist einer der kompliziertesten Vorgänge, welche eine Erweiterung der Blutgefäße in den Lungen herbeiführen. Die Erwähnung dieser Thatsachen dürfte genügen, um die Schwierigkeit der Untersuchung erkennen zu lassen.

Mir war der Gedanke gekommen, ob das Auftreten der Bergkrankheit vielleicht mit einer Störung des Kreislaufes und mit der Stauung des Blutes in den Lungen zusammenhängen könnte.

Unter den verschiedenen Personen, welche unter den sehr lästigen Erscheinungen des Erbrechens, der Schlaflosigkeit und des Kopfschmerzes an der Bergkrankheit litten, und an denen ich die vitale Kapazität untersuchte, befanden sich auch die Herren Bertarelli und Bizzozero. An den letzteren habe ich dieselbe sowohl während des stärksten Auftretens jener Erscheinungen, als auch an einem Tage, an welchem sie vollständig verschwunden waren, gemessen. Ich fand bei beiden nach dem Verschwinden der Bergkrankheit keine Differenz. Die mittlere Kapazität der Lungen blieb mit unbedeutenden Variationen bei Herrn Bertarelli 3480 ccm und bei Herrn Bizzozero 4200 ccm.

Vergleicht man die vitale Kapazität der beiden Wächter der Hütte Königin Margerita mit derjenigen, die ich bei den Personen fand, welche an der Bergkrankheit leidend bei uns ankamen, so kann man sich ebenfalls überzeugen, daß das Luftquantum, welches wir in die Lungen einführen, eine weniger große Wirksamkeit ausübt als man gewöhnlich glaubt.

Von allen Bewohnern Europas sind Francioli und Quaretta, die beiden Wächter der Hütte Königin Margerita, vielleicht diejenigen Personen, welche alljährlich am längsten in einer Höhe von 4560 m verweilen. Mit der Bedienung in jener Hütte beauftragt, gehen sie zu Anfang des Juli hinauf und bleiben dort, je nach der Witterung, bis gegen Ende September.

Trotzdem sie die Gletscher des Monte Rosa, mit Lebensmitteln beladen, fortwährend auf- und absteigen, steht ihre vitale Kapazität durchaus im Verhältnis zur Größe und zum Gewicht ihres Körpers.

Francioli, dessen Bild ich dem nächsten Kapitel vorangestellt habe, ist 1,74 m hoch und 77 Kilogramm schwer. Seine vitale Kapazität beträgt 4017 ccm. Benno Bizzozero hatte eine Körpergröße von 1,78 m und ein Gewicht von 59 Kilogramm. Die vitale Kapazität beträgt bei ihm 4200 ccm. Francioli hat niemals an der Bergkrankheit gelitten; Bizzozero litt bei seiner Ankunft in der Hütte Königin Margerita ziemlich stark daran, obwohl die vitale Kapazität bei ihm größer war als bei Francioli.

Quaretta besitzt eine Körpergröße von 1,64 m und ist 70 Kilogramm schwer. Die vitale Kapazität beträgt bei ihm 3790 ccm. Auch er litt niemals an der Bergkrankheit.

Ich könnte eine lange Reihe von Versuchen anführen, aus denen hervorgeht, daß bei Personen, welche an der Bergkrankheit litten, die Kapazität der Lungen viel größer war, als der Durchschnittswert, den man nach ihrer Größe und ihrem Körpergewicht annehmen konnte.

VI

Zweifellos erzeugt die Übung der Beine eine Zunahme der Thoraxkapazität. Als Beweis für diese Thatsache genügen die Untersuchungen, welche Marey[1] über diesen Gegenstand angestellt hat. In meinem Buche „Über die physische Erziehung der Jugend", habe ich bereits gezeigt, daß es, um den Thorax zu erweitern, nicht nötig ist, die gymnastischen Übungen an den Geräten vorzunehmen, sondern daß Spaziergänge und gymnastische Spiele dieselbe Wirkung haben. In

[1] Marey, Sur les modifications des mouvement respiratoires par l'exercice musculaire. Comptes rendus, 1880, p. 145.

einem Vortrage, den Prof. ZIEMSSEN kürzlich in München gehalten hat, hob er die große Bedeutung hervor, welche die in freier Luft angestellten gymnastischen Spiele für die Entwickelung des jugendlichen Körpers haben, und teilte die Resultate der Untersuchungen mit, die er und seine Assistenten seit mehreren Jahren in den Schulen angestellt hatten. Aus einem Vergleiche der mittels des Spirometers gewonnenen Werte ergab sich, daß die Schüler bei der Rückkehr aus den Herbstferien eine größere vitale Kapazität besitzen, als wenn sie zu Anfang derselben die Schule verlassen. Diese Zunahme schreibt Prof. ZIEMSSEN der Bewegung in der freien Luft zu.

Man glaubt im allgemeinen, daß der Aufenthalt auf den Alpen eine Erweiterung des Thorax herbeiführt. Da wir unsern Körper bereits vor unserer Abreise gekräftigt hatten, so habe ich dies während der Zeit, die wir auf dem Monte Rosa zubrachten, nicht feststellen können; denn die Märsche in der Ebene genügen, um den Thorax in so hohem Grade zu erweitern, daß auch durch einen Aufenthalt auf den Alpen hierin keine weitere Zunahme erfolgt.

In einer weiteren Reihe von Versuchen habe ich die vitale Kapazität meiner Kollegen in der Sektion des Alpenklubs zu Turin gemessen. Ich hatte zu diesem Zweck ein Spirometer, sowie eine Schnellwage und ein doppeltes Metallmetermaß in die Räume des Klubs gebracht.

Vor mir liegen die Tabellen, welche die Resultate jener Untersuchungen enthalten. Für das anthropometrische Studium der Alpinisten, sowie für die Freunde der Statistik würden diese Tabellen, in denen die vitale Kapazität der Alpinisten in ihrem Verhältnis zur Größe und zum Gewichte des Körpers genau zusammengestellt sind, ein wertvolles Material abgeben. Ich fürchte aber, daß der Umfang meines Buches zu groß werden würde, wenn ich alle diese Resultate mitteilen wollte, um so mehr, als dies nur Wert haben würde, wenn wir sie mit den Ergebnissen anderer Versuchsreihen, die ich an Personen von gleichem Alter, von gleicher Körpergröße und demselben Gewicht anstellte, die durch ihren Beruf zu einer sitzenden Lebensweise gezwungen sind, vergleichen könnten. Da ich außerdem auf diese letzteren später zurückkomme, so will ich mich hier auf die Mitteilung der beiden Hauptresultate beschränken, die ich aus jenen Versuchen gewonnen habe:

1. Einige Alpinisten, deren vitale Kapazität die Norm übersteigt, leiden nichtsdestoweniger an der Bergkrankheit.

2. Bei zwei ausgezeichneten Alpinisten, welche die schwierigsten Bergaufstiege machten, fand ich die vitale Kapazität unter dem Durchschnitt.

Diese beiden Resultate sollten genügen, um in den allgemein herrschenden Vorstellungen eine Modifikation herbeizuführen. Ein geringer Lungenumfang hindert daher nicht, Alpinist zu werden und den Anstrengungen des Bergsteigens, sowie der Wirkung der verdünnten Luft entgegenzugehen. Ebenso bietet eine die Norm übertreffende vitale Kapazität noch keinen Schutz gegen die Bergkrankheit.

VII

Jedesmal, wenn ich in die Berge gehe, was fast alljährlich geschieht, suche ich auf meinen ersten Märschen die Schnelligkeit zu bestimmen, mit welcher sich die Beinmuskeln stärken.

Um dem Leser hiervon eine genauere Vorstellung zu geben, teile ich das folgende Beispiel mit. Wenn ich von Gressoney la Trinità einen ersten Spaziergang über Orsia nach dem Lago del Gabiet mache und durch das Thal des Netscio zurückkehre, so ist dies bei langsamem Gehen ein Weg von 4—5 Stunden, bei dem ich von 1627 m bis zu 2339 m aufsteige und mich so um 712 m erhoben habe. Am nächsten und auch an den beiden folgenden Tagen sind die Beinmuskeln noch nicht in den normalen Zustand zurückgekehrt. Wenn ich sie dann beim Gehen strecke, so empfinde ich in den Beinen eine leichte Steifheit und einen geringen Schmerz. Dieser Schmerz rührt von der Anstrengung her, mit welcher die an diese Arbeit noch nicht gewöhnten Muskeln das Körpergewicht während des Abstieges unterstützen mußten.

Nachdem ich eine Woche lang diese Übungen fortgesetzt habe, kann ich zu Fuß zum Col d'Olen hinauf gehen, hier gegen Mittag essen und am Abend zurückkehren, ohne daß ich am anderen Tage nach dieser doppelten Anstrengung eines Aufstieges bis zu 2865 m irgend welchen Schmerz in den Beinen empfinde.

Bis jetzt sind, soviel ich weiß, keine methodischen Untersuchungen angestellt worden, durch welche mit Genauigkeit die Zeit bestimmt wurde, in der die durch das Trainieren gewonnenen Fähigkeiten wieder verschwinden. Ich habe hierüber bereits in meinem Buche „Die körperliche Erziehung der Jugend“ gesprochen[1] und habe hier gezeigt, daß die Volumzunahme, welche der Muskel durch die Übung gewinnt, schnell wieder verschwindet, daß aber die Verbesserung, welche das Nervensystem durch dieselbe erfahren hat, länger andauert. „Es scheint,“ so schloß ich hier, „daß die Wirkung, welche die Übung auf das Nervensystem äußert — die innere Wirkung, wenn

[1] A. Mosso, Die körperliche Erziehung der Jugend. Übers. von J. Glinzer. 1896. S. 100.

ich so sagen darf — länger andauere, als die äußere oder die Einwirkung auf die Muskeln."

In Bezug auf die Lungen habe ich eine wichtige Beobachtung an Dr. A. Ferrari, einem der thätigsten Mitglieder unseres Alpenklubs, gemacht. Derselbe hatte im September vorigen Jahres eine vitale Kapazität von 5040 ccm. Dr. Ferrari war damals 27 Jahre alt, 1,82 m hoch und 71,4 Kilogramm schwer. Diese Maße wurden genommen, nachdem er gut trainiert war und eine bemerkenswerte Reihe von Aufstiegen gemacht hatte. Während der ersten Tage zeigte die vitale Kapazität bei ihm fast immer den konstanten Wert von 5040 ccm. Nach einer Ruhezeit von einem Monat war dieselbe vermindert. Trotz aller Anstrengung war es ihm nicht möglich, den Wert von 4530 ccm zu übersteigen. Aus diesem Beispiel ersieht man, von wie kurzer Dauer die Wirkung des Trainierens in Bezug auf die Kapazität der Lungen ist.

Ich glaube, daß die durch die Übung gewonnenen Verbesserungen in derselben Reihenfolge wieder verschwinden, in welcher sie zum Vorschein kamen. Die über diese Frage anzustellenden Untersuchungen werden wahrscheinlich ergeben, daß die Erweiterung der Lungen, sowie die Volumzunahme der Muskeln die nach einigen Wochen der Ruhe zuerst verschwindenden Erscheinungen sind, und daß darauf die vermehrte Herzthätigkeit und zuletzt die neu erworbenen Fähigkeiten des Nervensystems wieder zurücktreten. Einige der letzteren dürften jedoch, trotzdem sie schnell erworben wurden, überhaupt nicht wieder verschwinden. Einen Beweis hierfür haben wir an den Übungen des Radfahrens. Die hierbei erworbene Fähigkeit, sich im Gleichgewicht zu erhalten, dauert während des ganzen Lebens fort, obwohl die für die betreffenden Bewegungen nötigen Koordinationen sich im Gehirn und im Rückenmark in wenigen Tagen entwickelten.

Die Bergkrankheit nimmt immer mehr ab, je mehr die Alpinisten an Übung gewinnen und je zahlreicher und bequemer die Schutzhütten in den Alpen werden.

Whymper sagt, daß wenn er die Wahl hätte zwischen einer Abnahme der Schwierigkeit der Alpenbesteigungen und einer Zunahme der Körperkräfte bei den Alpinisten, er der letzteren den Vorzug geben würde. Ich glaube, daß jedermann ihm zustimmen wird. Trotzdem ist es für die Entwickelung des Alpinismus unerläßlich, daß man die Schutzhütten in den Alpen so viel als möglich verbessert und vermehrt.

Nachdem die höchsten Gipfel erstiegen sind, ist für Europa die an Gefahren reichste Epoche der Höhenersteigung vorüber. Der Alpinismus wird schließlich wieder in ein normales Stadium eintreten, in welchem man sich einer heiteren und ruhigen Betrachtung der

Alpen hingeben und von dem krankhaften Klettereifer und dem unsinnigen Aufsuchen von Gefahren zurückkommen wird.

Wenn andere dieselbe Erfahrung gemacht haben wie ich (und ich habe keinen Grund hieran zu zweifeln), so hinterlassen die großen Fernblicke aus der Vogelperspektive, wie ich sie von den höchsten Gipfeln der Alpen aus genossen habe, fast keine Spur im Gedächtnis zurück. Die lebhaftesten Eindrücke empfing ich in Höhen von 2000—3000 m. Hier konnte ich das herrliche Profil der Alpen betrachten, den beständigen Lichtwechsel in den Thälern bewundern und mich voll Staunen in das erhebende Schauspiel des Sonnenuntergangs versenken. Entfernt vom Gewoge der Menschen, befreit von den Sorgen und dem fieberhaften Getriebe der Gegenwart, fühlt man sich, umgeben von einer großartigen Poesie, sittlich gehoben und gestärkt.

Ich gebe mich der Hoffnung hin, daß unsere Alpinisten allmählich auf den eitlen Ruhm, die steilsten Höhen erklommen zu haben, verzichten und sich mit dem großartigen Anblick unserer Berge begnügen werden, den sie aus geringeren Höhen genießen können.

Das Ideal des Alpinismus besteht darin, daß die Jugend die Alpen lieben und in der Höhe der letzten Weideplätze unter dem Zelte einem ruhigen Naturgenuß sich hingeben lerne. Ein Volk, das seine Berge liebt, wird an Sittlichkeit und Körperkraft gewinnen.

VIII

Ich empfand lebhafte Freude, als ich in einem Walde in der Umgegend von Oxford zum ersten Male ein Studentenlager sah. Nach Schluß der Vorlesungen vereinigen sich die Jünglinge jener Universität zu mehrwöchentlichen Bootfahrten. Am Abende steigen sie ans Land und schlagen ihre Zelte am Ufer unter grünen Bäumen auf, sie kochen sich selbst ihr Abendbrot und verbringen die Nacht auf diesen Ruheplätzen. Am nächsten Morgen besteigen sie frühzeitig wieder die Boote, um auf dem Flusse weiter zu rudern, oder sie rasten am Ufer, um zu fischen, zu zeichnen, zu jagen oder zu lesen.

Das „*camping-out*“ ist eines der schönsten und reinsten Vergnügen der kräftigen englischen Jugend. Auch das Herumstreifen auf den Alpen ist schön und heilsam. Zu den schönsten Erinnerungen früherer Jahre zähle ich zwei Ausflüge, die ich mit dem Tornister auf dem Rücken in die Berge machte. Ich besitze noch das Tagebuch, das ich auf einer Reise führte, die ich i. J. 1868 mit einigen Freunden in Savoyen machte. Es waren die ersten Aufzeichnungen, die ich über das Leben auf den Alpen machte. Seitdem sind 30 Jahre vergangen, aber noch heute lese ich mit Vergnügen die Eindrücke meiner

Jugend und die ersten Notizen, die ich über die Alpenflora niederschrieb. Einen anderen Ausflug machte ich mit einigen Studenten auf den Gran Paradiso, sowie auf den kleinen und großen St. Bernhard. Auf diese Reise werden wir bei einer späteren Gelegenheit zurückkommen.

Ich bin überzeugt, daß ich meine Körperkraft zum Teil der Freude am Landaufenthalte, dem Vergnügen, das mir ermüdende Fußtouren bereiteten, der freudigen Aufopferung jeder Art von Bequemlichkeit, der Verachtung der Unthätigkeit, Eigenschaften, die im Grunde die Tüchtigkeit eines Alpinisten ausmachen, verdanke. Ich würde einem jungen Manne, es sei denn, daß er durch die Verhältnisse dazu gezwungen wird, niemals raten, seinen Aufenthalt in den großen Hôtels zu nehmen. Die Centren, welche in früheren Zeiten für den Alpinisten die größte Anziehungskraft besaßen, wandeln sich allmählich in große Hospitäler um, in denen alles mit den Keimen der Schwindsucht durchseucht ist. Die Klugheit gebietet uns, die Berührung und das Zusammenwohnen mit Schwindsüchtigen zu meiden. Wer einen Alpenausflug machen will, wähle lieber diejenigen Gegenden, welche weniger von Fremden besucht sind, und fliehe die großen Gasthöfe mit ihren komfortablen Einrichtungen. Die jungen Alpinisten, welche ihre Kräfte stählen wollen, sollten so viel als möglich die Häuser der Hirten und die Alpenhütten benutzen.

Das beste ist, unabhängig in einem Zelte zu wohnen. Hat man ein Zelt und ein Bett, so kann man überall auf den Alpen sein Hüttchen aufschlagen. Man braucht nicht sehr reich zu sein, um sich diesen Besitz zu verschaffen. Für einen Ausflug in die Alpen genügt es, daß sich zwei zusammenthun, sich einen Führer wählen und zwei Träger nehmen. Ein Feldbett (S. 202) ist, wenn es, wie links auf der diesem Kapitel vorangestellten Figur zu sehen ist, in den aus wasserdichter Leinewand gefertigten Reisesack zusammengerollt und mit Schnüren umbunden ist, im ganzen 10 kg schwer. Hat man das Gestell aufgeschlagen, so dient die Leinewand, die gesteppt ist, als Matratze. Das Kopfende dieser Bettstelle kann man mittels einer Kette nach Belieben erhöhen oder senken. Ein aus Wolle oder Gummi gefertigtes Kopfkissen halten viele für unnötig. Auf unserer Expedition hatte jeder zwei Betttücher. Da aber Decken genügen, so war dies schon ein Luxus. Ein Gummibecken und ein Klappsessel (rechts auf der Figur) vervollständigten die Einrichtung unserer Zelte. Wer den Reiz dieser einfachen Einrichtung kennen gelernt, wird das Zelt immer den möblierten Zimmern der Gasthöfe vorziehen. Ich hoffe, daß wir uns der Zeit nähern, in welcher man eine solche einfache Ausstattung in den Sektionen der Alpenklubs auf Zeit mieten kann. Die Fortschritte der Hygiene und des Alpinismus werden uns auch diesen neuen Idealen des Lebens im Freien ohne Zweifel schnell entgegenführen. Das Zusammenwirken der von gleichem Interesse Beseelten wird diesen Fortschritt beschleunigen.

Gegenwärtig ist es freilich schwierig, etwas über die Zukunft des Alpinismus vorauszusagen. Seitdem derselbe eine Kunst geworden ist, „liebt der wahre Alpinist," wie VACCARONE sagt, „die Kunst ihrer selbst wegen"; die Berge setzen ihm immer neue Schwierigkeiten entgegen, fordern ihn zu immer neuen Gefahren heraus, an denen er seine Kunst erproben kann. Manche haben geglaubt, daß der Alpinismus zu Ende sein würde, sobald die letzten Gipfel der Erde erstiegen seien. Aber dies ist ein Irrtum. Auch in seinen kühnsten Formen wird der Alpinismus leben, solange es Menschen auf der Erde giebt, denen eine starke Gemütsbewegung ein Bedürfnis ist. Wer beobachtet, wie sich die Psychologie der modernen Gesellschaft verändert, wird sich bald überzeugen, daß die Tongrenze der subjektiven Seelenvorgänge aufwärts steigt. Je mehr durch die moderne Nervosität die Sensibilität abgestumpft wird, um so intensiver müssen die Reizmittel werden. Auch dies ist ein physiologisches Gesetz.

IX

Es ist ein verhängnisvoller Irrtum, daß man in den Schulen immer mehr die Zeit zu verkürzen sucht, die für die physischen Übungen bestimmt ist. Ein anderer Schade, welcher aus der gegenwärtigen Erziehungsweise erwächst, ist die degradierende Einförmigkeit, durch welche jede Spur einer Initiative in den jugendlichen Individuen erstickt wird. Gegen solche Auswüchse giebt es kein anderes Hilfsmittel, als die körperliche Erziehung der Jugend mit dem größtmöglichsten Nachdruck zu fordern und die aus den körperlichen Übungen erwachsenden Vorteile mit wissenschaftlichen Mitteln zu demonstrieren. Unter allen Arten des Sports, welche der Jugend empfohlen werden müssen, nehmen Alpentouren immer die erste Stelle ein; denn wie durch dieselben die individuelle Aktivität in hohem Maße geweckt wird, so wirken sie in gleichem Grade fördernd auf die Bildung des Charakters und auf die Erweiterung des geistigen Horizontes ein. Die einfachste und natürlichste Lebensweise ist für die geistige, wie für die körperliche Entwickelung immer am meisten zu empfehlen.

Im letzten Grunde sind alle Arten des Sports gut und von Nutzen; sie dienen alle dazu, das über den Büchern hockende Geschlecht der Gegenwart wieder aufzurichten. Je nach der individuellen Neigung und der Umgebung, in der jemand aufwächst, wird natürlich auch die eine oder die andere Art dieser Übungen bevorzugt werden. Sie können aber auch alle schädlich wirken, sobald sie übertrieben werden.

Das Zweirad hat z. B. sehr dazu beigetragen, daß man in weiten Kreisen wieder muskuläre Übungen betreibt; wir nähern uns aber bereits der Zeit, in welcher das Radfahren übertrieben wird.

Ch. du Pasquier[1] schreibt in einer kürzlich veröffentlichten psychologischen Studie über das Vergnügen des Radfahrens folgende beachtenswerten Worte:

„On comprend que dans ces circonstances l'exercise immodéré de la bicyclette conduise à un *état* qui réduit au minimum les activités nerveuses, qui enlève à l'individu sa personnalité, tout comme le travail à la machine et la division du travail retire à l'ouvrier toute initiative, et le réduit à l'état de machine automatique."

Das Radfahren ist in Wirklichkeit kein Sport, sondern das Rad ist ein Verkehrsmittel, das leider von Professionisten, die vom Publikum bezahlt werden, mißbraucht wird. Der größte Schaden, der z. B. aus den Wettfahrten entsteht, ist eine Hypertrophie des Herzens. Die Blütezeit berühmter *„recordmen"* umfaßt gewöhnlich nur wenige Jahre. Sie erreichen beim Fahren bald das Maximum der Geschwindigkeit und der Resistenzfähigkeit ihres Körpers und gehen dann an Hypertrophie des Herzens zu Grunde. Anders ist es mit dem Alpinisten. Während der professionierte Radfahrer schnell dahinsiecht, stärkt jener seine Kräfte ununterbrochen, so daß er auch in einem Alter von sechzig Jahren noch schwierige Bergaufstiege zu überwinden vermag. Der Ruhm eines berühmten Velocipedisten ist ein ephemerer, denn sein Beruf setzt im Organismus einen Blutdruck voraus, dem das menschliche Herz nicht widerstehen kann.

Wo das Zweirad mit Vorsicht angewandt wird, kann es jedoch von großem Nutzen sein. Mehrere Alpinisten haben mir sogar gesagt, daß das Radfahren eine gute Vorübung für das Bergsteigen sei. Dieser Nutzen hängt aber nicht von der Übung der Beine ab; denn die Muskelgruppen, welche beim Treten der Pedale des Zweirades thätig sind, sind nicht dieselben, welche beim Gehen angestrengt werden. Man kann in der That ein ausgezeichneter Velocipedist und trotzdem ein schlechter Fußgänger sein. Der Wert des Radfahrens besteht darin, daß durch diese Übung die Herzthätigkeit gestärkt wird. Ein geringer Grad von Herzhypertrophie, den man durch das Radfahren erwirbt, ist dann für den, der sich auf eine Bergtour begiebt, von Nutzen.

Das Leben auf den Alpen ist am meisten dazu angethan, die menschliche Rasse wieder zu kräftigen. Dies lehrt die Geschichte seit Jahrhunderten und gegenwärtig bestätigt es die medizinische Wissenschaft durch die klimatischen Kuren, welche zahlreiche Menschenleben den verderblichen Folgen vieler Krankheiten entreißen.

---

[1] Revue scientifique. Août 1896.

Die häufigen Wanderungen, die Großartigkeit der Naturerscheinungen, die kalte und trockene Luft wirken so angenehm auf uns ein, daß wir gleichsam empfinden, wie unsere Thatkraft zunimmt. Apathische Personen überwinden ihre Lässigkeit, träge werden lebhafter, vor allen Dingen aber ist die Übung dasjenige Moment, durch welches schwächliche Personen längere Märsche auszuführen und der Ermüdung in hohem Grade zu widerstehen befähigt werden. In der Stadt wäre dies nicht erreichbar. Die große Mannigfaltigkeit der Wege, das Verlangen, etwas Neues zu sehen, und ein gewisser Eifer, hinter anderen nicht zurückzustehen, wirken zusammen, um die Widerstandsfähigkeit des Körpers zu erhöhen. Auf den Alpen fühlt jeder das Bedürfnis, sich mehr als sonst zu bewegen. Dem Gedanken, den Organismus zu stärken und ihm inmitten der herrlichen Berge und der gewaltigen Gletscher neue Kräfte zu verleihen, entspringen die unerschöpflichen Quellen, die den Alpinismus nie versiegen lassen werden.

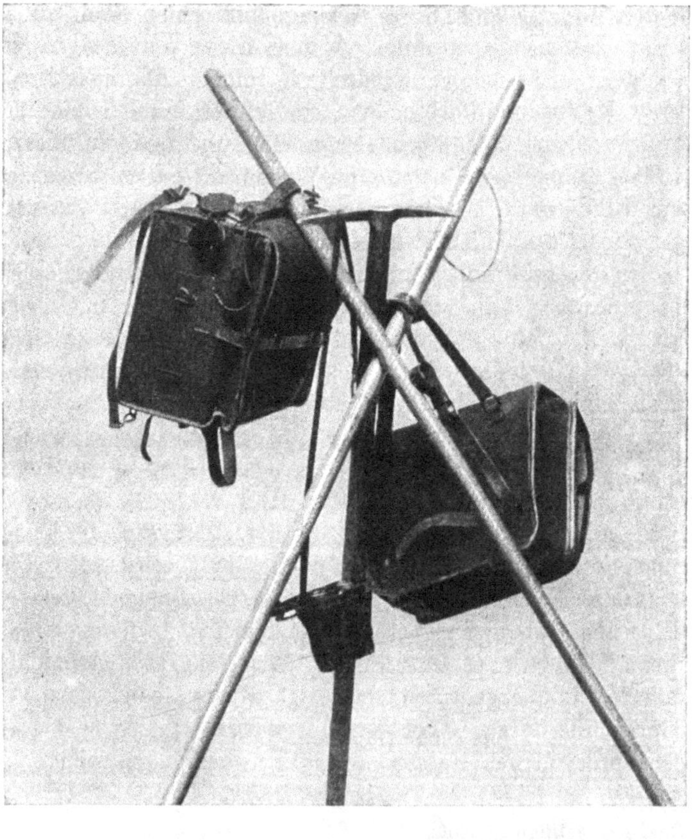

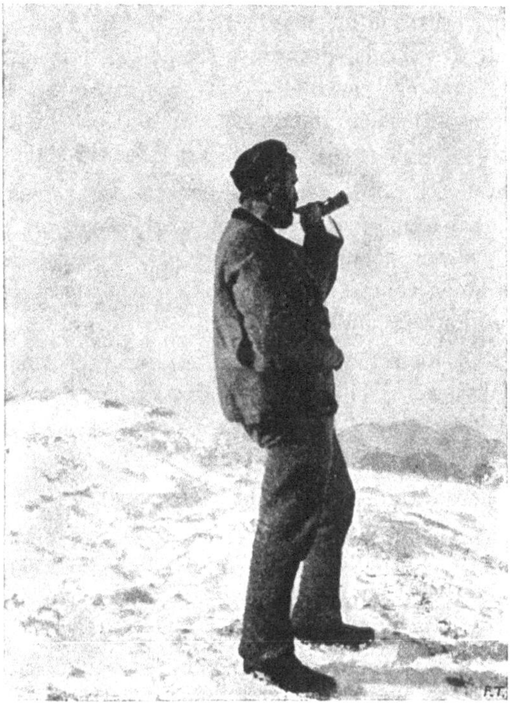

Gruß von der Hütte Königin Margerita aus an eine ankommende Reisegesellschaft.

ZWÖLFTES KAPITEL.

Die Ursachen der Bergkrankheit.

I

Im Jahre 1770 ließ SAUSSURE[1] in allen Pfarrgemeinden des Thales von Chamonix bekannt machen, daß er denjenigen eine hohe Belohnung geben würde, die einen Weg fänden, auf dem man den Gipfel des Montblanc erreichen könne. Gleichzeitig versprach er auch denen ihre Arbeit zu bezahlen, die diesen Versuch ohne Erfolg ausführen würden.

Diese Versprechungen hatten nichts genützt. Fünfzehn Jahre später versuchten vier Alpenbewohner aus Chamonix zum Montblanc emporzusteigen. Alles schien einen glücklichen Erfolg zu versprechen. Sie hatten gutes Wetter, trafen weder zu breite Gletscherspalten, noch zu steile Abhänge, aber das reflektierte Sonnenlicht und die

[1] SAUSSURE, Voyage dans les Alpes. Histoire des tentatives que l'on a faites pour parvenir à la cime du Mont-Blanc. Tome IV, p. 389.

unbewegte Luft verursachten eine so drückende Hitze, daß sie umkehrten. Wegen des Ekels, den diese Leute gegen Speisen empfanden, wurde JORASSE später veranlaßt, zu SAUSSURE zu sagen, es sei unnötig, Eßwaren mit sich zu tragen, es genüge, in die eine Hand einen Sonnenschirm und in die andere ein Riechfläschchen zu nehmen.

Sechs Jahre später stiegen drei andere Bergbewohner auf. Sie schliefen auf dem Gipfel des Berges La Côte, überschritten den Gletscher und waren schon sehr hoch gekommen, als der stärkste von ihnen von einer so unüberwindlichen Schlafsucht befallen wurde, daß auch sie umkehren mußten.

Vor SAUSSURE hielt man schon den Aufstieg bis nach Montanvert[1] hinauf für gefährlich. Die Fähigkeit des Steigens scheint sich, wie die Widerstandskraft gegen die Bergkrankheit, bei den Alpinisten allmählich entwickelt zu haben.

Über die Bergkrankheit schreibt SAUSSURE:

„J'ai observé un fait assez curieux, c'est qu'il y a pour quelques individus des limites parfaitement tranchées, où la rareté de l'air devient pour eux absolument insupportable. — J'ai souvent conduit avec moi des paysans, d'ailleurs très-robustes, qui à une certaine hauteur se trouvaient tout d'un coup incommodés au point de ne pouvoir absolument pas monter plus haut; et ni le repos, ni les cordiaux, ni le désir le plus vif d'atteindre la cime de la montagne, ne pouvaient leur faire passer cette limite. Ils étaient saisis, les uns de palpitations, d'autres de vomissement, d'autres de défaillance, d'autres d'une violente fièvre, et tous ces accidents disparaissaient au moment où ils respiraient un air plus dense. J'en ai vu quoique rarement, que ces indispositions obligèrent à s'arrêter, à huit cents toises au-dessus de la mer; d'autres à douze cents, plusieurs à quinze ou seize cents."

Nach den Werken von SAUSSURE haben wir ein Buch von C. MEYER-AHRENS zu erwähnen.[2] Dasselbe umfaßt nur 140 Seiten, bekundet jedoch ein großes Wissen des Verfassers. Alle älteren Ansichten über die Bergkrankheit sind hier mit großer Klarheit zusammengestellt. Der historische Teil derselben scheint PAUL BERT bei der Abfassung seines großen encyklopädischen Werkes[3] als Vorbild gedient zu haben. Letzteres ist das vollständigste, das wir über diesen Gegenstand besitzen. Eine schätzenswerte Abhandlung über die Bergkrankheit ist auch die von Dr. PAYOT[4] veröffentlichte Schrift, ob-

---

[1] ED. WHYMPER, Chamonix and the Range of Mont Blanc. London 1896, p. 13.
[2] CONRAD MEYER-AHRENS, Die Bergkrankheit. Leipzig 1854.
[3] PAUL BERT, La pression barométrique. Paris 1878.
[4] ALEXANDER PAYOT, Du mal des montagnes. Thèse. Paris 1878.

wohl darin dem bisherigen Wissen wenig neue Thatsachen hinzugefügt werden.[1]

II

Es steht außer allem Zweifel, daß die Bergkrankheit durch die Verminderung des Luftdruckes erzeugt wird. Die primären Wirkungen der verdünnten Luft können aber andere Störungen verursachen, von denen jede einzelne für sich allein als die Ursache der Bergkrankheit aufgefaßt worden ist.

So glaubte ALEXANDER VON HUMBOLDT,[2] daß die Ermüdung und die Schwierigkeit die Beine zu bewegen (ein Vorgang, der, wie wir gesehen haben, sehr kompliziert ist und bereits auf einen Anfang nervöser Funktionsstörungen hinweist), eine einfache physische Wirkung des verminderten Druckes sei: „Der Knochen Femur," sagt er, „hat die Neigung aus der Hüftgelenkpfanne herauszutreten, weil der Luftdruck nicht mehr genügt, denselben an seiner Stelle zu halten. Wir müssen daher eine größere Muskelanstrengung machen und können deswegen später die Beine nicht mehr gut bewegen." Diese zu Anfang des Jahrhunderts ausgesprochene Erklärung wurde allgemein angenommen und von manchen sogar auf das Kniegelenk (in welchem man während der Bergkrankheit eine Empfindung hat, wie wenn die Bänder sich lösten) ausgedehnt. Nachdem jedoch durch Versuche in der pneumatischen Kammer festgestellt ist, daß das Bein trotz seines Gewichtes auch bei einem Luftdruck intakt bleibt, der geringer ist als der auf den höchsten Bergen, hat man solche Hypothesen aufgegeben.

Die beiden bekanntesten Ursachen der Bergkrankheit sind die Ermüdung und die Verdauungsstörung. Die plötzliche Zunahme der Ermüdung beim letzten und steilsten Teile eines Aufstieges, die Un-

---

[1] CARVALLO hat in dem Dictionnaire de physiologie von CHARLES RICHET, Tome II, 1896, alle älteren und neueren Schriften über diesen Gegenstand zusammengestellt. — Ein schätzenswertes Buch veröffentlichte kürzlich G. VON LIEBIG (Der Luftdruck in den pneumatischen Kammern und auf Höhen, Braunschweig 1898). Auf die Abhandlungen G. VON LIEBIGS, sowie auf die von LOEWY und ARON erschienenen Veröffentlichungen, werde ich in einer späteren Arbeit zurückkommen. Ich will hier nur erwähnen, daß ich von den Erklärungen, welche diese Forscher über die Bergkrankheit gegeben haben, nicht überzeugt worden bin.

[2] „Il conviendrait plutôt d'examiner la vraisemblance de l'influence d'une moindre pression de l'air sur la lassitude lorsque les jambes se meuvent dans les régions où l'atmosphère est très raréfiée; puisque, d'après la découverte mémorable des deux savants WEBER, la jambe attachée au corps n'est supportée, quand elle se meut, que par la pression de l'air atmosphérique." A. a. O., p. 419.

fähigkeit, den Weg fortzusetzen, der Schmerz, den man bei jedem Schritte empfindet, haben viele zu dem Glauben geführt, daß die Muskelkontraktionen die Bergkrankheit verursachten.

In Beschreibungen von Besteigungen, die auf die höchsten Berge Amerikas unternommen wurden, liest man zuweilen, daß die betreffenden Personen durchaus nicht von der verdünnten Luft zu leiden hatten, solange sie von Maultieren getragen wurden, daß sie sich aber augenblicklich unwohl fühlten, sobald sie absteigen und zu Fuß weiter steigen mußten.

In seinen Reiseskizzen erzählt Tschudi, daß er schon ein Jahr lang in Peru gewesen und mehrmals Berge von 4000 bis 5000 m überschritten habe, ohne jemals an der Bergkrankheit zu leiden. Als er dann eines Tages ohne vorher gefrühstückt zu haben auf einem Maultier bis zu 4500 m aufstieg, verlor er den Weg. Das Tier war so müde, daß Tschudi absteigen und, dasselbe am Zügel nach sich ziehend, zu Fuß gehen und kletternd den Weg wiedersuchen mußte. Durch die Aufregung wurde diese Anstrengung sicher noch vergrößert.

Bei jedem Schritt empfand er eine Ermüdung, wie er sie nie vorher gekannt hatte. Er mußte mit dem Steigen innehalten, um Atem zu schöpfen, ohne jedoch so viel Luft gewinnen zu können, wie er bedurfte. Er versuchte wieder zu gehen, aber es befiel ihn eine solche Atemnot, daß er von neuem innehalten mußte. Sein Herz schlug so stark, daß er dessen Klopfen vernahm. Der Atem war unterbrochen und kurz, es war ihm, als wenn ein schweres Gewicht auf seiner Brust lastete. Die Lippen bekamen Risse, die kleinen Gefäße der Augenlider zersprangen, so daß ihm das Blut in Tropfen aus den Augen floß. Seine Sinne versagten den Dienst, ein Nebel umgab seine Augen und zitternd legte er sich auf den Boden nieder. Nachdem Tschudi eine halbe Stunde fast bewußtlos dagelegen, konnte er sein Tier wieder besteigen und seinen Weg fortsetzen.

Schon Saussure hat den Muskelkontraktionen eine große Bedeutung für die Entstehung der Bergkrankheit beigelegt:

„Si c'étoit une respiration imparfaite, qui produisit cet épuisement comment quelques instans d'un repos pris en respirant ce même air, paroîtroient-ils réparer si complètement les forces?“[1]

Um sich zu vergewissern, daß die Bergkrankheit auch ohne eine vorherige Ermüdung der Muskeln auftreten kann, genügt es, an die Übelstände und die Todesfälle zu erinnern, welche durch aerostatische Aufstiege herbeigeführt werden.

---

[1] Saussure, Voyage dans les Alpes. Tome II, p. 311.

III

Eine abschließende Untersuchung über die Bergkrankheit wird man erst anstellen können, wenn in einigen Jahren die Bahn auf die Jungfrau eröffnet sein wird. Tausende von Personen werden dann täglich auf bequeme Weise bis zu einer Höhe von 4166 m emporsteigen können, um das Getöse der Gletscher zu vernehmen oder sich an dem herrlichen Schauspiel des Sonnenunterganges zu erfreuen.

Bevor der Schweizer Bundesrat den Plan einer Jungfraubahn genehmigte, fragte er bei dem Professor der Physiologie, Herrn Hugo Kronecker zu Bern an, ob die Erbauung und die Benutzung dieser Eisenbahn möglich sei „ohne ausnahmsweise Gefährdung von Menschenleben (Gesundheit)“.

Mit dieser Anfrage wurde der Physiologie eine große Verantwortlichkeit auferlegt. Professor Kronecker hat mit größter Gewissenhaftigkeit alle hier in Betracht kommenden Erscheinungen erwogen. Sein Bericht ist eine der wichtigsten Abhandlungen, die über die Bergkrankheit geschrieben wurden. Ich entnehme demselben die folgenden Beobachtungen, die Kronecker auf dem Breithorn angestellt hat.[1]

„Am 13. September reiste ich mit meiner Frau, mit Assistenten und Gehilfen von hier nach Zermatt. Am 14. kam unser trefflicher Kliniker Prof. Sahli mit seiner Gemahlin dort an. Zur Teilnahme an der Expedition wählte ich 7 Personen.“ (Einen Knaben von 10 Jahren, eine Dame in den 20er Jahren, einen Herrn nahe den 30er Jahren, eine Dame in den 30er Jahren, einen Herrn nahe den 40er Jahren, einen Mann in den 50er Jahren, einen Mann in den 70er Jahren.)

„Am 14. September bestimmten wir bei allen Versuchspersonen in Zermatt: 1. die Pulsfrequenz, 2. die Pulskurve, 3. die Vitalkapazität beim Atmen, 4. den Hämoglobingehalt des Blutes.

Am 15. September um 3 Uhr morgens bei Vollmondschein im Halbnebel rückten wir aus: Die Karawane bestand aus etwa 60 Personen. Die 7 Versuchspersonen ritten auf Maultieren. Jedes derselben wurde im Halbdunkel von einem Treiber geführt. Außerdem war unser Institutsabwart, der die physiologischen Versuche zurüstete, beritten, ebenso der Intendant, welchen uns Herr Dr. Seiler mitgegeben hatte. Zwei Führer zeigten der Kolonne den Weg, 42 Träger gingen mit den wissenschaftlichen Apparaten, Tragsesseln, Decken und Proviant zur unteren Theodulhütte. Der Ritt an steilen Abhängen im Nebel vor Sonnenaufgang war bedenklich, doch merkte die Mehrzahl der Versuchspersonen nichts von der Gefahr.

[1] H. Kronecker, Über die Bergkrankheit mit Bezug auf die Jungfraubahn. 1894. S. 20 ff.

Nach warmem Frühstück in der unteren Theodulhütte wurden die 7 Versuchspersonen auf die Tragsessel postiert und die Träger verteilt. Sechs Träger für jeden Sessel genügten bald nicht mehr. Ein Träger kehrte bergkrank um. Den einen schweren Herrn wollten die Männer nur tragen, wenn 8 sich ablösen könnten, und auch am Stuhle des 10jährigen Knaben wollten nicht weniger als 6 Männer tragen. So mußte Herr Dr. Asher auf dem Gletscher wandern. Die meisten Träger fanden, daß die Mühe des Tragens in solcher Höhe (über 3000 m) viel größer sei, als in Zermatt. An den letzten steilen Abhängen kamen wir sehr langsam vorwärts, so daß wir erst um 11 Uhr 30 Min. auf dem Plateau anlangten. Ich beschloß, dort zu bleiben, nicht zur Breithornspitze vorzudringen, weil wir dazu noch 2 Stunden gebraucht haben würden, also kaum Zeit für die Versuche gefunden hätten, dann nur sehr beschränkten Raum und starken Wind (wie die fliegenden Nebel zeigten) auf der berüchtigt kalten Kuppe.

Unsere Enthaltsamkeit wurde gut belohnt. Wir fanden auf der verhältnismäßig niedrigen Station (3750 m) alle wesentlichen Zeichen der unter dem Einflusse der Höhe veränderten Lebensfunktionen. Wir bestimmten oben: die Pulsfrequenz, die Pulsform, die Atmungskapazität und das Allgemeinbefinden in der Ruhe, sowie bei abgemessener geringer Arbeit.

Es ergaben sich sehr charakteristische Unterschiede von den in Zermatt gewonnenen beobachteten Funktionen, welche ausführlich in einer medizinischen Abhandlung dargelegt werden, die in den „Mitteilungen aus schweizerischen medizinischen Instituten“ in nächster Zeit erscheinen soll.

Alle Personen fühlten sich, ruhig gelagert, wohl, nur war die Eßlust gering und auch Wein mundete nicht.

Der Puls war bedeutend frequenter in der Höhe als im Thale, die Pulskurve zeigt, daß die Spannung der Arterien beträchtlich abgenommen hat, außer bei dem Greise (Pern) mit verhärteten Arterien. Die Atemtiefe (Vitalkapazität) hat bei allen Versuchspersonen abgenommen. Diese Symptome traten gleichmäßig bei den Personen mit farbstoffreichem Blute, wie bei den Blutarmen auf. Alle Personen hatten, nach dem Urteile des sachverständigen Klinikers, ein deutlich cyanotisches (bläuliches) Aussehen, obwohl die Luft ganz mild, fast windstill war, der Himmel bedeckt und leichtes Schneegestöber die Schneeblendung fast ganz aufhob.

Das wichtigste und auffallendste Symptom war der schädliche Einfluß geringer Muskelbewegungen. Zwanzig Schritte auf der sanft aufsteigenden, bequem gangbaren Firnfläche genügten, um wahren Fieberpuls zu erzeugen (100 bis 160 Herzschläge). Selbst bei den rüstigsten Führern und Trägern wurde der Herzschlag durch 20 Schritte abnorm beschleunigt (von 100 oder 108 in der Ruhe auf 120 bis 140 per Minute). Die meisten Personen empfanden bei Bewegungen auch subjektiv Herzklopfen und Atemnot. Das Bücken war beschwerlich, und die kleinsten Arbeiten, welche Aufmerksamkeit erforderten, wie Pulskurven schreiben, Photographieren, Auf- und Zupacken, waren recht mühevoll und konnten nur mit Ruhepausen vollbracht werden.

Alle, bis auf einen, der nach fast schlafloser Nacht mit reichlichem Weingenusse, des Steigens ungeübt, von der unteren Theodulhütte schnell aufgestiegen war und durchschwitzt oben anlangte, befanden sich beim Abstiege recht wohl und zogen ganz kräftig abends 7 Uhr in Zermatt ein.

Wenn ich alle Symptome zusammenhalte, werde ich zur Ansicht gedrängt, daß die Bergkrankheit aus Störungen des Blutkreislaufes entsteht. Die davon Befallenen machen den Eindruck von Herzkranken. Die bläuliche (cyanotische) Haut stimmt völlig zu dem Bilde. Tiefe Atmungen helfen wenig. Diese Affektion entsteht wohl derart, daß unter dem auch in der Lunge verminderten Luftdruck die Blutgefäße der Lunge aufschwellen und hierdurch Stauungen im kleinen Kreislaufe entstehen, welche eine Ausdehnung der rechten Herzkammer veranlassen.

Starke Hautreize vermögen wohl reflektorisch die Gefäße zu kontrahieren (daher die günstige Wirkung frischen, nicht zu kalten Windes). Muskelanstrengungen erregen das ohnehin durch die Stauung abnorm gereizte Herz. Die erweiterten Venen enthalten so viel Blut, daß der Druck in den Arterien sinkt und auch das Gehirn ungenügend Blut erhält (Schlafsucht — Ohnmacht). Stauungen im Pfortaderkreislaufe veranlassen die Appetitlosigkeit, Übelkeit, selbst Erbrechen. Von Sauerstoffmangel können diese Erscheinungen nicht herrühren, sonst würden die Atmungen vertieft sein und damit alle Beschwerden verschwunden und es müßten die Beschwerden im selben Maße zunehmen, wie der Sauerstoff abnimmt."

IV

Nachdem Sir W. M. Conway von der mehrfach erwähnten Expedition auf das Himalajagebirge nach England zurückgekehrt war, übergab er das während dieser Reise gesammelte physiologische Beobachtungsmaterial[1] Prof. Charles S. Roy in Cambridge auf dessen Bitte zur Bearbeitung. Gleichzeitig verfaßte er auf Roy's Ersuchen

[1] Conway hatte auf Clifford Allbutts Vorschlag einen Dudgeonschen Sphygmographen mitgenommen und in verschiedenen Höhen an sich und anderen Pulskurven aufgenommen.

einen Bericht über die von ihm beobachteten physiologischen Wirkungen des Höhenunterschiedes. Diesen Bericht hat Prof. Roy seiner Abhandlung „Mountain Sickness“ (Bergkrankheit) in dem Appendix zu Conways Werk[1] vorangestellt. Conway schreibt darin: „Auf dem Gipfel angelangt befanden wir uns auf den Abhängen schlechter als auf dem Kamm; wir hatten Mühe, uns von dem Betreten der Schneeüberhänge zurückzuhalten.“[2] Das Auftreten eines verstärkten Übelbefindens an diesen Stellen sucht Prof. Roy auf die Wirkung einer veränderten Zusammensetzung der Luft zurückzuführen. Seine Worte lauten: „Die Beobachtung Conways, daß das Unwohlsein an ausgehöhlten Stellen stärker auftrete, als auf dem Kamm, ist eine Bestätigung dessen, was auch von anderen bemerkt worden ist. Dies kann daher rühren, daß das Wasser aus der Luft mehr Sauerstoff als Stickstoff aufnimmt, so daß, wenn auf einem hohen Gipfel ein gewisser Teil des Schnees von der Sonne geschmolzen wird, die diesen umgebende Luftschicht eines bestimmten Teiles des in ihr enthaltenen Sauerstoffes beraubt wird.“[3]

Mit dieser Theorie des berühmten Physiologen sehen wir die alte Saussuresche Anschauung, daß die den Schnee berührenden Luftschichten in ihrer Zusammensetzung eine Änderung erfahren, in einem neuen Gewande auferstehen. Aber Boussingault hat schon im Jahre 1830 die früher auch von ihm geteilte Ansicht Saussures, daß der schmelzende Schnee den Sauerstoff der Luft an sich ziehe, verworfen, indem er zeigte, daß nur die in den Poren des Schnees enthaltene Luft an Sauerstoff ärmer sei. Dieser auf Grund von Luftanalysen gewonnenen Anschauung fügt Boussingault die Bemerkung hinzu, daß, wenn jene Behauptung wahr wäre, die Bergkrankheit an Wintertagen auch in der Ebene auftreten müsse. Als dann später Frankland die Luft auf dem Gipfel des Montblanc analysierte, fand er, daß dieselbe die gleiche Zusammensetzung besitze, wie die zu Chamonix.

Die von meinem Bruder, sowie von Zuntz und von Loewy auf dem Monte Rosa ausgeführten Luftanalysen haben übereinstimmend ergeben, daß die Zusammensetzung der Luft hier in einer Höhe von 4560 m eine konstante ist. Die Bewegung der Atmosphäre ist eine so beständige, der Luftstrom ist, auch wo man am meisten von der Hitze leidet, von einer solchen Ausdehnung und Schnelligkeit, daß so kleine Veränderungen, wie sie durch das Schmelzen des Schnees herbeigeführt werden, die Luftzusammensetzung nicht merklich modi-

[1] W. M. Conway, Climbing and Exploration in the Himalajas (Maps and Scientific Reports, p. 112).

[2] „On the peak we felt much worse on slopes than on the arête; we had difficulty to restrain ourselves from taking to the cornice.“ Ebenda p. 113.

[3] Ebenda p. 119.

fizieren. Dies kann nicht Wunder nehmen, wenn man bedenkt, daß durch die chemischen Analysen, welche mit größter Genauigkeit über die Luft in den Wäldern ausgeführt wurden, ein Einfluß der Vegetation auf die unter den Bäumen befindliche Luftschicht nicht nachgewiesen werden konnte. Es ist daher sehr wenig wahrscheinlich, daß der Mensch die Wirkungen so minimaler Veränderungen empfinden werde, da weit größere unbeachtet an ihm vorübergehen.

Gegen jene Theorie spricht außerdem die Thatsache, daß die Bergkrankheit in sehr intensivem Grade auf schneefreien Felsen auftritt. Zurbriggen sagte mir, daß er auf schneefreien Gebirgen mehr an der Bergkrankheit gelitten habe, als wo er sich auf Schnee- oder auf Gletscherfeldern befand.

V

Bei der Bergkrankheit müssen wir eine akute und eine langsam sich entwickelnde Form unterscheiden.

Die akute Form tritt plötzlich beim Eintritt in die verdünnte Luft auf, die zweite Form erscheint erst später und ist dann oft von anderen schwächeerzeugenden Ursachen, die nicht mit dem verminderten Luftdruck zusammenhängen, begleitet. — Die charakteristischen Symptome der akuten Form sind Übelkeit, Erbrechen, Verfall der Körperkräfte bis zur Unfähigkeit sich zu bewegen, bläuliche Färbung der Haut, Ohrensausen, Verdunkelung des Sehens und Ohnmachtsanfälle.

Die Übelkeit und das Erbrechen fehlen beim Auftreten der zweiten der obengenannten Formen. Weiter charakterisiert sich diese dadurch, daß die Appetitlosigkeit und die sonstigen Verdauungsstörungen hier in einem weniger starken Grade auftreten, als bei der akuten Form. Ebenso sind bei derselben die Atemnot, das Herzklopfen und die Müdigkeit, obwohl diese Erscheinungen hier länger anhalten, weniger belästigend, als bei der ersteren Form.

Whymper,[1] der der Bergkrankheit eine sehr große Aufmerksamkeit schenkte, teilt die in Rede stehenden Erscheinungen in transitorische und in permanente. Da diese Bezeichnungen im ganzen zutreffend sind, so würde ich diese Einteilung acceptiert haben, wenn dieselbe nicht den Nachteil hätte, daß einige Symptome der Bergkrankheit beiden Klassen gemeinsam zugezählt werden müssen. Oftmals sind alle Symptome transitorisch. Man beobachtet dies sehr gut auf unseren Alpen; einige Alpinisten leiden nur während des ersten Tages und befinden sich danach, auch wenn sie zu größeren Höhen emporsteigen, wohl.

---

[1] Edward Whymper, Travels amongst the Great Andes of the Equator. London 1892, p. 374.

Conway sagt, daß auf dem 17 650 Fuß (5378 m) hohen Isparpaß keiner der Mitglieder seiner Karawane litt, während weiter unten mehrere derselben gelitten hatten.

Wer sehr resistent und gut trainiert ist, leidet nur an der gelinden Form der Bergkrankheit. Dies war z. B. der Fall bei den Gebrüdern Schlagintweit, als sie auf den Ibi Gamin bis zu einer Höhe von 22 230 Fuß (6769 m) emporgestiegen waren. Sie waren zwar so müde, wie nie zuvor in ihrem Leben, litten aber sonst an keinem anderen Übel. Auch Conway litt nicht an der akuten Form der Bergkrankheit. Als er aber auf dem Himalaja bis zu den höchsten Höhen, die bis jetzt erreicht wurden, emporgekommen war, trat dieselbe auch bei ihm auf. Er beschreibt seinen Zustand, sowie den seiner Gefährten folgendermaßen: „Die Nacht, welche wir nach der Besteigung des Pioneer Peak auf dem höchstgelegenen Lager verbrachten, war unsere schlimmste Nacht; ich wurde beständig durch Herzklopfen aus dem Schlafe geweckt. Beim Abstieg fühlten wir uns unwohl bis zu einem viel tiefer gelegenen Orte hinab (bis zu Corner Camp 13 000 Fuß = 3962 m), als das Unwohlsein während des Aufstieges begonnen hatte. Es schien uns, als ob unsere Fähigkeit, den Höhenwirkungen zu widerstehen, beständig abnähme, je länger wir auf einem hohen Niveau verblieben.“[1]

Man muß bei dieser Einteilung der Symptome der Bergkrankheit in Rechnung ziehen, daß in großen Höhen die Wirkung der Akklimatisierung aufhört, weil wegen der stetig zunehmenden Schwäche unsere Empfindlichkeit gegen die Wirkungen der verdünnten Luft gesteigert wird. So sehen wir aus dem vorstehenden Citat, daß Conway und seine Gefährten sich durch den Aufenthalt auf einem hochgelegenen Niveau nicht akklimatisierten, sondern daß ihr Zustand sich im Gegenteil stetig verschlimmerte.

Es ergiebt sich daher die Notwendigkeit, die Wirkungen der Schwäche von denen der verdünnten Luft zu unterscheiden. Beim Aufstieg ist man stärker und widerstandsfähiger als beim Abstieg. Während des letzteren erfaßt uns die Bergkrankheit auf niedrigeren Höhen, weil die plötzlichen Veränderungen auf der Tour eine Erschöpfung des Nervensystems erzeugen. Es ist dies das Umgekehrte von dem, was wir bei der akuten Form der Bergkrankheit beobachteten, wenn jemand aus einer weniger dichten Luft in eine dichtere eintritt. Ausgenommen sind hiervon die Fälle, in denen die Ermüdung ihre Wirkungen auf uns zusammenhäuft. In diesen Fällen treten die Erscheinungen der akuten Form der Bergkrankheit auch während des

[1] W. M. Conway, Climbing and Exploration in the Karakoram-Himalayas. Scientific Reports, p. 113.

Abstieges bei uns auf. — Diese Thatsachen beweisen, wie kompliziert die Ursachen sind, welche die Bergkrankheit hervorrufen.

Diese beiden Formen der Bergkrankheit, die akute und die langsam auftretende, kann man auf dem Monte Rosa in einer Höhe von 4560 m schon sehr gut voneinander unterscheiden. Mehrere von uns zeigten Übelkeit und Erbrechen, starken Kopfschmerz und eine große Abnahme der Kräfte, sowie Appetit- und Schlaflosigkeit. Bei anderen dagegen und bei mir selbst traten Erscheinungen auf, die denen der langsam auftretenden Form ähnlich waren.

Man beobachtet nicht selten, wie ältere Personen die flachen Hände in die Seiten stemmen, in dieser Haltung die Wirbelsäule aufrichten und eine tiefe Inspiration ausführen. Während meines Aufenthaltes in der Hütte Königin Margerita bemerkte ich, daß ich ebenfalls diese Gewohnheit angenommen hatte, und ich bin überzeugt, daß es anderen gleichfalls so ergangen sein wird. Conway sagt z. B., daß es ihm auf dem Himalaja lästig war, die Arme hängen zu lassen, und daß auch er vorzog, die Hände in die Seiten zu stemmen.

Bei Whymper und Carrel trat auf dem Chimborazo außer der Ermüdung und der Schwierigkeit zu atmen kein anderes Symptom auf. In einer Höhe von 16 664 Fuß (5079 m) waren Whymper und Giovanni Antonio Carrel unfähig zu arbeiten, während sich Herr Perring, der mit ihnen war, wohl befand. Bei über 17 000 Fuß (5182 m) Höhe hatte Conway Herzklopfen, er konnte auf der linken Seite nicht schlafen und nur beschwerlich die Lage ändern. Er zählte 15 Atemzüge in der Minute, er empfand Atembeschwerden, sobald er topographische Beobachtungen machte oder auch nur den Thermometer- oder Barometerstand ablas.

Es giebt Alpinisten, welche behaupten, daß sie niemals an der Bergkrankheit gelitten haben, und es giebt Bücher, in denen große Bergbesteigungen beschrieben werden, ohne daß sich in denselben diese Krankheit auch nur erwähnt findet.[1] Hier fehlt eine sorgfältige Prüfung. Es verhält sich damit, wie mit einer beginnenden Taubheit, die man nicht bemerkt, wenn man nur auf die gewöhnlichen Stimmen und Geräusche achtet. Um sie festzustellen, muß man eine feinere Messung vornehmen. Wendet man in diesem Fall z. B. das Ticken einer Taschenuhr an, so wird der Fehler des Ohres sofort offenbar.

VI

Der berühmte Physiologe Borelli suchte in der Beschreibung seiner schon erwähnten Ätnabesteigung (im Jahre 1671)[2] die Erschei-

[1] Levasseur, Les Alpes et les grandes ascensions. Paris 1889.
[2] Seite 189.

nungen der Bergkrankheit nach der Theorie der Effervescenz des Blutes sowie aus der körperlichen Anstrengung zu erklären. Da aber die Physiologie in der Analyse der körperlichen Funktionen seit jener Zeit in so hohem Maße fortgeschritten ist, daß die Anschauungen Borellis über diesen Gegenstand heute nur noch ein historisches Interesse für uns haben, wollen wir bei diesen Hypothesen nicht verweilen. Was uns interessiert ist, daß die Bergkrankheit auch auf dem Ätna (3313 m) auftritt, wenn die Temperatur mild ist und dort kein Schnee liegt. Ja, es wird sogar behauptet, daß dieselbe sich dort in höherem Grade zu offenbaren pflegt, als auf anderen Bergen von gleicher Höhe.

Von den vielen Beobachtungen, welche über das Vorkommen der Bergkrankheit auf dem Ätna gesammelt wurden, sei zunächst der Bericht erwähnt, den Dr. Faralli im Jahre 1880 veröffentlichte.[1] Derselbe giebt uns eine Vorstellung von der Häufigkeit, mit der das Übel auf jenem Vulkan auftritt. Faralli schreibt:

„In der Frühe des 18. September 1880 machten wir uns von Biancavilla aus auf den Weg. Wir waren in zwei Abteilungen geteilt, von denen die eine, 32 Mann stark, zu Fuß ging, während die andere, mit Ausschluß der Führer und der Maultiertreiber aus über 60 Mann bestehend, ritt.

Die Bergkrankheit sah ich sich unter meinen Gefährten in einem viel größeren Prozentsatz von Fällen entwickeln, als dies auf anderen Bergen von der Höhe des Ätna zu geschehen pflegt.

Obwohl die Bergkrankheit nur bei wenigen Personen einen gewissen Stärkegrad erreichte, wurde von derselben doch eine verhältnismäßig große Anzahl befallen. Die Erscheinungen waren ziemlich übereinstimmende, wenn auch sehr leichte und begannen sich schon sehr früh zu entwickeln. Schon auf der kurzen Strecke der *Grotta degli Archi* trat bei einem von uns, der bis dahin geritten hatte, schwere Atemnot ein, so daß er nach wenigen Schritten inne halten und auf meinen Rat tiefe Inspirationen ausführen mußte, um nur noch hinreichend Atem zu haben für die etwas über 10 m lange Strecke, die ihn noch von der bereit stehenden und vielleicht auch gewünschten Erfrischung trennte.

Als wir die *Casa Etnea* (2942 m) erreicht hatten, zeigten ungefähr dreißig Personen Erscheinungen der Bergkrankheit: Müdigkeit in den Gliedern, Schwierigkeit des Atmens auch bei den geringsten Bewegungen, Trockenheit in der Kehle, Übelkeit; einige hatten Erbrechen, Kopfschmerz, waren niedergedrückt und zeigten Apathie in eben dem Momente, in dem alle gewünscht hatten, dem herrlichen Schauspiele des Sonnenuntergangs und des Mondaufgangs beizuwohnen. Von diesen dreißig gehörten aber nur zwei der Abteilung an, die zu Fuß gegangen war, die anderen hatten fast die ganze Strecke durch die Berge auf dem Maultier zurückgelegt. Bei einem jener beiden Fußgänger waren die Erscheinungen jedoch von so geringer Bedeutung, daß er, obwohl er nur wenig Speise zu sich nehmen konnte, doch am nächsten Morgen im stande war, mit seinen Gefährten den Kegel des Ätna zu ersteigen, während die anderen, die am Abend krank waren, weder die physische Kraft noch den Willen hatten, den Aufstieg auf

[1] Giovanni Faralli, Il congresso alpino di Catania e l'ascensione dell' Etna, 16—20 settembre 1880. Annuario Società degli Alpinisti Tridentini.

jenen Gipfel zu versuchen, der doch bei der Abreise das Ziel ihrer Wünsche gewesen war.“

Dr. FARALLI schreibt die größere Häufigkeit, mit der die Bergkrankheit nach seiner Beobachtung auf dem Ätna auftritt, der größeren Schnelligkeit zu, mit der der Luftdruck dort abnimmt.

„Die meisten Bergaufstiege unternimmt man nicht von der Meeresküste, sondern von mehr oder weniger großen Erhebungen aus, bei denen das Gleichgewicht des Gasaustausches in den Lungen bereits wieder hergestellt ist.

Auf dem Ätna fehlt aber die Zeit, daß die notwendige Kompensation wirksam werden kann.

Hiermit verbindet sich das plötzliche Sinken der Temperatur. Dasselbe tritt vielleicht bei keiner Höhenbesteigung so rapid auf. Während unseres Aufstieges wurde die niedrigste Temperatur bei *Casa Etnea* und zwar bei 0,4° C. beobachtet. Vergleicht man mit dieser niederen Temperatur die zu Catania herrschende, welche zu dieser Zeit 40° beträgt, so kann man sich leicht eine Vorstellung von der nutritiven Kraft machen, welche nötig ist, um inmitten eines so rapiden Umschlags der umgebenden Temperatur die animale Temperatur im Gleichgewicht zu halten. Wenn in der Luft die nötige Spannung des Sauerstoffs fehlt, so ist dies eine der Bedingungen, unter welchen die Bergkrankheit, wenn auch nicht gerade erzeugt, so doch begünstigt und das Hervortreten ihrer Symptome beschleunigt werden kann.“

Statistische Angaben über die Bergkrankheit wurden bisher noch nicht mit hinreichender Sorgfalt gesammelt. Hier und da habe ich in diesem Buche auf die Notwendigkeit solcher Zusammenstellungen hingewiesen. Die vorstehend erwähnte Ätnabesteigung weist in der Häufigkeit der Fälle von Bergkrankheit vielleicht ein Maximum auf: in einer Höhe von weniger als 3000 m litten an dieser Krankheit 30 Personen von hundert und von diesen 30 hatten nur zwei den Aufstieg zu Fuß gemacht, während die übrigen geritten waren. Man darf jedoch nicht glauben, daß diese 100 Personen, welche am 18. September 1880 den Ätna erstiegen, alle Alpinisten waren. In den südlichen Ländern herrscht mehr als anderswo die Sitte, daß bei Gelegenheit eines Festes oder eines Kongresses, von dem allgemeinen Enthusiasmus und dem Festjubel fortgerissen, sich an einem solchen Unternehmen auch Personen beteiligen, die zu demselben in keiner unmittelbaren Beziehung stehen. So muß man sich im vorliegenden Falle die große Leichtigkeit vor Augen halten, die sich für eine Tour auf den Ätna darbot. Da es sich um einen öffentlichen Empfang handelte, entschlossen sich zu dem Aufstieg viele, die ihn sonst vielleicht nie gemacht haben würden. Es ist anzunehmen, daß man während der Nacht nicht geruht, sondern vielleicht getanzt, oder sich in anderer Weise der Festfreude hingegeben hatte. Ebendeswegen ist aber diese Angabe (30 %) um so wichtiger; denn sie zeigt uns, in welchem Maße die Bevölkerung einer südlichen Stadt, unter der sich nur eine geringe Anzahl von Alpinisten befindet, an der Bergkrankheit leidet.

VII

In der Litteratur häufen sich die Berichte über Höhenbesteigungen mit schwindelerregender Schnelligkeit und in solchem Übermaße, daß wichtige Bergaufstiege, die vor der Errichtung von Alpenklubs in früheren Jahren ausgeführt wurden, allmählich in Vergessenheit geraten. Ein solcher Bergaufstieg war der, den im Jahre 1862 Michael Lessona[1] auf den Demawend (den Mons Jasonius der Alten), die höchste Spitze des Elburzgebirges in Persien, unternahm. Von diesem Gipfel, der an 5610 m hoch ist, wieder abgestiegen, schrieb Lessona am 18. August von Tedgrisch einen Brief an seine Frau Adele, der mir von der letzteren freundlichst zur Verfügung gestellt wurde. Wenn ich im Nachfolgenden einige Stellen dieses Briefes veröffentliche, so kann ich nicht umhin, meiner Freude Ausdruck zu geben, daß hiermit ein für die Geschichte des Alpinismus wichtiges Schriftstück der Vergessenheit entrissen wird, und daß ich Gelegenheit finde, dem Andenken meines Lehrers einen schuldigen Dank zu zollen. Neben Beobachtungen über die Bergkrankheit, die diese der Familie gewidmeten Blätter enthalten, leuchten daraus in gleichem Maße die Hingabe an die Familie, wie die Begabung des Künstlers und seine Liebe zu den Alpen hervor, Eigenschaften, die den Verfasser bis in die letzten Jahre seines arbeitsreichen Lebens jung erhielten. Lessona schreibt:

„Am 9. August gingen um 2 Uhr nachmittags Ferrati, De Filippi, Clemencich, Doria, Orio, Centurioni,[2] ich und der Engländer Champain von Tedgrisch ab. Wir hatten 30 Maultiere zum Reiten und für das Gepäck mit uns, außerdem zwei europäische Diener, deren einer Clemens war, fünf persische Diener, von denen zwei Köche waren, sowie Vorräte von Lebensmitteln, Decken u. s. w. Der Engländer führte zwei Zelte mit sich, wie sie die *sipoys* in Indien verwenden, sowie einen indischen Diener, der ziemlich gut arabisch sprach. Wir gingen zwei Stunden lang am Fuß der Berge immer nach Osten zu weiter, wandten uns dann nach Norden, wo der Aufstieg beginnt, und

---

[1] Professor der Zoologie an der Universität zu Turin, gest. 20. Juli 1894. Seine wissenschaftliche Thätigkeit wurde beschrieben von Prof. Lorenzo Camerano: La vita scientifica di Michele Lessona. Accademia Reale delle scienze di Torino (1895—96). Wir wissen, daß Prof. Lessona ein Buch über seine Reise in Persien zu schreiben beabsichtigte. Leider ist aber dieser Plan nicht zur Ausführung gekommen.

[2] Ferrati war Professor der Geodäsie an der Universität zu Turin, Filippo de Filippi Professor der Zoologie an der Universität zu Turin, der Marchese G. Doria ist gegenwärtig Präsident der italienischen geographischen Gesellschaft, Clemencich war Hauptmann des Generalstabes, der Marchese Centurioni lebte zu Genua, Oria war Seidenraupenzüchter zu Mailand.

stiegen dann auf und ab durch Thäler und über sehr hohe Berge, den unfehlbaren Schritt der unvergleichlichen persischen Maultiere bewundernd. Um 8 Uhr abends erreichten wir bei herrlichem Mondschein das Dorf Afgià, wo wir übernachten mußten. Wir wurden in einem Hause untergebracht, das jetzt dem Schah gehört, das aber vor einigen Jahren der erste Minister oder Sadraazan, Mirza Aga Khan, besaß, ein Mann, der einst der reichste und mächtigste in Persien war und der jetzt der ärmste und unglücklichste ist. Die traurige Geschichte desselben erzähle ich Dir später mündlich. Das Dorf Afgià erstreckt sich halbwegs den Abhang eines hohen Berges hinauf, es ist von Bäumen umgeben und reich an sehr reinem Wasser. Am 10. frühstückten wir sehr früh, bestiegen dann unsere Tiere und begannen einen steilen Abhang hinauf zu klettern. Um Mittag hatten wir bei herrlichem Sonnenschein den Gipfel des Berges Valderà erreicht. Zu unseren Füßen breitete sich majestätisch das Thal Lar aus, das von dem gleichnamigen Fluß durchzogen wird. Diese Berge bieten dem Beschauer einen sonderbaren Anblick dar, es fehlt jede Spur einer Vegetation, in der Umgebung der Dörfer befinden sich keine Bäume, aber die Thäler sind so ausgedehnt und die Höhen ragen so endlos empor, daß unsere Alpen dagegen wie Hügelchen erscheinen. Du verstehst, daß ich von unseren Alpen weder schlecht spreche, noch sie verachte, sie bleiben immer das Schönste, das ich gesehen. Aber was hier an Anmut und Schönheit fehlt, wird durch großartige Wildheit ersetzt. Wir stiegen in das Larthal hinab, in dem man die zerstreut liegenden Zelte der wandernden Hirten erblickt. Ich dachte an den Gesang des wandernden asiatischen Hirten und an den Sang an den Mond von Leopardi; wir stiegen auf und stiegen ab, wir hielten in einem kleinen Thale an, das reich an sprudelnden Quellen war und erquickten uns an dem reinen Wasser, wir durchschritten Thäler, übersäet mit Kräutern, die wir nie gesehen hatten, und gelangten um 5 Uhr nachmittags endlich in das schöne Thälchen Allar Rhan, wo wir unsere Zelte aufschlugen. Inmitten dieses Thales fließt, sich vielfach windend, ein Sturzbach hin. Schauen wir nach Osten, so ist das Thal hinter uns geschlossen und zu beiden Seiten eingeengt. Vor uns öffnet es sich und wir haben links in geringer Entfernung die erhabene, schneebedeckte, ungeheure Masse des Demawend, Zweck und Ziel aller unserer Anstrengungen. Wir aßen in der frischen und sehr gesunden Luft mit dem besten Appetit; wir erjagten seltene Vögel und fingen Wassertiere, dann schliefen wir wunderbar gut unter unseren Zelten. Am 11. waren wir den ganzen Tag lang auf den Beinen und kamen um 5 Uhr des Abends in Ask an, einem Dorfe, das, wenn es in Europa wäre, wegen seines unbeschreiblichen Reichtums an Heilquellen berühmt sein würde. Denke nur, daß, während man bei uns irgend einen kleinen eisenhaltigen Strahl mit so viel Sorgfalt pflegt, hier kurz vor dem Dorfe ein wahrer Sturzbach mit solchem Wasser dahin rollt! Im Dorfe selbst sieht man überall warme Schwefelquellen hervorsprudeln. Ask liegt ganz und gar am linken Ufer des Lar, der voller Wirbel durch das enge und tiefe Thal stürzt; eine Brücke verbindet das Dorf mit dem gegenüberliegenden Ufer, auf dem sich nur ein einziges Häuschen befindet, es ist eben das, zu dem wir hinabstiegen, um dort zu übernachten. Wohlverstanden! In ganz Persien giebt es kein Gasthaus irgend welcher Art, aber gegen Bezahlung räumt man ein Zimmer aus, in dem der Reisende die Nacht verbringen kann; dieses Zimmer enthält nichts, aber der Reisende führt eben Teppiche, Matratzen und Decken selbst mit sich.

Wir verließen Ask am 12. des Morgens sehr früh und erstiegen einen Berg, der wegen seiner geologischen Beschaffenheit sehr bemerkenswert ist. Nahe beim Demawend sind alle Berge vulkanischer Natur, die Mannigfaltigkeiten und der Aufbau der Felsen gaben uns Gelegenheit zu wichtigen Beobachtungen und Sammlungen. Kein Geologe, überhaupt kein Naturforscher hat vor uns diese Ortschaften besucht. Nach drei Stunden eines ermüdenden Aufstiegs, den wir immer auf dem Rücken der Tiere machten, erreichten wir Abilaron, ein Dorf, das eine so warme Quelle besitzt, daß die, welche sich in ihrem Wasser baden wollen, der Hitze nicht widerstehen können; das Wasser, welches hier hervorquillt, wird daher durch dampfende Bäche weiter nach unten in ein Bassin geleitet, in dem es sich abkühlt. Das Schauspiel der Bäche, welche dampfend von den Bergen niederstürzen, ist einzig in seiner Art. Über die Temperatur jener Gewässer, sowie über die Temperatur, in der gewisse Pflanzen zu wachsen anfangen, machte ich interessante Beobachtungen. Hier nahmen wir eine kleine Erfrischung ein, dann bestiegen wir wieder unsere Tiere und gelangten, immer schwierigere Abhänge erklimmend, am folgenden Abend an den Fuß des Kegels jenes großen Berges, den wir am folgenden Tage zu ersteigen vorhatten. Wir hatten schon die Linie der Gletscher überschritten und befanden uns 3600 m hoch über dem Meeresniveau. Die Kälte war schneidend und Doria fing an, die Wirkungen der verdünnten Luft zu empfinden, er litt an Übelkeit, so daß er nicht essen konnte. Ich schlug vor, diese Stelle „Station Thompson“ zu nennen, nach dem Namen des kühnen Engländers, der zuerst wie wir jetzt eine Nacht an dieser Stelle verbrachte, von der aus wir morgen den Berg ersteigen wollten. Mein Vorschlag wurde von allen meinen Gefährten angenommen. Die Straße, auf der wir hierher gelangten, ist sehr bewundernswert. Da eines der Maultiere und zwar das, welches unsere Zelte trug, fiel, konnten letztere erst am folgenden Tage nachkommen. Wir waren daher gezwungen, unter freiem Himmel zu schlafen und es war gut für uns, daß wir in anbetracht der starken Kälte reichlich mit Decken versorgt waren. Clemens, der mich während der ganzen Reise mit mütterlicher Sorgfalt gepflegt hat, hüllte mich vom Kinn bis zu den Füßen ein, so daß ich auf einer geringeren Höhe wie ein Tanzpferd geschwitzt haben würde; hier genügte es, mich vor der Kälte zu schützen. Nachdem ich eingeschlafen war, hatte er mir noch eine wollene Kapuze auf den Kopf gesetzt, weil es ihm vorgekommen war, als ob ich an jenem Körperteil nicht hinreichend bedeckt wäre. Wir hatten alle unsere Matratzen nebeneinander auf die Erde gebreitet und schliefen so zusammengeknäuelt ein, den Blick auf die Sterne und die Schneemassen des Demawend heftend, die über unseren Häuptern hingen. Beim Erwachen bot sich uns ein wunderbares Schauspiel dar; die Gipfel der unter uns befindlichen Berge ragten wie spitze Inseln aus einem weitausgedehnten Meere von dichtestem Nebel hervor, ein einstimmiger Ausruf der Bewunderung entrang sich uns allen beim Anblick dieses Schauspieles. Wir erhoben uns. Um Wasser zu haben, mußten wir die Eiskruste des Bächleins durchbrechen, das von dem nahen Gletscher kam.

Jeder von uns nahm einige gute Tassen Thee zu sich, und da der Boden es noch gestattete, bestiegen wir wieder unsere Tiere, um uns, soweit dies möglich war, von ihnen weiter hinauftragen zu lassen.

Es war am 13. August morgens $5^3/_4$ Uhr, als wir weiter zogen. Nach drei Viertelstunden gelangten wir an den Punkt, wo der Aufstieg so steil wurde, daß das Weitergehen für die Maultiere unmöglich war. Wir stiegen daher ab und setzten den Anstieg zu Fuß fort, begleitet von einem Dutzend Führern, die uns den Weg zeigten. Der erste Teil des Bodens, auf dem wir weiter stiegen, war von ungeheuer großen Lavastücken gebildet. Wir würden riskiert haben, auf demselben auszugleiten, wenn wir unsere gewöhnlichen Schuhe an den Füßen behalten hätten. Die Führer beschuhten uns daher in einer anderen Weise, sie zogen uns ungeheuer große wollene Strümpfe an und schnürten über diese Schuhe aus behaartem Ziegenfell. Mit solchen Schuhen angethan, paßte sich der Fuß der Form des Erdbodens gut an. Nach einem halbstündigen Anstiege wurde Doria infolge der verdünnten Luft von solchem Leiden ergriffen, daß er umkehren mußte. Er hatte Erbrechen und Atemnot und wurde erst dann etwas ruhiger, als er zur Station zurückgekehrt war. Aber auch dort litt er noch. Er hörte erst auf zu leiden, als wir am folgenden Tage wiederum nach Ask abgestiegen waren. Er wurde in seinem Schmerze, nicht mit uns bis zum Berggipfel aufsteigen zu können, dadurch entschädigt, daß er am Fuße desselben Pflanzen und Insekten sammeln konnte.

Nachdem wir die Lavamassen überschritten hatten, fanden wir den sehr steilen Abhang mit kleinen Kieselsteinen und Sand bedeckt, wodurch der Aufstieg noch ermüdender wurde.

Nach einem gewissen Wegstück empfand auch De Filippi Atemmangel und wurde gezwungen, mit dem europäischen Diener abzusteigen, der mit Clemens und uns ebenfalls den Aufstieg unternommen hatte. Clemens stieg als guter Bergbewohner unerschrocken weiter. Fünf Stunden lang stiegen wir so fort, dann kamen wir an einen Pfad, den man hier *Bemsé Bend*, wörtlich übersetzt Katzensteig, nennt.

Es ist dies ein Schneepfad, der einige Schwierigkeit darbietet, mit Hilfe der Führer aber leicht zu überwinden ist. Der Engländer und ich, dies sei nebenbei bemerkt, waren die einzigen, welche weder beim Auf-, noch beim Abstieg Führer nötig hatten. Die Gerechtigkeit verlangt jedoch, daß ich auch Clemens erwähne. Nach dem Katzensteig wurde der Anstieg immer steiler und ermüdender, wir mußten uns ab und zu hinstrecken, um Atem zu schöpfen, und nahmen ein wenig Schnee in den Mund. Als ich mich nach einer dieser Ruhepausen erhob, sah ich, den Blick nach oben gewandt, den Rand des Kraters von dem Vulkan teils mit Schnee bedeckt, teils gewahrte ich Krystalle von reinstem Schwefel, die aus demselben hervorglitzerten. Mit einem lauten Zuruf machte ich den Engländer, der mir nahe war, hierauf aufmerksam; wir schöpften dann beide frischen Mut.

Wir überschritten ein weiteres, ziemlich ausgedehntes Schneestück, den zweiten Teil des Aufstiegs, der einige Schwierigkeit darbietet, und standen mit den Füßen auf dem Schwefel, von dem das ganze letzte Stück des Berges bedeckt ist. Noch eine mühsame, in der That immer schwieriger werdende halbe Stunde und wir waren auf dem Gipfel. Der erste, der denselben erreichte, war Orio. Er band ein seidenes Taschentuch wie eine Flagge an einen Stab und diesen schwingend, ließ er die Einöden widerhallen von dem Rufe: Es lebe Italien! Wir waren die ersten Italiener, welche den Fuß dorthin setzten. Nach Orio kam der Engländer Champain hinauf. Nun folgte Clemens, diesem ich, dann kamen Clemencich und Ferrati nach und schließlich gelangte der Marchese Centurione aus Genua hinauf.

Mein Führer, dem ich meinen Mantel zu tragen gegeben hatte, litt so sehr von der verdünnten Luft, daß er nicht bis zum Gipfel hinaufkommen konnte. Es war kalt dort oben, aber dennoch war es für mich keine große Entbehrung, mich nicht besser einhüllen zu können, ich trug meine Jagdjoppe und ein gutes wollenes Leibchen darunter.

Die Gefährten, welche mit mir auf den Krater des Berges gekommen waren, litten sehr wenig von der verdünnten Luft, ich überhaupt nicht. Der Gipfel des Demawend ist ein wirklicher Krater und teils mit Schnee, teils mit Schwefel bedeckt. Aus dem Krater kommt weder Feuer noch Lava heraus, aber es steigen aus demselben mächtige Strahlen von Wasserdampf und große Mengen von Schwefel in gasförmigem Zustande auf, die sich verdichten und den Rand des Kraters wie den obersten Abhang des Berges bedecken. Auf diese ist Schnee gefallen, über den sich neue Schwefelmassen gelagert haben, die dann wiederum in unaufhörlichem Wechsel von Schnee- und Schwefelschichten bedeckt werden. Wir blieben dort oben eine Stunde. Ferrati machte barometrische Beobachtungen. Ich war so bewegt, daß ich mich zuerst sammeln mußte, ich dachte an mein Vaterland, an alle unsere Lieben, die Lebenden und die Toten; aber Clemens erinnerte mich daran, daß wir doch von hier etwas mitnehmen müßten, und so machte ich mich daran, schöne Exemplare von Schwefelkrystallen zu suchen. Wir hätten hier oben nach Norden hin das Kaspische Meer und die Wälder von Mazanderan sehen müssen, aber wir sahen überall nichts als eine weitausgedehnte Wolkenschicht. Zudem hüllte uns eine kleine Wolke ein und die zwei oder drei Führer, welche uns bis hierher gefolgt waren, trieben uns an, uns für den Rückweg bereit zu machen, da der Berg sich, wie sie sagten, mit Wolken bedecken und der Abstieg unbequem werden könne.“

Der von Lessona beschriebene Aufstieg auf den 5670 m hohen Demawend ist mit Bezug auf die Bergkrankheit auch von statistischem Interesse. Der Demawend befindet sich mit dem Ätna auf der gleichen Breite und ist fast doppelt so hoch wie dieser. Er wurde von acht Personen erstiegen, von denen beim vierten Fünftel des Aufstieges nur zwei an der Bergkrankheit litten. Ihre Widerstandsfähigkeit hatten sie nicht durch kurz vorher unternommene Aufstiege erworben, sondern durch die einfache Übung, welche ihnen die dreimonatliche Reise zu Wasser und zu Lande geboten hatte.

In dem Bericht, den Filippo De Filippi über die mit Lessona zusammen nach Persien unternommene Reise verfaßte, sagt dieser:[1]

„Mehr als die Kälte belästigte mich die verdünnte Luft, in einer Höhe von 3600 m hatte ich an einem schweren nächtlichen Anfall von Asthma zu leiden.

[1] F. de Filippi, Note di un viaggio in Persia. Milano 1865, p. 266.

Es währte nicht lange, so wurde die Wirkung der verdünnten Luft von einigen von uns empfunden. Als der erste hielt einer der Führer an, der von Erbrechen befallen wurde, dann Doria und endlich beim vierten Fünftel des Aufstiegs mußte auch ich zu meinem höchsten Bedauern darauf verzichten, mit meinen Gefährten den Ruhm zu teilen, den Gipfel des großen Vulkans erstiegen zu haben. Die Symptome, welche ich an mir selbst wahrnahm, waren Übelkeit, Schwindel, Atemnot, eine unwiderstehliche Schlafsucht, sowie ich anhielt, um etwas Atem zu schöpfen. Ich mußte daher nachgeben und, von einem der Führer begleitet, zur Station zurückkehren."

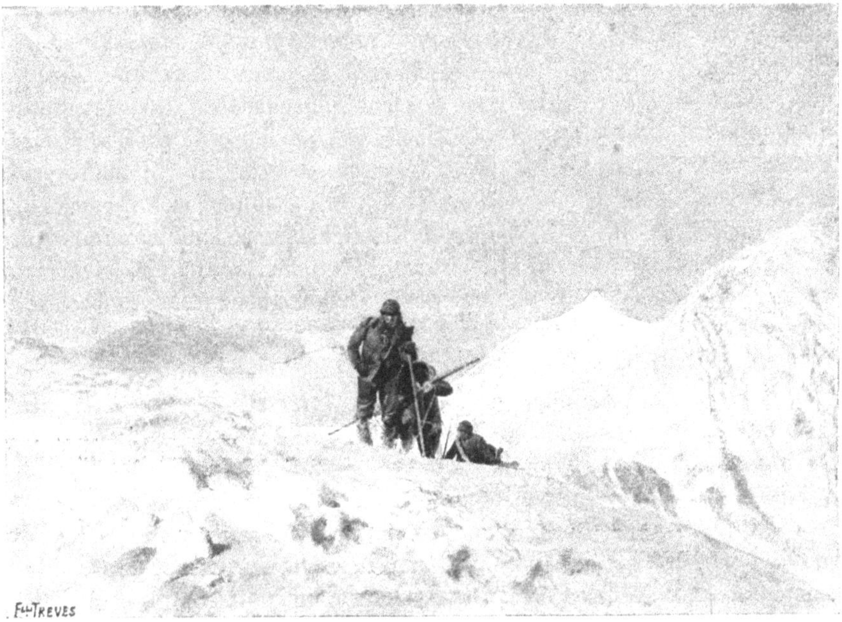

Ankunft einer Reisegesellschaft bei der Hütte Königin Margerita.

DREIZEHNTES KAPITEL.

Eine Expedition auf den Montblanc im Jahre 1891.

I

Die Expedition wurde von Herrn Ingenieur Imfeld, der unter der Direktion der Herren Janssen und Eiffel mit der Erbauung eines Observatoriums auf dem Montblanc beauftragt war, organisiert. Durch Zufall kam auch ich mit einem Teile dieser Expedition in Berührung. Ich hatte den Dr. Jacottet gekannt, der auf dem Gipfel des Montblanc an einer Lungenentzündung starb, und stieg von Chamonix mit den Führern auf, um die Leiche des Herrn Rothe zu suchen, der samt einem Führer durch einen Lawinensturz in einem Gletscherspalt des Petit Plateau verunglückt war.

Die DDr. Egli-Sinclair und Guglielminetti waren am 13. August von Chamonix aufgebrochen und hatten, um sich an die Wirkung der verdünnten Luft zu gewöhnen, zwei Nächte auf den Grands-Mulets

(3050 m hoch) zugebracht. Am 14. August hatte sie der Ingenieur Imfeld mit einer aus Führern und Trägern bestehenden Abteilung von 20 Mann eingeholt. Am folgenden Tage gingen die beiden Herren um 3 Uhr morgens weiter und erreichten gegen 10 Uhr vormittags die in einer Höhe von 4365 m gelegene Hütte Vallot auf dem Rocher des Bosses. Sie trafen hier bei guter Gesundheit ein. Ihr Zustand veränderte sich aber in der Hütte bald. Sie fühlten sich gedrückt, waren schläfrig, litten an heftigen Kopfschmerzen und konnten nur schwer atmen, so daß sie alle beide gezwungen waren, ins Freie zu treten, um frische Luft zu schöpfen. Dr. Egli-Sinclair giebt von seinem Zustande folgende Beschreibung:[1]

„Je m'assis devant la cabane, mais je me sentis encore pire, et je dus faire de profondes et fréquentes inspirations, sans atteindre la sensation de rassasiement d'air. De plus en plus, je sentis que les muscles accessoires de la respiration étaient en fonction; ils me faisaient mal, une tension douloureuse aux muscles huméraux était très pénible, et je pensai avec compassion à ces malades que j'ai souvent vus hors d'haleine. Un mal de tête et une légère nausée complétaient le malaise. Guglielminetti vint s'asseoir près de moi; lui aussi respirait fréquemment et profondément; les comparaisons comiques qu'il faisait ne nous aidaient point. Nous restâmes plus d'une heure assis, sans remarquer d'amélioration; l'optimisme de notre opinion sur le mal de montagne baissa considérablement, car nous observions son premier et particulier symptôme, l'essouflement; un essouflement qui se présente après les efforts accomplis, qui se prolonge et s'augmente, ne pouvant alors être occasionné par la fatigue. Nous dûmes nous lever, car nos pieds menaçaient de geler.

Nous fûmes bien aises d'avoir à notre service des gens qui nous ôtaient nos bottes, nos guêtres, et mettaient nos pieds dans des sabots, ce qui nous aurait été bien pénible à faire. De cette manière, nous étions préparés à prendre notre soupe; était-elle bonne ou mauvaise, nous ne saurions le dire, nous n'avions pas de goût. Le vin rouge avait une saveur d'encre, le blanc celle de vinaigre; seul, le café noir ne nous degoûta pas; je l'ai pris après avoir avalé deux grammes de phénacétine dont l'effet ne tarda pas à se montrer, car je me sentis bientôt mieux.

Si je ne pus pas dormir, ce n'est pas la couche dure et froide qui en était la cause, non plus la tempête qui hurla pendant toute la nuit, mais toujours la même soif d'air. Trois ou quatre fois, je

[1] Egli-Sinclair, Sur le mal de montagne. Annales de l'Observatoire météorologique du Mont-Blanc. Paris 1893, p. 118.

dus me lever pour pouvoir respirer profondément, mais rien n'aidait; épuisé et découragé, je me recouchai.

Le 17 août, c'est-à-dire le troisième jour, je note encore la durée du manque d'appétit, et la fréquence de la respiration.

Le quatrième jour de notre séjour, notre état commença peu à peu à s'améliorer. La respiration resta toujours un peu accélérée, mais sans que nous le remarquions; seulement en faisant des efforts pour monter sur le lit de camp et en descendre, en mettant son habit, en se couchant on dut respirer profondément."

Die mittlere Frequenz der Atemzüge betrug 20 bis 28. Der Puls war bei allen beschleunigt. Egli-Sinclair hatte 85 bis 96 Pulsationen in der Minute, Guglielminetti 72 bis 84, Imfeld 93 bis 103. — Vom 13. bis zum 25. August verlor Egli-Sinclair an Gewicht 7 Kilogramm, Guglielminetti 3,5 und Imfeld 3 Kilogramm.

Die Beschreibung, welche Dr. Guglielminetti von dieser Expedition giebt, ist ebenfalls wenig befriedigend.[1] Während der ersten vier oder fünf Tage standen sie, wie er sagt, viel aus: sie hatten Erbrechen, zeigten keinen Appetit, litten bei jeder geringen Bewegung an Atemnot und waren in hohem Grade unwohl. Man sieht, daß der zweitägige Aufenthalt auf den Grands-Mulets nicht genügt hatte, um sie an die verdünnte Luft zu akklimatisieren. Guglielminetti sagt: „Mon énergie physique était presque annulée."

Ich glaube, daß bei den DDr. Egli-Sinclair und Guglielminetti auch die Kälte sehr dazu beigetragen hat, die Bergkrankheit, für die sie schon von Natur empfänglich waren, zu verschlimmern. Die von ihnen erwähnte Thatsache, daß sie während des Sturmes bei einem zerbrochenen Fenster in der Hütte verweilen mußten, die Mitteilung, daß sie die Blutcirkulation nicht untersuchen konnten, weil „ihre Finger starr" waren, beweisen, daß die Expedition nicht gut organisiert war, und daß der Ofen nicht in genügendem Maße funktionierte. Aus Artigkeit gegen ihren Wirt sprechen sie hierüber nicht. Sollte ich zum Montblanc jemals zurückkehren, so werde ich über die Thüre dieser Hütte den Vers des Horaz schreiben:

Dissolve frigus ligna super foco.

Über die Temperatur in der Hütte hat sich Dr. Gulglielminetti deutlich ausgesprochen. Er schreibt: „Le lendemain, troisième jour, le temps s'améliora; mais il faisait toujours très froid, le thermomètre ne dépassa guère 0° et il faisait — 10° dehors. L'encre avait gelé

[1] E. Guglielminetti, Trois semaines au Mont-Blanc. L'Écho des Alpes, 1894. Nr. 2, p. 133.

pendant la nuit, et nous nous sommes réveillés avec des glaçons aux moustaches.“

Daß die Kälte für die Bergkrankheit prädisponiert und die Symptome derselben verschlimmert, hat CONWAY durch seine letzte Reise auf das Himalajagebirge klar gezeigt. Eine weitere Bestätigung der Kälte, an der die Mitglieder der Expedition von 1891 während ihres Aufenthaltes in der Hütte Vallot zu leiden hatten, enthält die Mitteilung von F. SCHRADER,[1] welcher sagt, daß sie immer stark bekleidet waren: „car même dans les chambres, la température s'abaisse à plusieurs degrés au-dessous de zéro. Des efforts incessants pour réchauffer la chambre où la température était descendue à — 7°, et où nous grelottions dans nos vêtements superposés.“ . . . . .

II

Über die von ihm auf dem Montblanc angestellten physiologischen Beobachtungen sagt Dr. GUGLIELMINETTI: „Die Träger befanden sich besser als wir, da die meisten von ihnen seit mehreren Tagen mit der Vergrößerung der Hütte beschäftigt gewesen waren. Alle bekannten jedoch, in den ersten drei bis vier Tagen gelitten und sich dann, mit Ausnahme von zweien, akklimatisiert zu haben. Diese beiden waren trotz der Inhalation von Sauerstoff genötigt, wieder ins Thal hinabzusteigen.“

„Eine der merkwürdigsten Folgen der Bergkrankheit,“ sagt Dr. GUGLIELMINETTI weiter, „war die Vernichtung des Willens und eine vollständige Indifferenz uns selbst und anderen gegenüber. Nur mit der äußersten Willensanstrengung konnte ich unsere Körpertemperatur bestimmen. Dieselbe war jedoch bei allen normal (36,8° bis 37,5°). Der Puls war beschleunigt, zwischen 96 und 103 und die Atemfrequenz betrug 23—30 in der Minute.“

Das Quantum des Urins hatte täglich um 900 Gramm abgenommen, aber man trank hier oben auch weniger, als in der Ebene. In der Muskelenergie konnte durch Versuche mit dem Dynamometer keine Veränderung nachgewiesen werden.

Die Beobachtungen wurden am ersten Tage angestellt, aber augenscheinlich waren die Wirkungen der Bergkrankheit andauernd, denn Dr. GUGLIELMINETTI fährt in seinem Berichte fort: „La deuxième nuit fut encore très-mauvaise. Nous nous étions à peine un peu

---

[1] F. SCHRADER, Une tourmente au Mont-Blanc, 1891. Annuaire du Club Alpin Français, 1895, p. 28.

réchauffés sous nos couvertures qu'un de nos guides vint nous dire qu'on apportait dans la cabane un jeune Parisien totalement épuisé. Je voulus me lever pour lui faire préparer quelque chose, ce me fut absolument impossible. Pour rien au monde je n'aurais pu avoir l'énergie nécessaire.“

Dr. Egli-Sinclair stellte an drei Personen Versuche über die Menge des im Blute enthaltenen Hämoglobins an und hat die so erhaltenen Werte in seinem Berichte in einer Kurve zusammengestellt. Nach derselben fand bei allen drei Versuchspersonen eine gewisse Verminderung statt. Sie war am geringsten bei Dr. Guglielminetti, etwas größer bei dem Ingenieur Imfeld und am größten bei ihm selbst. Nach vier Tagen kehrten diese Werte bei allen dreien wieder zur Normale zurück.

Dr. Egli-Sinclair hat ferner einen engen Zusammenhang zwischen dem Farbstoff des Blutes und der Bergkrankheit nachzuweisen gesucht. Seine Versuche wurden aber unter so ungünstigen Bedingungen ausgeführt, daß die erhaltenen Resulte kaum annehmbar sind. Außerdem hat Prof. Kronecker in der oben citierten Arbeit gezeigt, daß die einzelnen Phänomene der Bergkrankheit viel schneller auftreten und verschwinden, als das Hämoglobin zerstört und wieder erneuert werden kann. Sicher ist, daß die Kälte die Blutkörperchen und das Serum in den Blutgefäßen in verschiedener Weise verteilt. Daß die von Egli-Sinclair gefundenen Ergebnisse zweifelhaft sind, ergiebt sich aus der folgenden Äußerung Guglielminettis: „Egli-Sinclair comptait au microscope le nombre de corpuscules contenus dans une goutte de sang prise une fois par jour à l'extrémité de nos doigts glacés.“

In einer späteren allgemeinen Kritik werde ich zeigen, daß die Methoden, welche man gegenwärtig für die Untersuchungen des Blutes bei Höhenbesteigungen anwendet, nicht exakt genug sind. Die Beobachtungen Egli-Sinclairs sind aber auch aus anderen Gründen nicht annehmbar.

Der psychische Zustand dieser Forscher war in jener Höhe nicht dazu angethan, genaue Beobachtungen auszuführen. Egli-Sinclair sagt selbst: „Pour compter les globules du sang, il fallait, en les examinant avec attention sous le microscope, retenir légèrement la respiration, ce qui m'était très pénible, et c'est pourquoi il est bien compréhensible et excusable que ce comptage n'ait pas atteint l'exactitude désirée.“

Der Mangel an der bei solchen Versuchen durchaus nötigen Ruhe verhinderte die beiden Herren, sich über den Wert der angestellten Beobachtungen ins Einvernehmen zu setzen. In der That schreibt

Guglielminetti die von Egli-Sinclair behauptete Verminderung des Hämoglobins einer Abnahme der roten Blutkörperchen zu. Seine Worte lauten:

„J'avais à Chamonix le 12 août 6 400 000 corpuscules par millimètre carré, et 4 millions seulement, le 17, dans la cabane; il est vrai que le nombre est remonté à 5 millions le 21. Chez lui-même la diminution m'a paru aller jusqu'à 3 millions. Quoique Egli prétende que la correction de ces chiffres ne puisse pas être certifiée, je dois cependant maintenir le fait de la diminution des corpuscules rouges, parce qu'il donne une grande importance à la diminution de l'hémoglobine au Mont-Blanc, à l'anoxyhémie constatée dans quelques gouttes de sang."

Eins ist mir während meines damaligen Aufenthaltes auf dem Montblanc klar geworden. Dies ist, daß das Einatmen von Sauerstoff absolut nichts gegen die Bergkrankheit nützt. Diese Erfahrung war für mich eine große Enttäuschung; denn die ganze Physiologie Paul Berts gründete sich auf die Annahme, daß die Bergkrankheit durch den Mangel an Sauerstoff entstehe, und daß dieses Gas genüge, um dieselbe augenblicklich zum Verschwinden zu bringen. Jetzt ist jedermann überzeugt, daß das Tragen von Sauerstoff auf die Berge ebenso zwecklos ist, als ihn den Sterbenden zu reichen. Sicherlich ist auch noch niemand durch die Einnahme von Sauerstoff vom Tode errettet worden.

Auch Dr. Guglielminetti mußte trotz der Anwendung von Sauerstoff seines üblen Befindens wegen wieder nach unten steigen. Er schreibt: „J'essayai d'aspirer de l'oxygène, mais je n'en obtins aucun soulagement."

In der Hütte der Grands-Mulets waren wir bei sehr schlechtem Wetter. Ich hatte Herrn F. Payot, sowie die Führer eingeladen, im Gasthaus der alten Köchin Maria ein Glas mit mir zu trinken und erhielt später eine Einladung von Herrn Payot, ihn in seiner Hütte zu besuchen. Das erste, das mir hier auffiel, war die große Menge von komprimierten Sauerstoff enthaltenden Eisencylindern, die in einem Winkel der Hütte angehäuft waren.

Ich hatte wohl früher gesehen, daß man solche Cylinder nach oben, für die Erbauung des Observatoriums, trug, aber ich war doch erstaunt über die große Anzahl, die ich hier antraf. Während wir tranken, fragte ich Herrn Payot im allgemeinen nach dem Nutzen dieses Mittels. Später habe ich hierüber bei den Arbeitern zu Chamonix, die an der Bergkrankheit gelitten hatten und wo sich sonst Gelegenheit bot, weitere Nachforschungen angestellt. Es war seltsam, daß auch nicht eine einzige Person die wohlthuende

Wirkung der Sauerstoffinhalation an sich verspürt hatte. Als wir an jenem Tage zusammen tranken, entschlüpfte einem der Führer die Äußerung, daß Wein besser sei als Sauerstoff. Sofort wurde dieser Scherz von allen anderen wiederholt.

III

In der Nacht des 19. August hatte sich auf dem Montblanc ein heftiger Sturm erhoben, der auch am nächsten Tage noch fortwütete. Am 21. fingen in der Hütte Vallot die Vorräte auf die Neige zu gehen an.. Die Arbeiter, welche bei den Vorarbeiten für den Tunnel beschäftigt waren und den Felsen unter der Kuppel des Montblanc aufsuchten, wurden mutlos. Joseph Simond, der trotz des Schneefalls die Arbeit auf dem Gipfel nicht einstellen wollte, mußte schließlich mit einem erfrorenen Fuß und völlig empfindungslosen Fingern absteigen. Es wurde beschlossen, einige Leute von der Hütte wegziehen zu lassen. Außer diesen stiegen auch die Herren Graf Favernay und Rothe mit ihren Führern und Trägern ab.

Anfangs schlug man beim Abstieg verschiedene Wege ein, später trafen aber alle wieder zusammen und banden sich mit dem Seil aneinander. Außer dem Grafen Favernay und dem Herrn Rothe bestand die ganze Abteilung aus fünf Arbeitern des Janssenschen Observatoriums, drei Führern und zwei Trägern. Das Wetter war schlecht. Als sie den Petit Plateau erreichten, stürzte vom Dôme du Gouter eine Lawine ab, die sie aber der Dunkelheit wegen nicht sehen, sondern nur hören konnten. Die letzten Fünf in der von ihnen gebildeten Reihe wurden von der Lawine ergriffen und in einen Gletscherspalt geworfen. Es waren dies Favernay, ein Führer, ein Träger, Rothe und der Führer Michael Simond. Da das Seil riß, so konnte Graf Favernay mit seinem Führer und seinem Träger aus dem Spalt herausgezogen werden, während Herr Rothe und Michael Simond von der Lawine verschüttet wurden und umkamen.

Favernay, der eine Stirnwunde davon getragen, eilte mit einigen anderen voran, um die Trauernachricht nach Chamonix zu bringen. Hier wurde sofort eine aus 15 Mann bestehende Expedition zur Rettung ausgerüstet. Da Dr. Jacottet, dessen Bekanntschaft ich hier gemacht hatte, sich wenig wohl befand, so erbot ich mich, als Arzt mit zum Unglücksort hinaufzugehen. Um 3 Uhr des Morgens waren wir alle zum Aufstiege bereit, konnten aber des schlechten Wetters wegen leider vor 10 Uhr nicht aufbrechen, obwohl es auch dann noch stark regnete.

Unterwegs trafen wir auf die von FAVERNAY Zurückgelassenen. Da einige von ihnen ziemlich schwer verwundet waren, so konnten sie nur langsam abwärts steigen. Ein Träger zeigte mir an dem Seil die Stelle, an der es gerissen war. Einen Führer, der eine Wunde am Kopfe und eine andere an der Hand hatte, behandelte ich auf der Stelle. Die Wunden schienen wie von einer scharfen Waffe geschlagen zu sein. Ich begriff, daß das mit großer Geschwindigkeit sich fortbewegende Eis mit seinen scharfen Kanten jedes Seil glatt durchschneiden kann.

Die Nacht mußten wir im Gasthaus der Grands-Mulets zubringen. Die alte Dienstmagd Maria erzählte mir von Herrn ROTHE, daß er immer so heiter und spaßhaft gewesen, und führte mich dann in das Zimmer, das er zuletzt bewohnt hatte. Sie schlug die Decke des bescheidenen Bettes zurück und wünschte mir gute Nacht. Auf der Kommode sah ich ein Buch liegen, das ich sofort als einen „Baedeker" erkannte. Ich trat hinzu und las auf dem gelben Umschlag die Worte:

H. ROTHE, Allemagne,

Braunschweig.

Ich verbrachte eine sehr traurige, fast schlaflose Nacht. Um 3 Uhr des Morgens brachen wir wieder auf. Das Wetter war noch immer schlecht. Als wir bei dem Unglücksorte ankamen, fanden wir jene tiefe Spalte halb von der Lawine ausgefüllt. Die Führer riefen mit lauter Stimme: Michael! Alle horchten mit gespanntester Aufmerksamkeit, den Kopf über den Abgrund vorstreckend, aber man hörte keinen Laut. Um auf die Lawine zu gelangen, mußte man sich über 30 m steil hinablassen. Die nötigen Vorbereitungen waren das Werk eines Augenblickes. Fünf Führer ließen zunächst einen und dann einen anderen ihrer Gefährten, die eine Eishacke mitnahmen, an dem Seile langsam hinabgleiten.

Dumpf und schaurig tönten die Schläge der Hacken zu uns herauf. Das von den Eisflächen reflektierte bläuliche Licht gab dem Gesichte der Männer eine leichenhafte Farbe. Ein heftiger Wind umtobte uns und fegte den vom dunklen Himmel herabfallenden feinen Schnee wie Staubwolken vor sich hin. Die wenigen Stunden, die ich hier müßig, vom eisigen Winde gepeitscht, in Gedanken an die herzzerreißende Scene versunken, verbrachte, sind die schrecklichsten, welche ich je auf den Alpen erlebte. Sie haben in mir einen Eindruck hinterlassen, der nie aus meinem Gedächtnisse schwinden wird.

Wir waren überzeugt, daß man nur arbeitete, um zwei Leichen aus dem Schnee herauszugraben. Als der Chef der Führer sah, daß das Wetter immer schlechter wurde, gab er Befehl, die Arbeit einzustellen. Die beiden Männer wurden heraufgezogen, wir banden uns aufs neue zusammen und stiegen traurig wieder ab.

Als wir nach Chamonix zurückkamen, regnete es wieder in Strömen. Vor der Thüre eines der ersten Häuser links am Eingang des Dorfes stand eine Frau mit einem Kindchen auf den Armen. Mit verweinten Augen hatte sie sprachlos ihren Blick auf uns geheftet. Es war die Frau Michael Simonds. Mit gesenktem Kopfe schritten wir vorüber. Niemand hatte den Mut, sie zu grüßen. Bei ihrem Anblick merkte ich, daß meine Augen sich mit Thränen füllten.

IV

Nach diesem Unglücksfall wollten die Arbeiter, obwohl das Wetter herrlich wurde, nicht mehr zum Montblanc hinaufsteigen. Am 24. August verließen alle Mitglieder der Expedition das Observatorium Vallot. Am 28. aber stieg Herr Imfeld in Begleitung von Dr. Jacottet wiederum hinauf. Ich hatte dem letzteren einen Besuch gemacht und scherzend geäußert, daß die alten Piemontesen gegen seinen Vorgänger, den Dr. Paccard, gerechter gewesen seien, weil die Akademie der Wissenschaften zu Turin diesen zu ihrem korrespondierenden Mitgliede ernannt hatte. Der Name jenes Arztes aus Chamonix, der zuerst den Montblanc erstieg, gerät jetzt allmählich in Vergessenheit. Ihm ist keine öffentliche Ehrung zu Teil geworden.[1]

Dr. Jacottet war ein breitschulteriger, starker junger Mann. Als ich wenige Tage später nach Italien zurückkehrte, las ich in der Zeitung, daß er am 2. September auf dem Gipfel des Montblanc gestorben war. Ich ward tief bewegt, daß dies neue tragische Ereignis sich jener so unglücklich verlaufenden Expedition hinzugesellt hatte.

In Kürze teile ich über das Ende des Dr. Jacottet einige Angaben mit, die ich durch die Freundlichkeit der Herren DDr. Guglielminetti und Wizard, welch letzterer zu Chamonix die Autopsie ausführte, erhalten habe:

---

[1] Ed. Whymper, Chamonix and the Range of Mont-Blanc. London 1896, p. 24.

„Le 1er septembre, après deux jours de repos dans la cabane où JACOTTET semblait se sentir mieux que nous au commencement, il monta au sommet, y resta une heure et redescendit à la cabane. Pendant la nuit, il ne dormit pas, et toussa beaucoup, se plaignant à déjeuner de maux de tête et de manque d'appétit. Dans la matinée, il écrivit une lettre à son frère, à Vienne, dans laquelle il disait avoir passé une nuit si mauvaise qu'il ne la souhaiterait pas à son pire ennemi. Son malaise s'aggrava tellement qu'IMFELD lui conseilla de descendre à Chamonix, mais il refusa. Il écrivit encore à un de ses amis, lui disant qu'il ne pouvait lui écrire une longue lettre à cause des soulèvements de cœur qui le tourmentaient, qu'il souffrait du mal de montagne comme les autres, mais qu'il voulait étudier l'influence de la dépression atmosphérique et s'acclimater. Ce fut, hélas! sa dernière lettre, et ensuite il se jeta sur sa couche en tremblant de froid.

Le 2 septembre, depuis 3 heures, de forts frissons l'avaient saisi et bientôt il ne put plus porter lui-même son verre à sa bouche; il était comme paralysé et commençait à délirer. *On lui donna de l'oxygène à respirer, mais sans résultat.* La respiration était très superficielle (60 à 70 resp. par minute), le pouls irrégulier (entre 100 et 120), la température 38°3'. Vers 6 heures du soir, il cessa subitement de parler, devint somnolent et entra en agonie. Sa figure pâlit et vers les 2 heures du matin il succomba dans cette cabane de glacier victime de son dévouement à la science, comme le soldat sur le champ de bataille."

Durch die Sektion der Leiche konnte Dr. WIZARD[1] feststellen, daß Dr. JACOTTET an Kapillarbronchitis und lobärer Lungenentzündung gestorben war. Die unmittelbare Ursache seines Todes würde somit ein von einem akuten Lungenödem begleiteter Katarrh gewesen sein.

---

[1] Wiedergabe des Berichtes über die von Dr. WIZARD an Dr. JACOTTET am 4. September zu Chamonix ausgeführte Autopsie.

„Vigoureuse constitution, nombreuses lividités, cyanose marquée des lèvres, du visage, des extrémités, cerveau très-bien constitué. Meninges notamment congestionnées. Pas d'adhésions. Vaisseaux de la pie mère augmentés de volume et gorgés de sang. État piqueté de la substance grise, et blanche. Rien de particulier dans les centres, si ce n'est toujours l'état congestif secondaire à un état asphyxique.

Thorax. Pas d'adhérences, pas d'épanchement.

Cœur normal, valvules suffisantes. Les cavités pleines de caillots.

Poumon couleur violet, gonflé, foncé, congestion bilatérale, œdème considérable, muqueuse bronchique injectée fortement. Le liquide de la coupe est écumeux. Congestion égale partout. Foie, rate, reins normaux. Pas d'œdème des jambes."

Ich habe die Einzelheiten dieses traurigen Vorfalles hier mitgeteilt, weil auch während meiner Expedition auf dem Gipfel des Monte Rosa ein Fall von Lungenentzündung auftrat, der aber glücklicherweise gut verlief.

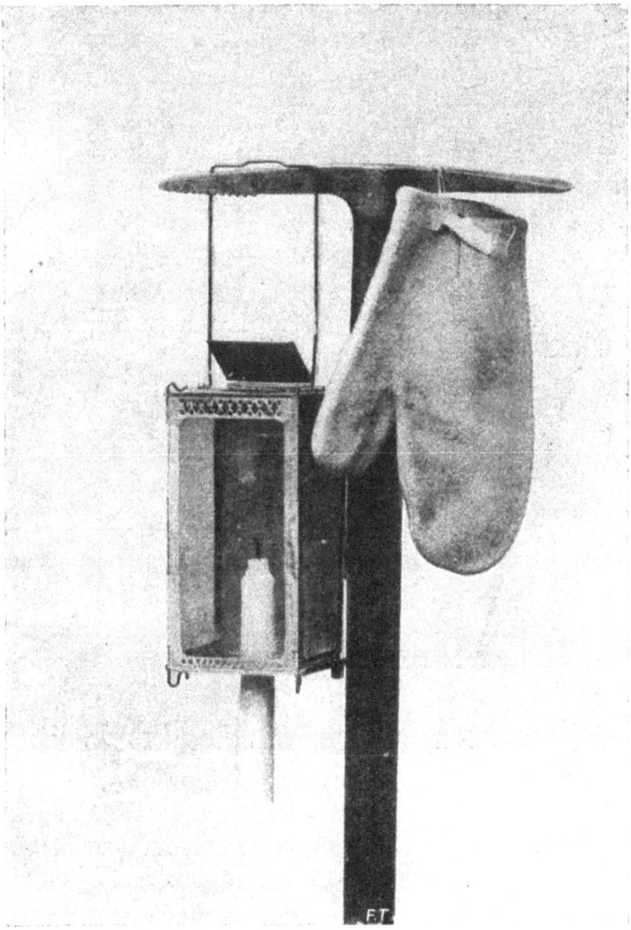

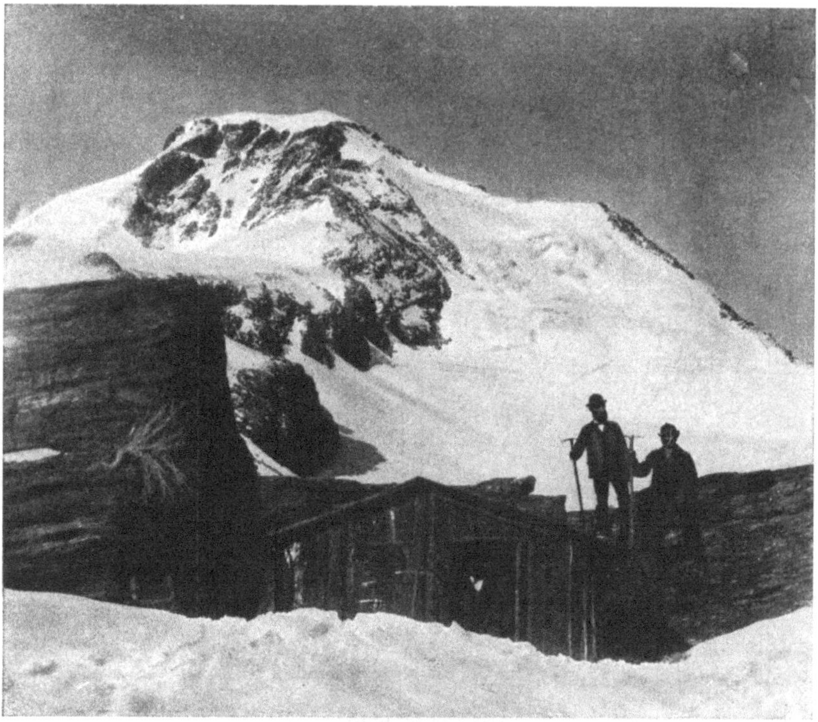

Hütte Linty.

VIERZEHNTES KAPITEL.

Beobachtungen über die Bergkrankheit.

I

In der Hütte Gnifetti (3620 m hoch) pflegen die Reisenden an der Bergkrankheit gewöhnlich in einem weniger starken Grade zu leiden, als im Gasthaus der Grands-Mulets, obwohl die Hütte Gnifetti 570 m höher liegt als das letztere. Die Ursache dieser Erscheinung ist darin zu suchen, daß man zu der ersteren auf bequemere Weise hinaufgelangt, als zu dem letzteren und außerdem auf jener Bergspitze weniger von der Kälte zu leiden hat.

Auf dem Col d'Olen befindet sich wenige Meter unterhalb des Gasthauses ein großer Felsblock, der unter dem Namen „Teufelsstein" bekannt ist. Als ich eines Tages einen Führer nach dem Grunde jener merkwürdigen Bezeichnung fragte, sagte er mir, daß man den Stein deshalb so nenne, weil die Leute krank würden, die sich demselben beim Vorüberschreiten näherten. „Sie sehen jedoch," fügte er hinzu, „daß von hier ab der Aufstieg steiler wird." Wahrscheinlich sind es die ersten Symptome der Bergkrankheit, welche hier in einer Höhe von 2800 m aufzutreten beginnen.

Während meines Aufenthaltes auf dem Monte Rosa habe ich diejenigen Stellen zu bestimmen gesucht, an denen die Reisenden am häufigsten von der Bergkrankheit ergriffen werden. Mich leiteten hierbei Notizen, die ich den Fremdenbüchern der an den Abhängen der Monte Rosagruppe befindlichen Gasthäuser, sowie in denjenigen der Schutzhütten eingetragen fand. Ebenso fand ich Bemerkungen auf Visitenkarten und losen Blättern, die die Reisenden an jenen Orten zurückgelassen hatten. Indem ich diese Dokumente durchsah, fand ich, daß es besonders drei Punkte sind, deren Überwindung den für die Bergkrankheit Disponierten die größten Schwierigkeiten bereitet. Der erste dieser Punkte ist ein etwas oberhalb der Hütte Gnifetti beginnender Aufstieg, der zweite der Weg zum Lysjoch hinauf, der dritte diejenige Stelle der Spitze Gnifetti, auf der sich die Hütte Königin Margerita erhebt. Alle diese Aufstiege sind besonders steil und infolge dessen in höherem Grade ermüdend, als andere.

Einer meiner Freunde bekam, obwohl er mit leerem Magen aufstieg, etwas oberhalb der Hütte Gnifetti Anfälle von Erbrechen. Er fürchtete sich aber deswegen nicht, sondern setzte seinen Weg fort und erreichte die Hütte Königin Margerita in so gutem Zustande, daß er dort essen konnte. Ein Alpinist erstieg die Pyramide Vincent, ohne zu leiden; er litt aber beim Abstieg und hatte in der Hütte Gnifetti während der ganzen Nacht Erbrechen.

Der Advokat B. litt in einer Höhe von 2800 m wiederholt an der Bergkrankheit: er war schläfrig, leichenblaß im Gesichte, hatte Erbrechen, fiel zur Erde und blieb einige Minuten regungslos liegen.

Der Abgeordnete M. de Cristoforis, einer der bekanntesten Ärzte Mailands, hinterließ in der Hütte Gnifetti folgende Aufzeichnung:

„Ich bin 61 Jahre alt. Dieser Aufstieg verursachte mir keine Spur von Muskelermüdung. Mit meiner Tochter und meinem Neffen ($10^1/_2$ Jahre alt) hätte ich, was den Zustand unserer Muskeln anbetrifft, noch sechs Stunden weiter steigen können. Uns fehlte der Sauerstoff. Wir hatten eine Empfindung von Knoten und Gewicht auf dem Epigastrium, der Thorax war müde infolge der tiefen Atemzüge. Ich zählte 125—140 Pulsationen, während ich deren gewöhnlich 60—64 habe. Diese Cirkulationssteigerung dauerte den ganzen Tag und die Nacht fort, obwohl ich mich im Zustande völligster Ruhe befand. Wir hatten alle, die Führer mit eingeschlossen, einen Widerwillen gegen Speisen. Ich stieg zwei und eine halbe Stunde weit über die Hütte

Gnifetti hinaus und die anderen (mein Schwager, dessen Körpergewicht 105 Kilogramm beträgt, meine Frau, meine Tochter von 23 Jahren und ein Knabe von $10^1/_2$ Jahren) gingen bis zur Hütte Königin Margerita weiter." Je weiter sie stiegen, desto intensiver wurden die Beklemmung und die Übelkeit. Sie stiegen ab mit oberflächlichem Rotlauf und bläulicher Farbe im Gesicht.

Einige hatten auf ihren Visitenkarten notiert, daß sie in der ersten Nacht bald nach der Ankunft im Gasthaus d'Olen an Übelkeit, Erbrechen, oder Schlaflosigkeit gelitten hatten. Trotzdem waren einige bis zur Hütte Gnifetti, andere bis zum Gipfel des Monte Rosa emporgekommen.

Ein anderer hatte die folgende interessante Notiz hinterlassen: „Wir gingen von Gressoney Saint-Jean ab und kamen zur Hütte Gnifetti, wo wir eine andere zahlreiche Reisegesellschaft antrafen. Wir schliefen schlecht und gingen um 3 Uhr bei Mondschein weiter. Bevor wir zum Col du Lys kamen, wurde der stärkste Mann unserer Gesellschaft von der Bergkrankheit befallen. Er hatte Schwindel, klagte über Müdigkeit und legte sich oft auf den Schnee nieder. Wir glaubten, den Aufstieg in zu großer Eile zurückgelegt zu haben, denn schon nach einer und einer halben Stunde hatten wir die große Ebene erreicht, auf der wir die Sonne aufgehen sahen. Zur Hütte zurückgekehrt, blieben wir die Nacht allein. Am folgenden Tage war der, der an der Bergkrankheit gelitten hatte, der beste Fußgänger auf dem Wege zum Lyskamm."

Der berühmte englische Physiologe Huxley litt auf der mit Tyndall zusammen unternommenen Montblancbesteigung an der Bergkrankheit und mußte auf den Grands-Mulets Halt machen. In der Hütte Gnifetti habe ich andere Alpinisten von vorgeschrittenem Alter gesehen, welche sich nicht wohl befanden. Ich glaubte früher, daß Jünglinge der Bergkrankheit besser widerstehen könnten als ältere Personen, aber ich bin durch mehrfache Beispiele überzeugt worden, daß auch die ersteren gegen dieselbe nicht immun sind. Einer meiner Bekannten, der jetzt die schwierigsten Aufstiege ausführt, hatte im Alter von 15 Jahren in der Hütte Sella einen Ohnmachtsanfall. Er hatte sich auf dem Wege von Gressoney wohl befunden, als man aber in der Hütte bei Tische saß, fiel er plötzlich in Ohnmacht.

II

Wie jede andere Krankheit tritt auch die Bergkrankheit bei den einzelnen Personen in verschiedener Weise auf. Die Grundursache derselben (d. h. die verdünnte Luft) ist jedoch von den durch die Prädisposition gegebenen Ursachen bisher nicht genügend auseinander gehalten worden. Daß unsere Kenntnis über die Bergkrankheit noch

Col du Lys. Pyramide Vincent.

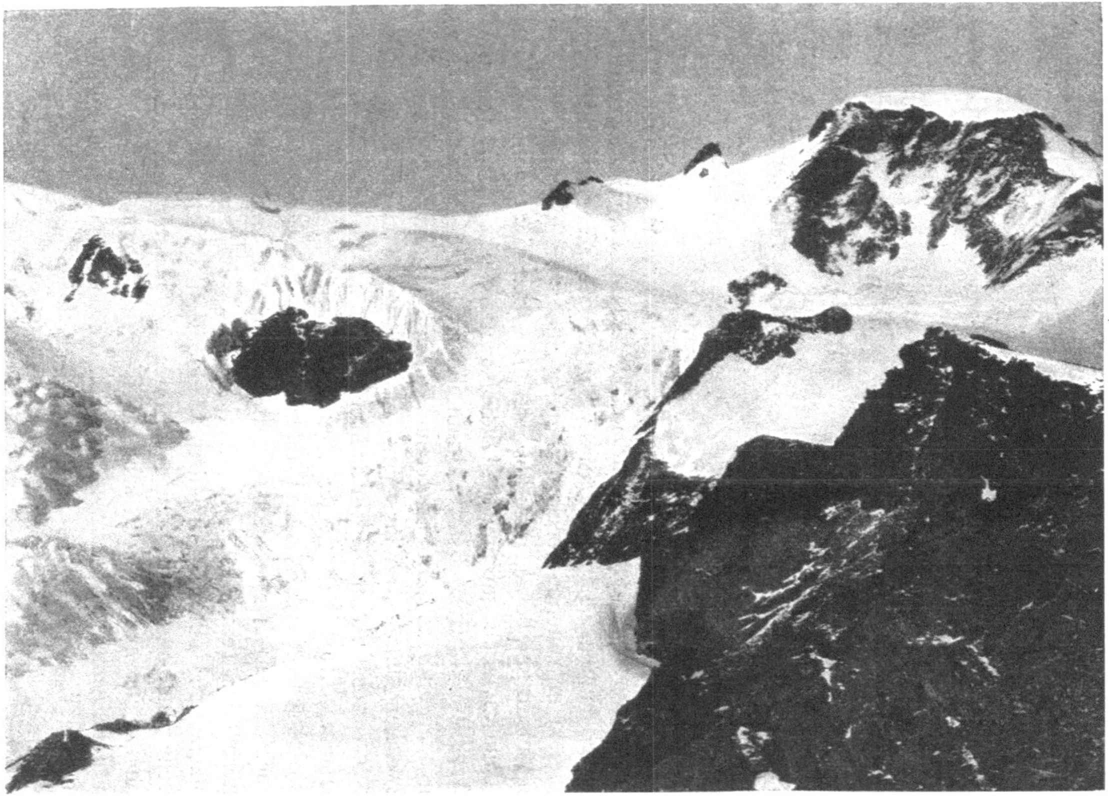

— Hütte Gnifetti.

— Hoheslicht 3369 m.

V. Sella.

Ansicht des Lysgletschers und der Fortsetzung des Felsens Hoheslicht, auf dem sich die Hütte Gnifetti erhebt.

mangelhaft ist, ersieht man leicht aus der Thatsache, daß wir trotz der Aufzeichnungen, die wir über die einzelnen Symptome dieser Krankheit besitzen, über den eigentlichen Sitz derselben noch nichts mit Bestimmtheit aussagen können. Ebenso fehlt uns bis jetzt eine vollständige Beschreibung der einzelnen Entwickelungsstadien dieser Krankheit. Es fehlt ferner eine sorgfältig geordnete Sammlung von klinischen Krankenberichten. Bevor diese Bedingungen erfüllt sind, ist an eine sachgemäße Klassifikation der Symptome nicht zu denken. Damit sollten sich in erster Reihe die Ärzte ernstlich beschäftigen; das uns bis jetzt zur Verfügung stehende wissenschaftliche Material wurde fast ausschließlich von Alpinisten gesammelt.

Auch ich habe während meines Aufenthaltes auf dem Monte Rosa jenen pathologischen Vorgang nicht in dem Maße, wie ich wollte, studieren können. Trotzdem habe ich so viel beobachten können, daß in dessen Verlauf Perioden auftreten, sowie daß sich Anfälle der Krankheit auch im Zustande tiefer Ruhe offenbaren. Ich teile nachfolgend einen dieser Fälle mit, um zu zeigen, wie sich während der Bergkrankheit die Funktionen des nervösen Centrums verändern.

Die Beobachtungen wurden an einem vierzigjährigen Manne, Herrn Koeppe, angestellt, der in der Hütte Königin Margerita in sehr schlechtem Zustande eintraf. Er war von Zermatt ausgegangen. Nachdem er von der Bergkrankheit ergriffen war, klagte er, die Beine nicht mehr gut bewegen zu können. Am Morgen war schönes Wetter. Er kam ziemlich gut auf den Gletscher des Grenz hinauf und weiter bis zum Col du Lys. Hier überkam ihn eine große Müdigkeit, es war ihm übel und er hatte Erbrechen, obwohl er nichts gegessen hatte. Inzwischen fing es an zu schneien. Er mußte so oft Halt machen, daß er sechs Stunden gebrauchte, um zum Col Gnifetti hinaufzukommen. Als er die Hütte Königin Margerita erreichte, hatte er 125 Pulsschläge in der Minute, sein Atem war keuchend und seine Lippen hatten eine bläuliche Farbe. Innerhalb einer halben Stunde besserte sich sein Zustand. Er hatte ein Glas warmen Weines getrunken und sich nahe an den Ofen gestellt. Das Erbrechen war verschwunden und alles schien vorüber zu sein; nur von Zeit zu Zeit sagte er, daß er sich noch schlecht befände. Er bekam Herzklopfen und der Atem wurde schnell und tief. Als er bei einem dieser Anfälle eine Tasse Kaffee nehmen wollte, sagte er mir, daß er nicht wie gewöhnlich schlucken könne. Die nachstehenden Zahlen geben eine Vorstellung von der Unregelmäßigkeit seines Atems; ich zählte denselben, jede Minute ungefähr eine halbe Stunde lang: 16. 17. 16. 17. 18. **21. 21.** 17. 16. 17. 19. **20. 24.** 19. 18. 18. 17. 19. **29. 22.** 19. 18. 19. 19. 17. 16. 16. 17.

Als das Atmen beschwerlich wurde, wurde der Puls frequenter und das Schluckcentrum alteriert. Gesehen zu haben, daß auch diese letztere Erscheinung ein Symptom der Bergkrankheit ist, scheint mir von Wichtigkeit zu sein. Es beweist, daß der Sitz jener physiologischen Störung in der Medulla oblongata, diesem für das Leben so wichtigen Centrum, zu suchen ist. Weshalb sich die Anfälle des Unwohlseins auch im Zustande vollkommener Ruhe wiederholen, wissen wir nicht. Es ist dies ein mit den Ernährungsvorgängen der nervösen Centren in Beziehung stehendes Geheimnis.

Das Studium der Bergkrankheit wird durch Begleiterscheinungen, welche dabei oft auftreten und sie verschlimmern, sehr kompliziert. So war z. B. der Zustand des Herrn Koeppe wahrscheinlich durch den Sturm und die Kälte verschlimmert worden; denn nachdem er in der Hütte Königin Margerita Obdach gefunden, ließ das Erbrechen nach und er verbrachte eine ziemlich gute Nacht. Daß bei heftigen Stürmen manche Personen bergkrank werden, ist auch von sehr kühnen Alpinisten bereits beobachtet worden. Ich brauche nur an die Autorität Zsigmondys zu erinnern, der erzählt, daß er zwei Nächte an Übelkeit und allgemeiner Kraftlosigkeit gelitten habe, einmal am Südabhange des Monte Rosa und ein anderes Mal in der schweizerischen Hütte des Matterhorn, jedesmal bei wütendem Sturme.

Die bei Stürmen beobachtete elektrische Spannung begünstigt das Auftreten der Bergkrankheit. Am 7. August befanden wir uns alle in der großen Hütte Gnifetti. Gegen Abend erhob sich ein Sturm. Als wir bemerkten, daß eine Gesellschaft von Reisenden den Gletscher heraufkam, gingen einige von uns ihnen entgegen. Ich selbst stieg zur kleinen Hütte hinunter, um sie dort zu erwarten. Bei der Thüre angelangt, hörte ich ein Gesumme, als wenn sich im Innern der Hütte viele Wespen befänden. Ich blickte hinein, konnte aber nichts darin sehen. Dann bemerkte ich, daß es die Ecken der Hütte waren, welche jenes charakteristische Gezische abgaben, und ich begriff sofort, daß ich es mit einer elektrischen Erscheinung zu thun hatte. Da das Wetter drohend und die Blitze sehr nahe waren, so stellte ich mich unter die steinernen Bogen, welche die obere Hütte stützen. Als ich mir einen Bleistift spitzen wollte, um einige Notizen zu machen, sah ich, daß die Holzsplitterchen an dem Messer und an den Fingerspitzen haften blieben. Die Donnerschläge waren ganz nahe und der Himmel war so dunkel, daß man nicht hundert Meter weit auf dem Gletscher sehen konnte.

Als bald darauf die Gefährten zurückkehrten, erzählten sie, daß sie die Wirkungen der Elektricität in außerordentlich starkem Maße verspürt hatten. Bizzozero und der Korporal Camozzi hatten wiederholt Funken sich um die mitgenommene Hacke schlängeln sehen und außerdem schmerzhafte Stiche, wie von einer elektrischen Entladung empfunden. Der Korporal Jachini hatte zweimal seine Mütze abgenommen, weil er glaubte, daß Nadeln darin seien, die ihn stachen. Dann war ihm gewesen, als fiele dichter Hagel auf seinen Kopf; er hatte sich mit der Hand überzeugen müssen, daß dies nicht der Fall war. Dr. Abelli und Benno Bizzozero, die diesen Weg oft des Vergnügens wegen machten, kamen erschöpft und keuchend zurück. Sie konnten ihrer Verwunderung nicht genugsam Ausdruck geben, daß sie in diesem Zustande überhaupt bis zur Hütte zurückgekommen wären. Sie hatten Atemnot sowie einen leichten Schwindel empfunden und waren kaum fähig, sich auf den Beinen zu halten.

Wir schlossen, daß man schlechtes Wetter auch deswegen vermeiden müsse, weil es die Funktionen des Organismus herabsetze und Bergkrankheit erzeuge.

III

Etwa die Hälfte der Reisenden, welche von Chamonix zum Montblanc emporsteigen, rasten auf den Grands-Mulets. Etwas größer ist vielleicht die Zahl derjenigen, denen es gelingt, von den Abhängen von Gressoney und Alagna aus den Monte Rosa zu besteigen. In den statistischen Angaben hierüber ist ein wohl zu beachtender Faktor das Wetter; wechselt es, während sich die Reisenden unterwegs befinden, so treten leicht unerwartete Ereignisse ein. Bis zu einem gewissen Grade läßt sich jedoch aus ihnen der Durchschnitt für die Häufigkeit der Bergkrankheit ziehen.

Während unseres Aufenthaltes in der Hütte Königin Margerita beobachtete ich, daß in Bezug auf das Bergkrankwerden zwischen den Reisenden, die von den Abhängen von Zermatt und denen, welche von der italienischen Seite kamen, insofern ein Unterschied besteht, als die ersteren des längeren und mehr ermüdenden Aufstieges wegen vielleicht etwas mehr zu leiden haben. Von einer aus fünf Personen bestehenden Gesellschaft war nur ein einziger verschont geblieben, auch die beiden schweizerischen Führer litten. Die Unruhe und die Leiden der Erkrankten ließen uns während der Nacht wenig schlafen. Dabei wehte ein starker Wind, der die Hütte erzittern machte und die Vorstellung einer Meerfahrt in uns erweckte. Diese Täuschung wurde durch die beständigen Brechanfälle und das Stöhnen der Kranken um uns herum noch erhöht. Im Traume durchlebte ich alle Schrecken eines wirklichen Schiffbruches. Jene Nacht wird mir stets in Erinnerung bleiben.

Die Wächter der Hütte Königin Margerita erzählten mir, daß die Reisenden mehr zu leiden hätten, sobald tiefer und weicher Schnee liegt, so daß man bei jedem Schritte bis zu den Knieen einsinke.

Die Wirkungen der Ermüdung häufen sich im Körper an, so daß der schädliche Einfluß der verdünnten Luft in der Bergkrankheit oft erst spät zum Ausdruck kommt. Ich habe dies sowohl an den Arbeitern beobachtet, welche die Hütte Königin Margerita auf dem Monte Rosa erbauten, als auch an denjenigen, welche bei der Errichtung des Janssenschen Observatoriums auf dem Montblanc beschäftigt waren. Die Sprengarbeiter z. B., welche auf den Monte Rosa gingen, um den Felsen für jene Hütte zu ebnen, litten an den ersten Tagen nicht im mindesten. Als sie aber später ermüdet waren, traten bei ihnen solche Beschwerden auf, daß sie die Arbeit um keinen Preis fortsetzen wollten.

Häufig ist diese Verspätung eine so große, daß die Wirkung der verdünnten Luft als posthume bezeichnet werden kann. Man wird oft bemerken, daß man auf einer Bergtour mehr beim Abstieg als beim Aufstieg leidet. An mir selbst machte ich diese Erfahrung, als ich einmal vom Gipfel des Monte Viso (3843 m) herabkam. In der Nacht vor dem Aufstieg hatte ich wenig geschlafen. Nachdem ich zum Gipfel emporgekommen, beschäftigte ich mich angestrengt mit der Aufnahme von Puls- und Atemkurven. Als ich bei dem Abstieg an der Quelle Sacripante angelangt war, wurde ich eine halbe Stunde lang von Erbrechen und starkem Unwohlsein gequält.

Im ganzen scheint die Bergkrankheit sich eher zu vermindern, als zuzunehmen. Vor allen Dingen darf man sich nicht zu sehr von ihr niederdrücken lassen, weil hierdurch der Zustand nur verschlimmert wird.

Zurbriggen und andere Führer haben mir versichert, daß, während man an der Bergkrankheit leidet, ein Bluterguß aus der Nase stets eine Wohlthat sei. Durch meine Erfahrungen habe ich diese wohlthätige Wirkung nicht bestätigen können. In der Hütte Königin Margerita sah ich, wie bei einem Herrn, einem kräftigen Alpinisten aus Mailand, unmittelbar nach seiner Ankunft Nasenbluten auftrat. Ich gab auf seinen Zustand genau acht, bemerkte aber an demselben keine Veränderung. Das Erbrechen dauerte die ganze Nacht fort, und auch als er am Morgen wieder abstieg, zeigten sich bei ihm noch dieselben Symptome.

Wie die Menschen, werden auch die Pferde und Maultiere bergkrank. Saussure erzählt, daß auf dem Wege zum Gletscher des Théodule seine Maultiere infolge der verdünnten Luft so sehr mit

Atembeschwerden zu kämpfen hatten, daß sie nicht vorwärts schreiten konnten, und daß eins derselben beim Atmen einen solchen Klageschrei ausgestoßen, wie er ihn bei viel größeren Anstrengungen in der Ebene von einem Maultiere nie vernommen habe.[1]

In Peru herrscht der Brauch, den Tieren unter der Zunge zur Ader zu lassen, wenn sie in solchem Zustande nicht weiter gehen können. Daß ihnen dies weder gut thun noch Kraft verleihen kann, sollte kaum nötig sein hervorzuheben. Es ist hiermit, wie mit so manchen Mitteln der Volksmedizin; wenn sie nicht gerade tötlich wirken, so glaubt man, daß sie geholfen haben.

IV

Die Bergkrankheit tritt auch in der Nacht während des Ruhezustandes auf. Es kommt häufig vor, daß jemand, der sich beim Zubettgehen noch ganz wohl befunden, in der Nacht plötzlich mit Unwohlsein, oder mit einem Druck auf der Brust und mit Atembeschwerden aus dem Schlafe erwacht. Wer jemals eine Nacht in der Höhe zugebracht hat, wird sich erinnern, daß einer seiner Gefährten oder auch er selbst sich in der Nacht erhob, um besser atmen zu können. Um jeden Zweifel ausschließen, daß wir es hier mit etwas anderem als mit den Wirkungen der verdünnten Luft zu thun haben, wollen wir, bevor wir diese Erscheinung weiter verfolgen, zunächst die Mitteilungen einiger Alpinisten ersten Ranges hören. Daß Zumstein diesen Einfluß auf dem Monte Rosa an sich verspürte, ist bereits oben erwähnt worden. Ebenso haben im Jahre 1855 die Gebrüder Schlagintweit und kürzlich hat auch Conway in den hohen Regionen Asiens dieselben Erscheinungen an sich selbst beobachtet. Auch diese Forscher berichten, daß sie in der Nacht mit einem Unwohlsein erwachten, das sie am Tage nicht empfunden hatten. Sie schreiben dasselbe jedoch einem leichten Winde zu, der während der Nacht wehte.

Über die Beschwerden, welche Frau Hervey erlitt, als sie auf ihrer berühmten Reise durch Centralasien eine Höhe von 5700 m erreicht hatte, berichtet sie selbst: „Der Kopfschmerz war stärker als gewöhnlich, ich litt an einem schrecklichen Druck auf der Brust. Vor allem war die Nacht wegen schmerzhafter Atembeschwerden und Herzklopfen peinlich. Ich konnte kaum eine Stunde lang kontinuierlich schlafen, dann mußte ich mich auf das Bett setzen, weil ich liegend nicht atmen konnte. Für diese hohen Regionen sind meine Lungen nicht geschaffen.“[2]

---

[1] A. a. O. Tome IV, p. 380.

[2] M. Hervey, The Adventures of a Lady in Tartary, Thibet, China and Kashmir. London, 3 vol., 1853, p. 152.

Auch aus Amerika haben wir Berichte über dieselbe Erscheinung. Ich erinnere an die Leiden, die D'ORBIGNY zu la Paz in der wenig beträchtlichen Höhe von 3648 m zu ertragen hatte. Ebenso berichtet GUILBERT über Unwohlsein und Herzklopfen, das er während der Nacht in anderen Städten Perus und Bolivias an sich erfahren. POEPPIG schreibt über den Zustand, in dem er sich zu Cerro de Pasco (4350 m hoch) befand, daß die Nacht ein wahres Martyrium sei, weil man das Liegen nicht ertragen könne.[1]

In der Hütte Königin Margerita überzeugte ich mich, daß diese Erscheinung weder von der Luft- noch von der Temperaturveränderung abhängig ist. Mein Bruder, der mehr als die anderen Gefährten an diesen Beschwerden zu leiden hatte, saß wegen Atemmangel während der Nacht oftmals aufrecht im Bette. Zuweilen stand er auch auf und ging ein paar Schritte in der Hütte auf und ab, ohne das Fenster zu öffnen und ohne die Hütte zu verlassen, welch letzteres oft unmöglich war. Er legte sich dann wieder nieder und schlief. Mein Bruder litt an dieser Unbequemlichkeit während der ganzen Zeit, die wir in jener Höhe verbrachten (4560 m). Er atmete, wenn er aufgestanden war, besser, als wenn er sich hingelegt hatte. Seit jener Zeit fingen wir an, dieses, so zu sagen, paradoxe Phänomen zu diskutieren. Sobald wir uns erheben, tritt eine größere Anzahl von Muskeln in Funktion, wird die Herzthätigkeit beschleunigt und der Blutdruck gesteigert. Handelte es sich somit in dieser Frage ausschließlich um den Sauerstoff, so hätten wir uns, sobald wir uns niederstreckten, in jener Höhe zweifellos besser als in aufrechter Stellung befinden müssen.

An sich schlief mein Bruder so fest, daß ziemlich starke Geräusche, die wir in seiner Nähe verursachten, seinen Schlaf nicht zu stören vermochten, er erwachte aber dann später spontan mit einer gewissen Brustbeklemmung.

Die Bergkrankheit ist auf eine herabgesetzte Funktion der nervösen Centren, auf eine geringe Herzschwäche und auf eine nachfolgende Verlangsamung der Blutcirkulation zurückzuführen. Letztere ist die Ursache der Atemnot. Die Ermüdung, durch welche das Herz geschwächt wird, dürfte einer der Hauptfaktoren dieser Anfälle sein. Dieselben verschlimmern sich während des Schlafes und sind weniger stark, wenn man aufrecht steht, weil die vermehrte Produktion der Kohlensäure und der gesteigerte Blutdruck den Herzmuskel reizen und die Funktionen des Nervensystems verstärken.

---

[1] ED. POEPPIG, Reise in Chile, Peru und auf dem Amazonenstrome. Leipzig, 1832, 1836.

V

Das alpine Leben vermehrt in uns die Neigung, uns selbst zu beobachten. Auf diese Thatsache wurde ich dadurch geführt, daß ich von Alpinisten viele physiologische Angaben erhielt, die sie durch Beobachtungen an sich selbst gewonnen hatten. Vielleicht wird durch die Einsamkeit oder dadurch, daß mit jedem weiteren Aufwärtssteigen die Spuren des Lebens immer mehr verschwinden, in dieser Weltverlassenheit der Wunsch in gesteigertem Maße erweckt, in uns selbst einzukehren und die Funktionen unseres eigenen Organismus zu erkennen. Von den wichtigen physiologischen Beobachtungen, die mir in der Hütte Königin Margerita von dort ankommenden Alpinisten mitgeteilt wurden, erwähne ich hier die von den Herren Natale Carini und Achille Bertarelli aus Mailand an sich selbst während ihres Aufstieges aufgezeichneten Notizen über ihre Pulsfrequenz. Dieselben wurden mir unmittelbar nach ihrer Ankunft übergeben:

	Gasthaus d'Olen.	Hütte Gnifetti.	Hütte Königin Margerita.
Bertarelli	80	85	74
Carini	90	90	86

Die Herren waren am 13. August von dem Gasthaus d'Olen fortgegangen, waren bequem aufgestiegen und hatten dann in der Hütte Gnifetti gut geschlafen. Als sie die Hütte Königin Margerita erreichten, begann sich an ihnen die Bergkrankheit zu zeigen. Sie hatten einen sehr schwachen Puls, die Frequenz desselben war geringer als normal. Gesicht und Hände waren blau. Der letzte Teil des Aufstieges schien ihnen sehr schwer geworden zu sein. Herr Bertarelli war so schwach, daß wir, als er bis zur Thür der Hütte nur noch zehn Schritte zu gehen hatte, sahen, wie er die mit ihm zusammengebundenen Gefährten bat, eine Zeitlang Halt zu machen.

Der Puls dieser beiden Herren war trotz der Ermüdung und der Höhe, in der sie sich befanden (4560 m), weniger frequent, als in der Ebene. Auch hier giebt es, wie auf anderen physiologischen Gebieten Vorgänge, welche sich entgegenarbeiten, und von denen entweder der eine oder der andere die Oberhand gewinnt. Die Ermüdung, die erhöhte Bluttemperatur, die Luftverdünnung und die Gemütsbewegung haben die Tendenz, den Puls zu beschleunigen; die Niedergeschlagenheit, die Übelkeit, das Erbrechen und die Überanstrengung des Herzens neigen dahin, die Herzbewegungen zu verlangsamen.

Die schnell auftretenden Pulsveränderungen, die man bei Bergbesteigungen und vor allem während der Bergkrankheit beobachtet, hängen vom Zustande der Blutgefäße ab. Indem sich diese erweitern, vermindert sich der der Blutwelle entgegentretende Widerstand und der Rhythmus der Herzthätigkeit wird beschleunigt. Haben aber die aus dem Mangel an Kraft entstehenden Erscheinungen die Oberhand gewonnen, so tritt augenblicklich Übelkeit auf, der Puls kann sich verlangsamen und dann plötzlich von der höchsten bis unter die mittlere Frequenz herabsinken.

Wenn unsere Körperhaut sehr gerötet ist und wir stark schwitzen, so sind wir der Bergkrankheit in erhöhtem Grade ausgesetzt. Hieraus erklärt sich, warum die Führer in gewissen abgeschlossenen Thälern oder in einigen Schluchten voraussehen, daß sich der Zustand der Reisenden verschlimmern wird. Das von der Ermüdung, sowie von den häufigen Übergängen von der Kälte zur Hitze erschöpfte Herz vermag die Veränderungen des Blutdruckes weniger auszugleichen; wir bleiben, so zu sagen, anämischer, wenn die Sonne und die Hitze unsere Haut röten.

VI

Zuweilen tritt die Bergkrankheit in Folge einer einfachen Gemütsbewegung auf. Einer meiner Freunde, der Advokat B..., ein berühmter Alpinist, reiste wohl disponiert von Courmayeur ab, um zum Montblanc hinaufzusteigen. Am Lago Combal angekommen, riet ihm ein vom Montblanc herabkommender Führer von seinem Vorhaben ab, da das Wetter schlecht sei und der Schnee sehr hoch liege.

In seiner Gesellschaft befand sich ein Kollege, um den er sehr besorgt ward. Die Sorge um seinen Freund schoß ihm, wie er sich ausdrückte, in die Beine, so daß er sich augenblicklich müde fühlte. Seine Unentschlossenheit hatte weiter zur Folge, daß er in der 3500 m hoch gelegenen Hütte nicht essen konnte und schlecht schlief. Da am anderen Morgen das Wetter schön war, so ging er mit seiner Begleitung zum Gipfel hinauf. Bis sie die Höhe von 4000 m erreichten, mußte er unterwegs mehrmals erbrechen. Als sie die Hütte Vallot erreichten, war sein Zustand wieder normal und ebenso befand er sich später wie gewöhnlich sehr gut.

Daß auch die Furcht die Bergkrankheit hervorrufen kann, habe ich beobachtet, als ich einmal in Begleitung anderer eilig eine Schlucht durchschritt. Wir waren nur noch 50 Schritt von der gegenüberliegenden Wand entfernt. Von Zeit zu Zeit rollten kleine Steine von oben herab. Es war nicht ausgeschlossen, daß sich plötzlich auch ein größerer Felsblock ablösen und auf uns stürzen konnte. Außer dieser Gefahr, die wir nicht abwenden konnten, war aber die Schlucht auch so abschüssig, daß ein Ausgleiten uns das Leben gekostet haben würde. Der Führer rief uns zu, acht zu geben und jeden Schritt zu überlegen. Wir befanden uns 3200 m hoch. Einer meiner Freunde umklammerte das Gestein, sobald er hinüber war, er hatte Übelkeit und Erbrechen.

Mit Bezug auf die Wirkung der Gemütsbewegung herrscht unter den von mir gesammelten Thatsachen keine völlige Übereinstimmung. Dies war jedoch vorauszusehen. Es tritt bei der Bergkrankheit dasselbe auf, was schon von vielen bei der Seekrankheit beobachtet ist. Die folgende Beobachtung rührt von dem Großvater Darwins her. „Einer meiner Freunde,“ schrieb derselbe,[1] „versicherte mir, daß er mehr als einmal beobachtete, wie auf einem Schiffe im Momente großer Gefahr augenblicklich die Seekrankheit aufhörte, daß sie aber zurückkehrte, als die Gefahr vorüber war.“

Forel stellte in dieser Beziehung auf dem Monte Rosa sehr wichtige Beobachtungen an. Aus seinen Mitteilungen gebe ich das Folgende wörtlich wieder:

„Le fait le plus intéressant que m'a présenté cette course est celui de la disparition, au commencement de la montée de la Botzertolle, des symptômes du mal des montagnes. En préparant ma course j'avais eu soin de m'informer auprès de toutes les personnes qui connaissaient le Mont-Rose du point où l'on souffre le plus du mal des montagnes. Il est en effet connu que chaque montagne a sous ce rapport sa localité spéciale; ce n'est pas en général sur la cime, bien aérée et bien ventée, sur les arêtes dangereuses ou intéressantes que le mal se fait ressentir le plus; c'est surtout dans des rampes neigeuses, encaissées, bien protégées contre les vents et ennuyeuses; je citerai comme exemple le *corridor* du Mont-Blanc. Tous les rapports qui me furent faits étaient unanimes; c'était à la Botzertolle, avant d'arriver au Sattel, que tous les voyageurs, et même souvent les guides, étaient éprouvés. Sur l'arête du sommet au contraire, personne ne pense à souffrir du mal des montagnes. Je me préparai donc à étudier soigneusement cette Botzertolle. Je m'en fis indiquer le commencement par les guides, et je me forçai depuis son origine à monter rapidement et sans arrêt, de manière à exagérer par la fatigue les symptômes dont je souffrais avant de l'aborder. Mais, chose étrange, je vis ces symptômes disparaître l'un après l'autre; à mesure que je dirigeais spécialement mon attention sur l'un d'eux je le sentais s'évanouir. La fatigue, la lassitude, la dépression, la céphalalgie, me laissèrent ainsi l'une après l'autre, et j'enlevai ce passage ennuyeux en parfaitement bon état, à la stupéfaction de mes

[1] Darwin, Zoonomia. Tomo II, Milano 1803, p. 35.

guides qui m'avaient vu péniblement affecté dans des régions beaucoup moins fatales aux autres voyageurs. L'attention, l'intérêt scientifique a donc eu pour moi dans ce cas le même effet curatif que possède le danger; personne ne souffre du mal des montagnes dans les passages dangereux.

Cette action du moral, et de l'attention en particulier, sur le mal des montagnes doit être signalée, et mérite d'être considérée plus qu'on ne l'a fait jusqu'ici dans l'étude de ce mal; je me borne à l'indiquer ici.“[1]

Als FOREL diese Beobachtungen veröffentlichte, wurde von anderen Alpinisten das Gegenteil behauptet.[1] Ebenso berichtet der Physiologe LE PILEUR, daß die Herren BRAVAIS und MARTINS eine Empfindung von Übelkeit hatten, so oft sie aufmerksam die Instrumente betrachteten.[2]

VII

Bei bergkranken Personen sehen oft die Lippen bleifarbig und die Hände und die Wangen bläulich aus. Unter den Notizen der Alpenreisenden, die ich in einer Höhe von über 3500 m sammelte, fand ich oft den Ausdruck Cyanose gebraucht.[3] Auf den Alpen tritt die Cyanose meistens in einer milderen, gleichsam physiologischen Form auf. Sie entsteht durch Herzschwäche, weshalb man sie auch bei fast allen Herzkrankheiten auftreten sieht; ebenso verschwindet sie wieder, sobald das Herz, sei es durch eigene Kraft oder durch Gegenmittel, das Blut wieder gut cirkulieren läßt. Man begreift, daß bei einer verlangsamten Cirkulation das Blut der Hautgefäße venöser wird und daher dunkler erscheinen muß.

Wenn sich der Blutdruck vermindert, wie dies nach einer Anstrengung, z. B. nach einer durchtanzten Nacht, der Fall ist, so erweitern sich die Venen. Um die Augen herum erscheint infolge der hier sehr reich verteilten venösen Gefäße und der dünnen Haut dieser Gegend ein blauer Kreis. Jede Ausschweifung erschöpft das Nervensystem und ruft dieselbe Wirkung hervor. Auch bei Bergbesteigungen sieht man an vielen Personen diesen blauen Hof um die Augen. Eine charakteristische Venenerweiterung ist diejenige, welche den Frostbeulen die blaue Farbe giebt. In den schweren Formen des Erfrierens muß die dunkelblaue Farbe der Körperhaut ebenfalls

[1] FOREL, a. a. O., S. 110.

[2] Comptes rendus, 1845, Tome 20, p. 1200.

[3] Das Wort Cyan ist griechischen Ursprungs und heißt blau. So nennt man auch jene Kornblume, die man monatelang auf unseren Feldern sieht. Aus derselben griechischen Wortwurzel ist das Wort Cyanose abgeleitet, mit dem man die bei vielen Krankheiten auftretende blaue Farbe der Haut bezeichnet.

einer Veränderung im Zustande der Blutgefäße zugeschrieben werden. Auch ein Kniff hinterläßt auf der Haut eine blaue Stelle, wenn der mechanische Druck auf die Blutgefäße zu stark war. Wenn wir die Hände in warmes Wasser tauchen und sie, nachdem sie rot geworden, in Eiswasser stecken, so erscheint an den Fingern eine ähnlich violette Farbe, wie man sie an ihnen im Winter oder oben auf den Alpen oft beobachten kann. Die kleinen Arterien kontrahieren sich, in den Kapillaren wie in den Venen, wo die muskulären Kontraktionsfasern fehlen, stagniert das Blut oder staut sich wenigstens auf, es verliert allmählich den Sauerstoff und die Haut bekommt jene violette Farbe. Auf diese Weise wird die Cyanose durch die Kälte hervorgerufen. Dasselbe geschieht, wenn im Fieberfrost die Hände und das Gesicht bläulich werden.

Auf den Alpen zeigt sich die Cyanose auch noch, nachdem die Kälte aufgehört hat. Dieselbe war bei uns noch nicht verschwunden, als wir bereits mehrere Tage lang in der Hütte Königin Margerita zugebracht und die Zimmer gut geheizt hatten. In diesem Falle sind es die Herzschwäche, die Verminderung des Blutdruckes und die schwache peripherische Cirkulation, welche jene Hautfarbe nicht zum Verschwinden kommen lassen. Soweit meine Erfahrungen reichen, fehlt die Cyanose bei der Bergkrankheit niemals.

Als Ihre Majestät die Königin von Italien auf ihrer Alpenreise die Hütte erreichte, die jetzt ihren Namen trägt, waren die Wangen der hohen Dame leicht blau gefärbt. Sie hatte den letzten und schwierigsten Teil des Aufstieges zu Fuß machen müssen. Ihre Majestät sagte mir, daß sie nicht gelitten, sondern nur an den Schläfen die Empfindung einer Zusammenschnürung gehabt habe, wie wenn ein eiserner Reif um ihren Kopf gelegt wäre. Die Empfindung war der hohen Dame, welche niemals an Kopfschmerz gelitten, ungewohnt, sie hatte ein Gefühl, als ob ihr die Venen der Schläfen zerspringen müßten.

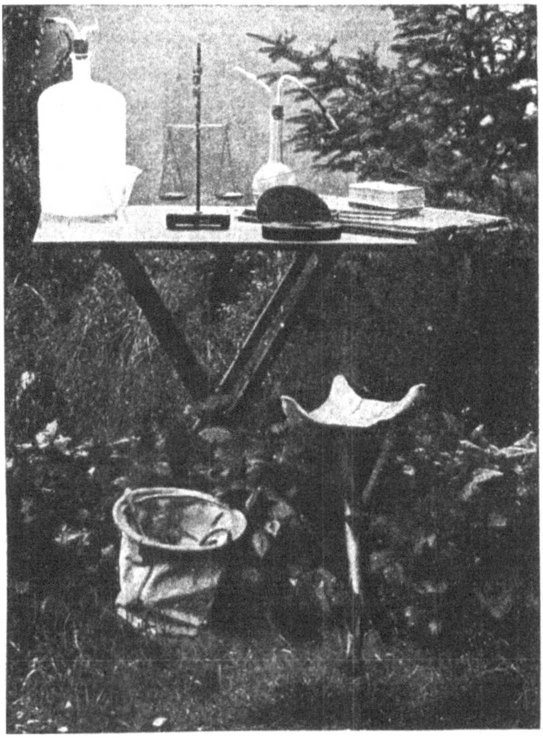

Eine Ecke unseres alpinen Laboratoriums.

FÜNFZEHNTES KAPITEL.

Die Chemie der Atmung auf den Alpen.

I

SAUSSURE sagt, daß das Feuer auf dem Montblanc nicht gut brannte und daß man fortwährend in die Kohlen blasen mußte, um es am Ausgehen zu verhindern. Sie waren insgesamt achtzehn Personen und blieben dort ungefähr vier Stunden. Um zu trinken, schmolzen sie Schnee. Kaltes Wasser war das einzige, das ihnen zusagte, Wein und Liköre schmeckten niemandem mehr. Auf dem Montblanc kocht das Wasser bei 84,03°. Trotzdem gebrauchten sie eine halbe Stunde, um in dem von ihnen verwandten Apparate das Wasser zum Kochen zu bringen. Der gleiche Apparat kochte in Meereshöhe mit derselben Menge Wasser und Alkohol in 12 Minuten.

Schon FRANKLAND und TYNDALL hatten gefunden, daß Stearinkerzen auf dem Montblanc etwas weniger schnell verbrannten, als in der Ebene. Sie schrieben diesen Unterschied der Kälte zu. Die Sache verhält sich aber anders.

Mit der Untersuchung der Verbrennungserscheinungen in der verdünnten Luft beauftragte ich meinen Assistenten Dr. A. BENEDICENTI.[1] Aus den von ihm angestellten Versuchen ergab sich, daß der Verbrauch von Brennstoff bei herabgesetztem Druck, auch wenn man die Temperatur der umgebenden Luft konstant erhält, verringert ist.

Für die ersten Versuche dienten Kerzen, später wurden Öllämpchen mit Asbestdocht verwandt. Diese haben den Vorteil, daß sie mit viel größerer Regelmäßigkeit als Stearinkerzen brennen. Die Intensität der Flamme entspricht der einer Nachtlampe. Während eine solche Flamme bei gewöhnlichem Druck und einer Temperatur von 12—13° in einer Stunde 2,1930 Gramm Öl verzehrt, verbraucht dieselbe bei einer Druckverminderung von 360 mm und der gleichen Temperatur nur 1,9119 Gramm Öl, d. h. 0,2811 Gramm weniger als im ersten Fall. Diese Druckverminderung entspricht einer Höhe von 5950 m ü. d. M. Die Frage, ob die Verbrennung eine vollständige war, konnte durch andere Versuche bestätigt werden. Des weiteren verweise ich auf die von A. BENEDICENTI veröffentlichten Abhandlungen. Man findet hier auch die Versuche TYNDALLS[2] rektifiziert.

II

Die Beobachtungen BENEDICENTIS stehen in engem Zusammenhang mit den auf den Alpen bei der Atmung auftretenden Erscheinungen. Nach den berühmten Untersuchungen LAVOISIERS ist jedermann bekannt, daß die Atmung in vielfacher Beziehung dem Verbrennungsprozeß ähnlich ist.

Es muß daran erinnert werden, daß eine Flamme für das Fehlen des Sauerstoffes sehr viel empfindlicher ist, als der Mensch und die Tiere es sind. Eine brennende Kerze erlischt schon, wo der Mensch noch zu atmen und zu leben fähig ist. Gegen die Mitte des vorigen Jahrhunderts hat schon TOMMASO LAGHI hierüber folgenden Versuch angestellt. Er setzte einen Vogel, eine Maus oder eine Katze mit einer brennenden Kerze unter eine Glocke. Er sah dann, daß die Tiere nach dem Erlöschen der Kerze in der abgeschlossenen Luft noch stundenlang fortlebten.[3]

Im Jahre 1760 begann GIOVANNI FRANCESCO CIGNA, Professor der Anatomie und Physiologie an der Universität Turin, seine Studien

---

[1] A. BENEDICENTI, La combustione nell' aria rarefatta. Rendiconti Accademia dei Lincei, 17. Mai 1896. In dieser Abhandlung findet sich auch die Litteratur über diesen Gegenstand zusammengestellt. S. auch Arch. ital. de Biol. Jahrg. 1896.

[2] Hours of Exercise in the Alps, p. 56.

[3] THOMAE LAGHII, De animalium in aere interclusorum interitu. De Bononiensi Scientiarum Instituto, Commentarii. Tomus quartus, 1757, p. 89.

über die Wirkung der verdünnten Luft.[1] Der von ihm verwandte Apparat bestand aus einer 50 Pfund Wasser fassenden Glasflasche, deren Hals mit einem großen kupfernen Schraubenstöpsel geschlossen wurde. Durch den letzteren konnte man in die Flasche einen lebenden Sperling einführen. Von dem Halse der Flasche zweigten seitwärts zwei Glasrohre ab, von denen das eine mit einem pneumatischen Apparat und das andere mit einem, den inneren Druck anzeigenden Quecksilbermanometer verbunden war. Cigna sagt, daß die Tiere auch in der pneumatischen Glocke wie auf den Bergen leben, wenn die Luft beständig erneuert werde.

Nachstehend teile ich einen Versuch Cignas mit. Der von ihm beschriebene Apparat ist derselbe, den ein Jahrhundert später Paul Bert für seine Versuche verwandte.

„Um genau zu erfahren, einen wie hohen Grad der Luftverdünnung die Tiere vertragen können, stellte ich folgenden Versuch an. Ich setzte einen Sperling unter die pneumatische Glocke und ließ die Saugpumpe funktionieren, bis das Manometer 19 Zoll (513 mm) anzeigte. Der Barometerstand betrug $27^1/_2$ Zoll (742 mm). Danach ließ ich Luft eintreten, bis das Manometer $2^1/_2$ Zoll (54 mm) weniger anzeigte. Hierauf fing ich wiederum zu pumpen an, bis das Manometer von neuem die erstmalige Druckhöhe erreichte (513 mm). So fuhr ich eine halbe Stunde lang fort, Luft in der Weise ein- und auszuführen, daß ein für die Erhaltung des Lebens genügender Luftzug immer vorhanden war. Der Sperling hatte anfangs Erbrechen, danach befand er sich wohl. Als ich ihn nach einer halben Stunde befreite, war er unversehrt und kräftig. Später trat Dispnoë ein, er wurde von Konvulsionen ergriffen und starb kurze Zeit darauf, nachdem er aus der Glocke genommen war.“

Der Sperling hatte eine halbe Stunde lang dem Druck von schließlich nur 229 mm Barometerhöhe widerstanden. Dieser Wert entspricht einer größeren Luftverdünnung, als sie sich auf den höchsten Bergen befindet; denn auf dem Mount Everest (8840 m hoch) beträgt die Druckhöhe 248 mm.

III

Wie unsere chemischen Versuche über die Atmung in der Hütte Königin Margerita angestellt wurden, ersieht man aus der nachstehenden Figur 49. Benno Bizzozero hat die früher beschriebene Guttaperchamaske auf dem Gesicht und atmet durch den Kontator. Die einzuatmende Luft durchstreicht den Kontator und eine der Müller-

[1] G. F. Cigna, De causa extinctionis flammae et animalium in aere interclusorum. Mélanges de philosophie et de mathématique de la Société royale de Turin, 1760—1761, p. 176.

schen Ventile, bevor sie in die Lungen tritt. Die ausgeatmete Luft durchstreicht das zweite Ventil und geht, bevor sie aus dem Apparate tritt, noch durch eine elastische Gummiblase und durch ein drittes Ventil. Mein Bruder saugt mittels einer mit der Gummiblase in Verbindung stehenden Spritze einen Teil der exspirierten Luft auf und treibt sie durch die sechs Glasrohre, die man rechts in der Figur sieht. Die letzteren sind mit Barytwasser gefüllt, um die Kohlensäure festzuhalten. Auf die Einzelheiten der Versuchsausführung gehe ich hier nicht ein, dieselben sind von meinem Bruder in den von ihm veröffentlichten Abhandlungen beschrieben worden.[1]

Der erste Versuch wurde am 18. Juli zu Gressoney la Trinità (1627 m hoch) ausgeführt. Als Laboratorium diente uns ein Feldzelt.

Zu Gressoney la Trinità (1627 m) angestellte Versuche.

	Reihenfolge	Datum	Stunde	Äußere Temperatur	Barometerdruck	Liter Luft inspiriert in 1/2 Stunde	g CO^2 eliminiert in 1/2 Stunde	g CO^2 per kg u. per Stunde	g CO^2 enthalten in 1 Liter Luft
Jachini .	1	21. VII.	9,25 vorm.	17°	65 cm	261,075	15,423	0,434	0,059
Jachini .	2	21. „	2,4 nachm.	18	65	285,010	17,036	0,479	0,059
Solferino	3	22. „	3,— „	21	65	206,223	11,998	0,375	0,053
Sarteur .	4	23. „	3,— „	25	65	207,983	13,003	0,400	0,062
Sarteur .	5	24. „	1,30 „	26	65	177,203	9,224	0,284	0,052
Solferino	6	24. „	3,55 „	24	65	289,633	18,380	0,574	0,063

Am 25. Juli verließen wir Gressoney und schlugen unsere Zelte an einem Orte auf, den man als Alpe Indra (2515 m hoch) bezeichnet. Derselbe liegt in einer von drei Seiten mit Bergen umgebenen Ebene am Fuße des gleichnamigen Gletschers. Am folgenden Tage begannen wir wiederum mit den Versuchen.

Auf der Alpe Indra (2515 m) angestellte Versuche.

	Reihenfolge	Datum	Stunde	Äußere Temperatur	Barometerdruck	Liter Luft inspiriert in 1/2 Stunde	g CO^2 eliminiert in 1/2 Stunde	g CO^2 per kg u. per Stunde	g CO^2 enthalten in 1 Liter Luft
Jachini .	7	26. VII.	10,45 vorm.	15°	60 cm	290,405	17,676	0,497	0,061
Solferino	8	26. „	4,30 nachm.	16	60	208,561	12,383	0,386	0,059
Solferino	9	29. „	9,35 vorm.	10	60	240,421	9,528	0,298	0,039
Sarteur .	10	29. „	10,50 „	10	60	174,990	9,965	0,306	0,057
Jachini .	11	29. „	2,16 nachm.	12	60	283,126	17,563	0,494	0,062

[1] Ugolino Mosso, Apparecchio portatile per determinare l'acido carbonico nell' aria espirata dall' uomo. Rendiconti Accademia dei Lincei, 15 marzo 1896. — La respirazione dell' uomo sul Monte Rosa. Eliminazione dall' acido carbonico a grandi altezze. Ibidem, 12 aprile 1896. Siehe auch Arch. ital. de Biol. Bd. XXV.

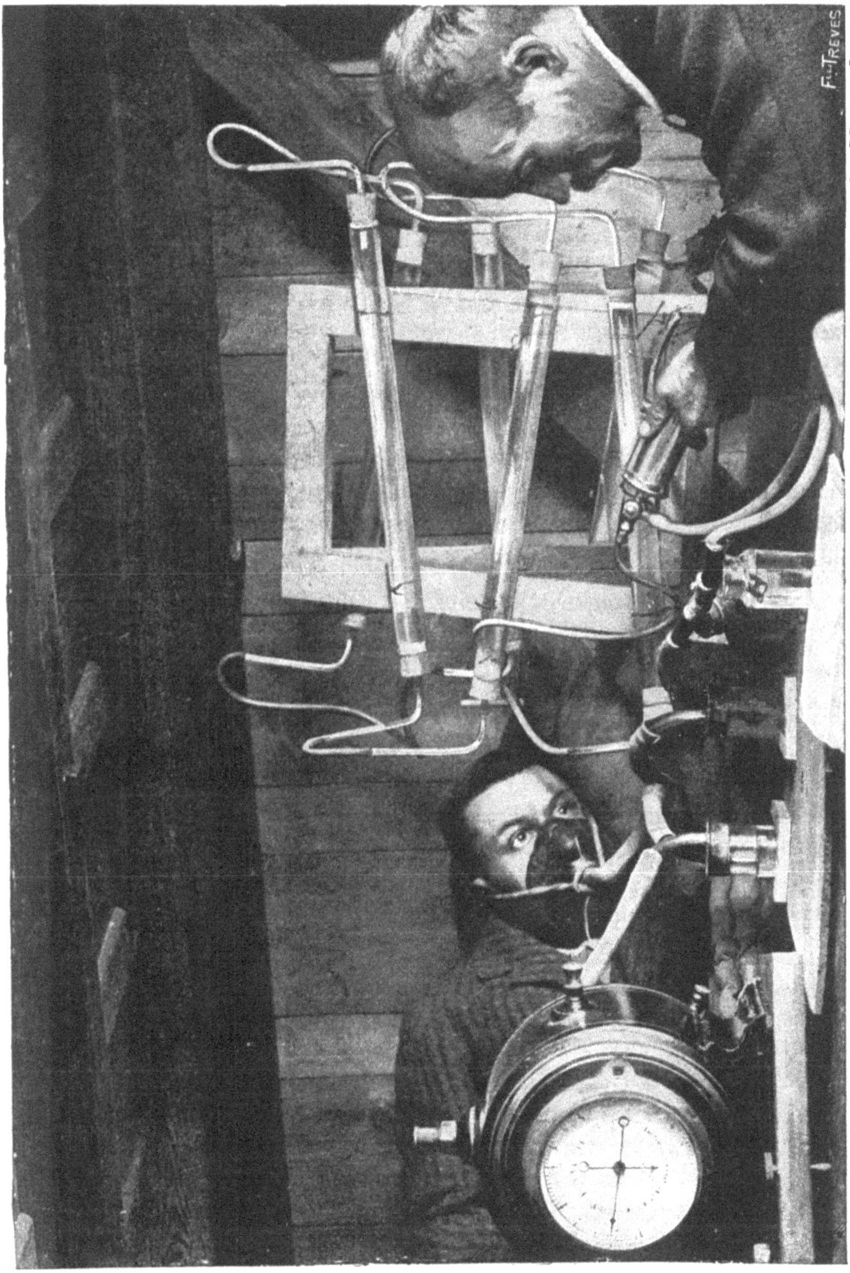

Fig. 49. Von meinem Bruder in der Hütte Königin Margerita (4560 m) angestellter Versuch, um die Menge der während einer halben Stunde eliminierten Kohlensäure zu bestimmen.

Am 30. Juli stiegen wir weiter und lagerten 3047 m hoch in einer von der Hütte Linty wenig entfernten Ebene, die auch I. M. der Königin Margerita auf ihrer Monte Rosabesteigung als Lagerplatz gedient hatte.

Bei der Hütte Linty (3047 m) angestellte Versuche.

	Reihenfolge	Datum	Stunde	Äußere Temperatur	Barometer-druck	Liter Luft inspiriert in ½ Stunde	g CO^2 eliminiert in ½ Stunde	g CO^2 per kg u. per Stunde	g CO^2 enthalten in 1 Liter Luft
Jachini .	12	1. VIII.	2,30 nachm.	15°	51 cm	243,898	13,926	0,388	0,053
Solferino	13	2. „	2,39 „	13	51	303,660	16,483	0,515	0,054
Sarteur .	14	3. „	3,— „	12	51	220,354	12,601	0,392	0,057

Obwohl die Luft in dieser Höhe ungefähr um ein Drittel verdünnt ist, wurde hier an der Atemfunktion keine Thatsache beobachtet, die auf einen Sauerstoffmangel der Luft hingewiesen hätte.

Am 5. August zogen wir weiter zur Hütte Gnifetti (3620 m hoch), die rundum von Gletschern umgeben ist. Gegen Norden erhebt sich ein Ausläufer, der sie vor dem Winde schützt. Die Versuche wurden innerhalb der Hütte ausgeführt.

In der Hütte Gnifetti (3620 m) angestellte Versuche.

	Reihenfolge	Datum	Stunde	Äußere Temperatur	Barometer-druck	Liter Luft inspiriert in ½ Stunde	g CO^2 eliminiert in ½ Stunde	g CO^2 per kg u. per Stunde	g CO^2 enthalten in 1 Luft Luft
Jachini .	15	7. VIII.	2,20 nachm.	10°	48 cm	231,649	14,388	0,405	0,062
Solferino	16	7. „	4,20 „	5	48	231,866	16,597	0,518	0,071
Sarteur .	17	8. „	5,25 „	7	48	218,828	11,216	0,345	0,051

In dieser Höhe traten, wie bereits an den zu Anfang dieses Buches mitgeteilten Kurven gezeigt wurde, die ersten Anzeichen einer Veränderung der Atemfunktion auf. Die Atmung nahm besonders während des Schlafes, zuweilen aber auch während des wachen Zustandes eine entschieden periodische Form an.

Am 8. August begannen wir zur Hütte Königin Margerita (4560 m hoch) emporzusteigen. Hier blieben wir im ganzen zehn Tage lang.

In der Hütte Königin Margerita (4560 m) angestellte Versuche.

	Reihenfolge	Datum	Stunde	Äußere Temperatur	Barometerdruck	Liter Luft inspiriert in 1/2 Stunde	g CO^2 eliminiert in 1/2 Stunde	g CO^2 per kg u. per Stunde	g CO^2 enthalten in 1 Liter Luft
JACHINI .	18	12. VIII.	4,28 nachm.	7°	43 cm	276,427	15,282	0,430	0,055
JACHINI .	19	13. „	5,30 „	13	43	289,296	16,096	0,454	0,055
SARTEUR .	20	16. „	4,35 „	12	43	192,065	11,284	0,347	0,058
SARTEUR .	21	17. „	10,25 vorm.	18	43	151,830	8,698	0,268	0,057
SOLFERINO	22	18. „	10,20 „	20	43	267,220	14,595	0,456	0,054
SOLFERINO	23	18. „	1,45 nachm.	19	43	259,171	12,703	0,396	0,050

Aus einem Vergleiche dieser Versuche ergiebt sich, daß bei dem Versuche an dem Soldaten SARTEUR in der Hütte Königin Margerita die geringste Menge von Kohlensäure eliminiert wurde. Dieselbe betrug in einer halben Stunde nur 8,698 Gramm. Auch bei dem Korporal JACHINI fanden wir die Produktion der Kohlensäure herabgesetzt.

Zu Gressoney la Trinità (1627 m) wurde auf der Rückreise die letzte Reihe dieser Versuche angestellt.

Auf der Rückkehr vom Monte Rosa zu Gressoney la Trinità (1627 m) angestellte Versuche.

	Reihenfolge	Datum	Stunde	Äußere Temperatur	Barometerdruck	Liter Luft inspiriert in 1/2 Stunde	g CO^2 eliminiert in 1/2 Stunde	g CO^2 per kg u. per Stunde	g CO^2 enthalten in 1 Liter Luft
SARTEUR .	24	23. VIII.	10,— vorm.	15°	65 cm	161,229	8,938	0,275	0,055
JACHINI .	25	23. „	11,20 „	12	65	301,973	18,411	0,518	0,060
SOLFERINO	26	23. „	3,40 nachm.	12	65	197,861	10,454	0,336	0,053

IV

Auf Grund der Thatsache, daß Kerzen auf den Alpen weniger gut brennen als in der Ebene,[1] versuchten wir festzustellen, ob dies auch, wenn der Ausdruck erlaubt ist, mit der Flamme des Lebens der Fall sei. Es war dies der Hauptzweck der chemischen Versuche, die mein Bruder über die Atmung angestellt hat.

[1] DAVY, FRANKLAND und TYNDALL haben über diesen Gegenstand Versuche angestellt; andere Arbeiten sind in der oben erwähnten Arbeit BENEDICENTIS citiert. Archives italiennes de Biologie. Tome XXV, p. 473.

Um die Übersicht zu erleichtern, habe ich in der nachfolgenden Tabelle die Werte zusammengestellt, die dem Gewicht der in einer halben Stunde auf den verschiedenen Höhen eliminierten Kohlensäure entsprechen.

Das in den verschiedenen Höhen von den Soldaten JACHINI, SOLFERINO und SARTEUR in 1/2 Stunde eliminierte Gewicht der Kohlensäure in Grammen ausgedrückt.

	1627 m		2515 m		3047 m	3620 m	4560 m		1627 m
JACHINI .	15,423	17,036	17,676	17,563	13,926	14,388	15,282	16,096	18,411
SOLFERINO .	11,998	18,380	12,383	9,528	16,483	16,597	14,595	12,703	10,454
SARTEUR .	9,224	13,003	9,965		12,601	11,216	11,284	8,698	8,938

Es leuchtet ein, daß die Elimination der Kohlensäure durch die Verdünnung der Luft eher vermindert als vermehrt wird.

Wie man aus der nachstehenden Tabelle ersieht, ist die Quantität der während einer halben Stunde respirierten Luft keiner nennenswerten Variation unterworfen.

In 1/2 Stunde von den Soldaten JACHINI, SOLFERINO und SARTEUR in verschiedenen Höhen respirierte Luft in Litern ausgedrückt.

	1627 m		2515 m		3047 m	3620 m	4560 m		1627 m
JACHINI .	261,075	285,010	290,405	283,126	243,898	231,649	276,427	289,296	301,973
SOLFERINO .	206,223	289,633	208,561	240,421	303,660	231,866	267,220	259,171	197,861
SARTEUR .	207,983	177,203	174,990		220,354	218,826	192,065	151,830	161,229

Aus diesen Angaben geht hervor, daß, im Ruhezustande weder in der Elimination der Kohlensäure, noch in dem Volumen der respirierten Luft eine Modifikation, die von Wichtigkeit wäre, stattfindet.

Unser Körper ist daher nicht eine der Umgebung und den Umständen sich anpassende ökonomische Maschine. Wenn die Quantität des Sauerstoffes in der Luft abnimmt, so sind wir nicht im stande das Gleichgewicht unseres Körpers zu wechseln und die Substanz der Organe weniger aktiv verbrennen zu lassen. Andere Reduktionen kann der Chemismus unseres Körpers nicht ertragen, und dies beweist, daß er in Bezug auf seine Aktivität schon auf ein Minimum des Konsums herabgesetzt ist. Diese von meinem Bruder festgestellte Thatsache ist von Wichtigkeit. Sie zeigt, daß es nicht möglich ist, die chemischen Prozesse des Lebens einzuschränken, und daß wir uns an eine verminderte Ration von Sauerstoff nicht anzupassen vermögen: auch in der verdünnten Luft fordert der Organismus sein normales Quantum von Sauerstoff.

Dem Einwande, daß die Kälte den Verbrennungsprozeß im Organismus beschleunigt und daß die infolgedessen entstehende Vermehrung der Kohlensäure die durch die verdünnte Luft hervorgerufene Herabsetzung der chemischen Prozesse kompensiere, ist entgegenzuhalten, daß die Temperatur unsere Resultate nicht beeinflußt haben kann, weil wir Sorge getragen hatten, daß das Thermometer in der Hütte Königin Margerita niemals unter 7° fiel und niemals über 20° stieg.[1]

Um die Elimination der Kohlensäure am Menschen in einer Höhe von 3365 m zu studieren, hat Dr. W. Marcet sich i. J. 1880 drei Tage lang auf dem Col du Géant aufgehalten.[2] Er stellte diese Versuche an einem jungen Freunde, sowie an sich selbst an, indem er die exspirierte Luft in einem undurchlässigen Gummisack sammelte. Er fand, daß er 12% und sein Gefährte 16% weniger Kohlensäure respirierten, als in der Ebene. Dr. Marcet glaubt, daß es die Kälte gewesen sei, welche die innere Verbrennung in einem solchen Grade verminderte, da die äußere Temperatur während des Tages nur 6° betrug. Es ist aber wahrscheinlich, daß hier andere Komplikationen vorlagen.

V

Im Jahre 1896 sind auf dem Monte Rosa über den Atmungschemismus von den Gebrüdern A. und J. Loewy und L. Zuntz[3] eine Reihe von wichtigen Versuchen angestellt worden. Diese Versuche können als eine Fortsetzung derjenigen angesehen werden, welche Schumburg und Zuntz[4] ein Jahr früher auf einem anderen Abhang des Monte Rosa in der Hütte Bétemps (2800 m hoch) und auf ungefähr 3800 m hohen Gletschern ausführten.

Ich hatte das Vergnügen, die alpinen Untersuchungen meiner Kollegen zu bewundern, und bedaure, mich hier mit einem kurzen Hinweis auf ihre geistreiche Versuchsanordnung, sowie auf die auf dem Col d'Olen, in der Hütte Gnifetti und in der Hütte Königin Margerita

[1] Die von Speck und kürzlich von Wolpert veröffentlichten Versuche zeigen, daß in der Elimination der Kohlensäure kein Unterschied besteht, so lange die äußere Temperatur zwischen 5° und 25° schwankt. Arch. für Hygiene XXVI, S. 1—32.

[2] William Marcet, A Contribution to the History of the Respiration of Man. London 1897, p. 11.

[3] A. Loewy, in Gemeinschaft mit J. Loewy und L. Zuntz, Über den Einfluß der verdünnten Luft und des Höhenklimas auf den Menschen. Pflügers Archiv. Bd. LXVI, S. 477.

[4] Dr. Schumburg und Prof. N. Zuntz, Zur Kenntnis der Einwirkungen des Hochgebirges auf den menschlichen Organismus. Pflügers Archiv, Bd. LXIII, S. 461 ff.

gefundenen Resultate begnügen zu müssen. Leider war das Wetter während ihres Aufenthaltes auf dem Monte Rosa wenig günstig.

Sie fanden, daß die Frequenz des Pulses und der Atemzüge auf der Reise von Berlin bis zum Col d'Olen und zur Hütte Gnifetti gestiegen war. Sie beobachteten aber auch, daß sie sich allmählich an diese Höhen gewöhnten; denn in der 3620 m hoch gelegenen Hütte Gnifetti war die Pulsfrequenz nicht nur eine geringere als auf dem nur 2865 m hoch gelegenen Col d'Olen, sondern nahm auch bei allen dreien während ihres dortigen Aufenthaltes ab.

Die Versuche über den Sauerstoffverbrauch wurden in der Weise angestellt, daß man einen Gang in die Ebene oder einen kleinen Aufstieg auf den Col d'Olen oder auf den bei der Hütte Gnifetti gelegenen Gletscher machte. Bei J. Loewy und L. Zuntz wurde während einer muskulären Arbeit auf dem Monte Rosa ein größerer Verbrauch an Sauerstoff gefunden als zu Berlin. Bei A. Loewy zeigte sich ein weniger bedeutender Sauerstoffverbrauch als bei seinen Gefährten. Das Alpenklima regt nach ihnen den Stoffwechsel im Organismus an. Sie heben hervor, daß keiner ihrer Versuche ein Resultat zeigte, aus dem man auf einen Mangel an Sauerstoff schließen konnte. Trotzdem war ihre Fähigkeit zu steigen merklich gemindert. Das bei der Bewegung auf einer etwas abschüssigen Ebene in der Minute geleistete Quantum Arbeit war sowohl auf dem Col d'Olen als auch in der Hütte Gnifetti geringer als zu Berlin. Diese in verschiedenen Höhen auftretende Verringerung der Arbeitsleistung war im Jahre zuvor bereits von Schumburg und Zuntz beobachtet worden. Ich selbst habe während meiner Expedition auf unseren verschiedenen Halteplätzen hierüber Versuche mit dem Ergographen angestellt. Es ist dies ein wichtiges Ergebnis. Es zeigt, daß unsere Fähigkeit zu arbeiten nicht durch den Mangel an Sauerstoff herabgesetzt wird. Es scheint mir von Nutzen, aus den höchst wertvollen Mitteilungen der genannten Forscher die nachstehende Tabelle hier wiederzugeben:[1]

Durchschnittliche Arbeitsleistung pro Minute in Berlin und im Gebirge.

	A. L.	Z. L.	L. Z.
Berlin Steigung = ca. 37 %	570 mkg	580 mkg	809 mkg
Col d'Olen Steigung = ca. 30	440	504	574[2]
Hütte Gnifetti Steigung = ca. 35	475	559	580

[1] A. a. O., S. 526.

[2] „Mittel der drei ersten Steigversuche an Zuntz. Bei den späteren mußte wegen der Kürze der Bahn das Tempo absichtlich verlangsamt werden.“

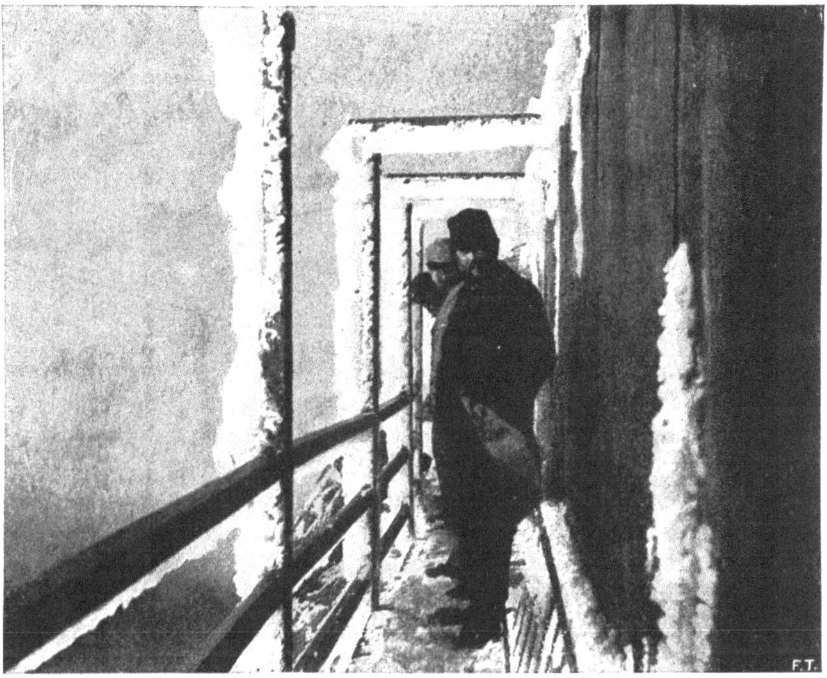

Die mit Reif bedeckte Hütte Königin Margerita nach dem Sturme vom 13. August 1894.

SECHSZEHNTES KAPITEL.

Analyse der Asphyxie und der Bergkrankheit.

I

Der Nachfolger Cl. Bernard's auf dem Lehrstuhle für Physiologie an der Universität La Sorbonne zu Paris war Paul Bert. Der Name dieses Mannes ist in der Politik, wie in der Litteratur und in der Wissenschaft bekannt. Sein großes technisches Talent ließ ihn für die analytische Untersuchung des Blutes neue Apparate erfinden, er legte den Grund zu einer Physiologie des Menschen auf den Alpen. Sein großes Werk „Sur la Pression barométrique" wurde veröffentlicht, während er auf politischem Gebiete einen denkwürdigen Kampf ausfocht und, wie er im Vorworte zu demselben selbst sagt, „durch die Strenge der bürgerlichen Pflichten vom Laboratorium vielfach ferngehalten wurde." Leider sollte er zu Tonkin, wohin ihn sein Vaterland in schwerer Zeit als Gouverneur gesandt hatte, den Wirkungen des Klimas frühzeitig erliegen.

In Anbetracht des Umfanges der wissenschaftlichen Arbeit, die Paul Bert in Angriff nahm, dürfen wir uns nicht wundern, wenn einige der von ihm gefundenen Resultate später von anderen rektifiziert wurden. Seine Untersuchung über die Veränderungen, die in den Blutgasen eines der Wirkung der verdünnten Luft ausgesetzten Tieres auftreten, hatte ergeben, daß schon eine Verminderung der Barometerhöhe um 20 cm (wie man eine solche z. B. im Hospiz des Großen St. Bernhard beobachtet) hinreicht, um eine Verringerung des im Blute enthaltenen Sauerstoffes herbeizuführen.

P. Bert schien somit die Vorstellung Jourdanet's durch den Versuch bestätigt und die Ursache der Bergkrankheit gefunden zu haben. Jourdanet war ein französischer Arzt, der sich mehrere Jahre auf den Hochebenen Mexikos aufgehalten und hier die Anschauung gewonnen hatte, daß es von einer gewissen Höhe an dem Blute an Sauerstoff fehle, weil das Hämoglobin die zur Sättigung nötige Menge dieses Gases nicht mehr vorfinde. Die beiden Bände, welche Jourdanet über den Einfluß des Luftdruckes auf das Leben des Menschen veröffentlichte,[1] gaben Paul Bert die Anregung zur Konstruktion der geistreichen Apparate der Sorbonne. Paul Bert erkannte die Verdienste dieses so großen Wohlthäters der Wissenschaft. Das demselben gewidmete Werk Bert's schließt mit den Worten: „La diminution de la pression barométrique n'agit sur les êtres vivants qu'en diminuant la tension de l'oxygène dans l'air qu'ils respirent, dans le sang qui anime leurs tissus (anoxyhémie de M. Jourdanet), et en les exposant ainsi à des menaces d'asphyxie."[2]

Mit Fraenkel und Geppert zu Berlin beginnt die Kritik der Lehre Paul Berts. Diese Forscher zeigten, daß die von Bert bei seinen Blutanalysen angewandte Methode nicht exakt genug war, und daß das Blut bis zu einem Barometerdruck von 41 cm, d. h. bis zu einer Höhe, die diejenige des Montblanc noch übertrifft, noch einen ebenso großen Gehalt an Sauerstoff besitzt, wie in Meeresspiegelhöhe.[3]

P. Bert hatte aus seinen Untersuchungen folgende beide Hauptschlüsse gezogen: 1. daß das arterielle Blut auf der Höhe des Großen St. Bernhard weniger Sauerstoff enthalte, als es normalerweise besitzt; 2. daß dasselbe in einer den Montblanc wenig übertreffenden Höhe schon ärmer an Sauerstoff sei, als das venöse Blut in Meeresspiegel-

[1] Jourdanet, Influence de la pression de l'air sur la vie de l'homme. Paris 1875.

[2] P. Bert, Pression barométrique. p. 1153.

[3] A. Fraenkel und J. Geppert, Über die Wirkungen der verdünnten Luft auf den Organismus. Berlin 1883, S. 112.

höhe. Die Einfachheit dieser Lehre brachte es mit sich, daß sie leicht acceptiert wurde und bis zum Jahre 1883 in der Physiologie herrschend blieb.

Der von Fraenkel und Geppert erbrachte Beweis, daß sich das Blut eines Hundes in Bezug auf seinen Sauerstoffgehalt bis zu einer Höhe von 4915 m in keiner schätzbaren Weise verändert, hat zur Erkenntnis der Bergkrankheit wenig beigetragen; denn es ist eine allgemein bekannte Thatsache, daß viele Menschen auch unterhalb jener Grenze ziemlich schwer an der Einwirkung der verdünnten Luft zu leiden haben. Um die unterhalb einer Höhe von 4900 m auftretenden Erscheinungen der Bergkrankheit erklären zu können, kehrten Fraenkel und Geppert zu der Theorie Dufour's zurück, nach welcher sie auf eine übermäßige Anstrengung der Muskeln zurückzuführen ist. Jedermann weiß aber, daß nicht alle Menschen durch die Ruhe von dieser Krankheit geheilt werden. In der Hütte Königin Margerita habe ich beobachten können, wie verschiedene Personen die ganze Nacht hindurch erbrachen und auch am folgenden Tage noch unwohl waren. Andere sah ich, die während der Nacht schliefen und am nächsten Tage an Erbrechen litten. Für diese Fälle reichen weder die Theorie Dufours, noch die Blutanalysen Fraenkels und Gepperts aus.

II

Die Nasenlöcher und der Mund können nur in Ausnahmefällen gleichzeitig länger als eine Minute geschlossen gehalten werden, die meisten Menschen sind schon nach Ablauf einer halben Minute gezwungen, wieder Atem zu schöpfen.

Sobald Mund und Nase geschlossen sind, tritt beim Durchfluß des Blutes durch die Lungen ein Moment ein, in welchem es nicht mehr genug Sauerstoff empfängt und zuviel Kohlensäure zurückbehält. Von diesem Momente an beginnt das arterielle Blut dem venösen ähnlich zu werden. Diese Ähnlichkeit nimmt stetig zu. Das vom Sauerstoff nicht mehr gut ernährte nervöse Centrum bleibt erregt. Der ganze Organismus wird von dieser Veränderung beeinflußt und die willkürliche Zurückhaltung des Atems ist nicht länger möglich.

Wenn die Bergkrankheit, wie P. Bert wollte, eine Art von Asphyxie wäre, so müßte man den Verschluß von Mund und Nase auf dem Monte Rosa weniger lange Zeit ertragen können, als im Tiefland. Dieser leicht anzustellende Versuch giebt uns eine Vorstellung von der Schnelligkeit, mit der die inneren chemischen Prozesse verlaufen, und von dem Vorrat an Sauerstoff, den das Blut in den Geweben vorfindet.

Ich teile nachstehend einen Versuch mit, den ich am 11. Juli 1894, nachm. 3 Uhr, mittels des Mareyschen Doppelpneumographen zu Turin an dem Soldaten Cento angestellt habe. Die erhaltenen Kurven zeigt die Fig. 50. Während der Aufnahme derselben hielt Cento den Mund geschlossen. Die Kurve zeigt die normale Atmung. Nachdem die Kurve 2 zur Hälfte geschrieben war, wurde der Versuchsperson am Ende einer Inspiration mit den Fingern die Nase geschlossen. An der Horizontallinie sieht man, daß der Thorax ruhte und der Atem suspendiert war. Die leichten Undulationen derselben bezeichnen den Rhythmus des Herzschlages. Nach 45 Sekunden konnte Cento den Atem nicht länger zurückhalten und öffnete den Mund. Man sieht jedoch, daß der Thorax schon vor dem Öffnen des Mundes unruhig und die Linie unregelmäßig geworden war. Sobald der Mund geöffnet ist, tritt eine tiefe Inspiration auf, die von anderen kräftigen, aber an Stärke allmählich abnehmenden Inspirationen gefolgt ist. Darauf kehrt die Atmung schnell zum Anfangsstadium zurück.

Am 5. August wiederholte ich diesen Versuch in der Hütte Gnifetti (3620 m). Die gewonnene Kurve zeigt die dritte Reihe der Fig. 50. Die Atemamplituden sind hier etwas größer, die Atemfrequenz dagegen ist geringer als bei dem zu Turin angestellten Versuch. Bei dessen Ausführung betrug die äußere Temperatur 27°, während das Thermometer bei der in der Hütte Gnifetti aufgenommenen Kurve nur 10° anzeigte. Man könnte glauben, daß jene Verschiedenheit der Atmung von diesem Temperaturunterschiede abhängig gewesen sei. Ein geringer Einfluß der Temperatur soll nicht geleugnet werden, aber die Hauptursache dieser Abweichungen sehe ich in der Wirkung der verdünnten Luft.

Ein Vergleich der Kurven 2 und 3 der Fig. 50 läßt augenblicklich erkennen, daß der Soldat Cento in der 3620 m hoch gelegenen Hütte Gnifetti der Suspension des Atems nur halb so lang zu widerstehen vermochte, wie zu Turin. Diesen Versuch habe ich in jener Hütte an der gleichen Versuchsperson mehrmals mit dem gleichen Resultate wiederholt. Der Einwand, daß hier ein Zufall vorliegen könne, ist somit ausgeschlossen.

Diese Thatsache erschien mir seltsam, weil die Verminderung des Barometerdruckes nur bei Cento die Suspension des Atems verkürzte. Wenige Tage später glaubte ich eine Erklärung für diese Erscheinung gefunden zu haben. Beim Aufstieg zur Spitze Gnifetti litt nämlich Cento an der Bergkrankheit, während die übrigen Gefährten sich durchaus wohl befanden.

Am 11. August begab sich der Soldat Cento mit 18 kg auf dem Rücken auf den Weg zur Hütte Königin Margerita. Nachdem er die Hälfte des Weges zurückgelegt hatte, mußte man seine Last vermindern, weil ihm das Gehen auf dem Gletscher zu viel Mühe machte. Auf dem Col du Lys litt er in solchem Maße, daß Dr. Abelli, der ihn begleitete, es nicht für gut hielt, ihn weiter steigen zu lassen, und ihn deswegen mit den Führern zurückschickte.

Betrachtet man die in Fig. 50 dargestellten Kurven genauer, so sieht man, daß der Schade, den der Organismus des Soldaten Cento bei der während der Aufnahme der 3. Kurve stattgefundenen Suspension des Atems erlitt, trotz des geringeren Widerstandes, den er derselben entgegenzusetzen vermochte, kein größerer war, als der, den er während des Atemstillstandes in dem Versuche 2 davongetragen; denn die Zeit, in welcher die Atmung nach der Suspension wieder normal wird, ist

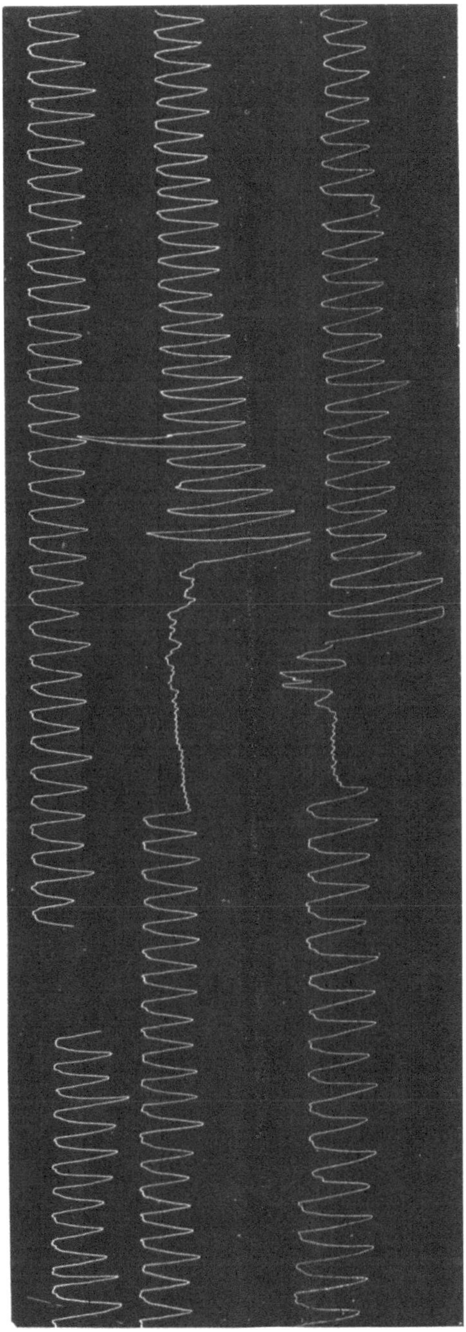
1 2 3

Fig. 50. Soldat Cento. 1. Normale Thoraxatmung. 2. Suspension der Atmung in der Mitte der Kurve. (Beide Versuche wurden zu Turin angestellt.) 3. Wiederholung des Versuches mit suspendiertem Atem in der Hütte Gnifetti (3620 m hoch).

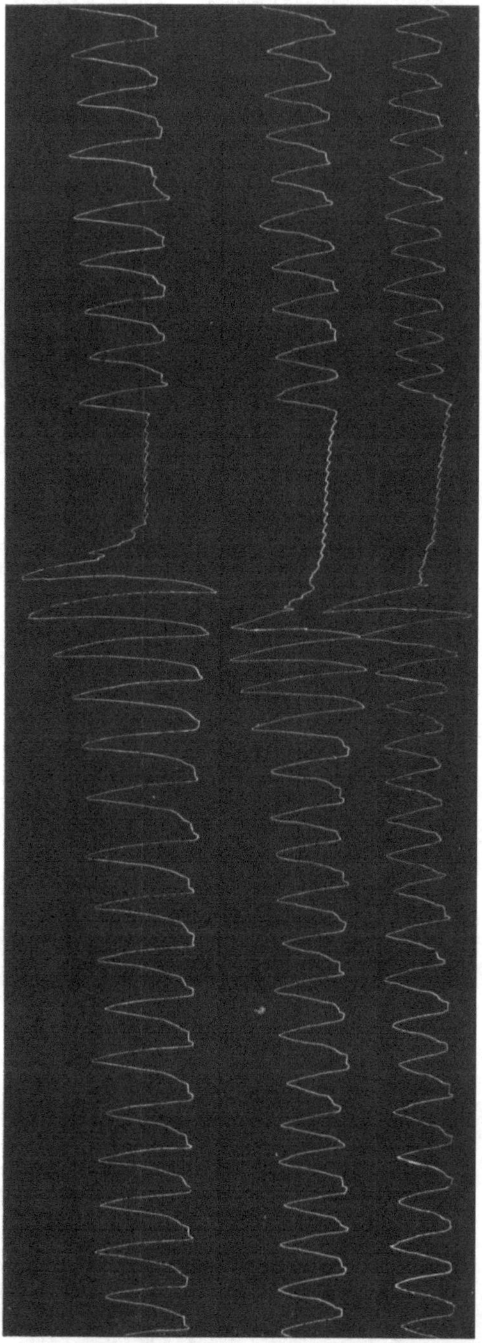

Fig. 51. A. Mosso. Suspension der Atmung. Die Kurven 1 und 2 wurden zu Turin, die Kurve 3 wurde in der Hütte Königin Margerita geschrieben.

in dem Versuche 3 kürzer als in dem Versuche 2. Dieses Ergebnis überraschte mich; denn ich hatte vermutet, daß in der verdünnten Luft für den Ausgleich der durch die Suspension der Atmung verursachten inneren Veränderungen eine längere Zeit nötig sei, als in der Ebene.

Dies war in der That der Fall bei den Versuchen, die in der Hütte Königin Margerita an mir selbst ausgeführt wurden. (Fig. 51,3.)

Am 11. Juli 1894 wurden an mir zu Turin in der eben beschriebenen Weise unmittelbar nacheinander zwei Versuche angestellt, welche, wie man in Fig. 51, 1 und 2 sieht, genau dasselbe Resultat ergaben. Nachdem ich mich in der Hütte Königin Margerita von den Anstrengungen des Steigens erholt hatte, ließ ich zwei Tage nach unserer Ankunft in jener Höhe den Versuch zum dritten Mal an mir selbst ausführen. Derselbe ergab, wie man in der Kurve 3 der Fig. 51 ersieht, daß auch ich der Suspension des Atems hier weniger lange Widerstand zu leisten vermochte als in Turin, daß es aber einer längeren Zeit bedurfte, bis Form und Rhythmus der Atmung zum Anfangsstadium zurückgekehrt waren. Die Verminderung des Barometerdruckes erzeugte auch bei mir eine Herabsetzung der Frequenz und eine Vergrößerung des Umfanges der Atembewegungen. Da das Zimmer, das uns als Laboratorium diente, geheizt war, so bin ich sicher, daß dieser Unterschied nicht von der Temperatur abhing. Bei anderen Personen meiner Begleitung, an denen die gleichen Versuche angestellt wurden, war es nicht möglich, irgend welche Differenzen zwischen den zu Turin und den auf dem Monte Rosa aufgenommenen Kurven festzustellen.

III

Alpinisten werden auf hohen Bergen bemerkt haben, daß sie Beschwerden empfinden, wenn sie sich bücken oder sonst eine anstrengende Bewegung ausführen, durch welche die Atmung unterbrochen wird.

Ich glaubte, in der Suspension des Atems eine bequeme Methode gefunden zu haben, um die Disposition, welche jemand für die Bergkrankheit besitzt, bestimmen zu können. In dieser Vermutung wurde ich nicht nur durch die Ähnlichkeit bestärkt, welche zwischen der Asphyxie und der Bergkrankheit besteht, sondern auch durch einen Versuch, den ich an dem Führer Zurbriggen anstellte. Derselbe vermochte der Suspension des Atems, wie man an der Fig. 52 sieht, in der Hütte Königin Margerita bei Verschluß von Nase und Mund 50 bis 60 Sekunden lang zu widerstehen, während die meisten Menschen ohne den Mund zu öffnen, der Asphyxie keine halbe Minute Widerstand zu leisten vermögen. Ich muß jedoch bekennen, daß die Sache komplizierter ist, als sie erscheint. Da dieser Gegenstand bisher nicht mit hinreichender Genauigkeit untersucht war, so konnten mir die wenigen auf dem Monte Rosa angestellten Versuche nicht genügen. Nach Turin zurückgekehrt, sah ich mich daher genötigt, die Untersuchung von neuem aufzunehmen. Als Versuchspersonen dienten mir 15 Studenten, die meinen medizinischen Kursus besuchten. Ich suchte an denselben vor allen Dingen das Verhältnis zwischen der vitalen Kapazität und der Zeit, während welcher man beim Verschluß von Nase und Mund der Suspension der Atmung widerstehen kann, näher zu bestimmen. Außerdem wurden zuvor Gewicht und Körpergröße der einzelnen Versuchspersonen genau ermittelt. Die aus diesen Versuchen resultierenden Werte sind in der nachfolgenden Tabelle übersichtlich zusammengestellt worden. Eine graphische Übersicht derselben giebt die Fig. 53.

Individuelle Differenzen der Asphyxie im Verhältnis zur vitalen Kapazität, dem Körpergewicht und der Körpergröße. — Gemessen an 15 Studenten d. Med. des 3. Jahrganges.

Reihenfolge	Name und Vorname	Suspension d. Atmung in Sek.	Vitale Kapazität	Gewicht in kg	Körpergröße in m
1	Devecchi Franccsco . . .	72″	3250	56,900	1,68
2	Cambiano Giuseppe	40	2750	61,100	1,71
3	Succi Carlo	38	2400	71,500	1,71
4	Golzio Alfredo	35	3200	62,200	1,63
5	Casazza Adolfo	34	4600	73,100	1,95
6	Giordano Piero	25	5000	79,500	1,90
7	Cesare Gerolamo	31	4500	74,500	1,72
8	Gedda Luigi	29	2500	55,200	1,67
9	Demonte Silvio	22	3500	66	1,80
10	Rivalta Pompeo	28	4468	72,300	1,76
11	Bazzi Davide	24	3640	61	1,62
12	Mosso Antonio	22	3300	76,500	1,70
13	Provera Cesare	18	2834	66,500	1,67
14	Flick Vittorio	17	3950	64,2	1,75
15	Cardini Giacomo	19	3250	64	1,71

Die punktierte Linie der Fig. 53 giebt die Vitalkapazität an, die ausgezogene bezeichnet die Zeit der Suspension der Atmung in Sekunden.

Stud. Devecchi z. B. (Nr. 1 der Tabelle) erreichte in der Suspension der Atmung das Maximum von 72 Sekunden, die vitale Kapazität desselben zeigte jedoch nur den geringen Wert von 3250. Bei dem Studenten Giordano (Nr. 6) dagegen wurde in der vitalen Kapazität das Maximum von 5000 erreicht, während er den Atem nur 25 Sekunden lang zurückzuhalten vermochte.

Ein Blick auf die Fig. 53 läßt sofort erkennen, daß eine enge Beziehung zwischen der vitalen Kapazität und der Zeit, während welcher man die Atmung zu suspendieren vermag, nicht besteht. Man kann auch nicht sagen, daß das Körpergewicht oder die Masse der atmenden Materie hierbei in Betracht kommt. Student Gedda (Nr. 8 der Tabelle) z. B. hat von allen 15 das geringste Gewicht, seine Vitalkapazität übertrifft aber die des Studenten Succi (Nr. 3), trotzdem kann er der Asphyxie in geringerem Grade widerstehen als dieser und als viele andere. Man kann aus diesen Ergebnissen schließen, daß es nicht das Quantum der Luft ist, durch welches wir der Suspension der Atmung mehr oder weniger lange Zeit zu widerstehen vermögen. Es ist auch nicht der Vorrat an Sauerstoff oder das Körpergewicht, wodurch wir hierzu befähigt werden, sondern es ist das Nervensystem, welches die Erscheinungen mit seiner mehr oder größeren Widerstandskraft gegen die Asphyxie beherrscht.

Auch der äußere Augenschein täuscht, wenn wir eine Person auf ihre reichliche Blutmenge oder auf ihren anämischen Zustand hin beurteilen. Der Student Gambarotta (in der Tabelle nicht verzeichnet) vermochte 1 Min. 33 Sek. den Atem zurückzuhalten. Er hat ein blasses Aussehen und ist fast anämisch. Andere vermögen mit einer vitalen Kapazität, die unter dem Durchschnittswerte steht, der Asphyxie noch länger zu widerstehen.

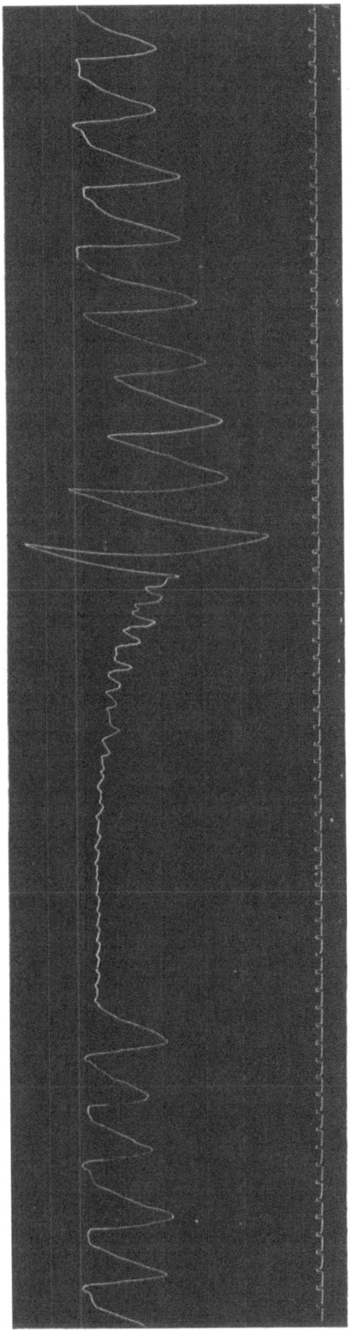

Fig. 52. Zurbriggen. Atemsuspension bei Verschluß von Nase und Mund. Die untere Linie zeigt die Zeit in Sekunden an.

Ich glaubte, eine größere Widerstandsfähigkeit gegen die Asphyxie bei nicht an der Bergkrankheit leidenden Alpinisten finden zu müssen. Ich habe aber unter diesen mehrere Ausnahmen gefunden. Bei den beiden Wächtern der Hütte Königin Margerita, die in der verdünnten Luft zu leben gewohnt sind, fand ich mit Bezug auf die Zeit, die sie der Atemsuspension zu widerstehen vermochten, einen Durchschnittswert.

Dr. Benedicenti zeigte durch Luftanalysen, daß die Dauer der Atemsuspension

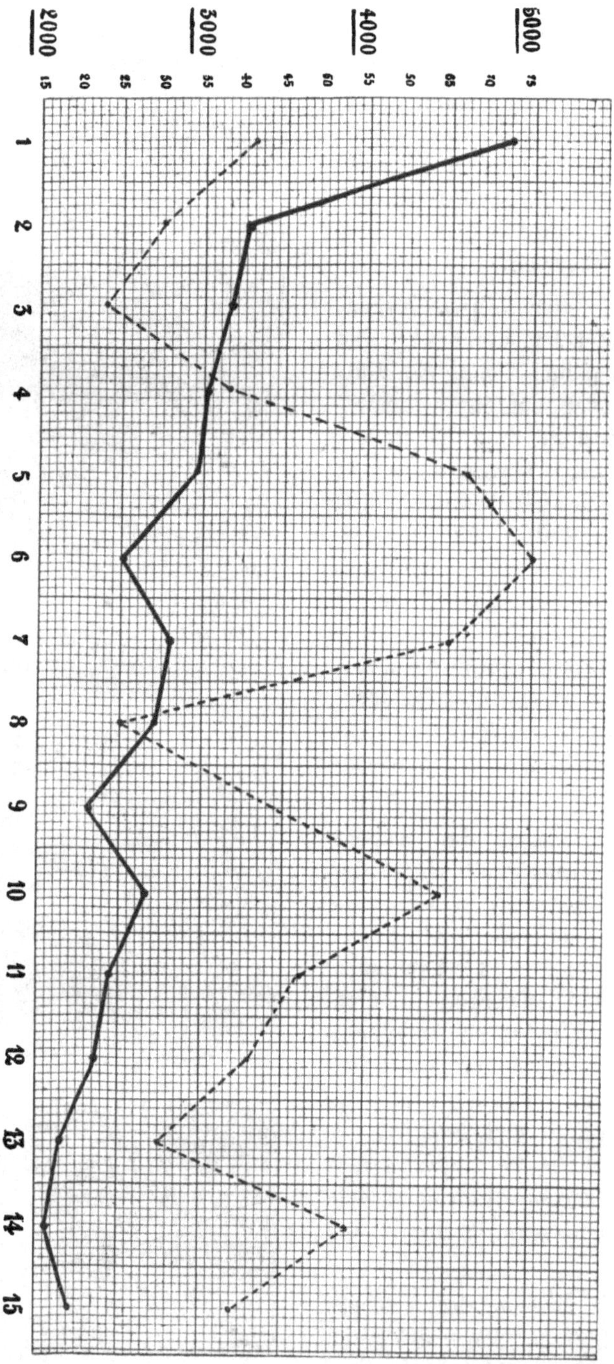

Fig. 53. Graphische Darstellung der in der vorstehenden Tabelle verzeichneten Werte. Die untenstehenden Zahlen entsprechen der Reihenfolge der in der Tabelle angegebenen Versuchspersonen. Die ausgezogene Linie bezeichnet die Zeit, während welcher die Atmung unterbrochen war, die punktierte giebt für jeden der 15 Studenten die Vitalkapazität an.

innerhalb gewisser Grenzen von der Quantität des verbrauchten Sauerstoffes unabhängig ist.[1]

Nachdem wir gesehen haben, daß das Nervensystem auf die Widerstandsfähigkeit gegen die Asphyxie einen bedeutenden Einfluß ausübt, werden wir leichter begreifen, daß auch die einzelnen Symptome der Bergkrankheit von der mehr oder weniger großen Widerstandskraft abhängen, welche das Nervensystem dem ungenügenden Sauerstoffgehalt der Luft und dem Mangel an Kohlensäure im Blute entgegenzusetzen vermag.

IV

Es ist überraschend, wie lange Zeit die Enten den Kopf unter Wasser halten können, wenn sie Nahrung suchen. Diese Zeit habe ich mehrmals gemessen. Um die Widerstandsfähigkeit der Enten noch besser bestimmen zu können, führte ich den Versuch in der Weise aus, daß ich von einem Assistenten eine Ente über ein mit Wasser gefülltes Glasgefäß halten ließ, während ein anderer den Kopf derselben in das Wasser getaucht hielt. Auf diese Weise vergingen 6 bis 7 Minuten, bevor die Ente starb. Sie zeigte auch keine Konvulsionen. Ein Hund oder ein Mensch sterben unter diesen Umständen in der Hälfte der Zeit.

P. Bert hat diese Erscheinung auf die größere Blutmenge zurückzuführen gesucht, welche der Organismus der Enten enthalte. Malassez und Richet[2] zeigten jedoch, daß dies nicht der Fall ist. Auch Personen, welche besser als andere unter Wasser tauchen können, brauchen deswegen keine größere Blutmenge im Körper zu haben, noch ist es nötig, daß ihre Lungen darum mehr als bei anderen entwickelt sind. Im vorigen Paragraphen wurde gezeigt, daß solche Differenzen von der größeren oder geringeren Widerstandsfähigkeit des Nervensystems gegen die Asphyxie abhängig sind.

Die Thatsache, daß die Ente der Asphyxie einen größeren Widerstand entgegenzusetzen vermag, als andere Tiere, könnte vermuten lassen, daß dieselbe auch gegen die Wirkungen der verdünnten Luft widerstandsfähiger sei als jene. Dies ist aber nicht der Fall, dieselbe widersteht der Wirkung der verdünnten Luft in geringerem Grade als der Suspension der Atmung und erträgt ebenso die Herabsetzung des Luftdruckes weniger gut als Tiere, wie z. B. Hund und Affe, die sehr leicht der Bergkrankheit unterliegen.

---

[1] A. Benedicenti, Sull' arresto del respiro nell' uomo e le cause che ne modificano la durata. R. Accademia medica di Torino, 1897.

[2] Malassez et Richet, Comptes rendus. Société de Biologie, 17 nov. 1894. 8 déc. 1894.

Als ich eine Ente unter eine große pneumatische Glocke setzte und den Luftdruck innerhalb derselben auf 14 bis 16 ccm Quecksilber brachte, fiel dieselbe um, nachdem sie sich eine Minute lang unter der Glocke befunden hatte. Ich ließ sie sofort aus der Glocke herausnehmen und auf die Erde setzen. Anfangs lag sie wie tot da, bald darauf erhob sie sich und erholte sich später völlig. Während die Ente sich unter der Glocke befand, traten an derselben so schwere Erscheinungen auf, wie man sie durch Asphyxie auf keine Weise erhalten kann, obwohl der Atem nur während des 7. oder 8. Teiles der Zeit suspendiert war, die das Tier den Zustand der Asphyxie zu ertragen vermag. Als die Ente sich 5 bis 6 Minuten erholt hatte, war sie noch nicht fähig, sich gut auf den Beinen zu halten. Dies zeigt, daß die verdünnte Luft auf die Nervencentren ebenso schnell als tiefgreifend einwirkt. Der Vorgang, durch welchen der Tod herbeigeführt wird, ist in beiden Fällen ein verschiedener.

Ich hatte das Vergnügen, einige dieser Versuche meinem Freunde Prof. Ch. Richet während seines Aufenthaltes in Turin vorzuführen. Die Resultate derselben sind von ihm in seinem „Dictionnaire de Physiologie“ aufgenommen.[1] Er schreibt:

„Beim Tode durch Asphyxie treten Konvulsionen, heftige Erregungen, Pupillenerweiterung, Atemnot, Entleerung von Kot und Urinerguß auf, während, wenn der Tod durch den herabgesetzten Luftdruck herbeigeführt wird, die Pupille maximal verengert ist und man statt der heftigen Bewegungen eine Art betäubenden Schlaf, eine allgemeine Erstarrung, eine große Schwäche aller Muskelkräfte beobachtet, ohne daß zuvor das Stadium der Übererregung und der Konvulsionen auftritt, das man ohne Ausnahme immer bei der einfachen Asphyxie beobachtet.“

Die Atemnot wird so bei den Enten in der That größer als bei den Hunden. Unter der pneumatischen Glocke schlafen sie nicht, wie man dies oft an den Hunden bemerkt, sondern sterben plötzlich, nachdem sie den Kopf heftig geschüttelt haben. Sobald die den bevorstehenden Tod ankündigenden Erscheinungen auftreten, ist es nicht mehr möglich, sie zu retten. Dieser Unterschied hängt davon ab, daß bei der Verminderung des Luftdrucks nicht nur das Quantum des in der Luft enthaltenen Sauerstoffs an Gewicht abnimmt, sondern auch, wie wir im zweiundzwanzigsten Kapitel sehen werden, das Quantum der im Blute enthaltenen Kohlensäure.

V

Führt man unmittelbar nacheinander drei oder vier Inspirationen aus, hat man eine Zeitlang kein Bedürfnis mehr zu atmen. Da man

[1] Ch. Richet, Dictionnaire de Physiologie. Tome II, p. 36.

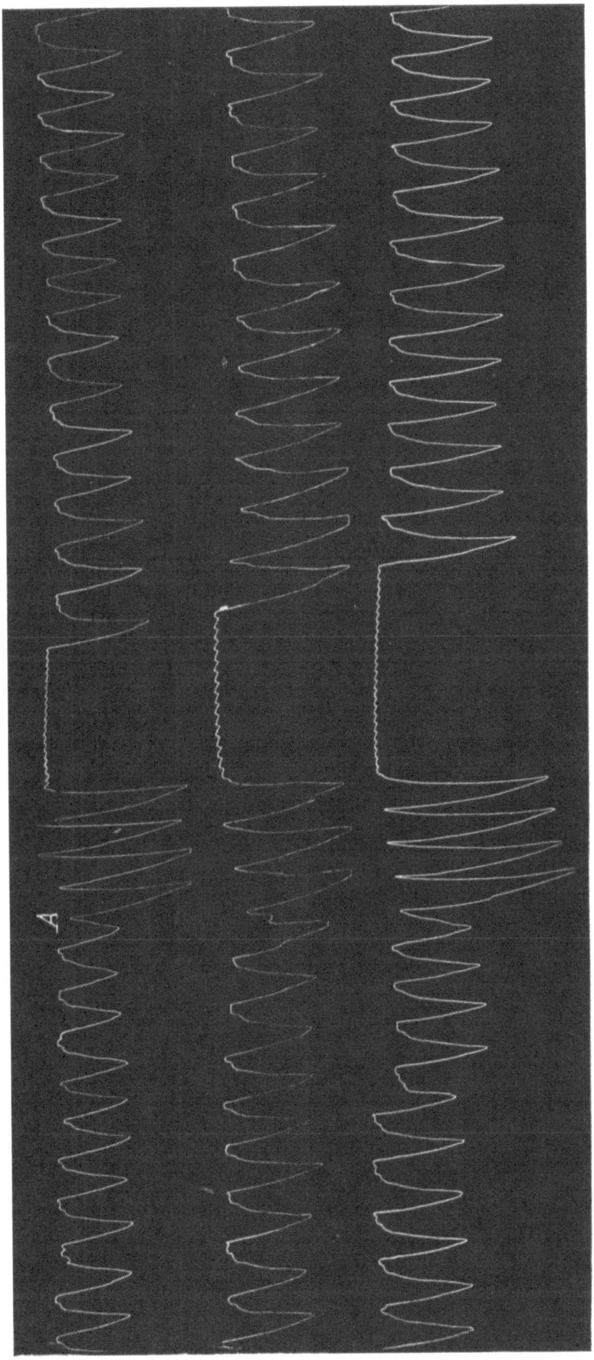

1 2 3

Fig. 54. A. Mosso. Unwillkürliche Suspension der Atmung nach drei aufeinanderfolgenden tiefen Inspirationen. Die 1. Kurve wurde zu Turin, die 2. in der Hütte Königin Margerita, die 3. wiederum zu Turin aufgenommen. Die Geschwindigkeit des roticrenden Cylinders war in allen 3 Fällen nicht die gleiche.

mehr geatmet hat, als nötig ist, so kann das Atmungscentrum sich ausruhen. Diesen Zustand haben die Physiologen Apnoe[1] genannt. Wenn die von der Mehrzahl der Ärzte aufgestellte Behauptung, daß im Zustande der Bergkrankheit das Blut eine ähnliche Beschaffenheit besitze wie in der Asphyxie, annehmbar wäre, so müßte man auf den hohen Bergen die Atmungspausen weniger leicht wahrnehmen können, als im Tiefland. Zur Feststellung dieser Verhältnisse habe ich die nachfolgend beschriebenen Versuche ausgeführt.

Fig. 54 zeigt 3 Kurven, die mittels des Mareyschen Doppelpneumographen an mir selbst aufgenommen wurden. Von diesen wurde die obere zu Turin geschrieben. Bei dem Punkte *A* führe ich drei tiefe Inspirationen aus. Die Atembewegungen ruhen unwillkürlich 19 Sekunden lang. Auf der dann entstehenden horizontal verlaufenden Linie sieht man den Rhythmus des Herzschlages. Darauf beginnt die Atmung spontan von neuem mit etwas kräftigeren Bewegungen. Dies ist die Wirkung der Apnoe.

Eine Wiederholung dieses Versuches in der Hütte Königin Margerita (4560 m hoch) zeigt die Kurve 2 der Fig. 54. Wir sehen auch hier die Atemfrequenz leicht vermindert und die Inspirationen etwas tiefer geworden. Nachdem ich wiederum drei tiefe Inspirationen ausgeführt, tritt in der Atmung eine Pause von 17 Sekunden ein. Der Unterschied zwischen diesem und dem zu Turin gewonnenen Resultate ist sehr gering. Es kommen auch hier, wie in den Fällen, wo die Suspension der Atmung durch den Verschluß von Mund und Nase herbeigeführt wird, von einem Tage bis zum anderen Veränderungen vor. Wie man aber in der 3. Kurve sieht, kann die Apnoe zu anderen Zeiten bei gewöhnlichem Luftdruck sehr viel länger andauern. Vergleicht man die in der Hütte Königin Margerita auftretende Zeit der Atemsuspension mit der zu Turin beobachteten, so ist der Schluß zulässig, daß die Apnoe auf der Höhe eine weniger lange Zeit währt als in der Ebene.

Bei dem Soldaten Chamois jedoch fand ich, daß die Apnoe in einer Höhe von 4560 m stärker hervortrat, als bei gewöhnlichem Luftdrucke. Dieses Resultat wird vielen paradox erscheinen. Es ist aber der augenscheinlichste Beweis für die Thatsache, daß man auf den hohen Bergen Bedingungen vorfindet, die verschieden sind von denjenigen, unter welchen die Asphyxie entsteht. Die Eigentümlichkeit dieser neuen Beobachtung läßt ein Blick auf die in Fig. 55 wiedergegebenen Kurven deutlich erkennen. Die Kurven 1 und 2 dieser Figur wurden zu Turin, die Kurve 3 dagegen wurde in der Hütte

[1] Ein griechisches Wort, deutsch Atemlosigkeit.

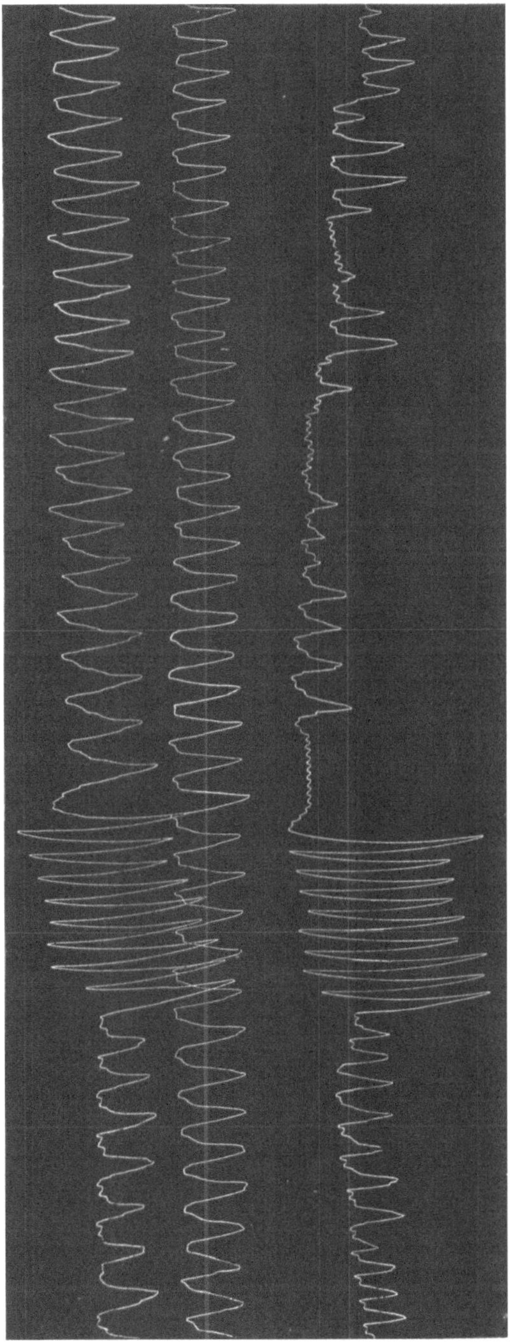

Fig. 55. Soldat CHAMOIS. Die Wirkung von 9 tiefen Inspirationen. Die Kurven 1 und 2 wurden zu Turin, die Kurve 3 wurde in der Hütte Königin Margerita (4560 m hoch) aufgenommen.

Königin Margerita aufgenommen. Wie man aus der Kurve 1 ersieht, hatten 9 tiefe Inspirationen in Bezug auf die Apnoe bei Chamois nur eine sehr geringe Wirkung, eine Beobachtung, die man übrigens an vielen Personen machen kann. Da die Atmung nicht sofort wieder ganz normal ward (wahrscheinlich infolge einer leichten Gemütsbewegung und des Überganges aus dem Zustande starken Zerstreutseins zu einer forcierten Atmung), fuhr ich mit der Fixierung der Atembewegung ununterbrochen fort (Kurve 2), bis das Anfangsstadium ziemlich wieder erreicht war.

Nach unserer Ankunft in der Hütte Königin Margerita schrieb ich unter Benutzung desselben Rotationscylinders und bei der gleichen Geschwindigkeit die Kurve 3. Hier sehen wir nach der Ausführung von neun tiefen Inspirationen einen vollständigen Stillstand der Atembewegungen eintreten, der sich im weiteren Verlauf der Kurve mehrmals wiederholt.

Beim Anblick dieser paradoxen Erscheinung kam mir der Gedanke, daß sie in dieser Höhe vielleicht nur durch die Wirkung der Ermüdung auf das Respirationscentrum herbeigeführt sei, und daß die Ermüdung in dieser Höhe zum Ausdruck komme, weil das nervöse Centrum hier überhaupt schwächer ist, als in der Ebene. Die Annahme, daß die neun kräftig ausgeführten Inspirationen eine Erschöpfung des Respirationscentrums verursachten, würde die Sache einfach erscheinen lassen; ich fürchte jedoch, daß sie komplizierter ist. Sicher ist, daß auf eine so tiefgreifende Modifikation der Atmung der psychische Zustand der Versuchsperson nicht ohne Einfluß war. In Turin war dieselbe frisch und wach, während sie hier schläfrig war. Daß Chamois während des Versuches nicht wirklich schlief, ergiebt sich daraus, daß er den Wink verstand, auf welchen er nach vorhergegangener Verabredung die tiefen Inspirationen auszuführen hatte. Unmittelbar darauf schloß er die Augen halb. Wie dem auch sein mag, so bleibt es doch merkwürdig, daß das Respirationscentrum sich in Höhe von 4560 m bei dieser Versuchsperson in einem Zustande befand, daß in der Atmung ein Stillstand eintrat, wie ich ihn an ihr bisher nie beobachtet hatte. Diese Beobachtung läßt sich durch die Theorie P. Berts nicht erklären. Wir haben hier somit eine andere Thatsache, welche den herrschenden Anschauungen über den Einfluß der verdünnten Luft auf den Organismus durchaus widerspricht und uns entgegengesetzten Interpretationsweisen zuführt.

Aus dem letzten Versuche geht deutlich hervor, daß die Medulla oblongata nicht mehr in normaler Weise funktionierte. In dieser Richtung müssen die weiteren Studien über diesen Gegenstand angestellt werden.

Tabelle I.

Frequenz des Pulses und der Atemzüge, sowie die Temperatur im Rektum in verschiedenen Höhen im Zustande der Ruhe.

Korporal CAMMOZZI EUGENIO. Körpergröße 1,70 m, Körpergewicht 65,600 kg.

Höhe	Monat	Tag	Stunde		Puls		Atemfrequenz		Temperatur im Rektum		Äußere Temperatur		Beobachtungen
			Vormittags	Nachmittags	Vormittags	Nachmittags	Vormittags	Nachmittags	Vormittags	Nachmittags	Vormittags	Nachmittags	
Turin 276 m	Juni	20	5,15		56		20		37°		20°		Puls leicht irregulär.
		"		3,45		80		24		37,7°		26°	
	"	21	6		66		19		36,6		20		
		"		3,30		78		25		37,3		26	
	"	26	5		60		16		36,5		25		
		"		3		67		23		37,1		29	Leichte Arythmie.
	"	29	5		58		17		36,5		18		
		"		3		70		20		37,2		24	
	Juli	11	8		62		16		37		21		
		"		3,30		68		20		37		25	
	"	12	8		62		16		36,6		25		Einige Unregelmäßigkeiten des Pulses.
		"		3,30		74		18		37,6		27	
	"	13	8		48		21		36,5		25		
		"		3,30						37,5			
Gressoney 1627 m	Juli	20	7		62		17						Einige Unregelmäßigkeiten des Pulses
		"		5		82		18		37,5°		13,5°	
	"	21	5,30		61		16		36,6°		7,8°		
		"		5		77		13		37,3		18	
	"	22	5,30		56		13		36,65		6,9		
		"		5		68		14		37,2		16,3	
	"	23	5,30		56		13		36,4		8,1		
		"		5		72		15		37,2		17,7	
	"	24	5,30		54		14		36,3		9,8		
		"		5		72		12		37,2		22	
Lager Indra 2521 m	Juli	26		5		76		10		36,8°		11°	* Die äußere Temperatur wurde unter dem Zelt gemessen, in dem die Soldaten schliefen. Hieraus erklärt sich, warum die Temperatur am Vormittag zuweilen höher ist als am Nachmittag.
	"	27	5		61		12		36,3°		0°		
		"		5		74		12		37,1		8	
	"	28	8		66		10		37		13*		
		"		6,30		80		11		37,6		10,5	
	"	29	5		59		10		36,5		7		
		"		5		90		15		37,6		14	
	"	30	5		60		12		36,6		7		
Lager Hütte Linty 3048 m	Aug.	1	7		78		14		36,8°				
	"	2	5,30		76		15		36,8		9°		
	"	3	6,30		68		15		37		14		
	"	4	6,30		70		17		37,1		8		
		"		5		86		20		37°		8°	
	"	5	6,30		94		17		37				
	"	6	7,30		76		16		37,5				
Hütte Königin Margerita 4650 m	Aug.	15		5		100		12		37°			
		16	7		88		10		36,9°				
		"		6		98		9		37,2			Puls leicht irregulär
	"	17	8		84		10		37				
Gressoney 1627 m	Aug.	23	7		65		10		36,9°				

Tabelle II.

Frequenz des Pulses und der Atemzüge, sowie die Temperatur im Rektum in verschiedenen Höhen im Zustande der Ruhe.

Soldat Sarteur Albino. Körpergröße 1,73 m, Körpergewicht 64,800 kg.

Höhe	Monat	Tag	Stunde Vormittags	Stunde Nachmittags	Puls Vormittags	Puls Nachmittags	Atemfrequenz Vormittags	Atemfrequenz Nachmittags	Temperatur im Rektum Vormittags	Temperatur im Rektum Nachmittags	Äußere Temperatur Vormittags	Äußere Temperatur Nachmittags	Beobachtungen
Turin 276 m	Juni	26	5		54		13		36,3°		25°		
		„		3		68		12		36,9°		29°	
	„	29	5		52		11		35,8		18		
		„		3		72		13		36,9		24	
	Juli	11	7		56		10		36,1		21		
		„		3		72		18		37,1		26	
	„	12	8		55		10		36,2		22		
		„		3		57		17		36,8		26	
	„	13	8		51		8		35,8		21		
		„		3,30		62		14		37,1		26	
Gressoney 1627 m	Juli	20	7		50		9		35,9°				Puls leicht irregulär.
		„		5,30		62		11		36,6°		13,5°	
	„	21	5,30		50		10		36		7,8°		
		„		5		68		17		37,2		18	
	„	22	5,30		56		12		36		6,9		
		„		5		62		14		36,9		16,13	
	„	23	5,30		67		14		36,5		8,1		
		„		5		68		13		37,3		17,7	
	„	24	5,30		52		12		36,1		9,8		
		„		5		58		14		37,3		22	
Lager Indra 2515 m	Juli	26	5,30		59		11		36,5°				* Die äußere Temperatur wurde unter dem Zelt gemessen, in dem die Soldaten schliefen. Hieraus erklärt sich, warum die Temperatur am Vormittag zuweilen höher ist als am Nachmittag.
		„		5		64		13		36,7°		11°	
	„	27	5		56		10		36,3		0°		
		„		5		56		12		36,8		8	
	„	28	8		56		10		36,5		13*		
		„		6,30		68		16		37,1		10,5	
	„	29	5		60		9		36,2		7		
		„		5		62		13		36,8		14	
Lager Hütte Linty 3047 m	Aug.	3	6,30								2,5°		
		„			52		12		36,5°				
	„	4	6,30		54		10		36,5		8		
		„		5		63		12		36,5°		5,6°	
Hütte Gnifetti 3620 m	Aug.	7	6,15		66		10		37,3°		1°		
	„	8		6		66		11		36,9°		5°	
	„	9	6,45		70		8		37,4		13		
Hütte Königin Margerita 4560 m	Aug.	11		4,45		74		11		37,1°		11°	* Ankunft am Morgen vom Lager Linty.
	„*	12	6		76		10		36,8°		6°		
	„	15		5		80		11		36,8			
	„	16	7		74		9		36,9		7		
	„	„		6		78		8		37,1			
	„	17	8		67		8		36,8		7		
Gressoney 1627 m	Aug.	23	7		63		9		36,6°				

Tabelle III.

Frequenz des Pulses und der Atemzüge, sowie die Temperatur im Rektum in verschiedenen Höhen im Zustande der Ruhe.

Soldat Marta Santino. Körpergröße 1,72 m, Körpergewicht 71 kg.

Höhe	Monat	Tag	Stunde Vormittags	Stunde Nachmittags	Puls Vormittags	Puls Nachmittags	Atemfrequenz Vormittags	Atemfrequenz Nachmittags	Temperatur im Rektum Vormittags	Temperatur im Rektum Nachmittags	Äußere Temperatur Vormittags	Äußere Temperatur Nachmittags	Beobachtungen
Turin 276 m	Juni	20	5,15		54		16		37,1°		20°		
		„		3,45		74		18		37,4°		26°	
	„	26	5		54		14		36,8		26		
		„		3,30		62		18		37		29	
	„	29	5		52		13		36,4		18		
		„		3,30		70		20		37,4		24	
	Juli	11	8		52		18		36,7		20		
		„		3		54		18		36,9		25	
	„	12	8		47		18		36,8		25,5		
		„		3		56		20		37,4		27	
	„	13	8		58		19		36,7		25		
		„		3,15						37,7		26	
Gressoney 1627 m	Juli	20	7		66		19						
		„		5		70		21		37,2°		13,5°	
	„	21	5,30		54		17		36,5°		7,8°		
		„		5		69		23		37,3		18	
	„	22	5,30		54		19		36,9		6,9		
		„		5		68		19		37,1		16,3	
	„	23	5,30		57		16		36,6		8,1		
		„		5		84		25		38,1		17,7	
	„	24	5,30		50		17		36,6		9,8		
		„		5		68		18		37,4		22	
Lager Indra 2515 m	Juli	27	5		54		15		36,8°				* Die äußere Temperatur wurde am Morgen unter dem Zelte gemessen, bevor die Soldaten aufgestanden waren.
		„		5		76		22		37,4°		8°	
	„	28	6		62		20		36,9		13°*		
		„		5		81		24		37,6		10,5	
	„	29	5		52		14		36,8		7		
		„		5		62		26		37,4		14	
	„	30	5		58		18		36,7				
Lager Hütte Linty 3047 m	Aug.	2	5,30		57		15		36,6°		9°		
	„	3	6,30		60		17		36,9		14		
	„	4	6,30		63		16		37		8		
	„	„		5		70		22		37,5°		20°	
Hütte Gnifetti 3620 m	Aug.	6	7,30		64		18		36,5°				
	„	7	6,15		68		16		36,7				
	„	8		6		72		21		37,3°		13°	
	„	9	6,45		62		20		36,8		12,2°		
Hütte Königin Margerita 4560 m	Aug.	11	4,45		82		21			37,3°	11,5°		
	„	12	6		64		16		36,8°		6,4		
	„	13	6,20		60		18		36,8		4		
	„	15	6		76		21		36,8		7		
	„	18	5,30						36,9				
Gressoney 1627 m	Aug.	23	7		52		15		36,6°				

Tabelle IV.

Frequenz des Pulses und der Atemzüge, sowie die Temperatur im Rektum in verschiedenen Höhen im Zustande der Ruhe.

Korporal Jachini Felice. Körpergröße 1,75 m, Körpergewicht 72,100 kg.

Höhe	Monat	Tag	Stunde		Puls		Atemfrequenz		Temperatur im Rektum		Äußere Temperatur		Beobachtungen
			Vormittags	Nachmittags	Vormittags	Nachmittags	Vormittags	Nachmittags	Vormittags	Nachmittags	Vormittags	Nachmittags	
Turin 276 m	Juli	11	8		58		16		36,8°		21°		
		„		3		62		18		37,1°		26°	
	„	12	8		54		16		36,8		22		
		„		3		56		19		37		26,7	
	„	13	8		52		19		36,8		21,5		
		„		3		67		18		36,9		26,3	
Gressoney 1627 m	Juli	20	7		60		16						
		„		5,30		59		18		37,1°		13,5°	
	„	21	5,30		52		17		36,4°		7,8°		Die äußere Temperatur wurde am Morgen in dem Zelte oder in den Hütten gemessen, wo man schlief.
		„		5		64		20		37,5		18	
	„	22	5,30		50		14		36,5		6,9		
		„		5		57		21		36,7		16,3	
	„	23	5,30		66		14		36,5		8,1		
		„		5		56		17		37		17,9	
	„	24	5,30		47		16		36,4		9,8		
		„		5		62		17		37,1		22	
Lager Indra 2515 m	Juli	27	5		56		16		36,3°		8°		
	„	„		5		58		17		36,9°		14°	
		29	5		63		15		36,6		7		
	„	„		5		88		18		37,3		9	
		30	5,30		56		15		36,7				
Lager Hütte Linty 3047 m	Aug.	2	5,30		50		14		36,5°		9°		
	„	3	6,30		56		15		36,7		14		
	„	4	6,30		54		14		36,7		8		
		„		5		72		17		37,1°		5,6°	
	„	6	7,30		60		14		36,7				
Hütte Gnifetti 3620 m	Aug.	8		6		86		9		37,4°		13°	
	„	9	6,45		60		14		36,7°		12,2°		
Hütte Königin Margerita 4560 m	Aug.	13	6,20		70		17		36,6°		4°		
	„	15	6		58		20		36,8		7		
	„	18	5,30		59		17		36,8		10		
Gressoney 1627 m	Aug.	23	7		67		16		37°				

Tabelle V.

Frequenz des Pulses und der Atemzüge, sowie die Temperatur im Rektum in verschiedenen Höhen im Zustande der Ruhe.

Soldat Solferino Germano. Körpergröße 1,71 m, Körpergewicht 63,900 kg.

Höhe	Monat	Tag	Stunde		Puls		Atemfrequenz		Temperatur im Rektum		Äußere Temperatur		Beobachtungen
			Vormittags	Nachmittags	Vormittags	Nachmittags	Vormittags	Nachmittags	Vormittags	Nachmittags	Vormittags	Nachmittags	
Turin 276 m	Juni	26	5		50		15		36,6°		26°		Puls ein wenig irregulär.
		„		3		57		20		37,2°		31°	
	„	29	5		46		15		36,3		18		
		„		3		58		20		37,1		24	
	Juli	11	8		54		17		36,7		21		
		„		3		66		17		37,2		26	
	„	12	8		48		15		36,8		22		
		„		3		64		20		37,2		26	
	„	13	8		48		16		36,6		21		
		14	5		46		18		36,2		21		
	„	„		5		67		23		37,4		25	
Gressoney 1627 m	Juli	20	7		48		15						Die äußere Temperatur wurde am Morgen in dem Zelte oder in den Hütten gemessen, in welchen die Soldaten schliefen.
		„		5		67		24		36,9°		13,5°	
	„	21	5,30		46		16		36,2°		7,8°		
		„		5		66		23		37,3		18	
	„	22	5,30		48		17		36,3		6,9		
		„		5		60		22		37,4		16,3	
	„	23	5,30		48		17		36,4		8,1		
		„		5		58		19		37,4		17,9	
	„	24	5,30		50		16		36,4		9,8		
		„		5		64		18		37,5		22	
Lager Indra 2515 m	Juli	26	5,30		51		14		36,2°				
		„		5		58		19		36,7°		11°	
	„	27	5		54		17		36,6		8°		
	„	28	8		49		18		36,5		13		
		„		6,30		70		22		37,5		10,5	Puls irregulär.
	„	29	5		53		16		36,3		7		
		„		5		56		21		37,2		14	
	„	30	5,30		52		18		36,6		7		
Lager Hütte Linty 3047 m	Aug.	2	5,30		52		18		36,2°		9°		
	„	3	6,30		54		20		36,4		14		
	„	4	6,30		52		16		36,6		8		
		„		5		76		22		37,1°			
	„	5		6,30		78		20		37,5			
	„	6	7,30		46		16		36,6				
Hütte Königin Margerita 4560 m	Aug.	11		4,45		76		21		36,9		11,5°	* Seit 4 Stunden mit 20 kg belastet in der Hütte angekommen.
	„	12	6		90		18		36,6°		6,4°		
	„	17	7		90		21		36,9				
	„*	18	9,30		100		22				10		Puls klein, fast unwahrnehmbar.
Gressoney 1627 m	Aug.	23	7		52		17		36,6°				
	„												

VI

Die Tabellen auf S. 293—297 enthalten die Resultate der Beobachtungen, welche über den Puls, die Respiration und die Temperatur im Rektum während unserer Expedition auf den Monte Rosa an fünf Soldaten angestellt wurden, während sie sich im Zustande völligster Ruhe befanden. Es sei daran erinnert, daß dieselben, wie eingangs erwähnt, ungefähr 1000 m wöchentlich stiegen und daß der Aufenthalt in einer Höhe von 4560 m 10 Tage währte. Ich wiederhole ferner, daß die Beobachtungen täglich am Morgen, bevor die Soldaten aufgestanden waren, und am Nachmittage zwischen 3 und 5 Uhr, bevor sie zu abend gegessen, ausgeführt wurden; sie wurden zwei Monate hindurch fortgesetzt. Als Beobachter fungierten abwechselnd Dr. Abelli und ich. Der Kürze wegen habe ich in den Tabellen nur die an jenen 5 Soldaten gewonnenen Werte verzeichnet. Ich bemerke jedoch, daß sie denjenigen, die ich an anderen Personen meiner Begleitung erhielt, durchaus entsprechen. Da die durch einen Bergaufstieg verursachte Ermüdung auch an dem darauf folgenden Tage noch nicht verschwunden ist, so sind die Resultate, die ich an den Tagen erhielt, an denen die Versuchspersonen sich noch nicht völlig erholt hatten, nicht berücksichtigt worden. Am zuverlässigsten sind die an den Morgenstunden vor dem Aufstehen der Soldaten gewonnenen Werte, bei den an den Nachmittagen angestellten Versuchen lagen die betreffenden Personen vor dem Beginn der Beobachtungen 10 Minuten lang horizontal ausgestreckt.

Zwei Thatsachen treten uns aus diesen Beobachtungen deutlich entgegen: Bei allen war der Puls in der Höhe frequenter als in der Ebene, und ebenso war bei allen die Körpertemperatur auf dem Monte Rosa etwas erhöht. In der That wurde in der Hütte Königin Margerita das Minimum der Körpertemperatur, das wir in Turin erhielten, nicht wieder erreicht. Diese Thatsache beweist, daß im Organismus (auch bei starken Personen) in jener Höhe eine leichte Störung eintritt und daß der Verbrauch der chemischen Energie in der Ruhe in einer Höhe von 4560 m ein etwas größerer sein muß, als im Tiefland.

Jaccoud, Mermod, Armieux, Vacher, Mercier u. a. haben bereits gefunden, daß während eines Aufenthaltes in hochgelegenen Orten die Pulsfrequenz merklich beschleunigt ist. So fand Vacher z. B. an sich selbst in einer Höhe von 1650 m eine Pulsfrequenz von 78 Schlägen in der Minute, während er an sich in der Ebene deren 69 zählte.

Wegen der noch unterhalb einer Höhe von 2000 m auftretenden Pulsbeschleunigung haben andere sogar von einem Höhenfieber gesprochen. Aus der Gesamtzahl unserer Beobachtungen geht hervor, daß die Zunahme der Pulsfrequenz im Zustande völliger Ruhe in einer Höhe von 4560 m geringer ist, als man nach den auf niederen Höhen gewonnenen Resultaten hätte vermuten können.

Die Atemfrequenz auf dem Gipfel des Monte Rosa war wenig verschieden von der, die im Tiefland beobachtet wurde. Da man aus der Zahl der Inspirationen auf die Respirationsthätigkeit keinen sicheren Schluß zu ziehen vermag, so habe ich letztere unter Anwendung der Guttaperchamaske und des Kontators nach der auf Seite 52 beschriebenen Methode untersucht.

Die hieraus resultierenden Werte sind in den am Ende dieses Buches angefügten Tabellen zusammengestellt. Aus denselben geht hervor, daß im wachen Zustande in einer Höhe von 4560 m das Volumen der inspirierten Luft während einer halben Stunde bei einigen vermehrt und bei anderen vermindert war. In Anbetracht der Höhe, in der die Versuche angestellt wurden, sind jene Unterschiede jedoch nicht sehr bedeutend.

VII

Die ersten Symptome, welche als Wirkung der verdünnten Luft auftreten, entsprechen den ersten Anzeichen der Asphyxie nicht; denn im ersten Falle tritt eine Pulsbeschleunigung auf, während sich die Pulsfrequenz im letzteren Falle verlangsamt. Bekanntlich steht die Herzthätigkeit hauptsächlich unter der Herrschaft zweier Nerven, von denen der eine beschleunigend (N. accelerans cordis), der andere dagegen hemmend (die Hemmungsfasern des N. vagus) auf sie einwirkt. Nachdem wir zu größeren Höhen emporgestiegen waren, mußte entschieden werden, ob die verdünnte Luft im Sinne einer Lähmung auf das Centrum der Hemmungsfasern wirkt, oder ob das des Beschleunigungsnerven durch sie gereizt wird. Diese Frage kann aber nur durch den Versuch am Tiere entschieden werden. Die Symptome der Bergkrankheit sind denjenigen ähnlich, die man an Hunden beobachtet, denen die Nervi vagi am Halse durchschnitten sind. In diesem Falle tritt bei diesen Tieren Erbrechen, eine Verminderung der Atemfrequenz auf, und die Pulsationen des Herzens sind sehr beschleunigt. Ich beschränkte mich daher darauf, die Hemmungsfasern des Herzens an einem Hunde außer Funktion zu setzen. Aus dem nachfolgend beschriebenen Beispiele ersieht man, wie diese Versuche angestellt wurden.

Ein normaler Hund wurde zu uns in eine pneumatische Kammer gesetzt. Das Herz bei diesem normalen Hunde vollführte 88 Schläge in der Minute. Darauf wurde die Luft innerhalb derselben so lange verdünnt, bis das in der Kammer befindliche Barometer einen Druck von 42 cm anzeigte. Dieser Druck entspricht einer Höhe von 4723 m. Das

Mischabelhörner (4554 m)

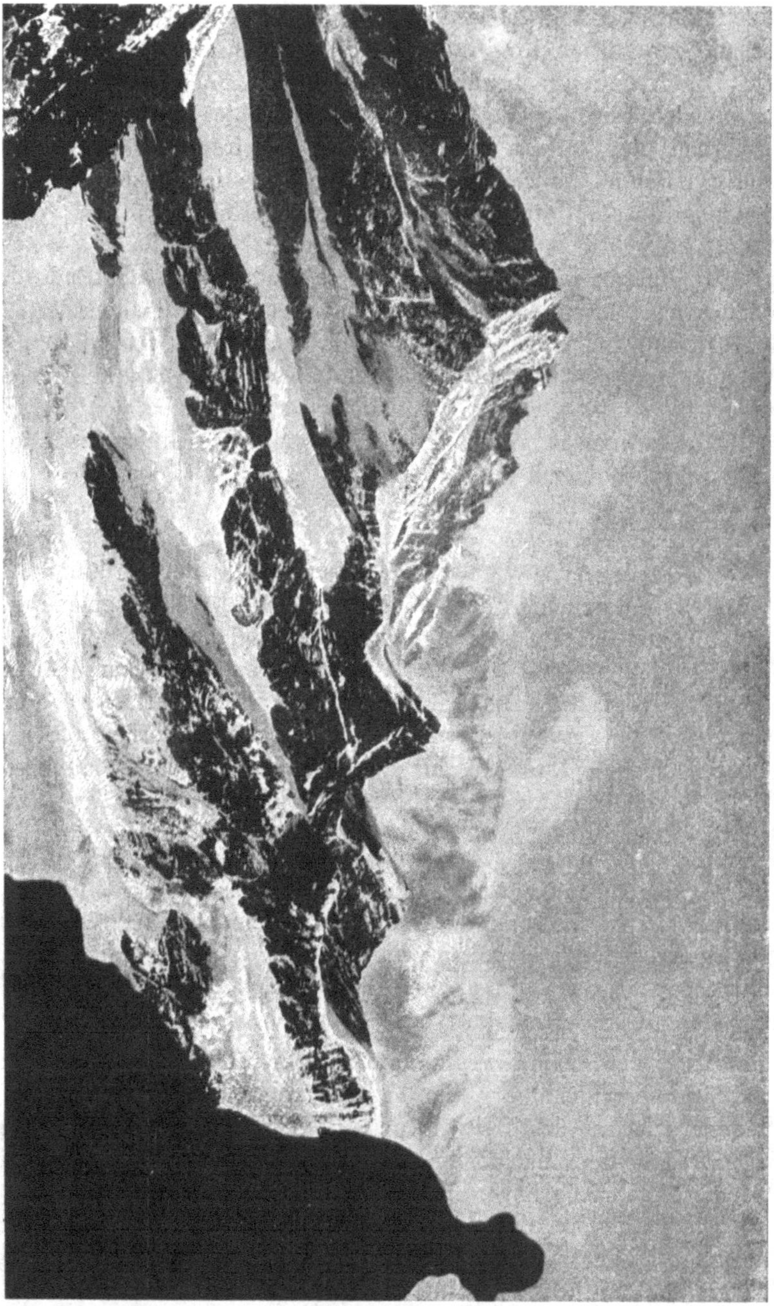

Ansicht der Mischabelhörner (4554 m) von der Hütte Königin Margerita aus.

V. Sella.

Herz des Hundes schlug 114 mal in der Minute. Hierauf wurden außerhalb der Kammer die Vagusfasern durchschnitten. Die Pulsfrequenz wuchs um das zweifache, während die Zahl der Atemzüge, die normalerweise 16 betrug, auf 10 fiel. Als wir dann mit dem so behandelten Hunde in die pneumatische Kammer zurückkehrten, trat bei dem gleichen, einer Höhe von 4723 m entsprechenden Luftdruck keine weitere Modifikation der Pulsfrequenz auf. Das Tier befand sich jedoch weniger wohl als vordem. Es war erregt und öffnete den Mund, als ob es ihm an Luft fehlte. Sobald wir jedoch die Luftverdünnung innerhalb der Glocke verminderten, befand es sich sofort besser und atmete ruhig.

Die im vorigen Kapitel mitgeteilten Beobachtungen haben erwiesen, daß bei der Bergkrankheit die Funktionen derjenigen nervösen Centren herabgesetzt sind, die ihren Sitz im verlängerten Mark haben. Die Zunahme der Pulsfrequenz ist in einer Höhe von 4560 m eine konstante Erscheinung von sehr komplizierter Natur, welche auf eine beginnende Lähmung des Nervus vagus hinweist. Bei dem Soldaten Solferino z. B. war sie in der Hütte Königin Margerita doppelt so groß, wie in der Ebene, nachdem er in jener Höhe bereits eine Woche in Ruhe verbracht hatte.

Fassen wir die Thatsachen, nach welchen die Neurose des Vagus als ein Faktor der Bergkrankheit betrachtet werden muß, nochmals zusammen: Auf dem Monte Rosa sahen wir zwischen je zwei Atemzügen eine Pause auftreten, von der in der Ebene nicht das geringste Anzeichen vorhanden war. Wir beobachteten ferner eine Veränderung des Respirationstypus; auch während des wachen Zustandes war manchmal die Inspiration verlängert und die Exspiration beschleunigt. Es zeigte sich hier weiter Erbrechen, sowie eine Schwierigkeit im Schlucken. (Diese Phänomene charakterisieren die Paralyse des Vagus.) Auch das plötzliche Auftreten der Müdigkeit, die man bei Hunden beobachtet, denen der Vagus durchschnitten ist und die in diesem Zustande zu laufen versuchen, vermehrt die Ähnlichkeit mit den bei der Bergkrankheit beobachteten Erscheinungen. Ein weiterer Beweis für das Vorhandensein einer Vaguslähmung während der Bergkrankheit ist die Erweiterung der Blutgefäße in den Lungen. (Siehe Kapitel 22.) Es ist wahrscheinlich, daß die Verminderung des Luftquantums, das wir nach unseren Messungen der Vitalkapazität in einer Höhe von 4560 m einatmeten, eine Folge der Hyperämie der Lungen war. Vermutlich wurde auch der Tod des Dr. Jacottet auf dem Montblanc durch eine Lähmung des Vagus herbeigeführt. Durch den schnellen Verlauf, den jene verhängnisvolle Krankheit nahm, sowie durch das bei der Autopsie gefundene Lungenödem gewinnt diese Vermutung an Wahrscheinlichkeit.

VIII

Im vierten Kapitel ist bereits gezeigt worden, daß die Messung unseres Blutdruckes in der Hütte Königin Margerita von den zu Turin gefundenen Resultaten wenig abweichende Werte ergab. Da mir eine Höhe von 4560 m für diese Versuche nicht ausreichend erschien, so stellte ich andere an, indem ich Tiere in eine pneumatische Glocke setzte und die Carotis derselben mit einem Manometer in Verbindung brachte. Um den Versuch für die Tiere schmerzlos zu machen und um zu verhüten, daß sie sich während dessen Ausführung bewegten, wurden sie durch Morphium, Chloral oder Chloralose eingeschläfert. Bei allen diesen Versuchen fand ich, daß sich der Blutdruck bis zu einer Luftverdünnung, die einer Höhe von 6500 bis 7000 m entspricht, nicht verändert. Es zeigte sich nur eine Pulsbeschleunigung und ebenso wurde die Atmung tiefer und frequenter. Kurven dieser Versuche mitzuteilen, halte ich für unnötig.

Auch hier haben wir einen anderen fundamentalen Unterschied zwischen der Asphyxie und der Bergkrankheit. Bei der Asphyxie ist die Erhöhung des Blutdrucks eine konstante und charakteristische Erscheinung, dieselbe tritt hier auf, sobald die Atmung ungenügend wird. Dieser fundamentale Unterschied kann auf zweifache Weise erklärt werden. Entweder sind die bei der Luftverdünnung im Blute auftretenden Veränderungen verschieden von denjenigen, die bei der Asphyxie entstehen (in der That häuft sich auf den Bergen im Blute weniger Kohlensäure an), oder das nervöse Centrum der Blutgefäße wird weniger aktiv.

Die von Hüfner[1] angestellten Versuche haben gezeigt, daß das Blut sich erst bei einem Barometerdruck von 238 mm zu verändern beginnt, und daß wir daher die Ursachen der Bergkrankheit nicht in physischen Bedingungen des Blutes suchen dürfen. Es giebt somit auf der Erde keinen so hohen Berg, auf dem der Mensch zu fürchten hätte, daß das Hämoglobin aus der ihn umgebenden Luft nicht so viel Sauerstoff entnehmen könnte, wie es zu absorbieren fähig ist.

Von der Thatsache, daß im Blute die Ursache der Bergkrankheit nicht gesucht werden kann, habe ich mich wiederholt auch dadurch überzeugen können, daß ich sah, wie nach einer starken Blutung die Wirkungen des herabgesetzten Luftdruckes nicht verschlimmert wurden. Der folgende Versuch mag dies deutlicher zeigen. Setzen wir einen Hund unter eine pneumatische Glocke, in welcher die Luft bis auf einen Druck von 32 cm verdünnt ist (entsprechend einer Höhe

[1] Du Bois-Reymond's Arch. f. Physiologie 1890.

von 6888 m), nehmen ihm dann ein Drittel seines Blutes und bringen ihn hierauf wiederum unter die Glocke, innerhalb welcher die Luftverdünnung noch immer einer Höhe von 6888 m entspricht, so beobachten wir bei ihm in der Frequenz wie in der Tiefe der Atemzüge keinen Unterschied.

Der Teil des Nervensystems, der am leichtesten dem herabgesetzten Luftdruck widersteht, ist auch derjenige, der sich in seinem Widerstande gegen den Mangel an Sauerstoff am schnellsten verändert. Bevor der Mensch geboren wird, setzt er der Asphyxie einen außerordentlichen Widerstand entgegen. Dies beweist die Thatsache, daß die Operation des Kaiserschnittes noch nach dem Tode der Mutter oft mit Erfolg ausgeführt wurde. Paul Bert hat an Mäusen beobachtet, wie schnell sich nach ihrer Geburt die Fähigkeit der Asphyxie zu widerstehen verändert. Eine eben geborene Maus kann ohne zu atmen eine halbe Stunde leben. Ist eine Maus eine Woche alt, so widersteht sie der Atemlosigkeit nur noch 15 Minuten, eine zwei Wochen alte erträgt diesen Zustand kaum 4 Minuten.

Die hierbei im Organismus auftretenden Veränderungen finden sicherlich im Nervensystem statt, ohne daß das Blut weder in seiner Zusammensetzung noch der Quantität nach irgend welche Veränderung erfährt. Sie erklären uns, warum wir weder die Ursache der schnellen Akklimatisation an die verdünnte Luft, noch diejenige der individuellen Differenzen, welche in der Bergkrankheit zum Vorschein kommen, im Blute zu suchen brauchen. Der Sitz des Übels ist das Nervensystem. In keinem anderen Gewebe treten Veränderungen mit solcher Schnelligkeit hervor, wie in den nervösen Zellen, in keinem anderen sind die persönlichen Unterschiede so tiefgreifende, wie in diesen.

Die Leichtigkeit, mit welcher der Organismus sich den Verhältnissen großer Höhen anpaßt, ging sehr deutlich aus der allmählich sich vermindernden Pulsfrequenz hervor, die wir während unseres Aufenthaltes in der Hütte Königin Margerita beobachten konnten. Am zweiten Tage nach unserer Ankunft zählte ich an mir selbst 93 Pulsationen in der Minute, in den letzten Tagen meines dortigen Aufenthaltes hatte ich ein Minimum von 54. Es ist dies eine so niedrige Pulsfrequenz, wie ich sie zu Turin selten an mir beobachte. Die nachstehenden Werte, welche den Tabellen entnommen sind, in denen ich die in einer Höhe von 4560 m in aufeinanderfolgenden Tagen auftretende Verminderung der Pulsfrequenz zusammengestellt habe, zeigen deutlich die Wirkung der Akklimatisation:

Marta 82. 64. 60. — Jachini 70. 58.
Sarteur 76. 74. 67. — Camozzi 88. 84.

IX

Auf dem Monte Rosa entspricht der mittlere Luftdruck in einer Höhe von 4560 m einem Barometerstande von 423 mm. Die Verdünnung der Luft beträgt somit etwas weniger als die Hälfte ihres Normalzustandes. Wenn im Tiefland keine Luxusatmung stattfände, so müßten wir in der Höhe von 4560 m, um dasselbe Quantum von Sauerstoff in die Lungen einzuführen, das wir dort aufnehmen, fast das doppelte Volumen Luft einatmen. Dies geschieht jedoch nicht, sondern das Gegenteil ist der Fall. Der Soldat Solferino z. B. atmete in der Hütte Königin Margerita weniger Luft ein, als in Gressoney. Wie man aus der am Ende dieses Buches angefügten Tabelle IX ersieht, war die Zahl seiner Inspirationen von 10 bis auf 14 gestiegen, während die Tiefe seiner Atembewegungen vermindert war. Anstatt 6,41 Liter Luft zu atmen, atmete er nur 5,54 Liter einer viel weniger dichten Luft ein. Hieraus ersieht man die funktionelle Veränderung des Atmungscentrums. Infolge des Mangels an Sauerstoff sind die Atmungsbewegungen beschleunigt. Da das Atmungscentrum jedoch nicht fähig ist, die Inspirationen tiefer werden zu lassen, so gelingt es ihm nicht, den beabsichtigten Ausgleich herbeizuführen.

Bei meinem Bruder (Tabelle III), sowie bei dem Korporal Camozzi (Tabelle V) nehmen die Inspirationen an Frequenz und Tiefe zu. Die Anzahl der Liter Luft, welche mein Bruder zu Gressoney und in der Hütte Königin Margerita einatmete, stehen im Verhältnisse von 1 : 1,24. Bei dem Korporal Camozzi ergab sich das Verhältnis von 1 : 1,62. Zwischen Turin und Gressoney wurde hierin keine schätzbare Differenz gefunden, obwohl der Höhenunterschied zwischen diesen beiden Orten 1351 m beträgt.

Benno Bizzozero (Tabelle IV) führte in der Hütte Königin Margerita ein größeres Luftquantum in seine Lungen ein als in der Ebene, indem die Frequenz seiner Inspirationsbewegungen beschleunigt und die Tiefe derselben vermindert war. Die zu Gressoney und in der Hütte Königin Margerita von ihm erhaltenen Werte stehen im Verhältnisse von 1 : 1,05.

Bei dem Soldaten Sarteur (Tabelle VI) blieb die Frequenz der Atembewegungen an beiden Orten konstant, während ihre Tiefe in der Hütte Königin Margerita vermehrt war. Eine gleiche Reduktion ergiebt für ihn ein Verhältnis von 1 : 1,03. Der Zuwachs der in jener Höhe respirierten Luft war somit ein geringer.

Die Soldaten Chamois und Oberhoffer (Tabellen VII u. VIII) waren zusammen von Ivrea zur Hütte Königin Margerita aufgestiegen, ohne daß sie sich auf den Zwischenstationen akklimatisiert hatten. Bei diesen ergab sich das merkwürdige Resultat, daß bei einer verringerten Atemfrequenz in der Höhe (4560 m) der Durchschnittswert des eingeatmeten Luftvolumens vergrößert war. Eine in gleichem Sinne vollzogene Reduktion der erhaltenen Werthe zeigt bei CHAMOIS ein Verhältnis von 1 : 1,15, bei OBERHOFFER ein solches von 1 : 1,03.

Ziehen wir aus der Summe der an sechs Versuchspersonen zu Gressoney und in der Hütte Königin Margerita gewonnenen Resultate die arithmetischen Mittel und reduzieren diese Werte auf die Anzahl der Liter Luft, welche von allen sechs Personen in einer Minute respiriert wurden, so erhalten wir ein Verhältnis von 1 : 1,17. Würde der Zuwachs des eingeatmeten Luftvolumens zu der Luftverdünnung im gleichen Verhältnis stehen, so müßten wir ein solches von 1 : 1,80 finden. Von diesem sind wir jedoch weit entfernt.

In den Veränderungen, welche in einer Höhe von 4560 m sowohl in der Frequenz, wie in der Tiefe der Respirationsbewegungen auftreten, ließ sich kein konstantes Gesetz erkennen, obwohl alle möglichen Kombinationen von uns beobachtet wurden. Diese waren: Vermehrung der Frequenz und der Tiefe der Inspirationsbewegungen, Verminderung der Frequenz und Vermehrung der Tiefe derselben, Vermehrung der Frequenz und Verminderung der Tiefe der Inspirationen. Endlich können auch, wie wir an den auf Seite 45 und 46 dargestellten Kurven sehen, Frequenz und Tiefe der Atembewegungen vermindert werden.

Einige Ziffern der letzterwähnten Tabellen entsprechen nicht genau den Daten, welche in den früher mitgeteilten Tabellen enthalten sind. Diese Abweichungen erklären sich teils daraus, daß man bei der Atmung durch den Kontator die Guttaperchamaske auf dem Gesichte hat und während der Inspiration einen geringen Widerstand überwinden muß; teils aus der Thatsache, daß die Atmung sich leicht verändert, sobald man weiß, daß man beobachtet wird. Um Fehlerquellen möglichst auszuschließen, ließ mein Bruder die einzelnen Personen vor dem eigentlichen Beginn jedes Versuches eine Viertelstunde lang durch den Apparat atmen. Trotz der hervorgehobenen Übelstände (die sich bei keinem Experiment vollständig vermeiden lassen) glaube ich, daß die von meinem Bruder angestellten Beobachtungen (in Tabelle II am Ende des Buches zusammengefaßt) mit den oben besprochenen zusammengenommen das vollständigste Material darbieten, das wir bis jetzt aus den Untersuchungen der Atmung auf großen Höhen gewonnen haben.

Die Untersuchungen, welche kürzlich Herr LEO ZUNTZ[1] bei

[1] PFLÜGERS Arch. Bd. 66, S. 517.

Anwendung einer von der meinigen etwas verschiedenen Methode in der Hütte Königin Margerita ausführte, ergaben, daß derselbe bei gewöhnlichem Luftdruck in der Minute 4,93 Liter Luft einatmete, während er in der Hütte Königin Margerita beim ersten Versuche 13,74 und beim zweiten 10,55 Liter Luft in seine Lungen einführte. Ich fürchte, daß Herr Zuntz die Versuche in jener Höhe begann, bevor die Ermüdung bei ihm völlig verschwunden war. Das von ihm in der Hütte Königin Margerita inspirierte Luftvolumen übertraf dasjenige, das er in der Ebene einatmete, um mehr als das doppelte. Dieser Wert ist im Vergleiche mit den Resultaten, die mein Bruder in der Hütte Königin Margerita an Personen gewann, die sich im Ruhezustande befanden, zu groß, als daß die Abweichung aus einem einfachen Beobachtungsfehler erklärt werden könnte.

Es giebt zwei Methoden, durch welche man den Gasaustausch in den Lungen befördern und so dem aus dem geringen Sauerstoffgehalte der verdünnten Luft erwachsenden Schaden entgegenwirken kann. Man kann entweder die Tiefe der Inspirationsbewegungen vergrößern oder die Anzahl derselben vermehren. Von diesen beiden Kompensationsmethoden bevorzugt die Natur die zweite. Es ist mit der Atmung wie mit der Bewegung der Beine. In der Eile führen wir in einer bestimmten Zeit eine größere Anzahl von Schritten aus, wir vermehren so den Rhythmus des Gehens, ohne die Größe unserer Schritte sehr zu verändern. Diese Regel wendet die Natur auch bei der Atmung auf hohen Bergen an. Selten ist der Fall, daß, wie bei dem Soldaten Sarteur (Tabelle VI), die Anzahl der Schritte, d. h. die Zahl der Atembewegungen, konstant bleibt und dieselben dafür vergrößert werden, oder daß sich, wie bei den Soldaten Chamois (Tabelle VII) und Oberhoffer (Tabelle VIII) die Anzahl der Schritte verringert und diese dafür in dem Maße an Umfang zunehmen, daß trotzdem eine größere Strecke abgeschritten wird.

Im allgemeinen zieht das Nervensystem vor, den Rhythmus zu beschleunigen und die gleiche Bewegung mehrmals zu wiederholen, an deren Ausdehnung es bereits gewöhnt ist. Wenn die Beschleunigung der Bewegungen nicht genügt, führen wir von Zeit zu Zeit eine größere aus. Es ist dies der Typus der Atembewegungen auf hohen Bergen, man vermehrt die Anzahl der Atemzüge ohne die Tiefe derselben zu vergrößern (zuweilen sind dieselben im Gegenteil weniger tief) und führt von Zeit zu Zeit eine Respiration aus, die tiefer ist als die voraufgehenden und gleichsam ein Seufzer zu sein scheint. Wird das Bedürfnis zu atmen sehr groß, so verfahren wir wie beim Laufen, wir beschleunigen den Rhythmus der Bewegungen und vergrößern gleichzeitig die Ausdehnung derselben.

X

Durch jede Inspiration, die wir ausführen, wird nur ein Teil der in den Lungen enthaltenen Luft erneuert. Da die Exspiration nicht alle Luft aus den Lungen heraustreibt, sondern in denselben einen Rückstand von durchschnittlich einem und einem halben Liter hinterläßt, und die Gesamtmenge der Luft, die wir in unseren Lungen besitzen, zwei Liter beträgt, so umfaßt dieser Teil der Lungenluft, der durch die Inspiration erneuert wird, nur ein Viertel derselben. Die Luft in den Lungen ist daher niemals so rein, wie die atmosphärische Luft, der Austausch der im Blute enthaltenen Gase vollzieht sich mit einer Luft, die ärmer an Sauerstoff und reicher an Kohlensäure ist, als die gewöhnliche Luft.

Zuntz und Loewy[1] haben die Aufmerksamkeit der Physiologen auf die Thatsache gelenkt, daß nicht die ganze Menge des halben Liters Luft, welches wir durch die Durchschnittsinspiration aufnehmen, in die Lungen tritt, sondern daß ein beträchtlicher Teil derselben (ca. 140 ccm) teils im Munde, teils in der Nase, sowie in der Trachea und den großen Bronchien zurückgehalten wird. Der Raum, in dem die Luft zurückgehalten wird, welche für den Gaswechsel des Blutes nicht in Betracht kommt, wurde von den genannten Forschern als „schädlicher Luftraum" bezeichnet. Ich glaube, daß man diesen Wert von 140 ccm nicht als ein Maß für die beim Atmen unbenutzt bleibende Luftmenge betrachten darf, denn die Luft, welche beim Ausatmen aus den Alveolen der Lunge tritt, wartet nicht, bis jene 140 ccm des schädlichen Luftraumes sich entfernt haben, sondern bahnt sich durch diese Luftmenge tunnelartig einen Weg, bevor dieselbe vollständig wieder ausgeschieden ist.

Um mich hiervon zu überzeugen und das Phänomen in der Vorlesung zu demonstrieren, schloß ich zwischen zwei aus Fensterglas gefertigten Scheiben zwei 4 cm dicke Holzstücke in der Weise ein, daß zwischen den beiden Glasscheiben ein Raum frei blieb, der die Form des Nasen- und Mundraumes wiedergab. Ein Metallrohr stellte die Trachea dar, während ein anderes der Öffnung der beiden Nasenlöcher entsprach. Auf diese Weise hatte ich den schädlichen Luftraum künstlich nachgeahmt. Diesen, durch Kitt überall hermetisch abgeschlossenen Raum füllte ich, nachdem ich vorher die künstliche Trachea mit einem Blasebalg in Verbindung gesetzt, mit Cigarrenrauch an und erzeugte mittels des ersteren einen der Exspiration ähnlichen Luftstrom. Ich sah dann, daß sich der letztere durch den

---

[1] A. Loewy, Untersuch. ü. d. Respiration und Cirkulation bei Änderung des Druckes und des Sauerstoffgehaltes der Luft. Berlin 1895. S. 18.

Rauch hindurch einen tunnelähnlichen Weg bahnte, in dem kein Rauch bemerkbar war, während um diesen Weg herum ein Teil des Rauches, der der in dem schädlichen Luftraum enthaltenen Luft entsprach, zurückblieb.

Ich habe diesen Versuch angestellt, weil Dr. A. Loewy der Spannung des Sauerstoffes in der Alveolarluft oder der in den Lungen zurückbleibenden Luftmenge, die nicht erneuert wird, eine große Bedeutung beilegt. Als Dr. Loewy diese Luft analysierte, ergab sich, daß dieselbe um so ärmer an Sauerstoff und um so reicher an Kohlenstoff wurde, je weiter der Luftdruck vermindert wurde.[1] Die individuellen Unterschiede in der Resistenz gegen die Wirkung der verdünnten Luft sucht Dr. Loewy aus den Variationen, die im Atmungsmechanismus vorkommen, zu erklären.[2] Nach Loewy würde sich hieraus erklären, warum die Bergkrankheit nicht bei allen Personen in ein und derselben Höhe auftritt, sowie, warum die Arbeit der Muskeln infolge der vermehrten Tiefe der Atembewegungen in der verdünnten Luft eine Empfindung des Wohlseins hervorruft; denn da hier nach Loewy eine Überkompensation stattfindet, so wird nach ihm die Zusammensetzung der in den Lungen enthaltenen Luft hierdurch verbessert.

Diese Anschauung Loewys, nach welcher Personen, bei denen die Atemzüge frequent und wenig tief sind, mehr an der Bergkrankheit leiden, als andere, habe ich durch meine Beobachtungen nicht bestätigen können. Bei der Untersuchung des Atems konnte ich sehen, daß Personen, deren Atemkurven immer denselben Typus zeigten, der Herabsetzung des Luftdruckes in verschiedener Weise widerstanden. Als Beispiel führe ich meinen Institutsdiener Giorgio Mondo und mich selber an. Unsere Atemkurven haben dieselbe Form; Tiefe und Rhythmus der Respirationsbewegungen sind bei uns beiden gleich. Wir haben außerdem fast das gleiche Körpergewicht. Dennoch leidet Mondo leicht an der Bergkrankheit, während ich dagegen derselben ziemlich gut widerstehe. In einem krassen Gegensatze zu der Lehre Loewys steht auch die folgende Beobachtung. Mein Bruder, sowie Benno Bizzozero litten in der Hütte Königin Margerita an der Bergkrankheit. Als sie sich akklimatisiert hatten, nahm, wie man in den Tabellen II u. IV sieht, die Tiefe der Atembewegungen ab, während die Frequenz derselben zunahm. Nach Loewys Anschauung hätte gerade das Gegenteil eintreten müssen.

Auf dem Monte Rosa zeigt die Inspiration bei meinem Bruder durchschnittlich einen Wert von 0,660, während derselbe sonst 0,758

---

[1] A. a. O., S. 51.
[2] A. a. O., S. 18.

beträgt. Seine Atemfrequenz zeigt auf dem Monte Rosa 13 anstatt 12 Atemzüge. Dasselbe zeigt sich bei Benno Bizzozero. Während seine Atemfrequenz in der Ebene 11 betrug, betrug dieselbe auf dem Monte Rosa 15. Anstatt 0,808 betrug der Durchschnittswert seiner Inspirationen auf dem Monte Rosa 0,611.

Auch bei dem Soldaten Solferino (Tabelle IX), der überhaupt nicht an der Bergkrankheit litt, beobachteten wir eine Zunahme der Atemfrequenz von 10 auf 14 und eine Verminderung der Inspirationstiefe von 0,641 auf 0,390.

Diese Daten gewinnen eine um so größerere Bedeutung, wenn man bedenkt, daß der Druck bei der Ausführung dieser Beobachtungen kaum 428 mm betrug, während das Minimum der Spannung des Sauerstoffes in den Alveolen nach Loewys Feststellung bei 450 mm erreicht wird. Auf diese Lehre Loewys werde ich im neunzehnten und zweiundzwanzigsten Kapitel zurückkommen.

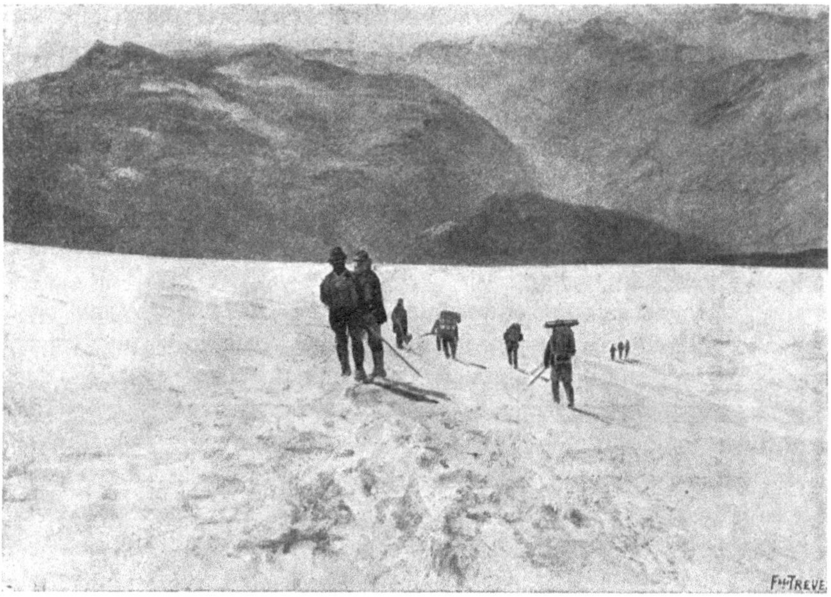

Abstieg der Expedition vom Monte Rosa. — Letzter Teil des Gletschers Garstelet.

SIEBZEHNTES KAPITEL.

Wirkung der Bergluft auf das Nervensystem. Der Kopfschmerz. Der Wind.

I

Auch die niederen Tiere leiden unter dem Einflusse der verdünnten Luft. Man kann dies leicht beobachten. Setzt man einen Hund unter eine pneumatische Glocke, so kommen bei einem gewissen Grade der Luftverdünnung die Flöhe aus dem Fell hervor, springen unruhig umher und suchen der Belästigung zu entfliehen.

Um den Einfluß, den die verdünnte Luft auf das Nervensystem niederer Tiere auszuüben vermag, besser beobachten zu können, stellte ich Versuche an Leuchtkäfern an. Das Phosphoreszieren dieser Insekten ist wie das vom Phosphor ausgehende Leuchten ein chemischer Vorgang, der jedoch seiner innern Natur nach von dem letzteren durchaus verschieden ist. Es interessierte mich sehr, zu wissen, ob und inwiefern durch die Verminderung des Sauerstoffes in der verdünnten Luft jener Leuchtprozeß bei den Glühwürmchen modifiziert werde.

In dieser Absicht setzte ich eine Anzahl dieser Tierchen unter eine große pneumatische Glocke und verdünnte die Luft innerhalb derselben, bis ich einen Druck von nur noch 30 cm erhielt. Ich war erstaunt, als ich sah, daß das Leuchten der Käfer um so intensiver wurde, je mehr der Sauerstoff in der sich stetig verdünnenden Luft abnahm. Es ist allgemein bekannt, daß das Leuchten der Glühwürmchen kein kontinuierliches ist, sondern in fortwährend aufeinander folgenden Perioden von Erglühen und Dunkelwerden verläuft. Kaum aber begann die Luft innerhalb der Glocke sich zu verdünnen, als die Perioden der Verdunkelung der Leuchtorgane kürzer wurden, bis bei der stetig zunehmenden Luftverdünnung ein Zeitpunkt eintrat, an dem dieselben ganz aufhörten und das Glühen ein kontinuierliches wurde. Es wechselten dann nur noch Perioden von stärkerem und schwächerem Leuchten miteinander ab. Auch nachdem diese Koleopteren eine halbe bis eine ganze Stunde in jener Luft gewesen waren, in der ein Hund oder ein Mensch gestorben sein würde, strahlten sie noch ein so intensives Licht aus, wie man es an ihnen auf unseren Wiesen zur Zeit ihrer Liebe nicht bemerkt.

Nimmt man in einer Sommernacht ein Leuchtkäferchen in die Hand, so kann man beobachten, daß nur zwei Segmente am hinteren Körperende phosphoreszieren. In der verdünnten Luft verlängerte sich der leuchtende Teil des hinteren Körperendes um ungefähr 3 mm.

In der Physiologie hat man das Leuchten dieser Tiere in engen Zusammenhang mit dem Sauerstoff der Luft gebracht. Der soeben beschriebene Versuch zeigt aber, daß dies nicht der Fall sein kann. Nachdem die Unabhängigkeit der Leuchtzellen jener Käfer von der äußeren Luft auf diese Weise festgestellt ist, ist es begreiflicher, daß auch die Zellen unseres Körpers in geringerem Maße an den Sauerstoff der Atmosphäre gebunden sind, als man bisher geglaubt hat.

Wir erkennen aus jenem Versuche, daß in der That die Zellen der Leuchtorgane in sich selbst die Substanzen besitzen, welche jenes Glühen zu erzeugen vermögen. Es ist die Erregung oder die Lähmung des Nervensystems, welche in den, jenes Licht ausströmenden Zellen die chemischen Prozesse fördert und antreibt; denn die Leuchtfähigkeit steigert sich in dem Maße, in dem der Sauerstoff abnimmt. Diese scheinbar paradoxe Erscheinung ist ein evidenter Beweis für eine Thatsache, welche in der Physiologie von fundamentaler Bedeutung ist.

Das Feuer des Lebens (ich bediene mich dieses poetischen Ausdruckes nicht im figürlichen, sondern im eigentlichen Sinne) wird in den Leuchtorganen jener Käfer sichtbar. Die chemische Energie der Zellen verwandelt sich in Lichtenergie, ohne daß der Sauerstoff der Luft an dieser Arbeit einen direkten Anteil hat.

II

Hat die Verminderung des atmosphärischen Druckes einen Einfluß auf die Muskeln und das Nervensystem bei kaltblütigen Tieren?

Mit der Beantwortung dieser Frage hat sich in meinem Institute Dr. WERNER ROSENTHAL aus Erlangen beschäftigt.[1] Bei den mit großer Sorgfalt angestellten Versuchen suchte er vor allen Dingen die aus dem Temperaturwechsel leicht entstehenden Fehlerquellen zu vermeiden. Es würde mich zu weit führen, wenn ich auf die Einzelheiten der schönen Arbeit näher eingehen wollte. Ich beschränke mich daher auf die Mitteilung, daß nach den Untersuchungen von Dr. W. ROSENTHAL der verminderte Luftdruck auf die Muskeln des Frosches keinen Einfluß ausübt. Bei den nervösen Centren, welche die Herzbewegung regulieren, ist keine Wirkung des verminderten Luftdrucks nachzuweisen. In Bezug auf die Symptome der Asphyxie besteht zwischen einem Frosch, den man in einen luftleeren Raum setzt und einem solchen, den man in eine des Sauerstoffes beraubte Luft einschließt, kein Unterschied. Die physischen wie die chemischen Veränderungen, welche in den Muskeln und den Nerven während ihrer Thätigkeit auftreten, verlaufen unabhängig vom Luftdruck. Ich bemerke noch, daß Dr. ROSENTHAL in seiner Abhandlung auch die frühere Litteratur über diesen Gegenstand sorgsam zusammengestellt hat.

Diese am Frosche erhaltenen Resultate sind auch für uns von Bedeutung; denn die Unterschiede, welche zwischen den Funktionen der niederen Tiere und denen des Menschen bestehen, sind quantitativer, nicht qualitativer Natur. Alle Eigenschaften, welche man am Nervensystem der einfacheren Tiere beobachtet, trifft man beim Menschen und den höheren Tieren wieder.

Wenn die auffallendsten Erscheinungen, welche auf den Bergen durch die verdünnte Luft hervorgerufen werden, sämtlich nervöser Natur sind, so ist dies ein Fingerzeig für die Thatsache, daß die Ursache der Bergkrankheit in einer Ernährungsstörung der nervösen Centren zu suchen ist, und daß wir dieselbe nicht einfach als eine physische Wirkung des verminderten Luftdrucks aufzufassen haben. Wir werden im folgenden sehen, daß ein Tier gegen die Wirkung der verdünnten Luft um so empfindlicher ist, je mehr das Nervensystem bei demselben entwickelt ist. Der Ernährungsvorgang in den Nervenzellen geht bei uns schneller vor sich, als bei kaltblütigen Tieren, die chemischen Prozesse sind bei uns intensivere. Dies erklärt jene Unterschiede.

---

[1] WERNER ROSENTHAL, Hat Verminderung des Luftdruckes einen Einfluß auf die Muskeln und und das Nervensystem des Frosches? Arch. f. Anatomie u. Physiol. 1896. Physiol. Abt. Ebenso Archives italiennes de Biologie. Tome XXV, p. 418.

III

Im allgemeinen kann man sagen, daß Kopfschmerz und Ermüdung uns die erste Nachricht darüber geben, daß irgend etwas Anormales in unserem Nervensystem stattgefunden hat. Mit diesen Symptomen beginnt auch die Bergkrankheit. Später tritt eine Störung in der Innervation des Herzens und des Magens auf, weshalb man in diesem Stadium Herzklopfen, Schwindel, Übelkeit, Appetitlosigkeit und Erbrechen hat. Noch später erscheint die Schläfrigkeit. Von mancher Seite ist behauptet worden, daß zwischen der Bergkrankheit und der Seekrankheit eine Ähnlichkeit bestehe; mir scheint jedoch, daß die durch die verdünnte Luft hervorgerufenen Erscheinungen viel komplizierter und variabler sind, als diejenigen, welche bei der Seekrankheit auftreten. Daß bei dem einen dieses und bei einem andern jenes der erwähnten Symptome zuerst erscheint, ist eine Sache, die von der Natur des einzelnen und von sehr verwickelten Nebenumständen abhängt.

Mit Gewißheit kann man nur soviel behaupten, daß die Reaktion des Organismus um so intensiver ist, je geringer die Energie seines Nervensystems ist. Von vielen Beispielen, an welchen ich dies zeigen könnte, teile ich das folgende mit. Als ich Student war, machte ich mit mehreren Freunden eine Alpentour. Wir gingen von Ceresole fort, machten einen Aufstieg auf den Gran Paradiso und stiegen über den Rutor nach La Thuile hinunter. Im Hospiz des kleinen St. Bernhard mußten wir schlechten Wetters wegen eine Zeitlang verweilen. Dann stiegen wir weiter auf der Allée Blanche und am Lago di Combal nach Courmayeur hinab. Wir waren gut trainiert. Leider veranlaßte uns einer der Freunde, der gezwungen war, unsere Reisegesellschaft zu verlassen, vor seinem Abschiede mehr als gewöhnlich trinken, so daß wir uns erst spät zur Ruhe legten und, durch den Alkohol erregt, nur wenige Stunden und dazu noch schlecht schliefen.

Am nächsten Morgen brachen wir früh wieder auf, um zum Col Ferret zu gehen. Als wir zu den Seen von Fenêtre kamen (2500 m hoch), begann einer der Gefährten sich von Zeit zu Zeit zu setzen und zurückzubleiben. Ich erwartete ihn und erfuhr auf mein Befragen, daß er Kopfschmerz habe und sich wenig wohl befinde. Wir gingen weiter. Bald darauf wurde ihm übel und er bekam starkes Erbrechen. Auch nachdem er sich gesetzt hatte, war sein Atem frequent und der Puls beschleunigt und schwach. Besondere Beschwerden empfand er von dem Herzklopfen und der Beklemmung, die ihm, wie er sagte, den Atem benahm. Nachdem er eine halbe Stunde lang ruhig auf dem Boden gelegen, nahmen wir ihn unter die Arme und gelangten so mit ihm bis zum Col Fenêtre. Hier aber wurde er von einem stärkeren Unwohlsein und von einem erneuten Brechanfall befallen. Seine Muskelkraft war so geschwächt, daß er sich trotz unserer Bitten nicht mehr von der Stelle bewegen wollte.

Wir schlugen ein Zelt auf, indem wir unsere Alpenstöcke in den Boden steckten und Decken darüber breiteten. Zwei von uns wollten mit einem Führer zusammen unserem kranken Freunde während der Nacht Gesellschaft leisten. Ein anderer Teil der Gefährten aber war zuvor zum Hospiz des großen St. Bernhard gegangen, um Hilfe zu holen. Noch während der Nacht kehrten sie von dort mit Laternen und Hunden zurück. Der Anblick jener berühmten Hunde, welche freudig um uns herum sprangen, machte auf uns einen tiefen Eindruck. Die zahlreiche Gesellschaft, welche die Nacht mit ihren Laternen erhellte, brachte eine heitere Stimmung in unser bescheidenes Zelt. Mit neuem Mute erhob sich der Kranke, er konnte zum Hospiz des großen St. Bernhard hinabsteigen und war am nächsten Tage vollständig geheilt.

Es ist dies einer der charakteristichsten Fälle der Bergkrankheit, die ich beobachtet habe. Die Höhe betrug nur 2500 m. Es handelte sich um eine Person, welche trainiert war, hinreichende Körperkraft besaß und keinen Herzfehler hatte. Die Heftigkeit, mit der die Symptome auftraten, war durch die Schwäche des Nervensystems und durch den Mangel an Schlaf bedingt. Die viel größeren Anstrengungen, welche unser Freund an den Tagen zuvor auf beträchtlich größeren Höhen überwunden hatte, hatten keinen ähnlichen Zustand in ihm veranlaßt. Das üppige Mahl, der im Überflusse genossene Wein und die ungenügende Ruhe hatten die Symptome der Bergkrankheit hervorgerufen.

Ein General soll einmal gesagt haben, daß man niemals Soldaten nach einem Festtage in die Schlacht führen dürfe. Dieses Wort gilt für moderne Heere ebenso, wie für künftige Alpinisten. Der beschriebene Fall zeigt die Folgen der Nichtbeachtung des Rates auf den Alpen.

IV

Zu den Ursachen, welche auf dem Col Fenêtre eine so tiefe Herabsetzung der Körperkräfte meines Freundes hervorgerufen hatten, glaube ich auch die durch einen plötzlichen Nebel entstandene Dunkelheit zählen zu müssen. Während meines Aufenthaltes auf dem Monte Rosa hatte ich oft Gelegenheit, die deprimierende Wirkung zu beobachten, welche der Nebel auch auf die besten Alpinisten ausübt. Von allen Führern wird überdies zugegeben, daß ein dichter Nebel viel mehr zu fürchten sei als ein heftiger Schneesturm.

Als eines Tages zwei Reisegesellschaften zu uns in die Hütte Königin Margerita gekommen waren, wurden wir dort sehr eng zusammengedrängt. Um uns mehr Raum zu schaffen, erboten sich einer der Wächter der Hütte und zwei Soldaten, zur Hütte Gnifetti hinabzusteigen. Es waren dies die stärksten Männer unserer Gesellschaft. Sie stiegen heiter ab. Da es erst 4 Uhr nachmittags war, so hatten sie vollauf Zeit, vor Anbruch der Nacht jene tiefer gelegene Hütte zu erreichen. Als sie aber auf die mehrfach erwähnte Eisebene kamen, wurden sie unglücklicherweise in Nebel gehüllt. Auch fing es zu schneien an.

Bald darauf bemerkten sie, daß sie den Weg verloren hatten. Nachdem sie eine Stunde lang tastend umhergeirrt waren, sahen sie zu ihrem Erstaunen, daß sie sich wieder an eben dem Punkte befanden, an dem sie vorübergekommen waren, bevor ihnen der Nebel die Aussicht benommen hatte. Plötzlich fühlten sie sich entmutigt. Trotzdem gingen sie weiter, den Spuren folgend, die der Alpenstock anderer Reisenden, die zur Hütte aufgestiegen waren, im Schnee zurückgelassen hatte. Da aber der Nebel immer dichter und der Schneefall stärker wurde, dazu der Wind wehte, so waren diese Spuren, die sie aus diesem Labyrinthe hätten herausführen können, bald verschwunden und sie verloren den Weg aufs neue. Völlig disorientiert, wußten sie nicht mehr, ob sie vorwärts oder rückwärts gehen mußten. Zu ihrem Glücke hellte sich dann der Himmel auf, so daß sie, obwohl es schon Nacht geworden war, die Hütte Gnifetti fanden.

Als sie mir nach ihrer Rückkehr am anderen Tage von der erlittenen Aufregung und der Furcht erzählten, schien es, als sprächen sie von einem Traume oder einer Vision, so verändert war die Sprache dieser sonst so mutigen und kräftigen Männer. Der Mangel an Licht erzeugt eine moralische Depression. In der Nacht sind wir weniger mutig, als am Tage, die Furcht wird dann zur Panik.

Alle wahren Alpinisten sind von jeher am Morgen mit dem Vorsatz aufgestiegen, oben auf den Bergen zu biwakieren; viele aber werden sich vor Sonnenuntergang darüber zu entscheiden haben, ob sie die Nacht auf dem Felsen oder auf dem Gletscher zubringen. Der Gemütszustand ist in diesen Fällen durchaus verschieden von demjenigen, in dem sich ein Alpinist befindet, der plötzlich vom Nebel überrascht und auf dem Gletscher von der Dunkelheit überfallen wird. Ein Führer des Montblanc erzählte mir, daß er in einem dichten Nebel einst viele Male um die Hütte Vallot gegangen sei, ohne sie finden zu können und daß er doch nur wenige Schritte von derselben entfernt gewesen sei. Die Entmutigung und die psychische Depression stehen wie der panische Schrecken in keinem Verhältnis zu ihren Ursachen. Der Wind, der den Klang der Stimme forträgt, macht das

Alleinsein nur noch schrecklicher. Die Furcht wirkt dermaßen auf den Organismus, daß die Symptome der Bergkrankheit in solchen Momenten an Menschen zum Vorschein kommen, die früher niemals daran gelitten haben. Einer jener beiden oben genannten Soldaten sagte mir, daß er Schwindel und eine solche Übelkeit empfunden habe, daß am Erbrechen wenig gefehlt hätte.

Der Einfluß, den die Finsternis auf die psychischen Vorgänge ausübt, wurde noch nicht hinreichend untersucht. Sicher ist, daß die Finsternis deprimierend wirkt. Ich empfand die größte Müdigkeit auf nächtlichen Märschen. Féré beobachtete, daß $^2/_3$ der epileptischen Anfälle während der Nacht und nur $^1/_3$ bei Tage auftritt.[1] Unser Körper ist aus einem System von Kräften zusammengesetzt, die sich in einem nicht stabilen Gleichgewichte befinden; es genügt eine Gemütsbewegung, um an der Wage einen solchen Ausschlag hervorzurufen, daß dieselbe trotz aller Willensanstrengung das Gleichgewicht nicht wiedergewinnt. Wer den Nebel auf den Bergen und die damit verbundenen Gefahren, von Gletscherspalten verschlungen zu werden oder an Abhängen auszugleiten, an sich selbst nicht erfahren hat, kann die Angst und die Bestürzung nicht ermessen, die den Alpinisten ergreifen, wenn er sich in solche Lagen versetzt sieht. Der Mangel des Lichtes kann zu den verzweifeltsten Handlungen führen.

Es ist eine Tollkühnheit, wenn Alpinisten den Nebel geradezu herausfordern. Der Monte Rosa kann schon an den schönsten Tagen verhängnisvoll werden. Wehe dem Armen, den der Nebel auf jenem großen Amphitheater überrascht, das sich zu Füßen seiner höchsten Spitzen ausdehnt.

V

Wenn man mich fragen würde, was der Kopfschmerz sei, so wüßte ich auf diese Frage keine bestimmte Antwort zu geben. Ich würde nur sagen können, daß der Kopfschmerz eine Mahnung des organischen Bewußtseins ist, welche uns kundgiebt, daß in der Ernährung des Gehirnes eine Störung eingetreten ist. Die fundamentalsten Teile unseres Körpers sind gegen Schmerz empfindungslos. An die Eingeweide, an den Magen, an das Gehirn kann der Chirurg seine Schere setzen und von diesen Organen Stücke fortnehmen, ohne daß der Kranke es gewahr wird. Doch fehlt denselben nicht jede Empfindungsfähigkeit. Der Kopfschmerz ist die Stimme dieses fundamentalen, obwohl verborgenen Sinnes, er ist ein Alarmzeichen des für gewöhnlich stummen organischen Bewußtseins. Auch der Hunger setzt uns,

---

[1] Ch. Féré, Les épilepsies, 1890, p. 313.

ohne daß ihm besondere Nerven zur Verfügung stehen, davon in Kenntnis, daß uns aus Mangel an Speise ein Schade droht. Wohlsein und Übelsein sind vage und konventionell gewordene Worte, um eine Welt von Empfindungen auszudrücken, die man nicht zu definieren weiß. Wenn irgend eine der Lebensbedingungen, sei es durch Fieber, durch Ermüdung, durch übergroße geistige Arbeit, durch verdorbene Luft oder schlechte Verdauung, gestört ist, so erhebt der Kopfschmerz wie eine Schildwache seine Stimme, um uns hiervon zu benachrichtigen. Da wir wußten, daß wir während unseres Aufenthaltes in großen Höhen vom Kopfschmerz zu leiden haben würden, hatten wir eine kleine Apotheke mitgenommen. Wir fanden, daß das Phenacetin besser als erregende Mittel wirkte. Da mir bekannt war, daß auch die Schwäche und die Erschöpfung des Nervensystems Kopfschmerz erzeugen, so hoffte ich, daß das Cocain gute Dienste leisten würde. Ich konnte nicht sehen, auch wenn ich davon eine Dosis von einem Decigramm in Marsalawein eingab, daß die Kopfschmerzen infolgedessen schneller verschwanden, obwohl es zweifellos die Körperkräfte auffrischt.

Die Ermüdung, Verdauungsstörungen, ungenügender Schlaf, das blendende Gletscherlicht und die verdünnte Luft sind die Faktoren, welche den Kopfschmerz bei allen, welche sich auf hohen Berggipfeln befinden, in mehr oder weniger starkem Grade erzeugen.

Für den durch die Bergluft verursachten Kopfschmerz ist charakteristisch, daß sich derselbe zu den verschiedenen Tagesstunden verstärkt und abschwächt. Die größte Qual, welche ich je durch Gerüche erlitt, wurde durch den Fäulnisgeruch veranlaßt, den der Auswurf und der Atem des Soldaten Ramella von sich gaben, während derselbe in der Hütte Königin Margerita an der Lungenentzündung krank darniederlag. Wir hatten ihn, wie eingangs erwähnt, isoliert und in dasjenige Zimmer der Hütte gebracht, das uns als Laboratorium diente. Der Raum war aber eng, und so war ich fast immer gezwungen, nahe an seinem Bette zu arbeiten. Nach weniger als einer halben Stunde litt ich regelmäßig derart an Kopfschmerz, daß ich den Versuch unterbrechen und mich an ein Fenster oder, wenn es das Wetter erlaubte, auf den Balkon der Hütte begeben mußte, um ein wenig frische Luft zu schöpfen. Nach wenigen Minuten erholte ich mich wieder, so daß ich in das Krankenzimmer zurückkehren und meine Arbeit fortsetzen konnte.

VI

Bei sehr empfindlichen Personen treten die durch die verdünnte Luft verursachten Störungen des Nervensystems in verstärktem Grade hervor. Einer meiner Kollegen von der Turiner Universität kann von einer gewissen Höhe an nicht gut schlucken, weil, wie er sagt, die Speicheldrüsen nicht mehr hinreichend funktionieren.

Von den Herren Kolbe und Dr. med. Weber, welche zusammen zur Hütte Königin Margerita hatten aufsteigen wollen, erhielt ich die folgenden Mitteilungen: Als sie vom Lysjoch fortgingen, war das Wetter zweifelhaft. Sie waren bereits eine Stunde lang auf dem Gletscher weitergegangen, als sie immer häufiger Rast machen mußten, weil Herr Kolbe blaß im Gesichte wurde und Atemnot bekam. Außerdem wurde ihm übel und er bekam heftige Brechanfälle. Hierdurch wurden sie noch wenig beunruhigt. Als sich bei Herrn Kolbe aber schließlich blaue Flecken im Gesichte zeigten, mußten sie sich trotz des beharrlichen Mutes, den derselbe gezeigt hatte, doch entschließen, zurückzukehren. Das Thermometer zeigte 6°.

Zur Hütte Gnifetti zurückgekehrt, konnten sie sich nicht genug wundern, daß die Besserung des Zustandes bei Herrn Kolbe so plötzlich eingetreten war. Nach 2 bis 3 Minuten der Umkehr verschwand während des Abstieges jedes Unwohlsein, so daß sie fast laufend nach unten gelangten. Nach $1^1/_2$ Stunde saßen sie bei Tische und aßen. Die einzige Unbequemlichkeit, welche bei Herrn Kolbe zurückgeblieben war, war die, daß er die Bissen nicht wie gewöhnlich hinunterschlucken konnte. Ob dies von einer geringen Lähmung der motorischen Nerven oder von einer Herabsetzung der Empfindlichkeit herrührte, wurde nicht untersucht. Wahrscheinlich handelte es sich hier um eine geringgradige Lähmung des Nervus vagus.

Als Dr. Weber die Herzthätigkeit des Herrn Kolbe untersuchte, fand er dieselbe normal. Um jenen Zustand des Herrn Kolbe und die schnell eintretende Besserung zu erklären, genügt es, hervorzuheben, daß er 60 Jahre alt war. Noch ältere Personen als Herrn Kolbe habe ich nur zweimal den Monte Rosa ersteigen sehen. Es waren dies der Nestor der italienischen Alpinisten, Herr Senator Perazzi, und der Führer Anthamatten aus Saas. Letzterer war 67 Jahre alt und ist vielleicht der älteste von allen, die den Führerdienst verrichten.

Parrot, der zum ersten Male die nach ihm benannte Parrotspitze des Monte Rosa, die schönste der ganzen Berggruppe (von der ich auf Seite 153 eine Abbildung eingefügt habe), bestieg, erzählt, daß er auf seiner Reise in den Kaukasus einstmals die Stimme verlor.[1] Er fühlte sich weder übel, noch hatte er Schwindel, sondern empfand nur eine große Schwäche. Ebenso konnte er mit den Augen wenig

[1] M. von Engelhardt und F. Parrot, Reise in die Krym und den Kaukasus. Berlin 1815, Teil I, S. 202.

weit und deutlich sehen. Er ruhte eine halbe Stunde lang und konnte dann wieder sprechen.

In seinem Buche „Der Montblanc“ schreibt Paul Güssfeldt, daß das Gehirn an tiefliegenden Orten eine größere Produktionskraft besitze als in großen Höhen, daß es sich aber wahrscheinlich ebenso wie das Herz und die Lungen an die verdünnte Luft zu gewöhnen vermöge. Er erzählt, daß er einmal inmitten der Berge eine bereits angefangene Arbeit, die aber auf die Berge keinen Bezug hatte, fortsetzen wollte. Das Arbeiten machte ihm die größte Mühe und er mußte das Geschriebene wieder vernichten. Sobald er jedoch nach Deutschland zurückgekehrt war, stellten sich die Gedanken bei ihm ohne Schwierigkeit wieder ein, so daß er die Arbeit in sehr kurzer Zeit beenden konnte.

Während der zehn Tage, die ich auf dem Monte Rosa in einer Höhe von 4560 m verbrachte, habe ich in der Gehirnthätigkeit keine Abnahme verspürt. Mit meinem Bruder zusammen stellte ich Versuche an, aus denen hervorging, daß wir eine bestimmte Anzahl von Ziffern in der gleichen Zeit wie in Turin zu addieren und zu multiplizieren vermochten. Zu demselben Resultate gelangte Dr. F. Kiesow, der diese Versuche in meinem Laboratorium zu Turin in der pneumatischen Kammer an zwei Versuchspersonen nachgeprüft hat.

Diese Ergebnisse beziehen sich aber ausschließlich auf den Zustand vollständigster Ruhe. Sobald die Ermüdung auftritt, sind dieselben gänzlich verändert. Man kann die erwähnten Rechenoperationen in jener Höhe alsdann nicht mehr in der gleichen Zeit ausführen. Speck sagt, daß er in einer Luft, die nur 9 % Sauerstoff enthielt, das Gedächtnis verlor.

VII

Unter allen Tieren sind die Katzen gegen die Wirkung der verdünnten Luft vielleicht am empfindlichsten. In Südamerika sieht man niemals Katzen an Orten, die über 3500 m hoch liegen.

In seinen „Peruanischen Reiseskizzen“ erzählt Tschudi, daß man sehr oft versucht habe, in die auf den Kordilleren gelegenen Dörfer, wo andere Haustiere gut fortkommen, Katzen zu tragen, daß aber alle diese Versuche fehlgeschlagen sind. Die Katzen erkranken dort schnell, sie suchen nicht zu fliehen, auch nicht zu beißen, sie sind niedergeschlagen, werden dann von Konvulsionen ergriffen, die epileptischen Anfällen gleichen, und sterben. Auch Hunde von feinerer Rasse leiden an dieser Krankheit. In Südamerika bezeichnet man die Bergkrankheit mit dem Ausdruck *soroche*, weshalb die an der verdünnten Luft erkrankten Tiere *azarochados* genannt werden.

Um zu zeigen, wie eine geringgradige Luftverdünnung auf Katzen wirkt, teile ich im Nachfolgenden einen Versuch mit, den ich an einer in meinem Laboratorium seit langer Zeit lebenden ausgewachsenen Katze machte. Der Institutsdiener Giorgio Mondo, an dem diese sehr hing, trat mit derselben auf dem Arm in die pneumatische Kammer. Darauf begann der Versuch:

18. Juni. Barometerstand 743. Temperatur 20°. Nachdem das Tier auf dem Knie G. Mondos eingeschlafen zu sein schien, zählte dieser um 8 Uhr 20 Min. die normale Atemfrequenz desselben. Er erhielt die Werte 32, 30, 30, 31, 30 in der Minute.

Man beginnt mit der Luftverdünnung in der Kammer, indem man die Pumpe funktionieren läßt, ebenso vermindert man etwas den Zufluß der Luft.

8 Uhr 40 Min. Druck 533 mm (gleich einer Höhe von 2825 m). Atemfrequenz 28, 26, 26, 24, 24.

Man kehrt langsam zum Normaldruck zurück. Das Tier schlummert fort.

9 Uhr 22 Min. Druck 743 mm. Atemfrequenz 30, 32, 30, 30. Man beginnt wiederum die Luft zu verdünnen.

9 Uhr 36 Min. Druck 533 mm. Atemfrequenz 26, 26, 24.

9 Uhr 48 Min. Normaler Druck. Atemfrequenz 28, 30, 32, 34.

Das Tier bleibt immerfort unbeweglich im Schlummerzustand. So oft die Luft verdünnt wird, folgen die Atemzüge langsamer aufeinander und werden oberflächlicher.

Aus dem vorstehenden Versuche ging somit hervor, daß bei Katzen eine Herabsetzung des Luftdrucks um nur 21 cm, die einer Höhe von 2800 m entspricht, eine Verlangsamung der Atemfrequenz bis um 10 Atemzüge in der Minute erzeugt.

VIII

Seit vielen Jahren studiere ich meine Herzthätigkeit; sie ist mir daher genau bekannt. Zum ersten Male wurde ich von der Unregelmäßigkeit derselben überrascht, als ich mich auf dem Monte Rosa befand. Von Zeit zu Zeit bemerkte ich hier, daß der Herzschlag bei mir beschleunigt war. Dieselbe Beobachtung machte ich an Benno Bizzozero, an meinem Bruder und an anderen Personen meiner Begleitung.

Die Beschleunigung, von der ich jetzt zu reden habe, war größer und unregelmäßiger, als die periodischen Veränderungen der Pulsfrequenz waren, von denen ich im vierten Kapitel (Seite 78) bereits einige Kurven mitgeteilt habe.

Da ich die Aufmerksamkeit der Alpinisten hier auf sehr bedeutungsvolle Symptome der Bergkrankheit richten möchte, so teile ich im folgenden einige Beobachtungen mit, die ich an mir selbst angestellt habe:

Um 1 Uhr 15 Minuten am 9. August erreichte ich die Hütte Königin Margerita. Da ich mir vorgenommen hatte, sehr langsam zu steigen, so gebrauchte ich für einen Weg, den ich sonst in 4 Stunden zurückgelegt hätte, 5 Stunden und kam daher bei der Hütte in einem nicht sehr ermüdeten Zustande an. Unmittelbar nach meiner Ankunft zählte ich 102 Pulsschläge und 22 Atemzüge, die Temperatur im Rektum betrug 37,9°.

Nach einer Ruhe von vier Stunden, von denen ich zwei ausgestreckt verbrachte und die beiden anderen benutzte, um meine Instrumente in Ordnung zu bringen, fand ich die folgenden Werte: Puls 68, Atemfrequenz 15, Temperatur im Rektum 36,9°. Der Einfluß der Ermüdung und der verdünnten Luft war nur ein geringer; denn im Tiefland würde eine Messung unter normalen Bedingungen zu dieser Tageszeit 60 Pulsschläge, 13 Atemzüge und eine Temperatur von 36,8° ergeben haben.

Am folgenden Tage, dem 10. August, befand ich mich zur selben Tagesstunde weniger wohl. Der Puls wies in der Frequenz von Zeit zu Zeit Unregelmäßigkeiten auf. Ich bat Benno Bizzozero, meinen Puls 10 Minuten lang jede Minute zu zählen. Ein Soldat notierte die Werte: 73. 76. 75. 76. **93. 80. 84. 80.** 76. 75. Auch die Atmung war unregelmäßig. Im Durchschnitt ergaben sich 22 Atembewegungen in der Minute. Die Körpertemperatur betrug 37,4°. Solche Störungen des physiologischen Zustandes sind von Bedeutung. Da ich die Hütte nicht verlassen hatte, so können dieselben weder von der Kälte, noch von der Ermüdung, sondern allein von dem herabgesetzten Luftdrucke abhängen. Für die Außentemperatur las ich an dem an der Nordseite der Hütte für meteorologische Beobachtungen angebrachten Thermometer — 9° ab. Innerhalb der Hütte war es warm, da wir sowohl in dem im Observatorium, sowie in dem in der Küche befindlichen Ofen während des ganzen Tages das Feuer unterhielten.

Am 4. Tage, dem 12. August, war die Unregelmäßigkeit der Pulsfrequenz bei mir verschwunden, mein Herz schlug langsam und regelmäßig, wie zu Turin. Verwundert über die Langsamkeit meines Pulses, beobachteten mich Benno Bizzozero und Dr. Abelli, während ich mich niedergelegt hatte. Sie fanden die folgenden Werte: Puls 54—55, Atemfrequenz 16—17; Temperatur im Rektum 36,6°. Bis auf eine noch erhöhte Atemfrequenz waren somit alle von dem verminderten Luftdruck abhängigen Erscheinungen an mir verschwunden. In Turin zählte ich vor dem Aufstehen im Bette 11—12 Respirationsbewegungen in der Minute. Eine Unbequemlichkeit, welche niemals bei mir ganz verschwand, bestand in der Beschwerde, welche mir das Niederbücken verursachte, wobei der venöse Kreislauf gestört wird.

An Benno Bizzozero bemerkte ich während der ersten Tage unseres Aufenthaltes in der Hütte Königin Margerita von Zeit zu

Zeit dieselbe Vermehrung der Pulsfrequenz. Außerdem wechselte die Gesichtsfarbe zeitweise bei ihm; sie war bald röter, bald blasser, ohne daß hierfür eine andere Ursache vorlag, als eine innere Modifikation des Zustandes der nervösen Centren, die die Bewegungen des Herzens und der Blutgefäße regulieren.

Auf diese Weise habe ich mich überzeugt, daß die Bergkrankheit auch in nicht sehr beträchtlichen Höhen bei jedermann auftreten kann, und daß in der Hütte Königin Margerita die günstigsten Bedingungen gegeben sind, dieselbe zu studieren. Nur wenn die ersten Symptome des Unwohlseins genau beschrieben werden, können wir eine sichere Grundlage für eine Physiologie der Bergkrankheit gewinnen.

IX

Der Wind wirkt komprimierend oder aspirierend. Während wir uns in der Hütte Königin Margerita befanden, gaben uns die Stürme oft Gelegenheit, Versuche über die Bewegung der Luft anzustellen, wie man sie im Tiefland nicht ausführen kann. Wenn die Thüre der Hütte von dem Winde in der Tangente bestrichen ward, so schlug, sobald man die Thüre öffnete, die Flamme aus dem Ofenloch, und der Rauch nahm mit Gewalt die Richtung nach der Thüre.

Der gleiche Vorgang findet bei den Zerstäubern statt. Dieselben bestehen aus zwei, an beiden Enden offenen Röhren, von denen die eine in eine wohlriechende Flüssigkeit eintaucht, während die andere horizontal angebracht ist. Bläst man in die letztere, so wird die Flüssigkeit in der vertikalen Röhre aufgesogen und, indem sie austritt, in eine Staubwolke aufgelöst. Die beiden Kräfte des Windes, die komprimierende und aspirierende, sollten auch bei der Respiration wirken. Ich habe darüber Versuche angestellt, aber ich wage aus ihnen keinen Schluß zu ziehen, da die Belästigung, welche uns der Sturm an dem betreffenden Versuchstage verursachte, zu groß war.

Wenn man atmet, während man den Nacken dem Winde zukehrt, so findet man, daß das Atmen leichter ist. Ich glaube aber nicht, daß man diese Wirkung der Aspiration zuschreiben darf. Hat man den Wind von vorn, so wird man durch ihn mehr belästigt, weil er auf das entblößte Gesicht und die Augen wirkt, besonders aber ist es die Empfindung der Kälte, welche uns unangenehm wird.

Über den Einfluß, den der Wind auf die Atmung ausübt, bestehen sich einander widersprechende Ansichten. Die des Volkes sind bekannt. Es glaubt z. B., daß jemand, der von einem Turm herunterfällt, aus Mangel an Atem erstickt am Boden anlangt, als ob er infolge der Schnelligkeit des Fallens durch die Luft seine Lungen nicht mit Luft hätte füllen können.

Tissié[1] hat sich hierüber in einer kürzlich veröffentlichten Abhandlung folgendermaßen ausgesprochen:

„Plus la vitesse de progression augmente, plus la respiration est difficile; les couches d'air traversées étant perpendiculaires à l'axe d'expiration buccale, forment un tampon d'autant plus résistant que la vitesse est plus grande. C'est afin de pouvoir mieux respirer qu'on baisse instinctivement la tête quand il fait grand vent, on déplace ainsi les deux axes de la respiration.“

Um zu untersuchen, wie die Atmung durch einen sehr starken Luftstrom modifiziert wird, brachte ich einen Ventilator in mein Laboratorium, der durch einen Gasmotor in Bewegung gesetzt ward. In der Form war dieser Ventilator denjenigen ähnlich, die man in Gießereien und anderen Fabriken anwendet, um einen starken Luftstrom zu erzeugen. Da der von mir verwandte Luftstrom zu stark war, um seine Geschwindigkeit durch ein gewöhnliches Anemometer bestimmen zu können, so wandte ich für diesen Zweck die von Lind[2] angegebene Methode an. Ich nahm ein aus einem gebogenen Glasrohr U-förmig hergestelltes Manometer, das ich mit Wasser füllte. Der Durchmesser des Glasrohres betrug 20 mm. Damit die dem Ventilator entströmende Luft gut in das Manometer gelangen konnte, war dessen einer Arm nochmals umgebogen. Stellte ich das Manometer 10 cm entfernt von dem Rohre auf, aus dem die Luft heraufströmte, so erhob sich das Wasser darin um 18—20 mm.

Nach den für den Gebrauch dieses Apparates angefertigten Tabellen entsprach die Höhe von 20 mm einer Geschwindigkeit von 34,6 m in der Sekunde oder, was dasselbe ist, von 124 Kilometern in der Stunde. Das ist die Geschwindigkeit des Cyklons.

Zunächst wünschte ich zu sehen, wie sich der Druck des Windes modifiziert, wenn er, die Nase und den Larynx passierend, in die Lungen kommt. Diesen Versuch kann man natürlich nur an der Leiche anstellen. Indem ich das Rohr so in die Trachea des Kopfes einer Leiche einführte, daß der volle Luftstrom die Nasenlöcher traf, fand ich einen Druck von nur 15 mm. Dies beweist, daß ein Teil des Winddruckes verloren geht, bevor die Luft in die Lungen gelangt. Beugte ich den Kopf der Leiche so, wie wir es machen, wenn wir gegen den Wind angehen, so fiel der Druck im Manometer bis

[1] Tissié, L'Entraînement physique. — Revue scientifique. 25 avril 1896, p. 516.

[2] Gehler, Physikalisches Wörterbuch. Bd. X, S. 2184.

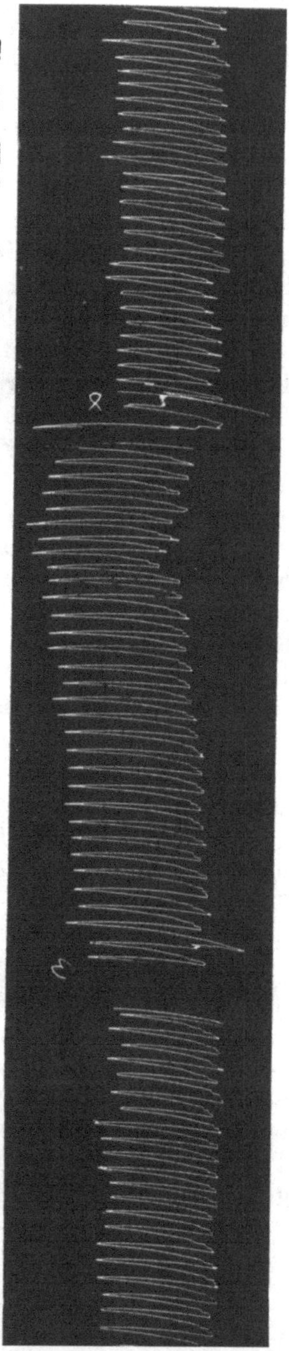

Fig. 56. Wirkung des Windes auf den Atem. A. Mosso. Bis zum Zeichen α wurde mittels des Mareyschen Pneumographen die normale Atmung fixiert. Bei α wende ich das Gesicht einem Luftstrome von 34 m Geschwindigkeit in der Sekunde zu. Bei ω hört der Wind auf das letzte Stück der Kurve zeigt wieder die normale Atmung.

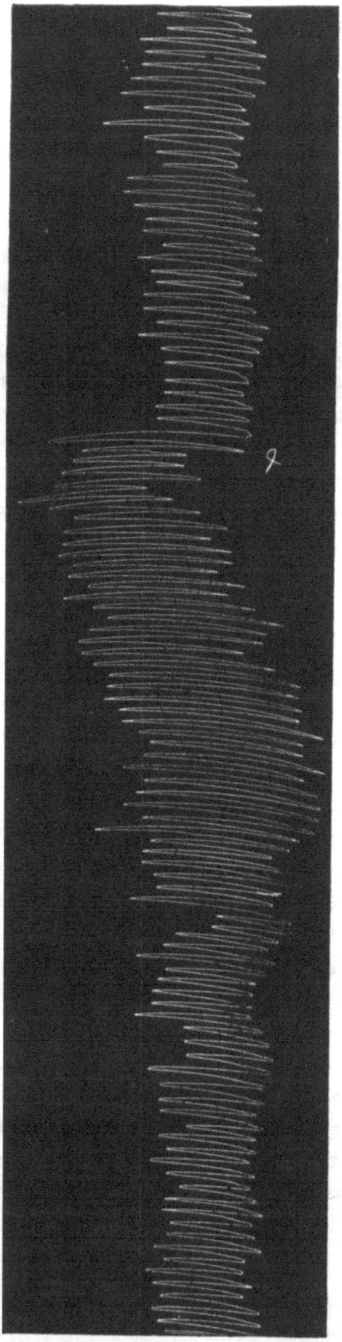

Fig. 57. Wirkung des Windes auf den Atem. Dr. Perrod. Bis zum Zeichen α reicht die normale Atmung. Hier beginnt die Wirkung des Windes. Letzterer hat eine Geschwindigkeit von 34 m in der Sekunde.

auf 12 mm. Da diese Verhältnisse leicht verständlich sind, so bedürfen sie keiner weiteren Erklärung.

Den Einfluß, den der Wind auf die Form des Atems ausübt, untersuchte ich mittels der graphischen Methode. Einen in dieser Weise an mir selbst angestellten Versuch zeigt die Kurve der Fig. 56. Der erste Teil zur Linken stellt die normale Atmung dar. Beim Zeichen α setzt man die Maschine in Gang. Der Windstrom nimmt die große Geschwindigkeit von 34 m in der Sekunde an. Der Thorax bleibt im ersten Moment etwas erweitert. Darauf kehrt derselbe in die Lage zurück, die er am Ende der Exspirationen eingenommen hatte. Die Inspirationen sind tiefer und langsamer. Bei dem Zeichen ω hört die Wirkung des Windes auf und Form und Rhythmus der Respiration werden wieder wie früher.

Bei Dr. Perrod war die Modifikation des Atems unter dem Einfluß des Windes anfangs größer, später hörte sie auf. Man sieht diesen Vorgang an der Fig. 57. Der erste Teil zur Linken zeigt die normale Atmung. Dr. Perrod macht 17 Respirationen in der Minute. Bei dem Zeichen α beginnt die Wirkung des Windes, die Atembewegungen werden beschleunigt und tiefer. In der ersten Minute macht die Versuchsperson 20 Atemzüge. Der Thorax reagiert gegen den Druck und läßt sich nicht wie bei mir ausdehnen. Die Respirationen steigen aufwärts, was vordem bei der Normalkurve nicht der Fall war. In der zweiten Sekunde ist die Atemfrequenz bis auf 18 gefallen, die Tiefe des Atems ist normal. Dieser Teil der Kurve beweist, daß ein starker Wind (von einer Geschwindigkeit von 34 m in der Sekunde) einen sichtbaren Einfluß auf den Atem nicht ausübt. Einem so starken Winde werden wir auf den Alpen vielleicht niemals ausgesetzt sein, derselbe würde uns forttragen.

Bei anderen Personen sah ich, daß der Wind die Atembewegung verstärkte und beschleunigte. Als ich dem Rotationscylinder eine größere Geschwindigkeit gab, konnte ich in den einzelnen Respirationsphasen keinen abschätzbaren Unterschied bemerken. Da ein so heftiger Luftstrom auf dem Gesicht eine lästige Kälteempfindung hervorruft, so wird schon hierdurch eine nervöse Störung verursacht, welche, ohne einen mechanischen Einfluß auf die Lungen auszuüben, auf den Atem modifizierend einwirkt.

Der Wind, den ich bei diesem Versuche verwandte, war so stark, daß nicht alle Personen demselben ohne große Belästigung zu widerstehen vermochten. So rief derselbe bei dem Mechaniker meines Institutes, als er sich dem Ventilator näherte, eine Empfindung von Schwindel hervor. Dies erklärt uns, warum manche Personen, wenn sie gegen den Wind angehen, leichter als andere von der Bergkrankheit befallen werden.

X

Wenn wir auf den Gletschern während eines Sturmes Halt machen müssen, ist es gut, mit der Eishacke ein Loch zu schlagen und die Beine halb in den Schnee zu stecken, um die Füße vor dem Frost zu schützen.

An Dr. Perrod maß ich die Temperatur seiner Wangenhaut mit einem eigens für solche Messungen angefertigten Thermometer. An der Oberfläche der Haut betrug dieselbe 34°. Nachdem er 2 Minuten lang der Wirkung des Ventilators ausgesetzt war, fiel dieselbe auf 25°. Als ich ein gewöhnliches Thermometer so in seinen Mund legte, daß der Bulbus desselben die Wangenschleimhaut berührte, fand ich bei ihm eine Mundtemperatur von 35,6°. Als Dr. Perrod sich mit dem auf diese Weise in den Mund gelegten Thermometer aufs neue so dem Luftstrom des Ventilators aussetzte, daß derselbe das Gesicht traf, fiel die Mundtemperatur in $2^1/_2$ Minuten um 3°. Die Temperatur in dem Luftstrom des Ventilators betrug 12,5°.

Wir haben Nerven, durch welche wir die Wärme, und andere, durch welche wir die Kälte empfinden. Die Haut des Gesichts ist gegen die Kälte empfindlicher, als die der Hände. An den Fingerspitzen wird die Schmerzempfindung durch die Kälte mehr erhöht als an der Handfläche. Ich erwähne dies, um daran zu erinnern, wie die Empfindlichkeit an der Körperoberfläche verschieden verteilt ist. Einen typischen Fall hierfür haben wir am männlichen Gliede. An demselben empfinden wir sehr gut Wärme, während wir an dessen Spitze die Kälte nicht empfinden. Ebenso ist die Bindehaut des Augapfels gegen Wärme unempfindlich.[1]

Beim Winde und bei der Kälte füllen sich die Augen mit Thränen. Es ist dies eine sehr komplizierte und noch nicht hinreichend aufgeklärte Erscheinung. Nach meinen eigenen Beobachtungen möchte ich glauben, daß dies nicht von einer vermehrten Thränensekretion herrührt, sondern vielleicht davon, daß der Thränenabfluß zur Nase hin durch eine Zusammenziehung der Öffnung des Kanales, durch welchen die Thränen nach der Nase abfließen, vermindert wird. Es kann aber auch sein, daß durch die Weise, wie wir mit den Augenlidern blinzeln, eine Veränderung eintritt.

In Bezug auf die Kälte gehen die Meinungen der Alpinisten auseinander. Saussure sagte: „La seule chose qui me fît du bien et qui

[1] W. Nagel, Die Sensibilität der Conjunctiva und Cornea des menschl. Auges. Pflüg. Arch. Bd. 59, S. 595 ff. — M. von Frey, Beitr. z. Sinnesphys. der Haut, III. Mitteil. Ber. d. math.-phys. Kl. d. Sächs. Ges. d. Wiss. z. Leipzig, 4. März 1895.

augmentât mes forces, c'était l'air froid du vent du nord. Lorsqu'en montant j'avais le visage tourné de ce côté-là et que j'avalais à grands traits l'air qui en venait, je pouvais sans m'arrêter faire jusqu'à vingt-cinq ou vingt-six pas.“

Die Gebrüder Schlagintweit bemerkten indessen an sich und an ihren Leuten beim Wehen des Windes eine Empfindung von Erstickung und fühlten sich am Abend des Windes wegen so elend, daß sie den Appetit verloren und nicht einmal zu Abend kochten; am Morgen, wenn die Luft ruhig war, befanden sie sich besser.

Als Conway im Himalaja dieselbe Höhe erreicht hatte, beklagt er sich dagegen über die ruhige Luft und das schöne Wetter. Er schreibt: „Wärme, ruhige Luft und körperliches Unbehagen stehen auf großen Höhen zu einander in naher Beziehung .... Er (der Alpinist) sollte bei schlechtem Wetter und so viel als möglich während der Nacht arbeiten.“[1]

[1] Climbing and Exploration etc. p. 509.

Lyskamm.

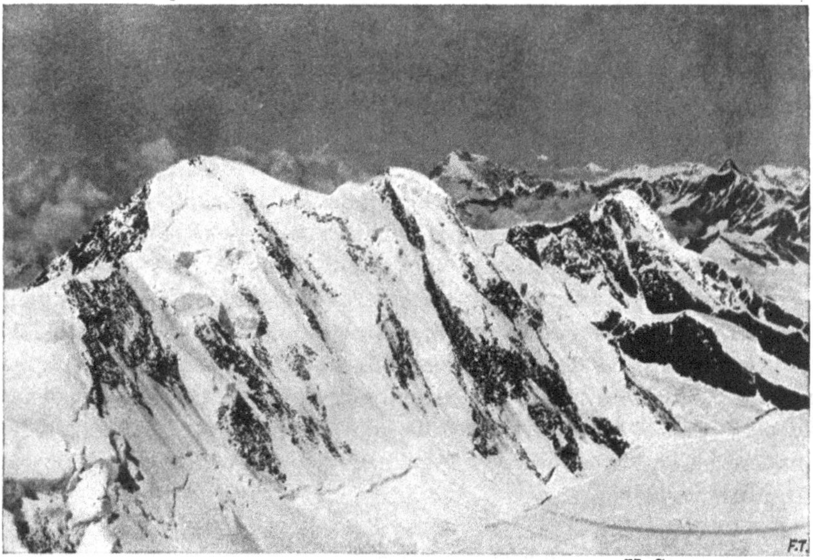

V. Sella.

Blick auf die Alpen von der Hütte Königin Margerita aus.

ACHTZEHNTES KAPITEL.

Der Kreislauf des Blutes im menschlichen Gehirn.

I

Es war mein Wunsch, einen Menschen mit einer Schädelöffnung zu finden, der mit mir auf den Monte Rosa zu kommen willens gewesen wäre. Ich habe niemand gefunden, doch hoffe ich, daß ein anderer Physiologe einmal so glücklich sein wird. Bis jetzt müssen wir uns mit den Beobachtungen begnügen, die ich an zwei Personen mit offenem Schädel in der pneumatischen Kammer anstellen konnte.

Mehrere Schriftsteller haben die Bergkrankheit einer Störung des Blutkreislaufes im Gehirn zugeschrieben. Die einen sagten wie Tschudi, daß der verminderte Luftdruck eine cerebrale Kongestion erzeuge. Andere führten die Bergkrankheit mit Loewy[1] auf eine Anämie des Gehirns zurück. Es würde zu weit führen, wenn ich alle die Theorien erwähnen wollte, welche zur Erklärung der krankhaften Erscheinungen, die die Vermehrung oder Verminderung des auf die Körperoberfläche wirkenden Luftdruckes hervorrufen, ausgedacht worden sind. Im allgemeinen kann man sagen, daß die mechanischen Erklärungsweisen lange Zeit vorherrschten. Erst Paul

---

[1] Loewy, Untersuchungen über die Respiration und Cirkulation bei Änderung des Druckes. Berlin 1895, S. 15.

BERT hat dann an die Stelle einer mechanischen Theorie eine chemische zu setzen versucht. Die beiden Vorgänge sind aber so eng miteinander verbunden, daß man den einen nicht von dem anderen trennen kann. Um hierfür ein Beispiel zu geben, genügt es an LE-PILEUR zu erinnern. Derselbe bekam auf dem Montblanc in einer Höhe von 3046 m Schwindel, wenn er einfach den Kopf hob.[1] VIVENOT[2] behauptet, daß die Schläfrigkeit, welche oft die in komprimierter Luft arbeitenden Leute befällt, von einer Kongestion des Gehirns abhängt. Er sagt, daß das Blut von der komprimierten Luft gegen die innersten Körperteile getrieben wird, daß der Verminderung des Blutes in der Peripherie ein Blutandrang im Gehirn und dem verlängerten Marke entsprechen müsse, und daß hierdurch der Schlaf verursacht werde.

Dies sind jedoch Hypothesen, und so weit ich weiß, hat bisher niemand direkte Untersuchungen über diese Vorgänge angestellt. Wie wenig Wert solche Vermutungen haben, geht schon daraus hervor, daß sowohl die Anämie wie die Kongestion des Gehirns als Ursachen des Schlafes und anderer durch den Wechsel des Luftdruckes entstehender nervöser Störungen angesehen wurden, als ob die Blutfülle und die Blutarmut im Gehirn dieselben Wirkungen hervorrufen könnten.

Durch Untersuchungen, welche ich selbst über die physiologische Wirkung der komprimierten Luft anstellte, habe ich schon i. J. 1877 gezeigt, daß die Verteilung des Blutes im Organismus sich nicht verändert, auch wenn der auf die Körperoberfläche wirkende Druck doppelt so stark als der normale wird. Letzterer würde uns zerquetschen, wenn er nicht an allen inneren und äußeren Teilen des Körpers equilibriert würde. Wir werden im nachstehenden sehen, daß die mechanische Theorie der Veränderung des Blutkreislaufes die krankhaften Erscheinungen, welche in der verdünnten Luft auftreten, nicht erklären kann.

Die Methode, welche ich anwandte, um die Cirkulation des Blutes im Gehirn zu fixieren, war dieselbe, die ich bereits näher beschrieben habe.[3] Ich brauche dieselbe daher hier nicht in allen Einzelheiten zu wiederholen und kann auf jene Beschreibung verweisen. Zudem zeigt die Fig. 60, in welcher Weise ein Rohr auf die Schädelöffnung eines Menschen appliziert wurde. Durch dieses Rohr wird der Gehirnpuls auf einen Hebel übertragen, der denselben auf einen berußten rotierenden Cylinder schreibt. Betrachten wir inzwischen die von mir

[1] Comptes rendus. 1845, vol. XX, S. 1200.

[2] B. v. VIVENOT, Zur Kenntnis der physiologischen Wirkungen der verdichteten Luft. Erlangen 1868, p. 494.

[3] A. MOSSO, Über den Kreislauf des Blutes im menschlichen Gehirn. Leipzig, Veit & Comp.

verwandte pneumatische Kammer und die Weise, in welcher ich den für die Aufnahme des Gehirnpulses bestimmten Registrierapparat mit derselben verbunden hatte, damit der Versuch ohne Belästigung der Versuchsperson ausgeführt werden konnte.

Der große aufrechtstehende Cylinder, den man zur Rechten der Fig. 58 sieht, ist die pneumatische Kammer; er ist aus Eisen gefertigt und hat eine gewisse Ähnlichkeit mit einem Dampfkessel. Am oberen Ende ist er mit einer flachen Kuppel bedeckt, während er unten offen ist und in einem dicken, absolut eben geschliffenen, mit Kautschuk überzogenen Eisenring aufsteht. Das Ganze ruht auf einer starken Marmorplatte und ist hermetisch abgeschlossen wie eine pneumatische Glocke. In dieser Kammer kann ein Mensch bequem aufrecht stehen. Ihre Höhe beträgt 1,85 m, der innere Durchmesser 0,80 m; sie hat somit fast einen Inhalt von einem Kubikmeter. Durch ein luftdicht verschlossenes Fenster aus dickem Glas tritt Licht in dieselbe ein.

Da die Kammer durch ein Gegengewicht im Gleichgewicht gehalten werden kann, so läßt sie sich leicht heben und senken. Das Gegengewicht ist an einem Seil befestigt, das über zwei in der Mauer befestigte Rollen läuft. Man sieht in der Figur an der Kuppe des Cylinders den Ring, an welchem das andere Ende dieses Seiles befestigt wird. Der übrige Teil dieser Vorrichtung ist nicht wiedergegeben. Seitlich befindet sich in der Mitte zwischen dem oberen und unteren Ende des Cylinders jederseits ein Handgriff, an dem man dessen Hebung und Senkung leicht ausführen kann. Vor dem Versuch wird der Cylinder so hoch gehoben, daß ein Mensch bequem in ihn eintreten kann, darauf wird er langsam wieder herabgelassen.

Statt einer gewöhnlichen pneumatischen Pumpe verwandte ich eine durch einen Gasmotor in Bewegung gesetzte Kolbenluftpumpe, die eine Kapazität von $2^1/_2$ Litern besaß und in der Minute ungefähr 30 Stöße ausführte. Mittels einer solchen Pumpe kann man innerhalb der Kammer eine Luftverdünnung erzeugen, wie sie auf den höchsten Bergen unseres Erdballes gefunden wird. Während die Luft sich in der Kammer verdünnt, strömt durch einen in der Figur nicht sichtbaren Hahn beständig von außen wieder Luft in dieselbe hinein. Durch diese Einrichtung wird die Luft innerhalb der Kammer stetig erneuert, und da ein größeres Quantum aus derselben herausgepumpt wird, als ihr von außen zufließt, so schreitet die Luftverdünnung nur allmählich fort. Das Quantum der kontinuierlich von außen zufließenden reinen Luft beträgt mehr als ein Mensch beim Atmen verbraucht. Wir haben die Luft in der Kammer wiederholt analysiert. Unter einem Druck von 336 mm, welcher einer Höhe von 6500 m entspricht, ergab sich, wenn der Zufluß der reinen Luft von außen auf ein Minimum reduziert war, daß sie nach einer Versuchszeit von einer Stunde einen Kohlensäuregehalt von 1 °/₀ nicht überstieg. Wenn während der im Sommer angestellten Versuche eine

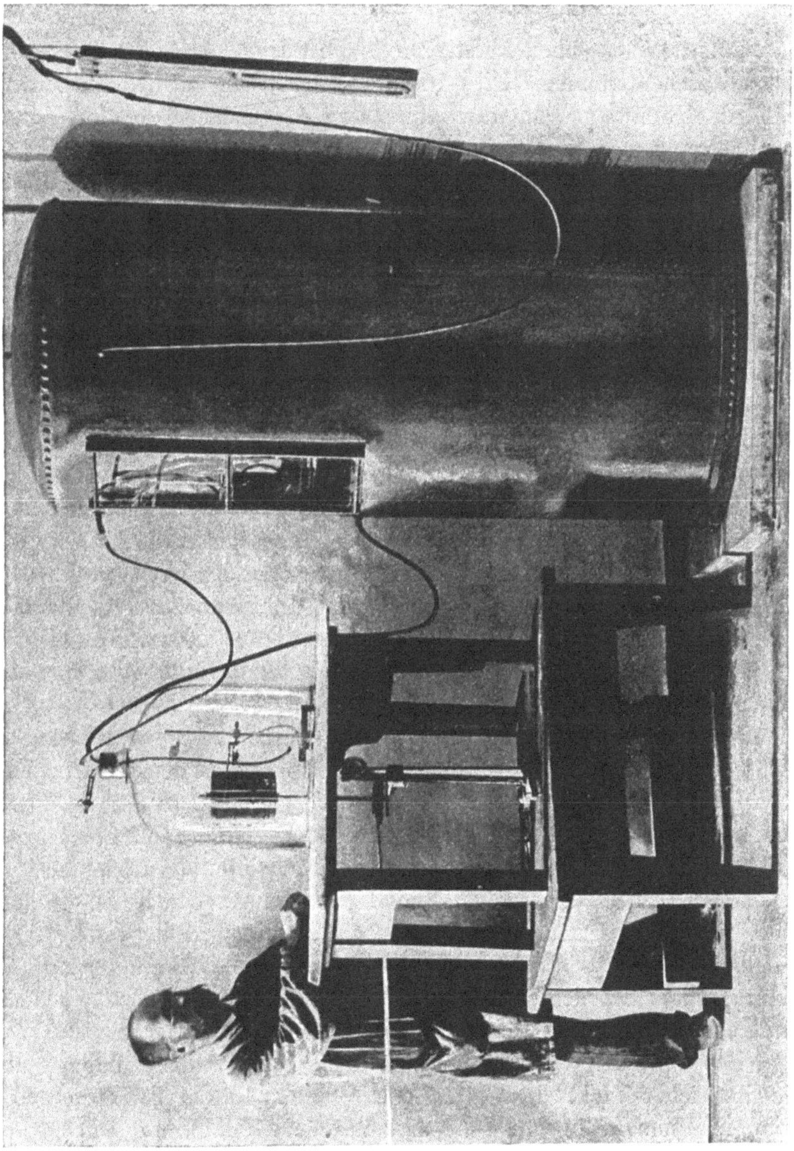

Fig. 58. Pneumatische Kammer und Einrichtung für die Untersuchung des Gehirnpulses in der verdünnten Luft.

Abkühlung der Luft nötig war, so erreichten wir dies, indem wir die zufließende Luft eine in einem System von Bleiröhren enthaltene Kältemischung durchströmen ließen. Um die Druckhöhe erkennen zu können, hatte ich außerhalb der Kammer, wie an deren Innenwand ein Quecksilbermanometer angebracht. Das erstere sieht man in der Fig. 58 an der rechten Seite.

II

Aus aerostatischen Aufstiegen hat die Physiologie bis jetzt wenig Vorteil ziehen können. Dies ist auch begreiflich, wenn man bedenkt, daß das Schweben in der Luft dem Menschen die für genaue Beobachtungen nötige Ruhe benimmt. Auch die Beschränktheit des Raumes und die Schwankungen der Gondel setzen vielleicht unüberwindliche Schwierigkeiten entgegen. Für lange Zeit werden wir uns daher noch mit „*künstlichen Aufstiegen*" begnügen müssen; so wollen wir die Experimente nennen, die wir in der verdünnten Luft der pneumatischen Kammer anstellen.

Im Laboratorium der Sorbonne zu Paris hatte Paul Bert[1] bereits eine pneumatische Kammer konstruiert, in der er und seine Freunde eine Luftverdünnung ertrugen, die einer Höhe von 8000 m entspricht. Georg von Liebig, C. Speck, Kronecker, Zuntz, Loewy und andere bedienten sich ähnlicher Instrumente.

Mit dem von mir konstruierten sehr ökonomischen Apparat hoffe ich das Studium der Bergkrankheit erleichtern zu können. Man wird bei Anwendung desselben nicht der intensiven Kälte ausgesetzt sein, die man in den erhöhten Regionen der Atmosphäre zu erdulden hat.

Im Jahre 1875 sind die Luftschiffer Croce Spinelli und Sivel, wie sich bei der Öffnung der ihnen von Janssen[2] mitgegebenen Barometer ergab, in einer Höhe von 8540 m gestorben. Wie der Tod bei ihnen in einer so relativ geringen Höhe eintreten konnte, vermag ich nicht zu sagen. Obwohl über diese Expedition des Zenith[3] sehr scharfe Kritiken veröffentlicht worden sind, bleibt die Todesursache der beiden Luftschiffer dennoch ein Geheimnis. Man kann nicht sagen, daß der Tod infolge einer zu schnellen Druckverminderung eingetreten sei. Mein Bruder und ich sind in der pneumatischen Kammer mehrmals in einer viermal geringeren Zeit zu einer Höhe von 7600 m aufgestiegen oder besser gesagt, zu einer Druckverminderung, die einer Höhe entsprach, welche nur um 900 m geringer war, als diejenige, in der Croce Spinelli und Sivel gestorben sind.

Die Wirkung der Kälte kann hierzu beigetragen haben, aber sie ist sicher nicht die eigentliche Ursache ihres Todes gewesen; denn in einer Höhe von 7000 m betrug die Temperatur nur -10°.

---

[1] P. Bert, La pression barométrique. p. 631.

[2] A. a. O., S. 1067.

[3] L. Germe, Recherches sur les lois de la circulation pulmonaire. Paris 1895, p. 354.

Ich glaube, daß die Furcht das Nervensystem schnell erschöpft und in einer unerwarteten Weise die Wirkungen des herabgesetzten Luftdruckes vermehrt. Es giebt eine ganze Psychologie des Unbewußten, eine ganze Welt von Emotionen, welche mutige Menschen wohl beherrschen und verbergen, welche sie aber nicht unterdrücken können und welche die potentielle Energie des Nervensystems erschöpfen. Vielleicht sind dies die Ursachen, welche die Wirkungen der Bergkrankheit bei jenen Luftschiffern in einer so heftigen Weise hervortreten ließen, daß sie denselben erlagen, bevor noch die Luftverdünnung einen Grad erreicht hatte, der für sich allein den Tod hätte nach sich ziehen können.

Zuweilen sieht man auch in der pneumatischen Kammer ernste Fälle auftreten, die zu dem erreichten Grade der Luftverdünnung in keinem Verhältnisse stehen und wahrscheinlich ebenfalls von jener unbewußten Furcht abhängen. Ich führe hierfür eine Beobachtung Paul Berts an. — Am 24. Januar 1874 trat derselbe um 2 Uhr 37 Minuten nachmittags mit einem Sack, der mit sehr sauerstoffhaltiger Luft angefüllt war, in die pneumatische Kammer. Nach 35 Minuten zeigte das in der Kammer befindliche Barometer 450 mm. Dieser Druck entsprach einer Höhe von 4150 m. Seine Pulsfrequenz war von 64 auf 84 Schläge in der Minute gestiegen und P. Bert hatte eine Empfindung von Übelkeit. Während er diesen Druck konstant auf 450 mm hielt, empfand er nach 2 Minuten etwas Schwindel und ebenso ward es ihm dunkel vor den Augen (éblouissement).

Nachdem er eine Stunde in der pneumatischen Kammer gewesen war, empfand er in der Wade und in den Muskeln der Oberschenkel ein konvulsives Zittern. Um 3 Uhr 57 Minuten zeigte das Barometer 420 mm. Dieser Grad der Luftverdünnung entspricht der Höhe des Montblanc. Über die weiteren Beobachtungen sagt P. Bert selbst: „Je me sens assez mal à mon aise; ayant trouvé pour le nombre de mes pulsations pendant 20 secondes 28, j'ai la plus grande peine à multiplier ce nombre par 3, et j'inscris sur mon carnet de note *difficile à calculer*.“[1]

Ein künstlicher Aufstieg ist daher kein so ungefährliches Experiment, wie es auf den ersten Anblick erscheint. Glücklicherweise sind aber nicht alle Menschen gegen die verdünnte Luft so empfindlich, wie es P. Bert bei diesem Versuche war. Wichtig sind die Versuche, die Professor Hugo Kronecker im Sommer 1891[2] im Auftrage des Jungfraukomitees auf Schöneck bei Beckenried während zwei Wochen im pneumatischen Kabinett an 15 Personen verschiedenen Alters und

[1] A. a. O., S. 752.

[2] H. Kronecker, Über die Bergkrankheit mit Bezug auf die Jungfraubahn. Bern 1894, S. 4.

Geschlechtes, auch verschiedener Konstitution angestellt hat. Er sagt: „Ich selbst litt nach dem ersten Steigversuche in dem bis 450 mm Druck ausgepumpten pneumatischen Kabinett fast zwei Tage an fiebrigen Empfindungen und Benommenheit im Kopfe. Nach wiederholten derartigen Versuchen wurde ich am 14. Tage von der Luftverdünnung nicht mehr geschädigt, und während ich am ersten Tage nach 3 Minuten Steigen im luftverdünnten Raume unfähig war, wegen Müdigkeit, Wallungsgefühlen und Beklemmung die Übung fortzusetzen, die ich bei Normaldruck beliebig lange machen konnte, stieg ich nach zweiwöchentlicher Übung ebenso bequem bei 450 mm Druck (entsprechend der Breithornhöhe = 4173 m), wie in der gewöhnlichen Schönecker Luft." Wir sehen aus diesem Versuche, daß auch Professor Kronecker gegen die Wirkung des verminderten Luftdrucks sehr empfindlich war. Trotzdem paßte sich sein Organismus der Druckverminderung schnell an. Wahrscheinlich traten in seinem Nervensystem solche Veränderungen ein, die dasselbe schnell in den Stand setzten, in der verdünnten Luft ebenso gut wie in der normalen zu funktionieren.

Die Thatsache, daß P. Bert an der Bergkrankheit bei einer Druckhöhe litt, die noch nicht einmal einem Barometerstande von 41 cm entspricht, beweist, daß die Theorie Fraenkels und Gepperts zur Erklärung dieser Erscheinung nicht ausreicht. Sie behaupten, daß das Blut eines Hundes bis zu 41 cm Druck allen Sauerstoff konserviere. Nehmen wir an, daß dies auch bei Menschen der Fall sei (was aber noch nicht bewiesen ist), so müssen wir, wenn wir sehen, daß die Bergkrankheit in geringeren Höhen auftritt, als einem solchen Druck entsprechen würde, nach einer anderen Erklärung suchen, als Fraenkel und Geppert gegeben haben.

III

Da bei Ballonfahrten die ermüdende Bewegung wegfällt, so erscheinen bei ihnen die Symptome der Bergkrankheit im allgemeinen sehr viel später als bei Bergaufstiegen. Man sagt, daß man im Ballon zu der doppelten Höhe aufsteigen muß, bevor das Unwohlsein auftritt. Diese Angabe stimmt mit einer Beobachtung überein, die ich an meinem Bruder gemacht habe, der in der 3620 m hoch gelegenen Hütte Gnifetti dasselbe Unwohlsein empfand, das in der pneumatischen Kammer bei ihm auftrat, als ich die Luft in derselben bis zu einem einer Höhe von 7400 m entsprechenden Grade verdünnt hatte.

Am 22. Februar 1895 wollte ich an meinem Bruder den Punkt bestimmen, bei dem auf künstliche Weise die Bergkrankheit bei ihm hervorgerufen werden konnte. Er widerstand in der pneumatischen Kammer bis zu einem Druck von 31 cm, der einer Höhe von 7141 m entspricht. Er war nicht schwindlig, aber es schwächte sich seine geistige Fähigkeit ab, so daß er die Sekunden an der Uhr nicht mehr gut ablesen konnte. Zweimal gelang es ihm bei der größten Anspannung der Aufmerksamkeit nicht, seinen Puls zu zählen. Der Charakter seiner Schrift war völlig verändert. Sein Gedächtnis war so geschwächt, daß er die Dinge vergaß, die er sich zu thun vorgenommen hatte. Als er aus der Kammer heraustrat, erinnerte er sich nicht gut an das, was ihm während der starken Druckherabsetzung begegnet war. Sein Auge hatte an Glanz verloren und der Gesichtsausdruck wurde, als das Unwohlsein begann, ernster und apathisch.

Die wichtigsten Erscheinungen, welche ich beobachten konnte, als ich mit meinem Bruder bei starker Druckverminderung arbeitete, waren psychische. Jedes geringe Hindernis, das uns während eines Versuchs entgegentrat, wurde für uns unüberwindlich. Auch das unbedeutendste Ereignis, wie wenn z. B. ein Bleistift zur Erde fiel, genügte, um uns inne halten zu lassen, weil wir uns nicht entschließen konnten, denselben wieder aufzuheben, oder weil es uns nicht in den Sinn kam, daß wir durch diese leichte Mühe würden weiter schreiben und den Versuch fortsetzen können.

Ich habe eine Anzahl von Handschriften gesammelt, die unter solchen Bedingungen gewonnen wurden. Dieselben würden für Psychologen gewiß von Interesse sein, der Raum gestattet mir aber nicht, einige Proben derselben mitzuteilen.

Auch die Doktoren Treves und Daddi suchten mit großer Selbstverleugnung der zunehmenden Luftverdünnung zu widerstehen, bis die ersten Symptome des Unwohlseins, wie Übelkeit, Herzklopfen, Schläfrigkeit und Zittern, bei ihnen auftraten. Dies war der Fall, wenn wir eine Druckverminderung erreicht hatten, die einer Höhe von 6000 bis 7000 m entsprach. Innerhalb der Kammer konnte die Versuchsperson durch Öffnen eines Hahnes Luft von außen einströmen lassen und so den Versuch nach Belieben unterbrechen. Es ist dies aber niemals vorgekommen. Vielleicht macht die Depression des Nervensystems die Versuchspersonen allmählich indifferent. Als wir bei Dr. Daddi einen Druck von 340 mm (entsprechend der Höhe des Chimborazo, 6500 m) erreicht hatten, schrieb er plötzlich auf ein Blatt Papier: „*Mi sento molto male, ho bisogno di*“[1]... hier folgt ein unleserliches Wort, man versteht nicht, ob er *vento* oder *diventare*[2] sagen wollte. Bevor er noch das Blatt an das Fenster hielt, damit ich es lesen sollte, hatte ich schon begriffen, warum er so blaß war, und weshalb seine Hände während des Schreibens so gezittert hatten.

---

[1] Ich fühle mich sehr schlecht, habe ein Bedürfnis nach ...

[2] Wind oder werden.

Ich öffnete schnell den Hahn, um ihm einen starken Strom frischer Luft zukommen zu lassen.

Als der Druck auf 540 mm gestiegen war, benachrichtigte er uns lächelnd, daß es ihm besser gehe, und daß wir den Druck langsam wieder steigen lassen könnten.

Vor dem Versuche um 3 Uhr 25 Min., als er eine Stunde lang neben der Kammer gesessen hatte, betrug seine normale Atmung 20 Züge in der Minute. Während des Versuches hatte er sich bis zu 380 mm Druck wohl befunden. Bei 360 mm Druck hatte er plötzlich eine Empfindung, wie wenn ein Ring seine Schläfen umschnürte, er verspürte außerdem einen schmerzhaften Druck auf dem Epigastrion und der Herzgrube. Sein Herz schlug nicht nur stärker, sondern er empfand die Herzschläge auch schmerzhaft. Dann bekam er Zittern und fühlte Schwindel. In diesem Momente entschloß er sich zu schreiben und um Hilfe zu bitten. Als das Übelsein anfing, war die Pulsfrequenz von 80 auf 92 gestiegen. Die Atemfrequenz war nicht verändert. Nachdem er aus der Kammer herausgetreten war, betrug die Pulsfrequenz nur noch 72. Beim Gehen durch das Zimmer sagte er, daß der Boden ihm weniger hart zu sein scheine, und daß die Sensibilität seiner Beine wahrscheinlich etwas vermindert sei. Unmittelbar darauf war diese Erscheinung verschwunden.

IV

Cäsar Lasagno ist ein vierzehnjähriger Schmiedelehrling. Während er einst nach Knabenart mit dem Bauche aufliegend das Geländer einer

A

B

C

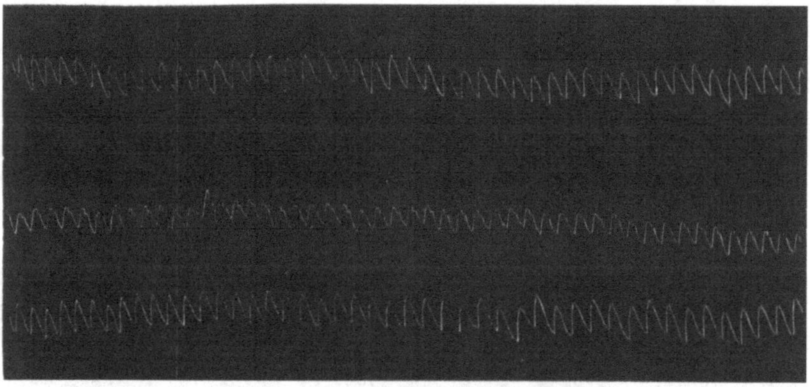

Fig. 59. Cäsar Lasagno. Gehirnpuls.
A. Normalkurve. *B.* Hirnpuls, geschrieben in einer Luftverdünnung, die einer Höhe von 5111 m entspricht. *C.* Nachfolgende Normalkurve.

Treppe herunterrutschen wollte, fiel er aus dem zweiten Stock des Gebäudes so auf den Boden herab, daß er eine Stirnwunde mit Schädelfraktur davontrug. Ins Hospital gebracht, wurde er von Professor Carle behandelt. Als er im Oktober in mein Institut kam, hatte er, da seit dem Falle bereits zwei Monate vergangen waren, an der Stirn eine pulsierende Narbe. Ich applizierte ihm eine Guttaperchakappe auf die Narbe und fixierte seinen Gehirnpuls; derselbe ist in der Kurve *A* der Fig. 59 reproduziert. Um den Hirnpuls in der verdünnten Luft schreiben zu können, setzte ich, wie man aus Fig. 58 sieht, eine große, ungefähr 60 l fassende Glasglocke auf eine Marmorplatte bei luftdichtem Verschluß (der Rand der Glocke war abgeschliffen) und brachte den Registrierapparat darin unter. Die Achse des Rotationscylinders war, wie die gleiche Figur zeigt, nach unten verlängert und auf einer hölzernen, horizontal drehbaren Scheibe, um deren Rand eine Rinne lief, befestigt. Eine Schnur verband die Scheibe mit einer zweiten, gleich großen, die der Achse eines Baltzarschen Uhrwerks aufgesetzt war. Letzteres ist in der Figur nicht sichtbar. Die Öffnung der Platte, in welcher sich die Achse des Cylinders drehte, war mit Werg und Fett hermetisch verschlossen. Auf diese Weise konnte ich außerhalb der pneumatischen Kammer bequem und ohne Wissen der Versuchsperson den Hirnpuls fixieren, die Geschwindigkeit des Uhrwerkes variieren, dasselbe anhalten oder in Gang setzen.

Mittels eines dickwandigen Gummischlauches hatte ich den Innenraum der pneumatischen Kammer mit dem der Glocke verbunden, so daß, wenn die Luft innerhalb der Kammer verdünnt ward, gleichzeitig auch die in der Glocke befindliche sich verdünnen mußte.

Mittels eines anderen, durch die Wände der Kammer und den Hals der Glasglocke, ebenfalls unter hermetischem Verschluß, geführten Gummischlauches wurden die Bewegungen des Gehirns auf die Registriertrommel übertragen. Um der Luft in der Guttaperchakappe und dem registrierenden Tambour beim Sinken des äußeren Druckes noch Ausdehnung zu gestatten, war ein Wasserventil eingeschaltet. Auf diese Weise konnte ich den Hirnpuls beobachten, ohne daß ich selbst in die Kammer zu treten brauchte. Die Luftveränderung, welche darin durch die Atmung von zwei Personen eingetreten wäre, würde den Versuch nur erschwert und vielleicht unmöglich gemacht haben.

Die Kurve *B* der Fig. 59 wurde geschrieben, während Lasagno sich in einer Luft von 400 mm Druck befand (entsprechend einer Höhe von 5111 m, der äußere Druck betrug 750 mm). Die Anzahl der Atemzüge, welche vor dem Versuch 28 bis 30 in der Minute betragen hatte, war auf 22 bis 24 gefallen, die der Pulsschläge dagegen wuchs während des Versuches von 80 auf 89 in der Minute.

Nachdem innerhalb der Kammer der normale Luftdruck von 740 mm hergestellt war, wurde die Kurve *C* der Fig. 59 geschrieben. Man sieht, daß der Hirnpuls wieder die Frequenz und die Höhe angenommen hat, welche er beim Beginn des Versuches gehabt hatte. Die Zahl der Atembewegungen betrug 20 bis 22 in der Minute.

Betrachtet man die in der verdünnten Luft aufgenommenen Pulsationen mit der Lupe, so sieht man deutlich den Unterschied derselben von dem normalen Hirnpulse. Normalerweise zeigt der Gipfel der Hirnpulswelle, wie ich bereits in meinem Buche über den Kreislauf des Blutes im menschlichen Gehirn[1] gezeigt habe, drei Spitzen. An der in der verdünnten Luft geschriebenen Pulswelle erscheint der Dikrotismus weiter unten und der Puls ist nicht mehr anakrot. Diese Veränderung kann von einer Erschlaffung der Gefäßwände der Gefäße herrühren. In der That beobachtete man bei Lasagno anfangs eine leichte Zunahme des Gehirnvolumens. Dieselbe verschwand jedoch allmählich, als der Luftdruck längere Zeit auf 400 mm gehalten wurde.

Wir sehen somit aus diesem Versuche, daß auch das cerebrale vasomotorische Centrum in der verdünnten Luft weniger aktiv ist. Die Zunahme der Pulsfrequenz, welche man regelmäßig an Personen beobachtet, die sich in der pneumatischen Kammer befinden, hängt ebenfalls von einer Lähmung des Centrums ab, von dem auch die Hemmungsfasern des Herzens abgehen.

Nach den an dem Knaben Cäsar Lasagno angestellten Beobachtungen wird durch den verminderten Luftdruck im Gehirn weder eine Kongestion noch Anämie erzeugt. Die Ursache der Bergkrankheit wurzelt somit nicht in einer Veränderung des cerebralen Kreislaufes, überhaupt nicht in Cirkulationsstörungen, sondern ist durchaus chemischer Natur.

Daß die Wirkung der verdünnten Luft keine Zunahme des Gehirnvolumens hervorrief, hängt von der Schwäche der Herzthätigkeit ab. Auf andere Weise kann ich mir wenigstens nicht erklären, warum die Blutgefäße trotz vermindertem Tonus nicht mehr erweitert waren. Der Puls war kleiner und frequenter. Ich halte es daher für wahrscheinlich, daß gleichzeitig mit der Funktion der vasomotorischen Hirnnerven auch die Stärke der Herzkontraktionen eine Verminderung erfahren hatte.

Bis zu einer Höhe von 5111 m modifizierte sich die Blutcirkulation des Gehirnes bei dem Knaben Lasagno nur in wenig merklicher Weise.

---

[1] Leipzig, Veit & Comp. 1881.

Weiter wollte ich die Luftverdünnung nicht treiben; da ich nicht mit ihm zusammen in der pneumatischen Kammer sein konnte, so fürchtete ich, daß er beim Eintritt des Unwohlseins zu sehr erschrecken könnte. Es war somit kein Zeichen vorhanden, das auf eine Kongestion oder auf eine Anämie als Wirkung des verminderten Luftdruckes hingewiesen hätte. Die einzige Veränderung, welche zu Tage trat, war die leichte Verringerung im Tonus der Hirngefäße. Um die Bergkrankheit erklären zu können, müssen wir der beginnenden Lähmung der Atem- und Herzthätigkeit, welche wir in den ersten Kapiteln betrachtet haben, auch noch die auf eine funktionelle Herabsetzung der nervösen Centren hindeutenden Erscheinungen, Gedächtnisschwäche, die bei künstlichen Aufstiegen beobachtete psychische Depression und die bei dem Knaben Cäsar Lasagno auftretende Lähmung der Hirngefäße hinzufügen.

Alle diese miteinander übereinstimmenden Thatsachen unterstützen die Anschauung, daß die Hauptursache der Bergkrankheit in einer Herabsetzung der Funktion der nervösen Centren gesucht werden muß.

V

Um die Veränderungen zu erkennen, welche auftreten, wenn man, ohne den atmosphärischen Druck zu ändern, den Sauerstoffgehalt der Luft verringert, ließ ich von Menschen und Tieren künstliche Luft einatmen. Diese erhält man, wenn man der einzuatmenden Luft soviel Stickstoff hinzufügt, oder soviel von ihrem Sauerstoffgehalte fortnimmt, wie der beabsichtigten Verdünnung entspricht. Welches Verfahren man auch einschlagen mag, so kann man die von dem Mangel an Sauerstoff herrührenden chemischen Wirkungen nur isoliert untersuchen, wenn man bei Anwendung künstlicher Luft den von dem Barometer angezeigten Druck eliminiert. Es ist bekannt, daß in 100 Teilen Luft 20,78 Teile Sauerstoff und 79,22 Teile Stickstoff enthalten sind (der Kürze wegen wird oft das Verhältnis von 21 : 79 angegeben). Füllt man eine eiserne Röhre von der Größe eines Flintenlaufes mit Kupferspänen, erhitzt sie bis zum Erglühen und läßt dann durch sie einen Luftstrom streichen, so verbindet sich der in der durchströmenden Luft enthaltene Sauerstoff mit dem Kupfer, während der Stickstoff unverändert die Röhre passiert. Diesen fängt man in einem Gasometer auf, der dem in Fig. 60 dargestellten ähnlich ist.

Bevor ich die Wirkung der künstlichen Luft am Menschen untersuchte, stellte ich einige Versuche an Tieren an. Um zu zeigen, wie sich die Lebenserscheinungen in einer außerordentlich verdünnten Luft bei einem Barometerstande von 16 cm verändert, teile ich von denselben den folgenden mit.

Februar 1895. Barometerstand 743 mm. Temperatur 16° C. Ein kleiner Hund von 2500 g Gewicht wird in eine große Glasglocke (ähnlich der in Fig. 58 abgebildeten) gesetzt. Nachdem er sich an den Versuch gewöhnt hatte, streckte er sich auf ein unter die Glocke gelegtes Handtuch und kauerte sich zusammen, als ob er schlafen wollte. Nachdem er 10 Minuten lang still gelegen, zähle ich während einer Viertelstunde jede Minute seine Atemzüge und erhalte die folgenden Werte:

16, 17, 16, 18, 16, 16, 17, 16, 19, 16, 15, 15, 14, 15, 14.

Darauf verdünne ich die Luft in der Glocke bis zum Barometerstande von 334 mm, der einer Höhe von 6571 m entspricht. Der Atem wird frequenter und etwas stärker. Der Hund erhebt sich anfangs, kauert sich aber dann wieder nieder und legt die Schnauze an den Schwanz, wie die Hunde thun, wenn sie schlafen wollen. Nachdem sich der Hund bewegt hat, nimmt die Atemfrequenz wieder ab. Während ich dieselbe wiederum eine Viertelstunde lang jede Minute zähle, erhalte ich die Werte:

18, 20, 21, 25, 20, 26, 20, 18, 19, 20, 26, 22, 24, 23, 24.

Das Tier ist ruhig und scheint zu schlafen. Um bei dem Hunde einen der Bergkrankheit ähnlichen Zustand hervorzurufen, vermindere ich den Druck. Derselbe erreicht 243 mm und entspricht somit einer Höhe von 8500 m.

Ein Kontator, der in den Weg der zuströmenden Luft eingeschaltet ist, zeigt an, daß in jeder Minute 5 l Luft in die Glocke dringen. Diese reichen hin, um die Luft rein zu erhalten. Der Hund erhebt sich von neuem, man sieht, daß er unwohl und ermüdet ist. Darauf kauert er sich wieder nieder. Atemfrequenz 26, 26, 25, 41, 42. Das Tier ist leidend, es versucht aufzustehen, was ihm aber nicht gelingt. Atem unregelmäßig, 38 Züge in der Minute, dann 25. Bei der Inspiration zieht der Hund die Maulwinkel zusammen.

Ich steigere die Luftverdünnung bis zu 250 mm, so daß der Luftdruck jetzt um zwei Drittel vermindert ist.

Atemfrequenz: 21, 22, 23, 24, 32, 37, 41, 39, 44, 40, 40, 38, 36.

Wir vermindern den Luftdruck bis auf 162 mm. Atemfrequenz 37 in der Minute. Der Hund hat einen Anfall von Konvulsionen. Er giebt Urin von sich. Atemfrequenz 106, 69, 70. Es kommt ein neuer Anfall, das Tier streckt stark die Extremitäten. Atem tief, Kotentleerung. Das Tier heult. Als die Atembewegungen nach 2 Minuten schwächer und langsamer werden, lasse ich Luft zuströmen, weil ich fürchtete, daß der Hund zu Grunde gehen könnte. Er erholt sich sofort.

Auf den Boden gesetzt, läuft der Hund schlecht; die Beine sind unempfindlich. In 3 bis 4 Minuten hat er wieder das normale Aussehen.

Versuch mit künstlicher Luft.

Wir bereiten 300 l künstlicher Luft, die einem Druck von 162 mm entspricht. Mittels der von Hempel angegebenen Methode analysieren wir die in einem großen Gasometer enthaltene Luft und versichern uns, daß der Sauerstoffgehalt derselben statt 21% nur 4,5% beträgt.

Am folgenden Tage setzen wir den Hund zur selben Stunde unter die gleiche Glocke. Indem ich jede Minute die Atemzüge zähle, finde ich die Werte:

15, 14, 14, 15, 14, 15, 14, 14, 15.

Nachdem wir uns versichert haben, daß alles in Ordnung ist, öffnen wir den Hahn des Gasometers. Damit die künstliche Luft nicht sofort in die Glocke dringt, lassen wir sie zuvor durch eine 16 l fassende Flasche (wie die in Fig. 60

abgebildete) strömen. Wie wir mittels des Kontators messen konnten, flossen in einer Minute 4 l Luft in die Glocke.

Als es uns schien, daß alle Luft erneuert war und der Hund wirklich Luft einatmete, welche so viel Sauerstoff enthielt, als für ein gleiches Volumen bei einem Druck von 16 cm möglich war, wird die Atmung, wie aus den nachstehenden, in jeder Minute gezählten Werten hervorgeht, frequenter; ebenso werden die Atemzüge tiefer: 17, 18, 20, 23, 30, 41.

Die Atmung ist so erschwert, daß der Hund jedesmal beim Atmen die Maulwinkel bewegt. Er liegt zusammengekauert mit geschlossenen Augen und seufzt von Zeit zu Zeit. Dann kommt ein Krampfanfall. Er heult, er erhebt sich taumelnd und uriniert. Nach einer Minute scheint es ihm besser zu gehen, er ist eingeschlummert. Man zählt anfangs 82, dann 70, 69 Atembewegungen in der Minute.

Nachdem seit dem ersten Krampfanfall 8 Minuten verstrichen sind, tritt ein neuer Anfall auf.

Das Tier heult und streckt die Beine in tetanischen Kontraktionen. Die Zunge hängt aus dem Maule heraus, ist blasser und leicht cyanotisch. Das Tier scheint bewußtlos zu sein. In Zwischenzeiten von einer Minute treten zwei neue Krampfanfälle auf. Der Hund heult und entleert Kot. Respiration unregelmäßig, ungefähr 80 Atembewegungen in der Minute.

Nachdem der Hund die künstliche Luft eine halbe Stunde lang eingeatmet hatte, wurde der Versuch unterbrochen.

Nachdem der Normaldruck wieder hergestellt ist, erhebt sich der Hund nicht sogleich, trotzdem befindet er sich besser. Auf den Boden gesetzt, stellt er sich auf die Beine, läuft aber schlecht. Aus der Art, wie er die Zehen aufsetzt, sieht man, daß dieselben unempfindlich sind.

Bei der Verdünnung der künstlichen Luft treten dieselben Erscheinungen auf, die wir bei der Verminderung des gewöhnlichen Luftdruckes beobachtet haben. Man kann daher schließen, daß die Bergkrankheit nicht durch eine mechanische Wirkung der Verminderung des atmosphärischen Gewichtes verursacht wird, sondern dadurch, daß die Luftverdünnung als solche in chemischem Sinne verändernd auf den Stoffwechsel des Nervensystems einwirkt.

VI

Emanuel Favre, ein Knabe von 13 Jahren, kam aus Savoyen mit einem Schädelbruch nach Turin, um sich im Hospital Mauriziano von Professor Carle behandeln zu lassen. Während er seinem Dienstherrn im Walde bei Bramant beim Holzspalten half und die Scheite auf den Block legte, war er, sich zu sehr vorbeugend, von ersterem mit der Axt auf den Kopf getroffen worden. Er war wie tot zu Boden gefallen, später aber wieder zur Besinnung gekommen und hatte, unter den Armen gestützt, nach dem mehrere Kilometer entfernten Hause gehen können.

Als ich den Knaben sah, war er soweit geheilt, daß nur noch ein breiter Spalt an seinem Schädel pulsierte. Ich applizierte ihm eine Guttaperchakappe auf und schloß sie an den Rändern der Wunde mit Vaselin luftdicht ab. Wie man aus Fig. 60 sieht, übertrug ich die Bewegungen des Gehirns mittels eines Gummischlauches auf einen Registrierapparat. Als ich sah, daß ich von diesem Knaben sehr gute Gehirnpulskurven erhielt, versuchte ich an ihm die Veränderungen zu studieren, welche im Gehirn bei Einatmung einer Luft auftreten, deren Sauerstoffgehalt um die Hälfte vermindert ist.

Ich nahm einen großen Gasometer, wie man ihm in Fig. 60 dargestellt sieht, und ließ 300 l Luft einströmen. Zu diesen

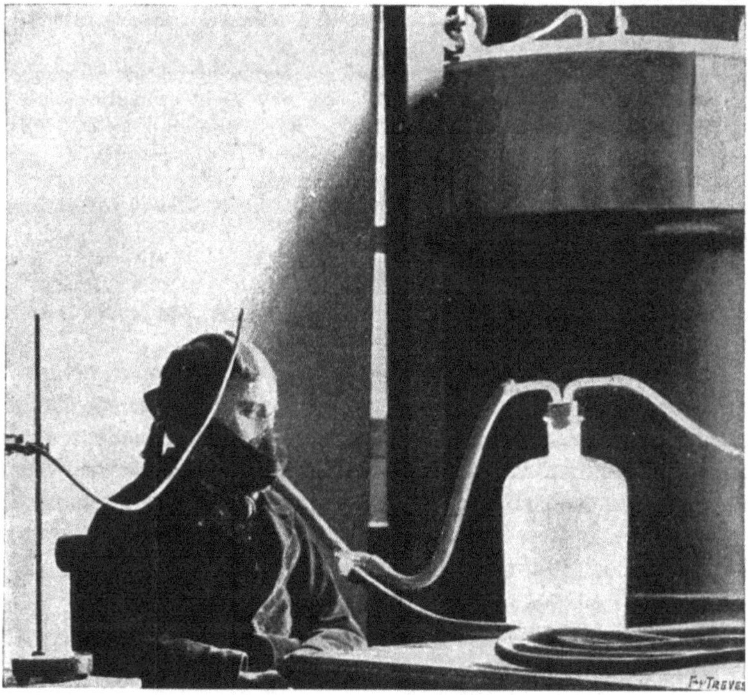

Fig. 60. Emanuel Favre.
Registrierung des Gehirnpulses während der Einatmung künstlicher Luft.

fügte ich 300 l Stickstoff, der in der oben angegebenen Weise gewonnen war. Jedes Liter der künstlichen Luft enthielt somit halb so viel Sauerstoff, als in der gewöhnlichen Luft enthalten ist. Beim Einatmen der Luft führt man das gleiche Quantum von Sauerstoff in die Lungen, das man in einer Luft von dem Druck einer halben Atmosphäre oder in einer Höhe von 5520 m finden würde. Dieser Versuch erweckte lebhaft unsere Neugierde, da er uns gestattete, beim Studium der Bergkrankheit die mechanische Wirkung von der chemischen zu trennen. Es giebt in der That keine andere Methode, unabhängig vom Luftdrucke den Sauerstoffgehalt der einzuatmenden Luft um die Hälfte herabzusetzen. Obwohl es einer langen und mühsamen Vorbereitung bedurfte, den großen Gasometer mit künstlicher Luft zu füllen, so wurde nichtsdestoweniger so viel Stickstoff hergestellt, daß wir ihn zweimal füllen und an dem Knaben Favre drei Versuche ausführen konnten.

Damit er die künstliche Luft nicht sofort einatmete, schob ich zwei große, mit gewöhnlicher Luft gefüllte Flaschen ein, von denen die eine in der Fig. 60 zu sehen ist. Die einzuatmende Luft mischte sich dann und wurde allmählich in dem Grade an Sauerstoff ärmer, als die normale Luft von der des Gasometers vertrieben wurde.

Um den Strom der künstlichen Luft zu unterhalten, genügte das Gewicht der Zinkglocke. Durch ein großes Gabelrohr gelangte die Luft von der Glocke unter die Guttaperchamaske, welche für das Gesicht des Knaben Favre besonders gemacht war. Sie umfaßte die Nasenknochen, die Backen und das Kinn und war dem Gesichte mittels Glaserkitts hermetisch angeschlossen. Ein am Hinterkopfe zugebundenes Band gab der Maske eine Stellung, wie man sie in der Fig. 60 sieht. Die exspirierte Luft trat durch ein dickes, mehrere Meter langes Gummirohr, das man in der Figur auf dem Tische liegen sieht, aus. Bei dieser Methode sind die Ventile vermieden. Da der Strom der sauerstoffarmen Luft in dem Röhrensysteme konstant erhalten wird und ich die Geschwindigkeit, mit der sie aus dem Gasometer austrat, mittels einer Meßflasche erkennen konnte, so durfte ich sicher sein, daß bei der Inspiration nur künstliche Luft in die Lungen eindrang.

Der Apparat hatte den Vorteil, daß er unter einem Druck funktionierte, der fast gleich Null war. Jeder Versuch dauerte ungefähr eine halbe Stunde.

Die Kurve *A* der Fig. 61 zeigt den normalen Hirnpuls. Favre respirierte zwölfmal in der Minute. Er war angewiesen, mit der Hand ein Zeichen zu geben, sobald er den Versuch beendigt haben wollte. Der hier beschriebene Versuch war der dritte und letzte. Da der Knabe wußte, um was es sich handelte, so war Furcht bei diesem Versuche zum großen Teile ausgeschlossen. Als er anfing, die künstliche Luft einzuatmen, trat eine geringe Zunahme des Gehirnvolumens ein, nach einigen Minuten folgte jedoch eine Verringerung desselben. Die Kurve *B* der Fig. 61 wurde in dieser zweiten Periode der Verringerung des Hirnvolumens geschrieben, kurz bevor die Einatmung der künstlichen Luft aufhörte. Sobald die Kurve geschrieben war, nahmen wir Favre die Maske ab. Er sagte uns, daß er wie betrunken

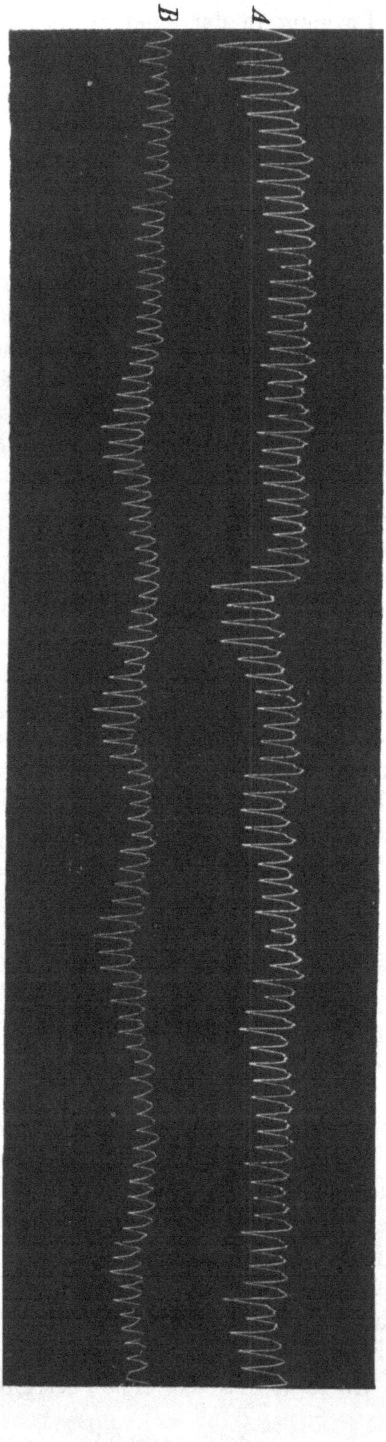

Fig. 61. Cirkulation des Blutes im Gehirn bei E. Favre.
A Normale Kurve. *B* Während der Einatmung der künstlichen Luft beim Beginn des Schwindels geschriebene Kurve.

sei, wegen Ohrensausen nicht wie früher hören könne, und daß er Kopfschmerz habe.

Bei diesem mit künstlicher Luft angestellten Versuche war die gleiche Vermehrung der Pulsfrequenz, sowie die gleiche Verminderung der Atembewegungen eingetreten, die man bei den mit verdünnter Luft in der pneumatischen Kammer angestellten Versuchen beobachtet, bei welchen die Atmung durch die Wirkung des herabgesetzten Druckes anfangs beschleunigt und darnach verlangsamt wird. Während die Zahl der Atembewegungen bei Favre normalerweise 12 bis 13 in der Minute betrug, fiel sie während der Einatmung der verdünnten Luft auf 10 bis 11. Auf den ersten Blick scheint dies ein Paradox zu sein; denn da die Ration des Sauerstoffs, welchen die Versuchsperson einatmete, auf die Hälfte herabgesetzt war, so hätte man erwarten sollen, daß die Atemfrequenz sich verdoppeln müßte. Wie aber schon im dritten Kapitel gezeigt wurde, bewahrheitete sich diese Vermutung auch auf dem Monte Rosa nicht.

Ebensowenig waren die Atembewegungen verstärkt. Ich überzeugte mich hiervon, als ich den Thorax ansah. Man sieht dies aber auch, wenn man die Fig. 61 von der Seite betrachtet. An dem oberen Teile bilden die Pulsationen eine Form, welche einer Guirlande ähnlich ist. Die Bewegungen entsprechen dem Rhythmus der Atmung. Diesen Einfluß sieht man klar in der oberen normalen Kurve, er fehlt aber in der unteren, weil die Atmung hier so oberflächlich war. Es ist aber schwer zu entscheiden, ob die Luft deprimierend wirkt, wenn sie weniger Sauerstoff enthält. Der auf die Hälfte reduzierte Sauerstoffgehalt wirkt somit nicht im Sinne einer Verstärkung auf die Funktion des Respirationscentrums, sondern dieses Centrum funktioniert im Gegenteil in der künstlichen Luft weniger intensiv.

Die obere Kurve der Fig. 61 zeigt ungefähr in der Mitte eine plötzliche Senkung, während die nachfolgenden Pulswellen sich allmählich wieder zur anfänglichen Höhe erheben. Dies wurde durch

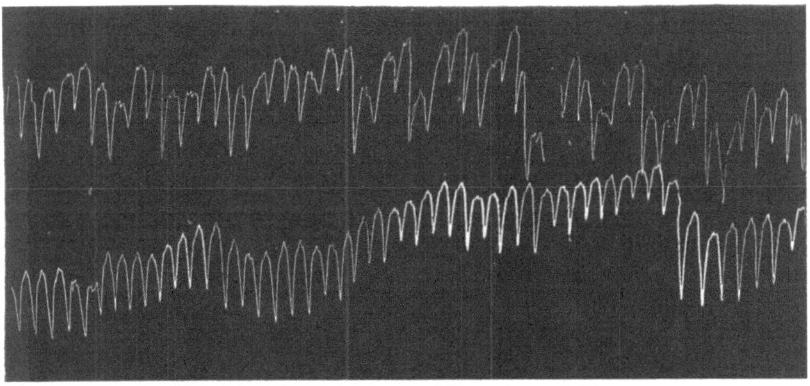

Fig. 62. Fortsetzung des Versuches an Favre.
C Gehirnpuls unmittelbar nachdem die Atmung der künstlichen Luft aufgehört hatte. D 2 Minuten später geschriebene Kurve.

das Verschlucken des Speichels, wozu jeder oft genötigt wird, verursacht. Im übrigen sind die Pulsationen fast alle gleich. Während Favre die künstliche Luft atmet, sehen wir, daß sich in der Kurve B viermal Wellen bilden, in denen die Pulsationen größer werden. Betrachten wir die Kurve von unten, so sehen wir auch diese sich in Guirlandenform winden. Die Veränderungen hängen aller Wahrscheinlichkeit nach von den Veränderungen des Gefäßtonus ab. An der Fig. 28 haben wir schon gesehen, daß die Blutgefäße auf dem Monte Rosa unruhiger waren, als in der Ebene; hier sehen wir, daß sich die gleiche Erscheinung an den Blutgefäßen des Gehirns wiederholt. Die Herzthätigkeit ist schwächer geworden und die Pulsationen des Gehirns sind während der Atmung der künstlichen Luft weniger hoch. Es fehlen jedoch die Anzeichen der Paralyse der Hirngefäße, welche wir an Lasagno bei einer Druckverminderung beobachteten, die von der des vorliegenden Versuches wenig verschieden war.

Die Fig. 62 zeigt den Hirnpuls bei Favre unmittelbar nach der Abnahme der Maske. Wir hatten ihn von dieser befreit, sobald er uns ein Zeichen zum Aufhören des Versuches gegeben hatte. Die Respiration ist während der 12 Respirationsbewegungen, welche er in der oberen Kurve (*C*) ausführte, tiefer geworden, wir sehen, daß das Gehirnvolumen sich bei jeder Inspiration vermindert und bei der nachfolgenden Exspiration wieder ansteigt. Nach ungefähr einer Minute ist die Atmung zur Normale zurückgekehrt, die Wirkung des Atems auf die Pulsationen des Gehirns ist verschwunden und dieses nimmt wieder, wie man an der unteren Kurve (*D*) der Fig. 62 sieht, an Volumen rapid zu.

Die größere Höhe der Gehirnpulsationen, die wir in der letzten Kurve (*D*) bemerken, zeigt, daß während der Wirkung der künstlichen Luft eine Ernährungsstörung im Gehirn eingetreten war.

Die stärkeren Pulsationen, welche wir z. B. in einem Finger verspüren, der einen Schlag bekommen hat, rühren von dem intensiven Blutzufluß her, der sich in jedem Körperteile einstellt, sobald derselbe eine Verletzung erhalten hat. Eine ähnliche Erscheinung beobachten wir hier am Gehirn, das der durch die künstliche Luft herbeigeführten Entkräftung abzuhelfen bestrebt ist.

Bei beiden Personen schlägt das Herz schneller, wenn wir es unter ähnliche Bedingungen versetzen, wie die sind, welche die Bergkrankheit hervorrufen. Da die gesteigerte Aktivität gleichzeitig mit einer Verlangsamung der Atemfunktion auftritt, so ist es wahrscheinlich, daß sie von einer Lähmung des Nervus vagus abhängt; denn wenn wir uns wohl befinden, wird mit der beschleunigten Herzthätigkeit auch der Atem frequenter, während hier das Umgekehrte der Fall ist.

Aus diesen Beobachtungen können wir den Schluß ziehen, daß die bei Ballonfahrten oder bei Bergaufstiegen beobachteten charakteristischen Veränderungen der Sensibilität, der höheren geistigen Funktionen und der Bewegungen nicht durch die Annahme einer Anämie oder einer Kongestion des Gehirns erklärt werden können. Bis zu einer Höhe von 5000 m cirkuliert das Blut im Gehirn in hinreichender Menge und in einer wenig von der normalen abweichenden Weise.

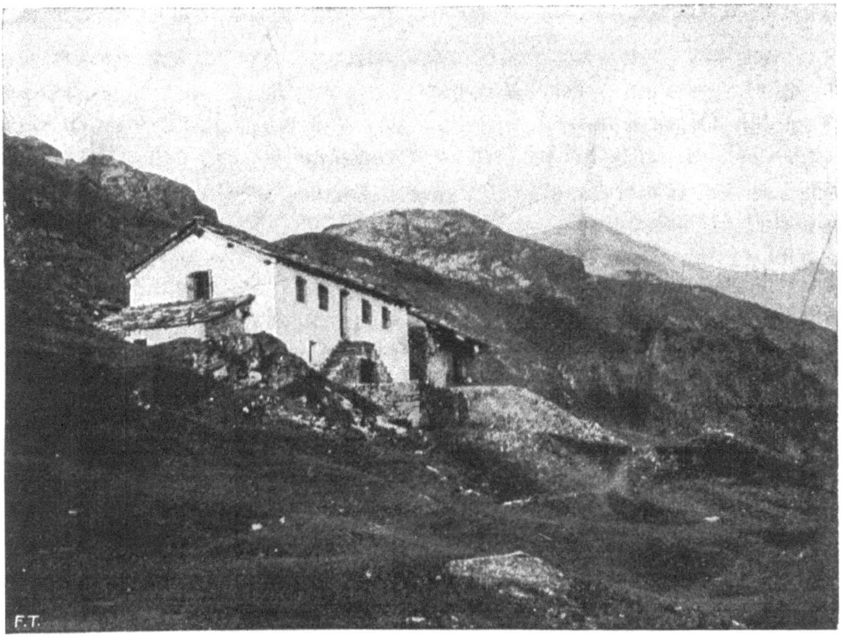

Alpe Lavetz im Thal von Gressoney. Hier hatte Professor Pietro Giacosa von 1894 bis 1896 sein Laboratorium (Höhe 2450 m).

NEUNZEHNTES KAPITEL.

Der Schlaf bei Bergbesteigungen. Versuche an Affen und Murmeltieren.

I

„Je dormais en marchant, quelqu'effort que je fisse pour me tenir éveillé: un des deux guides éprouvait le même effet.“[1] Dies war der Zustand des Physiologen Le Pileur, als er in einer Höhe von fast 3600 m das südliche Hochplateau des Breithorn überschritt. Bravais und Martins wurden auf dem Montblanc in einer Höhe von 3800 m von einem unüberwindlichen Bedürfnis nach Schlaf ergriffen. Auch Professor Lortet sagt, daß er dort gehend geschlafen habe. Professor Forel zu Lausanne litt 3400 m hoch auf dem Col du Géant an Schlaf. Als er die Höhe desselben fast erreicht hatte, mußte er sich, trotzdem er wußte, daß es gefährlich war, auf den Schnee niederlegen und schlafen. Ich könnte aus den Schriften von Physiologen hierüber noch weitere Beispiele anführen, wir können uns aber an diesen Zeugnissen genügen lassen.

[1] Le Pileur, Mémoire sur les phénomènes physiologiques qu'on observe en s'élevant à une certaine hauteur. Paris 1845. p. 35.

Als ich einst vom Monte Rosa abstieg, traf ich am Fuße der Dufourspitze eine Reisegesellschaft, welche von Zermatt heraufkam. Von den Führern derselben erfuhr ich, daß einer der Reisenden sie wegen seiner großen Schlafsucht in Verlegenheit gesetzt habe. Da mich der Fall interessierte, so stellte ich mich dem Herrn vor und sah ihm an, daß er mehr ärgerlich als entmutigt war. Er sagte mir, daß er, sobald er eine Höhe von 3000 m erreiche, in den ersten Tagen immer an Schläfrigkeit leide, daß aber ein mit Ammoniak gefülltes Riechfläschchen ihn einigermaßen wachhalte. Die Führer aber erzählten mir, daß er nahe an Gletscherspalten oder an sonst gefährlichen Stellen besser gehe, weil er dann plötzlich munter werde, daß er aber, sobald man sich wieder auf gutem Schnee befände, anfange zurückzubleiben, sich mit dem Seil schleppen lasse, sich unsicher auf den Beinen bewege, wie betrunken bald nach der einen, bald nach der anderen Seite taumele und dann ohne aufzuwachen niederfalle.

Im allgemeinen kann man sagen, daß der Schlaf auf großen Höhen weniger kontinuierlich ist, obwohl er deswegen nicht weniger tief zu sein braucht. Es ist mir nur selten begegnet, daß ich auf hohen Bergen die ganze Nacht hindurch ohne aufzuwachen schlief. Doch ist zu berücksichtigen, daß, weil man in den Hütten auf Holzpritschen mit mehreren zusammenschlafen muß, die Bewegungen des einen den anderen leicht erwecken können. Mein Bruder schlief auf dem Monte Rosa so fest, daß auch die stärksten Geräusche ihn nicht zu wecken vermochten. Als man einmal, während er schlief, eine Matratze neben ihm wechselte und außerdem gleichzeitig ein starker Lärm in dem Stockwerke über ihm entstand, wurde er hiervon nicht geweckt. Bald darauf jedoch richtete er sich, trotzdem sein Schlaf sehr tief gewesen war, schnell auf und sagte, daß es ihm an Atem fehle. Eine andere Thatsache ist die, daß die Menschen auf den Bergen während des Schlafes mehr schnarchen. Weniger stark schnarchen Personen, welche beim Schlafen auf der Seite liegen. In der Rückenlage ist das Schnarchen rauher, weil das Gaumensegel und die Zunge gegen den hinteren Teil des Pharynx fallen. Die im Schlaf auftretende Muskelerschlaffung verringert den Raum, durch welchen die Luft zur Nase hin ziehen muß; jene geräuschvolle Atmung wird dann durch die Vibrationen des weichen Gaumens verursacht. Dieser lang ausgezogene schreckliche Ton verleidet einem oft die Nächte in den Alpenhütten. Einige meiner Gefährten schnarchten in der Hütte Königin Margerita sehr viel stärker als in der Hütte Gnifetti oder auf den tiefer gelegenen Lagerplätzen.

Das Schnarchen rührt daher, daß die Zunge wie jeder andere Muskel während des Schlafes erschlafft und durch ihre eigene Schwere tiefer in den Rachen hineinfällt.

Ein italienisches Sprichwort sagt, daß niemand es gewahr werde, wenn er schnarche. Dies ist aber nicht der Fall. Ich schnarche z. B. für gewöhnlich nicht, wenn ich auf der Seite liege. Wenn ich mich aber auf den Rücken lege, so bemerke ich zuweilen den Moment, in dem ich zu schnarchen anfange. Diese Erscheinung tritt bei mir auf, wenn ich im Sommer des Nachmittags vom Schlafe überfallen werde. Verhalte ich mich dann ruhig, so verliere ich allmählich das Bewußtsein. In dem Momente, in dem ich den Ton des Schnarchens höre, erwache ich und bemerke, daß neue Vorstellungen in mein Bewußtsein getreten sind, welche zu den früheren in keiner Beziehung stehen. Dies heißt nichts anderes, als daß ich schlief. Als ich die Geschwindigkeit maß, mit welcher diese Perioden aufeinander folgen, fand ich, daß kaum 2 bis 3 Minuten zwischen der einen und der anderen verstrichen waren. In der Ebene gelingt es mir nicht immer, solche Beobachtungen anzustellen, sobald ich mich aber in den Alpenhütten auf den Rücken zum Schlafen lege, werde ich sofort durch das Schnarchen belästigt. Zu der Verminderung des Muskeltonus, welcher beim Verschwinden des Bewußtseins auftritt, trägt sicherlich auch die Ermüdung bei.

II

„Der Schlafgott flieht um so schneller, je inbrünstiger man ihn anruft. Ich glaube, daß er nur ein- oder zweimal meine Augenlider leicht berührte.“ So drückt sich Tyndall poetisch aus, jeder Alpinist aber weiß, daß die Nacht der prosaischste Teil einer Bergtour ist. In den Schutzhütten schläft man in Gesellschaft mehrerer Personen schlecht. Das beständige Umwälzen, das Seufzen und Schnarchen halten uns wach, die verdorbene und übelriechende Luft benimmt uns den Atem. Alle diese nächtlichen Erfahrungen lassen oft trübe Erinnerungen in uns zurück.

Das Biwak in freier Luft ist poetischer und schöner. Wer den Boden mit der Hacke hat aufbrechen müssen, um sich ein weiches Lager zu schaffen; wer in der Höhle eines Felsblockes Unterschlupf suchen mußte, um sich gegen den Wind zu schützen; wer die Wärme der Pelze und in Sackform zusammengenähter Decken, aus denen nur der Kopf heraussieht, empfand und das Glitzern der Sterne oder das die Gipfel der Alpen versilbernde Mondlicht bewundernd betrachtete, der wird die Erinnerung an solche Nächte immer zu den schönsten seines Lebens zählen.[1]

Die berühmten Alpinisten schlafen während ihrer Alpentouren

[1] Einige Alpinisten sind durch ihre Biwaks berühmt geworden. Siehe z. B. Bivouacs dans les Alpes françaises. Paul Guillemin et André Salvator de Quatrefages. Annuaire du Club Alpin Français, 1878. Sie biwakierten auf den Alpen an der Grenzlinie von Italien und Frankreich einen Monat lang.

wenig. Der Senator Perazzi erzählte mir, daß er nur einmal auf den Alpen gut geschlafen habe, und daß dies in der alten Hütte des Matterhorns war, die jetzt mit Eis und Schnee gefüllt ist. In ihr fand er eine Gummimatratze, auf die er sich niederlegte. Tyndall[1], dessen Namen mit dem Gipfel des Matterhorn für immer verbunden ist, hinterließ uns die folgende Mitteilung über eine in diesem bescheidenen Zufluchtsorte verbrachte Nacht:

„Angesichts der Berge Italiens lag ich, die Bewegungen der Luft beobachtend, seit einigen Stunden im warmen Sonnenschein. Als aber die Sonne sank, wurde die Luft kühl, und wir zogen uns in die Hütte zurück. Wir hatten kein Feuer, obwohl uns Wärme sehr not that. Ich legte mich auf eine Gummimatratze nieder, die ein Freund der Berge und der Menschen gestiftet hatte, und deckte mich mit einer leichten Flanelldecke zu, während die Führer und die Träger sich in Schafpelze einhüllten. Die Matratze schützte nur wenig gegen die Kälte des unter ihr befindlichen Felsens. Ich ertrug dieselbe zwei Stunden lang, da ich die Führer nicht stören wollte, dann aber wurde sie unerträglich. Als die guten Leute meine Lage erfuhren, waren sie sofort bei der Hand und hüllten mich in einen Schafpelz, so daß mich allmählich eine angenehme Wärme umgab. Darauf schlief ich ein. Als ich die Augen wieder öffnete, war der Morgen schon weit vorgerückt und die Führer waren beschäftigt, das Frühstück zu bereiten.“

Es ist die Pietät vor den großen Bahnbrechern des Alpinismus, welche mich treibt, die Erinnerungen an die ersten Anfänge seiner Geschichte wachzurufen.

Der Montblanc hat zwei Schriftsteller gefunden, welche die Geschichte seiner Hütten aufgezeichnet haben, Durier und Vallot. Ich hoffe, daß auch die Erinnerungen, welche an die schnell verfallenden Hütten des Monte Rosa und des Matterhorns geknüpft sind, bald von jemand gesammelt werden. Diesen bescheidenen Zufluchtsstätten, die schneebedeckt und mit Eis angefüllt verlassen zwischen den Felsen stehen, habe ich mich immer nur mit Ehrfurcht nähern können. Ein poetisches, fast andächtiges Gefühl überkommt uns, wenn wir die letzten Reste dieser Hütten betrachten, welche von denen errichtet wurden, die die Alpen erobert haben. Leider giebt es rohe Alpinisten, die zu diesen alten Alpenhäusern laufen, um sie zu verbrennen. Das Bedürfnis, sich zu erwärmen, ist bei ihnen größer, als die Ehrfurcht vor diesen Altertümern der Alpenwelt.

Es würde gewiß eine nützliche Verordnung sein, wenn die Führer verpflichtet würden, dafür zu sorgen, daß die einzelnen Gesellschaften, die sich ihnen anvertrauen, das für ein Biwak nötige Holz mit sich

[1] F. Tyndall, Hours of Exercise in the Alps. 1871. p. 281.

führten. Eine solche Vorschrift ist sogar notwendig, weil auf den Bergen niemand vorhersagen kann, wie ein Tag zu Ende gehen wird. Wenn sich ein Sturm erhebt, muß man in den Hütten Schutz suchen, und wenn er andauert, giebt es, um sich gegen die Kälte zu schützen, oft keinen anderen Ausweg, als die Tische, die Bänke und sogar die Thüren zu verbrennen. Ein Bündel Holz mit daran gehefteter Visitenkarte, die den Namen des Glücklichen angiebt, der sich desselben nicht zu bedienen brauchte, ist die angenehmste Erinnerung, welche ein Alpinist seinen Kollegen hinterlassen kann. Die Überwachung des in den Hütten befindlichen Brennmaterials sollten die einzelnen Sektionen und die Führer übernehmen. Es wäre dies eines der wirksamsten Mittel, um die Gesundheit und das Leben der Alpinisten zu schützen.

III

Im Hotel Riffelberg auf der Höhe des Col d'Olen schlafen nur wenige während der ersten Nächte ihres Aufenthaltes gut. Ich sah meinen Freund Sommier, der durch seine anthropologischen Studien, sowie durch seine Reisen in Lappland bekannt ist, in einer Höhe von nur 1200 m an Schlaflosigkeit leiden. Sobald er in Gressoney Saint-Jean ankam, konnte er nicht mehr schlafen, während er in Florenz, wo er seinen Wohnsitz hat, vorzüglich schläft.

Als weitere Beispiele führe ich nur noch die Physiologen Zuntz und Loewy an, die nicht schlafen konnten, sobald sie auf den Monte Rosa kamen. Weil es ihnen während ihres Aufenthaltes im Gasthaus d'Olen an keiner Bequemlichkeit gefehlt hatte, schrieben sie die Schlaflosigkeit dem verminderten atmosphärischen Druck zu.

Diesen Beobachtungen müssen diejenigen anderer Personen gegenübergestellt werden, welche auf den Alpen besser schlafen als in der Ebene. Ihre Zahl ist vielleicht größer als die der vorigen. Die Bücher, in welche ich seit vielen Jahren Bemerkungen über die Alpenphysiologie eintrage, sind voll von Notizen, wie die folgende:

„Juli 1895. In Turin schlafe ich schwer ein, oft dauert es eine bis zwei Stunden, bevor ich in Schlaf verfalle. Wenn ich nach Gressoney komme, schlafe ich ein, sobald ich im Bette bin. Die Temperatur meines Schlafzimmers beträgt hier 13 bis 15°, zu Turin zwischen 24 bis 27°."

Auf den ersten Blick könnte man denken, daß die Kälte den Schlaf befördere. Wie erklärt es sich aber dann, daß man im Sommer gerade am Nachmittag ein unwiderstehliches Verlangen nach Schlaf hat? Die Antwort ist die, daß man tagsüber mehr schläft, wenn der Schlaf nachts weniger tief ist.

Am besten schläft man in einer gemäßigten Temperatur, große Wärme wie starke Kälte verhindern den Schlaf. Eine der traurigsten

Nächte, die ich auf den Alpen erlebte, verbrachte ich während meines Aufstiegs auf den Roccia Melone. Ich übernachtete 2824 m hoch in der Cà d'Asti, der am höchsten gelegenen Kirche Europas, in der ich mich auf den mit Backsteinen gepflasterten Fußboden zum Schlafen niederlegen mußte. Leider hatte ich nur eine leichte Decke mit, in die ich mich einhüllen konnte. Um mich gegen die Kälte zu schützen, legte ich Zeitungen auf meine Brust und zog die Kleider darüber. An den Beinen aber fror ich fortwährend, so daß es mir unmöglich war, einzuschlafen.

Eine Untersuchung über die verschiedenen Methoden, die man anwendet, um sich gegen die Kälte zu schützen, wäre gewiß von Nutzen. Hier kann ich jedoch nur auf das Buch von ZSIGMONDY,[1] „Die Gefahren auf den Alpen", verweisen, worin der Verfasser praktische Winke für Bergsteiger giebt und die bei seinen eigenen Biwaks auf den Alpen gewonnenen Erfahrungen beschrieben hat. Aus demselben seien folgende Stellen angeführt:

ZSIGMONDY und seine Begleiter, unter denen sich auch Professor SCHULZ befand, wurden während einer Bergbesteigung, die sie von Macugnaga aus unternommen hatten, unter den Nordzacken der Dreischusterspitze in einer Höhe von 2900 m von der Dunkelheit und einem Hagelwetter überrascht, so daß sie sich entschließen mußten, ein Biwak aufzuschlagen. Er schreibt:[2] „Da bedeutende Kälte zu gewärtigen war, so galt es, besondere Schutzmaßregeln zu treffen. Die Körperteile, welche uns bisher am meisten froren, waren die Füße, und deren Schutz ein sehr geringer. Da Professor SCHULZS Rucksack aus Seehundsfell war, beschloß ich, ihn als Fußsack zu benutzen, nachdem ich vorher die Schuhe ausgezogen hatte. Probatum est! Später steckten wir alle die Füße in die Rucksäcke, welche dann unter den Knieen festgebunden wurden. Das Empfindlichste eines Biwaks ist die Abkühlung der Füße; sie wird durch diese Maßregel erträglich gemacht. Über den Hut und die Ohren wird dann ein Tuch gebunden."

Über ein anderes Biwak auf den Felsen des Jägerruckens an der Ostseite des Monte Rosa schreibt ZSIGMONDY:[3] „Diesmal ließen wir es an den Fußsäcken nicht genug sein, sondern umwickelten unsere Knie mit dem Gletscherseil, welche Neuerung sich als sehr praktisch erwies; ein Schuh mußte mir als Kopfpolster dienen. Die Röcke wurden natürlich nach einer alten Regel ausgezogen und als Decke benutzt. Es ist dies viel erwärmender, als wenn man sie anbehält.

---

[1] Leipzig, bei Frohberg 1885.
[2] Ebenda S. 103.
[3] Ebenda S. 104.

Der Rücken wärmt bald das Gestein und so ist man allerseits geschützt, während sonst immer Hände und Arme von der Kälte leiden. Die Hände bleiben so warm, daß man gar keine Handschuhe anzuziehen nötig hat. Dies ist wohl die beste Art, sich vor Kälte zu bewahren, wenn man keine Decke, Plaid oder dergleichen mit sich führt.“

IV

Wir sind gegen die verdünnte Luft empfindlicher als Hunde und Katzen. Manche Pessimisten mögen wohl der Meinung sein, daß dies das Resultat der von der Civilisation herrührenden Degeneration sei. Aber das diesen Erscheinungen zu Grunde liegende Gesetz ist ein anderes. Man kann dasselbe so ausdrücken: „Je höher die Entwickelungsstufe ist, welche das Nervensystem eines Tieres erreicht hat, um so mehr empfindet es die Wirkung der verdünnten Luft und um so leichter schläft es in derselben ein.“

Ich schließe dies aus Versuchen, die ich an Affen anstellte. Unter einer pneumatischen Glocke litten diese bei der gleichen Herabsetzung des Luftdruckes mehr als Hunde und diese wieder mehr als die Murmeltiere. Die Vögel leiden weniger als die Kaninchen, die Meerschweinchen und die Mäuse; die Frösche leiden weniger als alle anderen Tiere.

Die Einzelheiten dieses Gesetzes lassen sich noch nicht bestimmt angeben, ich will daher nur bemerken, daß ich in jeder Tierspezies, die ich darauf untersuchte, Individuen fand, welche bei der gleichen Druckverminderung mehr als andere ihresgleichen litten.

Die eigentliche Ursache, warum der Mensch und die Affen bei einer Herabsetzung des Atmosphärendruckes leichter einschlafen, als andere Tiere, weiß ich nicht zu sagen. Vielleicht wird durch die größere Aufmerksamkeit und die vermehrte Gehirnthätigkeit der Zustand des Nervensystems bei ihnen mehr als bei anderen alteriert. Vielleicht ist das Gleichgewicht der Ernährung in den nervösen Zellen leichter gestört, sobald die Funktionen derselben komplizierter werden. Vielleicht wird bei einer größeren Entwickelung des Gehirns auch eine größere Menge von Schlacken und Giften erzeugt, die dann in der verdünnten Luft nicht mehr in ausreichender Weise zerstört oder eliminiert werden kann. Wie dem auch sein mag, wir müssen uns zur Zeit mit der allgemeinen Angabe begnügen, daß der Mensch und die höheren Tiere die Herabsetzung des Luftdruckes intensiver empfinden.

Um die Bergkrankheit an höheren Tieren bei künstlichen Aufstiegen studieren zu können, kaufte ich drei Affen der Gattung Cercopithecus. Ich teile einige der Versuche mit, die ich an ihnen anstellte, um einen Vergleich zu haben zwischen den beim Menschen und den bei höheren Tieren unter sonst gleichen Bedingungen auftretenden Erscheinungen. Zuweilen nahmen wir die Affen mit uns in die pneumatische Kammer, ein anderes Mal setzten wir sie unter die große Glasglocke, welche auf Fig. 58 abgebildet ist und einen ungefähren Inhalt von 60 Litern faßt.

Erster Affe.

30. Januar 1896. Barometerstand von 734 mm bis 320 mm.

Ein gutmütiger Hausaffe, der Kunststücke gelernt hatte und sich auf den Arm nehmen ließ, wird um 2 Uhr 5 Min. nachm. unter die Glocke gesetzt. Nach 10 Minuten beträgt der innere Druck nur noch 430 mm. Bei diesem Grade der Luftverdünnung, welche der Höhe des Montblanc entspricht, spielt der Affe mit seinem Schwanze. Man bemerkt jedoch, daß er weniger munter ist als gewöhnlich.

Bei 494 mm Druck ist die Atemfrequenz vermindert. Dieselbe beträgt nur 48 in der Minute, während sie beim gewöhnlichen Druck von 734 mm ungefähr 60 beträgt. Der Affe sitzt, ohne sich zu bewegen, und blickt zerstreut zu Boden.

Bei 420 mm Druck (entsprechend einer Höhe von 4837 m) schließt der Affe die Augen und schlummert ein. Er atmet 42 mal in der Minute. Von Zeit zu Zeit öffnet er die Augen, aber die Augenlider scheinen ihm schwer zu sein. Er hat die gewöhnliche Schlafstellung eingenommen und sitzt bei gesenktem Kopfe mit den Händen zwischen den Beinen. Die Respiration ist etwas unregelmäßig, manchmal zählt man 50 Atemzüge in der Minute, manchmal nur 40. Tagsüber hatten wir ihn noch niemals schlafen sehen. Als wir mit dem Fingerknöchel an die Glocke schlagen, erhebt der Affe den Kopf, blickt stumpfsinnig um sich, schließt aber sofort wieder die Augen und läßt den Kopf zwischen die Beine sinken.

Um uns zu versichern, daß der Luftstrom zur Atmung hinreichte, hatten wir einen Kontator eingefügt, an dem wir das Quantum der in die Glocke eintretenden Luft ablesen konnten. Wir sahen auf diese Weise, daß während des höchsten Grades der Luftverdünnung in jeder Minute 16 l Luft in die Glocke traten; dies will sagen, daß die der Glocke zugeführte Menge an Sauerstoff nicht nur einem Affen genügte, sondern auch für einen Menschen ausreichend gewesen wäre. Diese Vorsichtsmaßregel wurde auch bei allen folgenden Versuchen angewandt.

Als der Affe um 2 Uhr 35 Min. bei dem konstant gebliebenen Drucke einer Höhe von 4800 m fortwährend schlief, hoben wir die Luftverdünnung auf.

Nachdem ich den Hahn, durch welchen die Luft hinzutrat, etwas mehr geöffnet und der Luftdruck zu steigen begonnen, war das Manometer noch nicht um einen Centimeter gefallen, als der Affe bereits erwachte und sich unruhig und wie erschrocken zeigte. Er drehte sich herum, hob die Hände und fiel wie von einem Krampfanfalle ergriffen nieder. Aus der Glocke genommen bewegte er sich noch immer wie im bewußtlosen Zustande. Auf den Boden gesetzt floh er davon, seine Bewegungen aber waren inkoordiniert wie die eines Betrunkenen.

Der Affe gewöhnte sich so schnell an die Luftverdünnung, daß dieselbe schon nach wenigen Tagen den Grad einer Höhe von 6470 m annehmen mußte, um ihn zum Einschlafen zu bringen.

V

Die meisten Menschen, welche sich in der pneumatischen Kammer der Luftverdünnung unterwerfen oder bei der Arbeit unter Wasser in Caissons mit komprimierter Luft treten, werden von heftigen Ohrenschmerzen belästigt. Diese Schmerzen rühren von dem Drucke her, den die Luft von außen auf das Trommelfell ausübt, solange der Druck im Mittelohr sich noch nicht ausgeglichen hat. Auch bei Stürmen leiden manche Personen infolge der schnellen und starken Änderung des Luftdruckes an Ohrensausen. Ebenso bemerken manche Alpinisten während eines Bergaufstieges, daß sie weniger gut hören. Um diese Belästigungen zu beseitigen, genügt es, beim Schließen von Nase und Mund eine starke Exspirationsbewegung zu machen oder Speichel zu schlucken oder zu trinken.

Bei der Verdünnung der äußeren Luft tritt bei den Affen die Luft leicht aus dem Mittelohr und deswegen leiden sie beim Aufsteigen nicht. Wenn sie aber absteigen, d. h. wenn sie zur komprimierten Luft zurückkehren, scheint die Luft durch die Eustachische Röhre nicht mit gleicher Leichtigkeit in das Mittelohr zurücktreten zu können. Wenn alsdann der äußere Druck das Trommelfell nach innen treibt, entstehen große Schmerzen, Schwindel und Krampfanfälle.

Es genügt, den Druck sehr langsam steigen zu lassen, um jene schwerwiegenden nervösen Erscheinungen zu vermeiden.

Zweiter Affe.

9. Februar 1895. — Barometerstand von 737 mm bis 337 mm.

9 Uhr 25 Min. Bei normalem Luftdruck unter die pneumatische Glocke gesetzt, führte der Affe 52 Respirationsbewegungen in der Minute aus.

9 Uhr 35 Min. beginnt die Luftverdünnung.

9 Uhr 38 Min. Druck 490 mm. Atemfrequenz 44 in der Minute.

9 Uhr 40 Min. Druck 337 mm. Respiration 50, etwas tiefer, dann 46. Der Affe hält die Augen geöffnet, hat sich niedergekauert und sitzt regungslos. Er baumelt mit dem Kopfe und gähnt oft.

9 Uhr 42 Min. Der Affe streckt die Schnauze vor und macht Brechbewegungen, dann folgt wirkliches Erbrechen.

9 Uhr 43 Min. Schläft. Der Druck wird auf 337 mm (entsprechend einer Höhe von 6476 m) konstant erhalten. Atemfrequenz 66 in der Minute. Beugt von Zeit zu Zeit so den Rumpf, daß er das Gleichgewicht verliert, doch richtet er sich, ähnlich wie eine in sitzender Stellung einschlummernde Person, allein wieder auf.

9 Uhr 45 Min. Als ich mit dem Fingerknöchel auf die Glocke klopfe, erwacht der Affe, blickt aber ohne Interesse auf das, was er sieht. Sein Gesicht hat einen stumpfsinnigen Ausdruck.

9 Uhr 47 Min. Beim Anklopfen an die Glocke mit dem Fingerknöchel erhebt der Affe den Kopf nicht mehr und hält die Augen geschlossen. Atemfrequenz 68. Entleert Kot ohne sich zu bewegen. Legt sich ausgestreckt auf die rechte Seite. Nur das Zwerchfell bewegt sich, der Thorax scheint sich beim Atmen nicht zu

erweitern. Da ich den Versuch unterbrechen wollte, öffne ich den Hahn etwas, durch den die Luft in die Glocke strömt. Als der Druck bis auf 370 mm gestiegen ist, erwacht der Affe. Bei 410 mm Druck erhebt er sich und hat einen Krampfanfall, nachdem er, in der Absicht zu fliehen, zweimal mit dem Kopfe gegen die Wand der Glocke gestoßen.

9 Uhr 58 Min. Man bietet ihm einen Apfel an. Er möchte denselben nehmen, hat aber nicht die Kraft, sich aufrecht zu halten.

10 Uhr. Das rechte Bein ist gelähmt und schleppt nach.

10 Uhr 4 Min. Der Affe hat sich vollständig erholt und wieder das normale Aussehen, doch ist die Atmung noch etwas langsamer, als sonst, er macht 36 Respirationen in der Minute.

VI

Die Beobachtung, daß Affen auf Verminderung des Luftdruckes so leicht mit Erbrechen reagieren, beweist, daß die Bergkrankheit nicht, wie die meisten Alpinisten glauben, von Verdauungsstörungen abhängt. Ich könnte eine Liste von Krankheiten aufstellen, bei denen Erbrechen dem Patienten große Belästigung verursacht, obwohl sein Magen gesund und leer ist. Alle Ursachen, welche störend auf den Kreislauf und die Ernährung des Gehirns wirken, können Erbrechen hervorrufen. Oft liegt die Ursache der Übelkeit und der Brechanfälle im Blute. Wenn z. B. die Nieren sich entzünden und aufhören gut zu funktionieren, ist das Erbrechen eines der ersten Symptome, welches den Arzt davon in Kenntnis setzt, daß das Blut anfängt, sich mit Harnstoff zu vergiften. Wahrscheinlich rührt auch das Erbrechen in der Ermüdung von einer Vergiftung des Blutes her. Injicierte ich einem normalen Hunde das Blut eines ermüdeten, so sah ich bei dem ersteren Erbrechen auftreten.

Das Erbrechen ist ein charakteristisches Zeichen der Atemnot. Wenn während eines Anfalles von Angina pectoris, sog. Asthma, der Puls frequenter und schwächer wird und die Kranken wie bei der Bergkrankheit erblassen und Atembeklemmung haben, so tritt fast immer Erbrechen auf.

Die Ursache, warum diese Erscheinungen sich assoziieren, müssen wir in der engen Beziehung suchen, in welcher die in der Medulla oblongata nahe bei einander befindlichen Centren der Atmung, des Erbrechens, der vasomotorischen und der Herznerven stehen. Es genügt, den Puls einer Person zu beobachten, die ein Brechmittel genommen hat, um zu bemerken, wie sich die Pulsfrequenz von Zeit zu Zeit verändert, und wie sie jedesmal beschleunigt wird, wenn das Erbrechen beginnt. Ähnliche Pulsveränderungen haben wir, ohne daß Erbrechen auftrat, als die erste Wirkung des verminderten Luftdruckes in der Hütte Königin Margerita beobachtet. Es ist daher wahrscheinlich, dass die gleichen Ursachen bei der Bergkrankheit das Erbrechen erzeugen. Eine dieser Ursachen ist eine centrale, sie besteht in der Funktionsherabsetzung der Nervencentren; die andere ist peripherisch und besteht in einer beginnenden Paralyse der Magennerven. Die Hunde, die Katzen, die Murmeltiere und besonders die Affen erbrechen jedesmal, wenn man sie unter der pneumatischen Glocke der verdünnten Luft aussetzt. In diesen Fällen, glaube ich, ist die Ursache des Erbrechens wie bei der Bergkrankheit auf die Paralyse des Nervus vagus zurückzuführen. Nimmt man Hunden den Nervus vagus fort, so entsteht manchmal andauerndes Erbrechen.

Dritter Affe.

28. Januar 1895. — Barometerstand von 773 mm bis 330 mm.

Ein männlicher Affe wird um 2 Uhr 58 Min. unter eine große Glasglocke gesetzt, er atmet 56- bis 60 mal in der Minute.

3 Uhr 4 Min. Man beginnt mit der Verdünnung der Luft unter der Glocke.

3 Uhr 15 Min. Druck 370 mm (entsprechend einer Höhe von 5732 m). Der Affe befindet sich wohl, er leckt an dem Fett, das den inneren Glockenrand mit der Marmorplatte abschließt. Er atmet 36 mal in der Minute.

3 Uhr 20 Min. Druck 330 mm (entsprechend einer Höhe von 6643 m). Der Affe schläft nicht, vermag sich auf den Beinen nicht gut zu halten. Er streckt die Schnauze vor, als ob er erbrechen wollte. Die rote Farbe der Lippen ist nicht verändert, es fehlt die für die Bergkrankheit charakteristische blaue Farbe, die man oft auch bei Affen sieht. Er atmet 40 mal in der Minute.

3 Uhr 25 Min. Brechbewegungen und Erbrechen. Er frißt sofort die ausgebrochenen Sachen. Er hält sich schlecht auf den Beinen und fällt ein anderes Mal, während er erbricht.

Auch bei stärkerer Druckverminderung war es mir bei diesem Affen nicht möglich, Schlaf zu erzeugen. Der Affe wurde regungslos und apathisch. Es bestehen zwischen den Affen, wie zwischen den Menschen, große individuelle Unterschiede. Dies sieht man gut an den mitgeteilten Versuchen.

Auch bei den Affen beobachteten wir, was sich als Wirkung des verminderten Luftdruckes beim Menschen gezeigt hatte, daß die Pulsfrequenz steigt und die Atemfrequenz sich vermindert.

Wenn bei Bergaufstiegen die Atemnot so stark wird, daß man mit geöffnetem Munde atmet, verursacht die Trockenheit des Rachens eine lästige brennende Empfindung in der Kehle, welche Übelkeit und Erbrechen veranlassen kann. Deswegen müssen wir auf Bergtouren den Mund feucht erhalten, sobald die Speichelsekretion anfängt abzunehmen. Die Furcht, daß ein bischen Schnee oder ein Stückchen Eis schaden könnten, ist übertrieben, wenigstens haben meine Kollegen und ich hiervon niemals Schaden gehabt. Ich halte es deswegen für besser, diese Methode anzuwenden, als jedesmal, wenn man Trockenheit im Munde empfindet, Alkohol enthaltende Flüssigkeiten zu sich zu nehmen.

VII

Da die verdünnte Luft, wie wir gefunden haben, Schlaf erzeugt, wünschte ich zu wissen, ob die Wirkung der narkotischen Mittel in derselben an Intensität zunimmt, ob z. B. eine geringe Dosis Morphium, die beim gewöhnlichen Luftdruck zum Einschlafen nicht hinreicht, in diesem Sinne wirkt, sobald man den Druck vermindert.

Ich teile nachstehend einen über diese Frage angestellten Versuch mit.

Wirkung des Morphiums auf einen Affen.

2. April 1895. — Barometerstand von 733 mm bis 340 mm.

Um 2 Uhr setzt man den Affen unter die Glocke. Derselbe atmet 33 mal in der Minute.

2 Uhr 10 Min. Druck 340 mm (entsprechend einer Höhe von 5232 m). Der Affe sitzt zusammengekauert, er macht 34 Respirationen in der Minute. Von Zeit zu Zeit streckt er die Schnauze vor, als ob ihm übel sei, und zeigt dann Brechneigungen.

2 Uhr 12 Min. Der Affe interessiert sich noch für das, was um ihn vorgeht, hat aber ein niedergeschlagenes Aussehen und schließt zeitweise die Augen. Er sitzt zusammengekauert mit dem Kopfe zwischen den Knieen. Er atmet 30 mal in der Minute. Der Rumpf schwankt, während er schläft; von Zeit zu Zeit bewegt er leise die Arme.

2 Uhr 16 Min. Die Pupille erscheint enger als früher. Der Affe hat seine Stellung noch nicht verändert. Zeitweise schläft er fester und beugt den Kopf tiefer zu den Beinen herab.

3. April 1895. — Barometerstand von 734 mm bis 339 mm.

2 Uhr 15 Min. Man setzt den Affen unter die Glocke, nachdem ihm am Oberschenkel 5 mgr Morphium unter die Haut injiciert sind.

2 Uhr 25 Min. Druck in der Glocke 339 mm (entsprechend einer Höhe von 5171 m). Er fängt an wegen Übelkeit die Schnauze vorzustrecken, gähnt, scheint niedergedrückter als am Tage zuvor.

2 Uhr 37 Min. Der Affe atmet 36 mal in der Minute, es treten Neigungen zum Erbrechen auf. Zeitweise schließt er die Augen.

2 Uhr 45 Min. Der Affe schläft gut. Er atmet 26 mal in der Minute. Er erbricht noch und hat ein leidendes Aussehen. Er fällt auf die Seite. Er atmet beklommen 66 mal in der Minute. Allgemeine Muskelerschlaffung. Er hat den Gesichtsausdruck eines Sterbenden. Auf Geräusch, das man durch Klopfen an die Glocke hervorruft, reagiert er nicht, weder durch Öffnen der Augen, noch durch eine andere Bewegung.

2 Uhr 56 Min. Man öffnet den Hahn, so daß die eintretende Luft den Druck langsam wieder bis zur Normale steigen läßt. Der tiefe Schlaf hört auf. Aus der Glocke genommen und auf den Boden gesetzt, geht der Affe im ersten Moment unsicher, bald darauf aber gewinnt er sein normales Aussehen zurück.

Es ist somit bewiesen, daß eine geringe Dosis von Morphium, die für sich allein nicht hinreicht, Schlaf zu erzeugen, beim Zusammenwirken mit dem herabgesetzten Luftdrucke die Ursache schwerwiegender

Erscheinungen wird. Wenn die Wirkungen des Morphiums und der verdünnten Luft sich summieren, so ist dies ein Zeichen, daß sie in gleichem Sinne wirken.

VIII

Warum tritt die Bergkrankheit während der Nacht in verstärktem Grade auf? Die Thatsache als solche ist schon von Tschudi, Poeppig und vielen anderen, die die höchsten Gegenden der Erde aufsuchten, beobachtet worden, und ich glaube, daß man unter den Alpinisten, welche die Nacht schlafend auf großen Höhen verbrachten, wenige finden wird, die nicht zuweilen mit einer Empfindung von Unwohlsein erwacht sind.

Loewy[1] sagt, daß im Schlafe die Atembewegungen unregelmäßig werden, und daß, da die Lungenventilation weniger aktiv ist, die verminderte Spannung des Sauerstoffes in den Lungenalveolen genügt, um das Auftreten der Übelkeit auf den Bergen während der Nacht zu erklären. Aus den Beobachtungen, welche ich auf dem Monte Rosa über die Respiration anstellte, sowie aus den Kurven, welche ich im dritten Kapitel mitgeteilt habe, geht hervor, daß die Veränderung der Atembewegungen während der Nacht auf den Bergen eine so tiefe und ungewöhnliche ist, daß wir die dort auftretenden Empfindungen der Beklemmung und der Atemnot aus einer mangelhaften Ventilation der Lungen nicht erklären können, die Veränderung des Atems ist vielmehr die Wirkung und nicht die Ursache der Erscheinungen, welche wir untersuchen wollen.

Zwischen den im vorstehenden Versuche (Summation der Wirkung von Morphium und verdünnter Luft) beschriebenen Erscheinungen und der Ursache des Schlafes besteht Ähnlichkeit. Aus diesen Versuchen habe ich ersehen, daß die täglich während des Schlafes auftretende Funktionsverminderung der Nervencentren der durch die verdünnte Luft hervorgebrachten funktionellen Herabsetzung der Nervencentren entspricht, so daß diese beiden Wirkungen sich summieren und unseren Zustand verschlimmern.

Wenn die Bergkrankheit von einem Mangel an Sauerstoff abhängig wäre, so müßten wir uns während des tiefen Schlafes besser befinden als im wachen Zustande; denn während des Schlafes ist infolge des verlangsamten Ablaufes der chemischen Prozesse auch das Bedürfnis nach Sauerstoff verringert.[2] Der zwischen den alten Theorien und den mitgeteilten Thatsachen sich ergebende Widerspruch zeigt, daß wir die Theorie P. Berts[3], nach welcher die Bergkrankheit

[1] A. Loewy, Untersuchungen über die Respiration und Cirkulation, S. 20.

[2] Vergl. die Versuche meines Bruders. Archives italiennes de Biologie. Tome XXV, p. 242.

[3] P. Bert, a. a. O. S. 1044.

als eine einfache Form der Asphyxie oder als eine durch die Kohlensäure des Blutes herbeigeführte Vergiftungserscheinung angesehen wird, aufgeben müssen. Ich glaube im Gegenteil, daß der Kohlensäuregehalt des Blutes in großen Höhen verringert ist, und daß die Hauptursache der Bergkrankheit eine Verminderung der chemischen Aktivität des Gehirns und des verlängerten Markes ist.

Der Schlaf ist die allgemeinste und konstanteste Erscheinung, welche bei der Herabsetzung der Vitalität der Nervencentren zum Vorschein kommt. Auch starke Kälte erzeugt Schlaf.

Wer sich auf den Alpen vom Schlaf überwältigen läßt und sich bei starker Kälte der Ruhe überläßt, ist dem Tode rettungslos preisgegeben. Wenn man sich in großer Höhe befindet, muß man den Schlaf fürchten. Sobald die ersten Anzeichen desselben auftreten, muß man mit allen zu Gebote stehenden Mitteln das Nervensystem zu erregen und die im Erlöschen begriffene Lebensflamme anzufachen suchen. Man muß den Körper schütteln, damit die ihm noch zur Verfügung stehenden Vorräte verbrannt und so die Organe und das Blut erwärmt werden, damit die Cirkulation sich wieder verstärkt und das Herz in Thätigkeit bleibt, um die Energie des Nervensystems aufrecht zu erhalten.

Der Grundsatz der alten Ärzte, immer den Winken der Natur zu gehorchen, darf bei dem Schlaf, der uns auf den Alpen überfällt, nicht befolgt werden. In dieser Beziehung ist unsere Körpermaschine nicht vollkommen, sondern leidet vielmehr an einem Mangel. Der natürliche Schlaf strebt dahin, die verringerten Kräfte des Gehirns und der Muskeln wieder herzustellen, während der Schlaf auf den Alpen ein krankhafter Zustand ist. Wenn jemand mit Anstrengung des Willens die erste Steifheit der Beine und die erste Ermüdung des Geistes überwindet, so verschwindet die Schläfrigkeit und der Zustand bessert sich. Die innere Wärme hat gleichsam ein Hindernis hinweggeräumt.

In den erwähnten Fällen ist die Ursache des Todes die Kälte. Der durch die Luftverdünnung erzeugte Schlaf dagegen kann als eine Wohlthat betrachtet werden. Wir haben schon gesehen, daß Tissandier während jenes verhängnisvollen Aufstieges des Zenith dadurch gerettet wurde, daß er früher als seine Gefährten in Schlaf verfiel.

In ihren berühmten „chemischen Untersuchungen über die Respiration der Tiere“ haben schon Régnault und Reiset[1] die Beobachtung mitgeteilt, daß ein im Winterschlafe befindliches Murmeltier in einer des Sauerstoffes beraubten Luft lange Zeit ausharren kann, während dasselbe Tier im wachen Zustande in dieser Luft in wenigen

---

[1] Annales de chimie et physique, 1849, p. 515.

Augenblicken stirbt. Ein nicht weniger bekannter Versuch ist der von Cl. Bernard,[1] der beobachtete, daß ein Vogel, den er unter eine Glocke setzte, einer an Sauerstoff armen Luft mehrere Stunden lang widerstehen konnte, während ein anderer Vogel, den man dann zu ihm setzte, augenblicklich an Asphyxie starb.

Einen ähnlichen Versuch kann man leicht ausführen, wenn man unter eine pneumatische Glocke zu gleicher Zeit einen Hund und ein Huhn setzt. Wenn der Hund, wie dies oft geschieht, einschläft, kann man den Luftdruck ungefähr bis auf $^1/_6$ des Normaldruckes vermindern, ohne daß er zu Grunde geht, während die Hühner bei diesem Drucke (130—120 mm) gewöhnlich sterben. Auch die Enten, von denen man glauben sollte, daß sie zu den Tieren gehören, die der Asphyxie den größten Widerstand entgegenzusetzen vermögen, sterben, weil sie nicht einschlafen, in der verdünnten Luft früher als die Hunde. Man kann bei ihnen den Druck bis zu einem sehr hohen Grade vermindern, ohne daß sie zu Besorgnis Anlaß geben, dann öffnen sie plötzlich den Schnabel, schütteln den Kopf und sterben, bevor man Zeit findet, sie durch den Zufluß dichterer Luft zu retten.

Der Schlaf ist daher ein Rettungsmittel, das uns gegen die Wirkung der verdünnten Luft widerstandsfähiger macht.

IX

In der Nähe des Lagers, das wir bei der Alpe Indra aufgeschlagen hatten, fanden wir überall Murmeltiere, und bis zu einer Höhe von 2800 m hinauf trafen wir noch die Eingänge zu ihren unterirdischen Höhlen. Durch schrilles Pfeifen sandten sie uns von den öden Felsen oder von den letzten grasbewachsenen Flächen der Berge, wo kein Strauch mehr wächst und wohin weder die Ziegen, noch andere Vierfüßler zu steigen wagen, ihren Gruß herab. Hier entstand in mir der Wunsch, an diesen Nagern, die wegen ihres Winterschlafes für die alpine Physiologie von Bedeutung sind, unter der pneumatischen Glocke nähere Untersuchungen anzustellen. Ich erhielt ohne Schwierigkeit sechs lebende Murmeltiere, und teile in folgendem summarisch die Beobachtungen mit, die ich an ihnen machen konnte.

Wenn die Murmeltiere im Winter tief schlafen, sind sie so unempfindlich, daß sie nicht einmal von einem Flintenschuß erwachen, den man in ihrer Nähe abfeuert. Läßt man sie in diesem Zustande aus der Höhe von einem Meter auf die Erde fallen, so bewegen sie sich nicht und es verändert sich nicht einmal der Rhythmus ihres Atems. Weniger groß ist die Unempfindlichkeit ihrer inneren Teile,

[1] Cl. Bernard, Leçons sur les substances toxiques, 1857, p. 126.

bei den Veränderungen des Luftdruckes erwachen sie, wie schon VALENTIN[1] in seinen klassischen Untersuchungen über die Murmeltiere gezeigt hat, leicht.

DUBOIS[2] glaubt, daß der Winterschlaf der Murmeltiere dadurch erzeugt werde, daß in dem Blute dieser Tiere ein Übermaß von Kohlensäure enthalten sei. Er bezeichnet die Ursache dieses lethargischen Zustandes als „Autonarkose durch Kohlensäure“, ein Ausdruck, durch den die Auffassung des Verfassers in der That in trefflicher Weise wiedergegeben ist.

Wenn aber diese Anschauung der Wirklichkeit entspräche, so müßte man den Schlaf und die Empfindungslosigkeit leicht hervorrufen können, indem man mit Kohlensäure gemischte Luft einatmen läßt. Die in dieser Richtung angestellten Versuche haben aber keinen Erfolg gezeigt. Ich glaube auch nicht, daß Professor GAYET recht hat, wenn er dem Schlafe ein besonderes Centrum im Gehirn zuweist. Nach meiner Anschauung muß nach dem, was wir bis jetzt über die Physiologie des Schlafes wissen, das Gegenteil angenommen werden. Es ist hier nicht der Ort, mich in eine weitläufige Diskussion über eine Frage einzulassen, die vielleicht zu den dunkelsten der Physiologie gehört, ich gehe auf diesen Gegenstand nur soweit ein, als es in meiner Absicht liegt, die Autonarkose DUBOIS' zurückzuweisen. Bestände eine solche, so würde die Erklärung für die Erscheinung, daß wir auf den Alpen vom Schlafe befallen werden, mit einem Schlage gefunden sein. Scheinbar unterstützt wird diese Theorie durch die Beobachtungen PAUL BERTS, der behauptete, daß der Sauerstoffgehalt des arteriellen Blutes mit zunehmender Luftverdünnung stetig abnehme, so daß letzteres in einer Höhe von 6500 m nur noch circa die Hälfte des Sauerstoffes enthalte, den es in der Ebene besitzt. Nach ihm wird die Zusammensetzung des arteriellen Blutes dem venösen um so ähnlicher, je höher man steigt.

Gestützt auf die Versuche VALENTINS behauptet DUBOIS, daß ein unter eine pneumatische Glocke gesetztes Murmeltier aus dem Schlafe erwache, weil sein Blut den Überschuß an Kohlensäure verliert. Indem ich diese Versuche in der Weise wiederholte, daß ich die Druckverminderung weniger schnell erfolgen ließ, beobachtete ich, daß die Murmeltiere auch bei einer sehr starken Verringerung des Luftdruckes nicht erwachen. Wenn die Murmeltiere im Winter tief schlafen, atmen sie nur so langsam und oberflächlich, daß sie in einer Minute oft nur eine einzige leichte und kaum wahrnehmbare Inspiration ausführen. Setzt man diese Tiere unter die pneumatische Glocke, so

[1] G. VALENTIN, Beiträge zur Kenntnis des Winterschlafes der Murmeltiere. MOLESCHOTTS Untersuchungen 1. Bd. S. 211.

[2] M. DUBOIS, Physiologie comparée de la marmotte. Paris 1896. p. 253.

muß man acht geben, daß sich die äußere Temperatur nicht verändert und daß sie nicht geschüttelt werden. Indem ich die pneumatische Pumpe langsam arbeiten und in die Glocke einen so schwachen Strom dringen ließ, daß die Luft sich beständig erneuerte, ist es mir gelungen, Murmeltiere in der verdünnten Luft bei einem Barometerstand von 13—14 cm ($^1/_5$—$^1/_6$ des gewöhnlichen Luftdruckes) 2 bis 3 Stunden schlafend zu erhalten. Im allgemeinen führten diese Murmeltiere, nachdem sie 2 Stunden der enormen Druckverminderung ausgesetzt gewesen waren, bei einer sie umgebenden Temperatur von 2—3° in der Minute nur zwei Respirationsbewegungen aus.

Die wichtigste Thatsache, die sich aus diesen Versuchen ergab, ist die, dass die Murmeltiere nicht erwachen, so lange sie sich in der verdünnten Luft befinden, daß sie dagegen aufwachen (oft machen sie lebhafte Bewegungen und bleiben lange Zeit unruhig), sobald die Verdünnung abnimmt und der Luftdruck zum gewöhnlichen Barometerstande zurückkehrt. Die bei der Cirkulation des Blutes im Gehirn des Menschen beobachtete Thatsache, daß die Blutgefäße sich übernormal erweitern, sobald die Versuchspersonen nach einer zeitweisen Verminderung des Sauerstoffgehaltes der Luft wieder anfangen, die gewöhnliche Luft zu atmen, ließ uns auf eine innere Reaktion des Nervensystems schließen. Diese Erfahrungen weisen darauf hin, daß auch die Murmeltiere durch cerebrale Veränderungen aus ihrem Schlafe erweckt werden, sobald die deprimierende und paralysierende Wirkung der verdünnten Luft aufhört.

Ich habe mich überzeugt, daß, wenn man den Luftdruck nur bis auf $^1/_5$ seines Normalwertes vermindert, der lethargische Zustand der Murmeltiere deswegen nicht aufhört. Das venöse Blut muß unter einer so starken Druckherabsetzung weniger Kohlensäure enthalten, weil dieses Gas, wie wir wissen, im Blute gelöst ist, und das Blut durch den verminderten Luftdruck daher eine geringere Quantität gelöst hält. Durch die Annahme einer Autonarkose kann daher weder die Lethargie der Murmeltiere, noch der bei Bergaufstiegen auftretende Schlaf erklärt werden.

X

Im wachen Zustande sind die Murmeltiere gegen die verdünnte Luft empfindlicher, als jedes andere Tier. Dies ist eine der merkwürdigsten Beobachtungen, welche ich gemacht habe. Sicherlich würde niemand vermutet haben, daß die Murmeltiere, welche im Sommer in einer größeren Höhe leben als alle anderen Vierfüßler, und welche im Winter der Kälte und der Asphyxie so sehr widerstehen, im wachen Zustande die Wirkung von Druckverminderungen empfinden, die am Menschen und anderen Tieren unbemerkt vorübergehen. Ich teile zunächst den nachstehenden Versuch mit.

Versuch an einem Murmeltier.

Mai 1896. — Druck 741 mm. Äußere Temperatur 18° C.

Ein zahmes, 3400 gr schweres Murmeltier, das sich auf den Arm nehmen läßt, beim Eintreten in seinen Käfig Freude zeigt und einem an den Beinen emporklettert, wird um 7 Uhr 40 Min. unter die pneumatische Glocke gesetzt. Es macht sich von den Handtüchern, die unter die Glocke gelegt sind, ein Lager zurecht. Mittels der Pumpe läßt man einen kontinuierlich schwachen Strom von 6 l Luft pro Minute unter die Glocke dringen. Anfangs ist die Respiration sehr frequent, dann verlangsamt sie sich. Die folgenden Werte, welche ohne Unterbrechung fast minutenweise notiert sind, zeigen, wie groß der Einfluß der Gemütsbewegungen und die Wirkung der Aufmerksamkeit bei diesen Tieren ist. Sobald das Tier unter der Glocke war, geht es in aufrechter Stellung in derselben herum und kauert sich dann nieder. In diesem Moment beginnt man die Atemzüge zu zählen. Wir erhalten die Werte: 66, 64, 60, 54, 56, 54, 55, 54, 45, 30, 28, 20, 18, 18, 18, 24, 24.

Um 8 Uhr 30 Min. hatte das Tier schon die Schlafstellung eingenommen, indem es sich zusammenrollte und den Kopf zwischen die Beine steckte. Atemfrequenz: 22, 20, 20, 18, 18.

Es erwacht, erhebt den Kopf und nimmt die gewöhnliche Schlafstellung wieder ein. Atemfrequenz: 21, 15, 18, 20, 18, 16, 15, 16, 16, 15, 17, 17.

Es erwacht von neuem: Atemfrequenz: 20, 17, 17, 16, 15, 15.

Um 9 Uhr beginnt man mit der Luftverdünnung. Das in der Glocke befindliche Barometer hatte bis zu diesem Moment 711 mm gezeigt, während die Druckhöhe außerhalb der Glocke 741 mm betrug. Der innere Druck steigt bis auf 531 mm, die Druckdifferenz beträgt somit 180 mm und entspricht einem Höhenunterschiede von 2324 m.

Diese Druckhöhe wurde in 2 Minuten erreicht und blieb dann konstant. Es tritt eine leichte Beschleunigung der Atemfrequenz auf: 18, 21, 18, 19, 18, 19, 19, 20, 17, 19, 17, 18, 17.

Das Tier bewegt sich, es erhebt den Kopf und fällt in den Schlafzustand zurück. Atemfrequenz: 20, 19, 18, 19, 18, 19, 20, 19, 20, 20.

9 Uhr 44 Min. Das Tier schläft immer noch. Wir lassen den Druck auf die Anfangshöhe von 711 mm zurückkehren. Atemfrequenz: 17, 16, 16, 16, 16, 15, 15, 16, 17, 15, 13. Es erwacht und kauert dann wieder nieder. Atemfrequenz: 14, 15, 13, 14, 16, 16, 15, 15, 14, 13. Die Verlangsamung der Atmung ist augenscheinlich.

10 Uhr 15 Min. Die Luft wird innerhalb zweier Minuten wieder bis zu einem Barometerstande von 531 mm verdünnt. Atemfrequenz: 18, 18, 17, 17, 17, 17, 17, 18, 17, 17, 17, 18, 17, 18, 19, 17, 16, 17, 17, 17, 18, 18, 19, 20, 19, 18, 18. Auch dieses Mal bewirkt die Luftverdünnung (entsprechend einer Höhe von 2324 m) eine Vermehrung der Atemfrequenz.

Um 10 Uhr 50 Min. lassen wir den Druck langsam wieder auf 711 mm zurückkehren. Die Atemfrequenz verlangsamt sich: 17, 17, 16, 15, 15, 16, 15, 15, 14, 14, 14, 14, 13, 12, 13, 14, 13, 12, 13, 14, 13, 12, 12. Aus der Glocke genommen, bleibt das Murmeltier regungslos zusammengeknäuelt, es bemerkt nicht, daß es in Freiheit gesetzt ist.

An diesem Murmeltiere bewirkt eine Luftverdünnung, die einer Höhe von 2324 m entspricht, während des Schlafes eine Vermehrung der Atemfrequenz. Um 8 Uhr 30 Min. beträgt die Anzahl der Atembewegungen in der normalen Luft im Mittel . . . . 17,9.
Bei 531 mm Druck zeigt das Tier dann eine Atemfrequenz von 18,8.
Zum Normaldruck zurückgekehrt beträgt dieselbe . . . . . 15,9.
Bei wiederholter Luftverdünnung bis auf 531 mm Druck beobachten wir eine Atemfrequenz von . . . . 16,6.
Wieder zum gewöhnlichen Luftdruck zurückgekehrt, beträgt dieselbe . . . . 14,9.

Da das Murmeltier beim gewöhnlichen Luftdruck einschlief, wurde die Atmung desselben stetig ruhiger und langsamer. Wie aber bei diesem trat auch bei anderen Murmeltieren infolge wenig beträchtlicher Druckveränderungen eine Beschleunigung und Verstärkung der Atembewegungen auf und dies geschah unterhalb der von Fraenkel und Geppert für die Alteration des Blutes festgestellten Grenzen von 41 cm.

Außer dem Hämoglobin des Blutes muß es daher entweder noch etwas anderes geben, wodurch der Atmungsvorgang modifiziert wird, oder es treten bei der Verminderung des Luftdruckes Veränderungen im Blute ein, welche wir noch nicht kennen.

In der Natur geschieht nichts ohne Ursache. Ich habe daher gedacht, daß die bei dem verminderten Luftdrucke auftretende Vergrößerung der Empfindlichkeit der Murmeltiere eine Wirkung spezieller Funktionen des Nervensystems sei. Damit das Leben während des Winters fast suspendiert und die Aktivität des Nervensystems bei der Abnahme der äußeren Temperatur herabgesetzt werden kann, muß dem Murmeltiere irgend eine der regulatorischen Kräfte fehlen, welche bei uns die chemischen Prozesse anfachen, sobald in der Umgebung, in der wir uns befinden, irgend welche Modifikationen eintreten. Vielleicht führt uns diese Differenz auf die Spur von anderen charakteristischen Unterschieden des Nervensystems der Murmeltiere; wir erkennen aus dem vorliegenden Falle, daß die Funktionen desselben mit den Variationen der Temperatur der das Tier umgebenden Luft eng verbunden sein müssen. Der lethargische Schlaf der Murmeltiere findet vielleicht seine Erklärung in dem geringeren Widerstande, welchen das Nervensystem der Umgebung entgegensetzt, sowie in dem Fehlen des Regulationsmechanismus, der bei den höheren Tieren die Lebenserscheinungen konstant erhält.

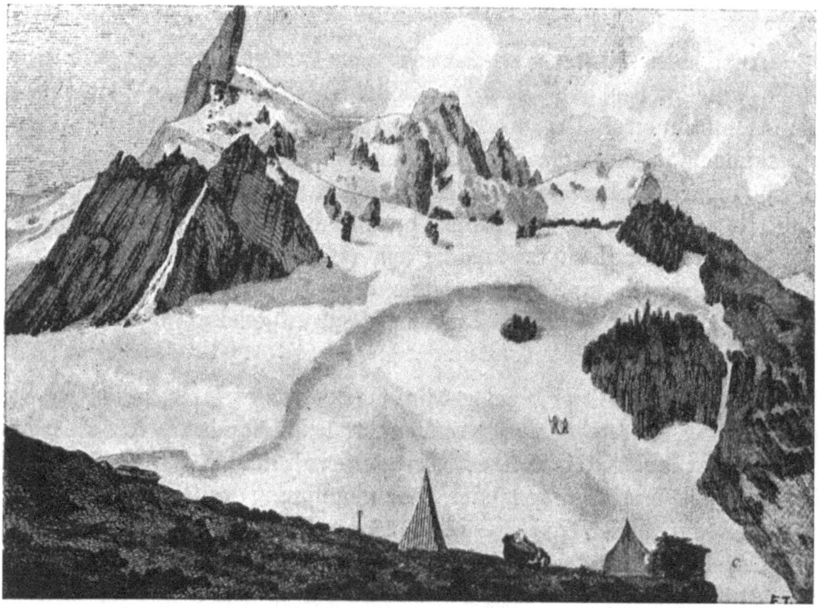

Lagerplatz SAUSSURE's am Col du Géant (Höhe 3365 m). Reproduktion einer von dem Sohne SAUSSURE's i. J. 1788 angefertigten Zeichnung.

ZWANZIGSTES KAPITEL.

Die Wirkung des Lichtes. Die Transpiration. Die Kälte.

I

Auf den Alpen ist das Licht verschieden von dem der Ebene, es hat bis dorthin eine weniger dicke Luftschicht zu durchdringen und verliert daher weniger an seiner Intensität. Daß die Luft trotz ihrer Durchsichtigkeit Lichtstrahlen absorbiert, geht, wie aus der beim Auf- und Untergang der Sonne zu beobachtenden Farbenpracht, auch aus der intensiveren Bläue hervor, die der Anblick des Himmels von den Alpen aus gewährt.

In den Vorlesungen, welche JOHN TYNDALL im Winter 1872 auf 1873 in den Vereinigten Staaten von Amerika über „das Licht"[1] gehalten, sagt er, nachdem er gezeigt, daß die Hypothese von einem blaugefärbten Himmel falsch und diese Farbe der Atmosphäre vielmehr Licht sei, das von der Luft selbst oder von Teilchen, die in

---

[1] JOHN TYNDALL, Das Licht. Autorisierte deutsche Übersetzung von KLARA WIEDEMANN. 2. Aufl. Braunschweig (Vieweg und Sohn) 1895. S. 166. Vgl. hierzu JOHN TYNDALL, Hours of Exercise in the Alps. London (Longmans, Green & Co.) 1871. p. 420.

derselben zerstreut sind, reflektiert werde: „Sowie aber die Sonne gegen den Horizont sinkt, wächst der Weg des Lichtes durch die Atmosphäre und entsprechend die Zahl der zerstreuten Teilchen. Sie schwächen nacheinander das Violett, das Indigo, das Blau und sogar das Grün. Die durchgelassene Farbe des Lichtes muß unter diesen Verhältnissen vom Gelb durch das Orange zum Rot übergehen. Wir finden dies ebenso in der Natur wieder. Während das reflektierte Licht nur am Mittag das tiefe Blau des Himmels der Alpen zeigt, bietet uns bei Sonnenuntergang das durchgelassene Licht das warme Purpurrot des Alpenglühens.“

Wenn wir zu Ende des Winters von den lebhaftesten Strahlen der Sonne sozusagen entwöhnt sind, ist unsere Körperhaut gegen die Wirkung des Lichtes empfindlicher als zu anderen Jahreszeiten. Ich bemerkte dies an mir selbst, als ich im Frühling des Jahres 1894 auf den Monte Rosa stieg, um die passendsten Stellen für die später aufzuschlagenden Lager auszuwählen. Kaum hatte ich auf dieser Bergtour eine Höhe von 2600 m erreicht, als bei mir am Halse und auf den Handrücken so starke Verbrennungen auftraten, wie ich sie niemals während meines Sommeraufenthaltes zu Gressoney bemerkt hatte, von wo aus ich doch dieselben Stellen besucht hatte.

Das Gleiche beobachtet man an den Pflanzen. Wer in der Behandlung der Gewächse, die man in Warmhäusern zieht, ein wenig Praxis hat, weiß, daß man die Pflanzen in denselben erst allmählich an das Licht gewöhnen muß. Setzt man z. B. die Begonien an den ersten Frühlingstagen dem vollen Sonnenlichte aus, so verbrennen die Blätter, sie werden an den Rändern gelb und vertrocknen dann. Aus derselben Ursache rollen die Amaranthen ihre Blätter in Tütenform zusammen und verwelken andere Pflanzen vollständig. Wenn man dagegen das Licht temperiert, wie die Gärtner sich ausdrücken, so kann man diese Pflanzen später in die freie Erde und, ohne daß sie leiden, den glühendsten Sonnenstrahlen aussetzen. Bei diesen Erscheinungen übt nicht die Wärme, sondern eben das Licht den stärksten Einfluß aus.

Der französische Physiker Cornu[1] hat durch Versuche, die er auf dem Riffelberge (Monte Rosa-Gruppe) anstellte, gezeigt, daß das Sonnenlicht dort an violetten Strahlen reicher ist, als in der Ebene. Über diesen Gegenstand sind dann auch auf den Bergen Amerikas Versuche ausgeführt worden. Die Photographien, welche vom Spektrum,

[1] Cornu, Observation de la limite ultra-violette du spectre solaire à diverses altitudes. Comptes rendus. Tome 89, p. 808. — Sur l'absorption par l'atmosphère des radiations ultra-violettes. Tome 88, p. 1285. — Sur la substance absorbante dans l'atmosphère des radiations solaires ultra-violettes. Tome 90, p. 940.

oder um mich eines schöneren Ausdruckes zu bedienen, vom Regenbogen auf den Alpen erzeugt werden, sind auffallend verschieden von denjenigen, die man von ihm in der Ebene gewinnt.

Unser Auge ist nicht empfindlich genug, um den größeren Reichtum der violetten Strahlen des Sonnenlichtes auf den Alpen wahrzunehmen. Was aber das Auge nicht zu sehen vermag, empfindet die Haut. Durch die auftretende Entzündung teilt sie uns mit, daß die violetten Strahlen auf die unter der Epidermis befindlichen Gewebe in intensiver Weise gewirkt haben.

Tyndall erzählt, daß er von der Verbrennung der Haut auf den Alpen niemals so belästigt ward, wie einmal, als er bei dem Leuchtturm zu North-Foreland beschäftigt war. Prof. Widmark[1] zu Stockholm aber war der erste, der den Beweis lieferte, daß es die violetten Strahlen des Sonnenlichtes sind, welche die Entzündung der Haut und der Augen bewirken.

Vor kurzem hat Dr. Ogneff[2] in einer großen metallurgischen Fabrik Rußlands, in der man das Eisen mittels elektrischer Ströme schmilzt, die Krankheiten des Auges und der Haut studiert, die als Wirkungen des Lichtes auf den Alpen schon früher bekannt waren. Einer der schönsten Versuche, welche von Widmark angestellt wurden, war der, in welchem er zeigte, daß das elektrische Licht nicht mehr entzündend auf die Haut wirkt, wenn es durch Glas oder auch durch eine dünne Wasserschicht, in der ein wenig Alaun gelöst ist, geleitet wird.

Der in der Atmosphäre enthaltene Wasserdampf genügt an sich nicht, die ultravioletten Strahlen zurückzuhalten. Es ist in Wirklichkeit vielmehr die Luft oder deren 3—4 km dicke Schicht, die uns in der Ebene vor der chemischen Wirkung der violetten Strahlen schützt. Dies erklärt uns, warum unsere Haut sich auf den Alpen auch entzünden kann, wenn der Himmel bewölkt ist oder wir von Nebel umhüllt sind. Um anzudeuten, daß es sich hier um eine Entzündung handelt, die nicht von der Hitze herrührt, nennt man diese Hautkrankheit, die fast alle Alpinisten bei ihrer ersten Bergbesteigung an sich erfahren müssen, in Deutschland kalte Verbrennung. Die Röte der Haut, welche durch die Hitze verursacht wird, dauert sehr viel geringere Zeit an, als die Entzündung, welche von dem Lichte herrührt.

---

[1] Widmark, Skandinav. Archiv für Physiologie. Bd. I, S. 264, Bd. IV, S. 281.

[2] J. Ogneff, Einige Bemerkungen über die Wirkung des elektrischen Bogenlichtes auf die Gewebe des Auges. Pflügers Arch. f. d. ges. Physiologie 1896. Bd. 63, S. 209.

Von Schriften, die über das Sonnenerythem von Dermatologen neuerdings veröffentlicht worden sind, sei hier auf die Arbeiten von HAMMER[1] und von BOWLES[2] hingewiesen. Erwähnt sei nur ein Versuch, den BOWLES auf dem Gornergrat (am Fuße der Monte Rosa-Gruppe) ausführte. Er färbte sich das Gesicht braun (die Substanz der Farbe ist nicht angegeben) und beobachtete dann ungefähr 100 Personen, die er auf dem Riffelberge traf und deren Gesicht nicht gefärbt war. Aus dieser Beobachtung ergab sich, daß nur er allein nicht von der Wirkung des Lichtes zu leiden gehabt hatte.

Um zu sehen, welche Farbe der Haut gegen diesen Einfluß den besten Schutz gewähre, und um festzustellen, ob der Gebrauch von Vaselin und Fett irgend welchen Nutzen habe, stellte ich während meiner Expedition auf den Monte Rosa mit verschiedenen Färbemitteln eine Reihe von Beobachtungen an. Ich verwandte für diesen Zweck Gelbwurz, Roterde, Plumbagin, Ruß und andere Substanzen. Ich fand, daß man die Haut vor Entzündungen am besten schützt, wenn man sie mit angekohltem Kork schwärzt. Wer dieses Mittel einmal versucht hat, wird es ohne Bedenken weiter verwenden.

Ich halte auch die Verwendung von Fettsubstanzen nicht für ganz nutzlos, da sie eine zu schnelle Ausdünstung der Haut verhindern; gegen die Wirkung der violetten Sonnenstrahlen aber schützen sie nicht. Vaselin, Lanolin und Coldcream erwiesen sich als wirkungslos.

II

Das von dem Schnee reflektierte Licht erzeugt verschiedene Augenkrankheiten, deren nähere Untersuchung zuerst gegen das Ende des vorigen Jahrhunderts begonnen wurde. Im Jahre 1793 wollte die revolutionäre Regierung Frankreichs, nachdem sie den König und die Königin hatte hinrichten lassen, ein Bündnis mit Piemont schließen. Amadeus III. gewährte dem französischen Gesandten nicht einmal Audienz und bereitete Savoyen und Nizza zum Kriege vor. Die piemontesischen Soldaten, welche damals den Montcenis und den Großen St. Bernhard überschreiten mußten, litten im Winter jenes Jahres in so großer Zahl an Augenübeln, wie man es bis dahin noch nicht beobachtet hatte. Der Raum gestattet mir nicht, auf die zahlreichen Schriften, welche hierüber veröffentlicht wurden, einzugehen,

[1] HAMMER, Einfluß des Lichtes auf die Haut. Stuttgart 1891.

[2] B. BOWLES, Über den Einfluß der Sonnenstrahlen auf die Haut. Monatshefte für praktische Dermatologie. Nr. 1. XVIII.

ich verweise jedoch auf die Arbeit von J. W. HOFMANN,[1] in der sie zusammengestellt sind. Aus meinen eigenen Beobachtungen teile ich folgendes mit:

Auf dem Col du Théodule konnte ich einst an einem Alpinisten beobachten, wie ein Aufstieg, den man ohne Schutzbrille auf das Breithorn ausführt, genügt, um die Sehkraft vollständig einzubüßen. Der Betreffende verdiente sein Leiden jedoch, er war eine Art Tartarin, der sich zum ersten Male in seinem Leben auf dem Gletscher befand und den Rat der Führer nicht befolgen wollte. Während wir mit der Wirtin, einer Frau PESSON, zusammen zu Abend aßen, war nichts an ihm wahrzunehmen. Als er aber am Morgen erwachte, waren seine Augenlider so geschwollen, daß er die Augen nicht öffnen konnte. Ich wurde hierbei lebhaft an einen Vorfall erinnert, den Dr. PACCARD von seiner ersten Montblancbesteigung berichtet. Seine Augen hatten nach diesem mit BALMAT zusammen ausgeführten Aufstiege sehr von den Wirkungen des Lichtes gelitten. Als er am Morgen erwachte, sagte er zu seinem Gefährten: „Merkwürdig, daß die Vögel schon vor Sonnenaufgang singen!“ — „Weil Ihre Augen zugeschwollen sind,“ erwiderte ihm BALMAT.

Einen fast gleichen Fall konnte ich in der Hütte Königin Margerita behandeln. Von Gressoney war ein Arbeiter heraufgekommen, um an dem Balkon der Hütte einige Ausbesserungen zu machen. Als er die Hütte Gnifetti passierte, hatte ich ihn noch durchaus wohl gesehen. In der Hütte Königin Margerita traf ich ihn in einem solchen Zustande wieder, daß er sich nicht getraute, nach unten zu steigen. Auch schwaches Licht machte ihm große Beschwerden. Auch er war ohne Schutzbrille über die Gletscher gegangen. Schon am nächsten Tage waren seine Augenlider geschwollen, es stellten sich in den Augen stechende Schmerzen ein und er sah die Gegenstände wie in Nebel gehüllt.

Das Anschwellen der Augenlider ist gewiß lästig, es ist aber weniger bedenklich als die Veränderung, welche in der Retina vorgehen kann. Prof. SCHIESS[2] in Basel berichtet von den italienischen Arbeitern, welche zu Anfang des Frühlings den St. Gotthard überschreiten, um in die Schweiz zu gehen, daß sie, besonders wenn der Wind von Norden weht, oft an dieser Augenkrankheit leiden. Er nahm in seine Klinik mehrere dieser Leute auf, die fast blind geworden waren.

Andere Augenkrankheiten verschlimmern sich am Abend, diese

---

[1] J. W. HOFMANNN, Über die Schneeblindheit. Mitteil. deutsch. und österreich. Alpenvereine. Nr. 6. 1886. S. 64.

[2] SCHIESS, Archiv für Ophthalmologie, Bd. XXV.

aber, welche infolge des zu lebhaften Lichtes durch eine große Ermüdung der Retina erzeugt wird, wird mit dem Dunkelwerden besser. Ein weniger intensives Licht gestattet dem so ermüdeten Auge, die Gegenstände deutlicher wahrzunehmen.

LOEB[1] behauptet, daß die Abnahme der Schutzbrille die Ermüdungsempfindung verringert. Es mag sein, daß hierdurch in der gleichen Weise eine momentane Erregung hervorgerufen wird, wie kalte Luft uns für einen Augenblick erfrischt, aber ich möchte doch niemandem empfehlen, die Schutzbrille abzunehmen, weil die Ermüdung der Augen dadurch vergrößert und der Schaden nur verschlimmert wird.

Unter den Alpinisten, bei denen ich Erkundigungen über die Bergkrankheit einzog, traf ich einen, der das Unwohlsein dem Einflusse des zu starken Gletscherlichtes zuschrieb. Er teilte mir mit, daß er nur ein einziges Mal an der Bergkrankheit gelitten habe und dies sei gewesen, als er seine Schutzbrille zerbrochen hatte. Der Betreffende war ein nervöser Mensch, dem starkes Licht eine solche Belästigung verursachte, daß er an den Abenden Straßengegenden zu vermeiden suchte, in welchen sich Apotheken befanden, weil die in den Fenstern derselben aufgestellten, mit farbigen Flüssigkeiten gefüllten Glasgefäße, deren Licht durch einen Reflektor auf die Straße geworfen wird, ihn zu sehr belästigten.

Auch SIEMENS beobachtete, daß einige Arbeiter seiner Werkstatt an Übelkeit und Erbrechen litten, wenn sie bei sehr intensivem elektrischen Lichte arbeiteten.

III

Die Lungen und die Haut sind einer beständigen Ausdünstung unterworfen, die verhindert, daß der Körper zu heiß wird. Die Anschauung, daß beim Schwitzen viele Substanzen aus dem Körper eliminiert werden, beruht auf einem Irrtum. Die Elimination dieser Substanzen ist vielmehr nur eine minimale und der Nutzen des Schwitzens besteht im wesentlichen darin, daß durch die Verdunstung des in dem Schweiße enthaltenen Wassers eine Abkühlung zustande kommt. Die Hunde beginnen mit größerer Frequenz zu atmen, sobald sie sich in der Sonne aufhalten oder Hitze empfinden. In geringerem Grade suchen auch wir Menschen die Lungen auf diese Weise abzukühlen, sobald unsere Innentemperatur ansteigt.

Die Atemnot, welche bei uns auftritt, wenn sich auf Berg-

[1] QUINCKE, Über den Einfluß des Lichtes auf den Tierkörper. PFLÜGERS Archiv für die ges. Physiologie. Bd. LVII, S. 100.

touren unsere Körpertemperatur infolge der vermehrten Muskelarbeit erhöht, ist daher ein Verteidigungsmittel. Dieser Vorgang gehört zu den vielen automatischen Einrichtungen, welche unser Körper besitzt, um den Organismus im Gleichgewichte zu halten, und die sogar gegen unseren Willen funktionieren können.

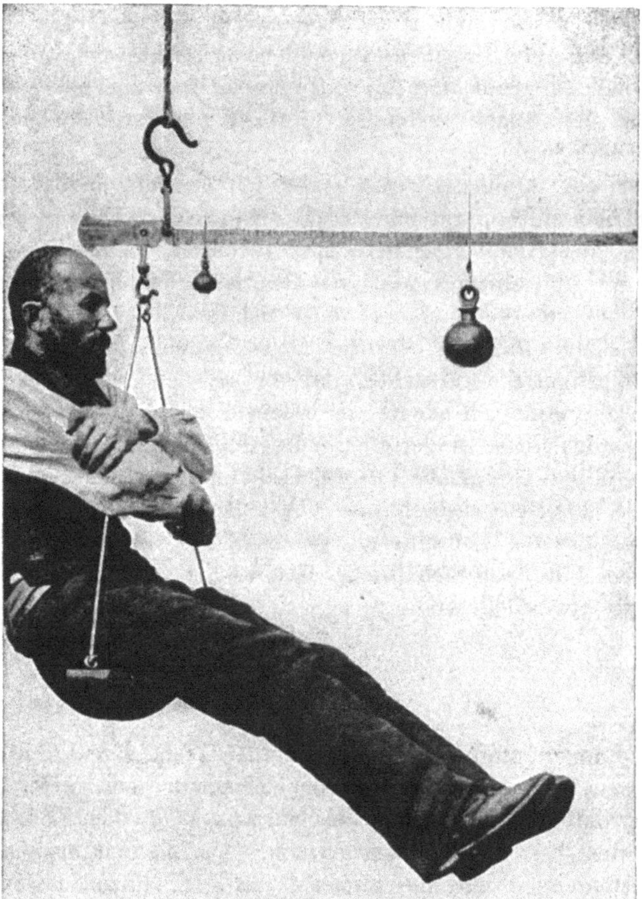

Fig. 63. Auf der Monte Rosaexpedition benutzte Wage.

Auf den Monte Rosa hatte ich eine große, in Fig. 63 abgebildete Wage tragen lassen, an die statt der gewöhnlichen Schale ein Brett gehängt ward, auf dem ein Mensch bequem sitzen konnte. Mit dieser Wage konnte man 100 kg wägen. Sie war so empfindlich, daß sie einen Gewichtsunterschied von 4 g schnell anzeigte.

Da nach dem Daltonschen Gesetze die Menge des von einer bestimmten Oberfläche in der Zeiteinheit verdunsteten Wassers zu dem

Luftdrucke im umgekehrten Verhältnisse steht, so muß unter sonst gleichen Bedingungen bei einer halben Atmosphäre die doppelte Quantität Wasser verdunstet werden. Weil auf den Bergen außer dem verminderten Luftdrucke auch noch die größere Trockenheit der Luft in Betracht kommt, so muß dies auch zu einer Vermehrung der Wasserverdunstung der Haut führen.

Das freie Ende des graduierten Wagebalkens läuft in eine Spitze aus, die auf eine auf ein Stück Papier aufgezeichnete Skala weist. Das Durchschnittsgewicht unseres Körpers vermindert sich in jeder Stunde um 60 g. Dies ergiebt sich aus folgendem Versuche. Nachdem sich die Person auf das Brett der Wage gesetzt hatte, warteten wir, bis der Wagebalken horizontal war und die Spitze sich auf das Zeichen *A* einstellte. Dieser Moment wurde mittels einer Uhr festgestellt. Nach einer gewissen Zeit mußten wir der Versuchsperson 10 g auf die Schultern legen, damit die Spitze des Wagebalkens sich wiederum auf das Zeichen *A* einstellte. Als Durchschnittswert ergab sich aus den Versuchen zu Turin für eine Person von mittlerer Größe und mittlerem Gewichte eine Verminderung des Körpergewichtes von 1 g in der Minute. Eine andere Methode, welche wir für diesen Zweck anwandten, bestand darin, daß wir eine Person mit großer Genauigkeit wogen und sie nach 1 oder 2 Stunden mit gleicher Genauigkeit wieder wogen; auf diese Weise wurde die durch die Perspiration während dieser Zeit eingetretene Abnahme des Körpergewichtes konstatiert.

Als Gesamtergebnis der zu Turin und auf dem Monte Rosa in dieser Weise angestellten Wägungen ergab sich, daß die Perspiration auf den Alpen eine geringere ist als in der Ebene. Diese unerwartete Thatsache kann man auf verschiedenartige Weise erklären. Leider sind die von mir angestellten Versuche nicht zahlreich genug, um irgend eine Diskussion über diese Frage zu eröffnen. Es ist wahrscheinlich, daß die Hautgefäße auf den Bergen weniger erweitert sind und daß dort daher die kutane Cirkulation wie die Schweißsekretion weniger aktiv sind. Eine geringere Cirkulationsthätigkeit schließt den Einfluß aus, den die Atembewegungen ausüben, und wirkt so vermindernd auf die Lungen- und Hautverdunstung. Hierdurch wird aber noch nicht erklärt, wie es möglich ist, daß ich in einigen Fällen in einer Höhe von 4560 m ungefähr die Hälfte des Gewichtsverlustes fand, den ich in Turin beobachtete, während ich im Gegenteil erwartet hatte, daß er sich auf den Alpen verdoppeln werde.

Der Unterschied der äußeren Temperatur war ein so geringer, daß nach meiner Anschauung hieraus eine ähnliche Abweichung nicht hervorgehen konnte. Es könnte freilich die Ursache dieser Verschiedenheit auch in einer Verlangsamung der chemischen Prozesse gesucht werden. Der Mensch verliert durchschnittlich in jeder Minute 1 g Kohlensäure. Wenn der Verbrennungsvorgang des Körpers abnimmt, muß dieser Verlust (den wir auf der Wage mit dem verdunsteten Wasser zusammen messen) sich offenbaren. Gegen eine solche Hypothese sprechen aber die Beobachtungen meines Bruders, aus denen hervorging, daß die Menge der Kohlensäure, welche in jeder halben Stunde eliminiert wird, zu Turin und in der Hütte Königin Margerita nur um weniges differiert.

Bei der Mehrzahl der Teilnehmer der Expedition habe ich ferner den Einfluß festzustellen gesucht, den das Alpenklima auf ihr Körpergewicht ausgeübt hatte. Die nachstehende Tabelle enthält die Durchschnittswerte aus den Wägungen, welche vor unserer Abreise zu Turin und vor unserem Wiederauseinandergehen zu Gressoney vorgenommen wurden. Wer in solche Beobachtungen einen Einblick gethan hat, wird erfahren haben, daß trotz aller Vorsichtsmaßregeln in den erhaltenen Werten von einem Tage zum anderen große Schwankungen vorkommen. Es ist daher zur genauen Feststellung dieser Verhältnisse eine größere Anzahl von Beobachtungen nötig, als von mir während dieser Zeit angestellt werden konnte. Trotzdem ließ sich soviel mit Bestimmtheit ersehen, daß einige meiner Begleiter an Gewicht abgenommen hatten, während dasselbe bei anderen vermehrt war. Eine Abnahme des Körpergewichtes zeigte sich bei dem an der Lungenentzündung erkrankten Soldaten Ramella, ferner bei Oberhoffer, Marta, Sarteur, Solferino und mir selbst, an Gewicht zugenommen hatten dagegen Bizzozero, Camozzi und Jachini. Diese Zunahme betrug bei dem ersteren 4 kg, bei Camozzi 1200 und bei Jachini 1170 g.

Körpergewicht einiger Mitglieder meiner Expedition auf dem Monte Rosa	Vorher	Nachher
Camozzi	65,600 g	66,800 g
Oberhoffer	58,300	57,100
Marta	71,200	71,100
Sarteur	64,820	63,800
Solferino	64,100	63,800
Jachini	73,560	74,730
Chamois	62,680	62,600
Cento	69,120	69,600
Beno Bizzozero	56,340	60,500
Ramella	62,920	60,800
A. Mosso	74,500	73,400

IV

Ein von Tissié im Velodrom zu Bordeaux untersuchter Radfahrer hatte in 24 Stunden 620 km zurückgelegt. Indem Tissié die von ihm eingenommenen Getränke (unter welchen sich $2^1/_2$ l Milch befanden), sowie den Verlust an Flüssigkeit genau in Rechnung zog, ergab sich, daß der Betreffende 7710 g an Gewicht verloren hatte. Da er bei der Abfahrt 70 kg wog, hatte er somit mehr als ein Zehntel seines Körpergewichtes eingebüßt.

Ich habe diese Angaben hier citiert, um in dem Leser eine Vorstellung von dem Verluste zu erwecken, den wir beständig erleiden. Einen solchen Verlust unseres Körpergewichtes nennt man in der Medizin Perspiratio insensibilis. Sicherlich muß der Gewichtsverlust in dem von Tissié untersuchten Falle (der sich in geringerem Grade bei uns allen während eines Bergaufstieges wiederholt) zum Teil der durch die Respiration herbeigeführten Ausscheidung von Kohlensäure zugeschrieben werden. Es thut mir leid, daß ich hierüber während unseres Aufstieges auf den Monte Rosa keine Versuche anstellen konnte, obwohl ich sie in meinen Arbeitsplan aufgenommen hatte. Das sehr schlechte Wetter nötigte mich, dieselben aufzugeben.

Man braucht aber hierfür keine Wage, wird mancher sagen, wir haben in dem sich einstellenden Durste eine sehr feine Empfindung, welche uns von dem Wasserverluste des Organismus in Kenntnis setzt, und es genügt, mit Aufmerksamkeit zu beobachten, ob man auf den Alpen häufiger als sonstwo vom Durst gequält wird, um diese Frage zu lösen. Die Sache ist aber viel komplizierter, als sie vielleicht erscheinen mag. Bei Bergbesteigungen atmet man zuweilen mit geöffnetem Munde und dies genügt schon, um einen starken Durst zu erzeugen. Ähnliches wird jeder an sich selbst bei Erkältungen erfahren haben; sind wir verschnupft, so atmen wir ebenfalls mit geöffnetem Munde. Obwohl der Körper in diesem Falle noch genug Wasser besitzt, ruft die hieraus entstehende Trockenheit des Mundes eine Empfindung hervor, die der des Durstes gleich ist. Eine weitere Fehlerquelle, welche uns irreleiten würde, wenn wir uns bei der Untersuchung dieser komplizierten Vorgänge auf die unbestimmte Empfindung des Durstes verlassen wollten, besteht darin, daß durch die Ermüdung oder durch die Wirkung der verdünnten Luft die Speichelsekretion vermindert wird.

Prof. Oertel[1] hat durch einen Vergleich der verschiedenen Methoden, welche man in der Medizin anwendet, um die Verminderung des Körpergewichtes zu bestimmen, gezeigt, daß bei Bergaufstiegen in einer kürzeren Zeit ein größerer Verlust an Wasser auftritt.

---

[1] A. a. O. S. 103.

In einer Höhe von über 3000 m auf dem Monte Rosa bemerkte ich weder an mir, noch an meinen Gefährten', daß der Durst durch eine beschleunigte Wasserverdunstung intensiver wurde. Letztere hatte ich gebeten, hierauf besonders Acht zu geben. Obwohl ich im übrigen hierüber keine exakten Messungen vorgenommen, glaube ich auf Grund der von uns eingenommenen Nahrungsmengen doch ein zutreffendes Urteil mit ziemlicher Sicherheit abgeben zu können. Die täglichen Rationen an Wein und Kaffee, sowie die Menge Schnee, die wir in den Hütten Gnifetti und Königin Margerita täglich schmelzen mußten, waren immer gleich, ohne daß sich jemand jemals über Durst beklagte.

In Bezug auf die Entstehung der Bergkrankheit hat Paul Güssfeldt [1] der Trockenheit der Luft Bedeutung beigelegt. Ich führe aus seinem schönen Buche, in dem er seinen Aufstieg auf den Aconcagua beschreibt, und das auch wegen der übrigen in einer Höhe von 6500 m von ihm angestellten Beobachtungen von Interesse ist, die folgende Stelle an:

„Die Langsamkeit unseres Vordringens ließ nun nichts mehr zu wünschen übrig; die Pausen mehrten sich, und wir ruhten wohl ebenso lange, wie wir marschierten. Der Atem war kurz geworden, und selbst beim Niedersitzen mußte ich röcheln; that ich es nicht, ließ ich die Lunge ruhiger arbeiten, so trat ein asthmatischer Zustand ein. Am liebsten streckte ich mich lang aus und hielt den Mund dicht über Schnee; hier hatte die Luft mehr Feuchtigkeit; höchst wahrscheinlich wirkt die dünne trockene Höhenluft verderblicher auf den Organismus ein, als die feuchte. Momentane Erleichterung schaffte die Benutzung eines kleinen Flacon mit englischem Riechsalz. Ein Freund, mit dem ich sechs Monate zuvor gleichzeitig auf dem Matterhorn gewesen war und der Reisen im Himalaja ausgeführt, Don Giulio Grazioli, hatte ihn mir beim Scheiden in London in die Hand gedrückt.“

V

Saussure behauptet, daß es die Hitze und nicht die Kälte sei, welche wir auf den Alpen viel mehr empfänden, als in der Ebene. Er fügt seinen Ausführungen die schon früher mitgeteilte Bemerkung hinzu, daß die ersten Alpenbewohner, welche versuchten auf den Gipfel des Montblanc zu gelangen, nicht durch die Kälte, sondern durch die Hitze zur Rückkehr gezwungen worden seien. Ich glaube, daß der berühmte Physiker hier die Thatsachen etwas übertrieben hat. Saussure [2]

[1] P. Güssfeld, Reise in den Andes. Berlin 1888. S. 296.

[2] Saussure, Voyages dans les Alpes. Tome IV, p. 437.

befand sich einst mit seinem Sohne und einem Herrn BOURRIT am Fuße des Montblanc in einer Höhe von ungefähr 3700 m. Er selbst wie BOURRIT hatten jeder einen großen Sonnenschirm aufgespannt, da sie die Sonne nicht zu ertragen vermochten. SAUSSURE schreibt: „J'essayai de m'en passer pendant que j'ajustois le baromêtre, mai je ne pus pas y tenir, je fus forcé de le reprendre, et M. BOURRIT fut obligé d'aller se blottir auprês de son père pour être à l'ombre du sien en même temps que lui. Cependant ces rayons insupportables à nos corps, ne faissoient sur la boule du thermomètre q'un effet equivalent à 2 degrés $^1/_5$; cet instrument marquoit à l'ombre 2,5 et au soleil 4,7.“

Daß die Sonnenstrahlen auf den Bergen intensiver wirken, und daß die Ausstrahlung der Wärme dort eine stärkere ist, als in der Ebene, ist gewiß. Es ist aber ebenso gewiß, daß es um so kälter wird und die Luft die Wärme desto weniger gut leitet, je höher wir steigen.

Um uns bei der Arbeit im Freien vor dem Lichte schützen zu können, hatte auch ich auf meiner Expedition einen großen Sonnenschirm mitgenommen. Wir bedienten uns desselben inmitten der Schneefelder in Höhen, die denen gleich waren, in denen SAUSSURE seine Beobachtungen anstellte. Es ist uns aber niemals begegnet, daß wir von dem Sonnenlichte so belästigt wurden, wie man nach den Ausführungen SAUSSURES hätte vermuten sollen. Auch mein Bruder, der mit dem Ergographen unter den großen Bogen, welche die Hütte Gnifetti stützen, in der Sonne arbeitete, klagte niemals, daß er dieselbe nicht ertragen könne. Ebenso hatte keiner meiner Gefährten bei so niedrigem Thermometerstande von der Hitze zu leiden. Es müssen daher SAUSSURE und seine Begleiter entweder empfindlicher gegen Hitze gewesen sein als wir, oder sie hatten bereits eine verbrannte Haut; es ist aber auch möglich, daß an dem Orte, an dem sie ihre Beobachtungen machten, Bedingungen vorhanden waren, die von denen unseres Aufenthaltsortes variierten.

SAUSSURE giebt an, daß das Thermometer damals im Schatten 2,5° und in der Sonne, wo sie die Hitze nicht zu ertragen vermochten, 4,7° angezeigt habe. Man muß hier jedoch den Einwand erheben, daß SAUSSURES Thermometer nicht geschwärzt war und daß es daher nur einen geringen Teil der Sonnenstrahlen, die die Haut so sehr belästigten, absorbierte.[1]

[1] Um die Lufttemperatur zu messen, verwandte ich ein nicht geschwärztes Thermometer, das ich im Schatten hielt und vor jeder Irradiation gut schützte. Bei den meteorologischen Beobachtungen, die ich auf dem Monte Rosa anstellte, bediente ich mich eines Holzkästchens, das oben und unten geöffnet war und dessen nach Norden gekehrte Wand durchlöchert war. Dasselbe hatte ich an einem in den Boden gesteckten Pfahl befestigt. Bei anderen Beobachtungen

Während meines Aufenthaltes auf dem Monte Rosa konnte ich oft das Irisieren der Wolken beobachten. Als ich eines Abends im Freien, den Rücken der untergehenden Sonne zugewandt, den Himmel betrachtete, bemerkte ich zwei große in den Farben des Regenbogens schillernde Höfe, welche zwei vollständig konzentrische Kreise bildeten. Der Himmel vor mir war in geringem Grade nebelig. Ein andermal sahen wir bei heiterem Himmel, wie der Schatten des Monte Rosa scharf auf denselben projiziert ward. Es war am 14. August zur Zeit des Sonnenunterganges. Langsam erhob sich am Himmel ein dunkles Dreieck. Die Basis dieses schwarzen Schattens überschritt rechts nach Sesto Calende zu den letzten Teil des Lago Maggiore und links den Lago di Varese. Es bildete sich ein isoliertes Kegelbild, etwa wie die Berge auf japanischen Zeichnungen dargestellt sind. Von dem Gipfel dieses Kegels gingen zwei dunkle Strahlen aus, die sich ähnlich wie die Strahlen, welche die Sonne aussendet, wenn sie hinter Wolken untergeht, nach rechts umbogen. Der sich langsam abhebende dreieckige Schatten des Monte Rosa erreichte das Maximum seiner Intensität kurz vor Sonnenuntergang. Die Illusion war so stark, daß es uns einige Augenblicke lang schien, als sähen wir die Wirklichkeit und keinen Schatten. Das Bild verschwand mit der Sonne.

VI

Wenn wir frieren, ziehen sich die Blutgefäße zusammen und die Haut wie die mehr an der Oberfläche gelegenen Teile des Körpers enthalten weniger Blut. Der nervöse Apparat, der die Blutcirkulation reguliert, schließt sozusagen die Schleusen, durch welche das Blut zur Körperoberfläche hinströmt, damit es sich nicht zu sehr abkühlt und sich in den tiefer gelegenen Organen ansammeln kann. Diese Vorrichtung ist von Nutzen. Wenn aber die Kälte zunimmt und andauert, so kann aus der Verminderung der Blutbewegung an der Körperoberfläche auch Schaden entstehen.

Die Widerstandsfähigkeit gegen die Kälte ist bei den einzelnen Personen verschieden. Man bemerkt dies leicht, wenn man sich von mehreren Menschen, mit denen man an einem warmen Orte einer Versammlung beigewohnt hat, am Schlusse derselben durch Handgeben verabschiedet. Man beobachtet dann, daß die Temperatur der Hände bei den Einzelnen sehr verschieden ist. Im allgemeinen sind die Hände

---

setzte ich das Thermometer in einen oben und unten offenen Papiercylinder oder drehte dasselbe mit den Fingern schnell an einem 10 bis 20 cm langen Faden, den ich in die Öse des Thermometerkopfes geschlungen hatte.

der Menschen am Morgen kälter als gewöhnlich und fangen erst am Nachmittag an, sich zu erwärmen.

Aus Versuchen, welche ich mit Dr. Colombo zusammen ausführte, ergab sich, daß in der Art und Weise, wie das Blut in den Händen und Füßen cirkuliert, bei verschiedenen Personen große Unterschiede bestehen. Bei einigen bewirkt Kälte eine so starke Kontraktion der Blutgefäße, daß die Cirkulation aufgehoben wird. Man kann dies auch schon beobachten, wenn man die Farbe der Hände bei verschiedenen Personen betrachtet, die demselben Kältegrade ausgesetzt waren. Bei einigen nimmt die Haut sofort eine blaue Farbe an. Diese Veränderung der Hautfarbe rührt daher, daß die Cirkulation in den kleinen Gefäßen verlangsamt wird und das Blut an Sauerstoffgehalt verloren hat.

Es würde lohnend sein, hierüber an einer größeren Anzahl von Alpinisten vergleichende Versuche anzustellen. Ich bin überzeugt, daß es der Physiologie eines Tages gelingen wird, mit Sicherheit festzustellen, welchen Grad der Widerstandsfähigkeit der Körper eines Menschen besitzen muß, um sich den mit den Bergbesteigungen verbundenen Gefahren aussetzen zu können; sie wird die weniger Fähigen dann von solchen Anstrengungen zurückhalten und vom Untergange retten können. Einer der Vorgänge, welcher dem Tode durch Erfrieren vorausgeht, ist die Anämie der Hände und der Füße. Diese wird, wie oben erwähnt, durch die bei der Kälte auftretende Kontraktion der Blutgefäße herbeigeführt. Der Schutz, den uns diese Einrichtung sonst gewährt, wird hier übertrieben und wirkt daher schädlich. Das Blut, welches sich von der Körperperipherie nach den Centren des Lebens zurückzieht, überläßt die peripheren Teile der Gewalt des Todes.

Sicher werden diejenigen, deren Blutgefäße gegen die Wirkung der Kälte weniger empfindlich sind und bei denen die Cirkulation in den Extremitäten infolgedessen nicht aufgehoben ist, die Temperatur der Finger durch geringe Muskelkontraktionen soweit erhöht halten können, daß sie vor dem Erfrieren geschützt bleiben. In der Hütte Königin Margerita trafen während eines heftigen Sturmes eines Tages einige Reisende bei uns ein, bei denen, trotzdem sie dicke Handschuhe und gute Stiefeln trugen, Hände und Füße erfroren waren.

Wenn man einer Person, deren Füße und Hände erfroren sind, Hilfe zu leisten hat, muß man darauf bedacht sein, ihr keinen Schaden zuzufügen. Vor allen Dingen ist zu beachten, daß das Erwärmen der erfrorenen Körperteile ein langsames und ganz allmähliches sein muß.[1]

[1] A. Mosso, Il freddo. Conferenza tenuta al club Alpino, 23 febbraio 1894. Bollettino, Vol. XXVII.

Ein von Dr. Catiano ausgeführter Versuch zeigt dies in sehr deutlicher Weise. Wenn man auf dem Schädel einer Taube Äther verdunsten läßt, kann man das Gehirn des Tieres stark abkühlen. Wenn man dann die Normaltemperatur in 5 bis 8 Stunden sehr langsam nach und nach wiederherstellt, so erwacht das Tier allmählich und trägt von dem Experiment keinen weiteren Schaden davon. Wenn man dagegen der Taube nach der Abkühlung lauwarmes Wasser auf den Kopf gießt, treten bemerkenswerte nervöse Störungen auf.

Das alte Mittel der Führer und Hirten, die erfrorenen Körperteile mit Schnee oder Eis zu reiben, ist ein so schlechtes, daß man lieber gar keines anwenden sollte, als dieses. Als Dr. Catiano einigen Tieren mittels Eis die Beine erfrieren ließ und dieselben dann mit Schnee rieb, fand er, daß an den so behandelten Gliedern später Geschwüre auftraten. In dem Schnee sind Krystalle enthalten, welche beim Reiben die Haut schürfen. Aus diesen Schürfungen entstehen dann leicht Geschwüre und andere Schäden. Das beste Mittel ist eine sanfte Massage; sie muß aber mit der allergrößten Vorsicht ausgeführt werden, denn in dem Erfrierungszustande ist die Haut sehr zart und in hohem Maße der Gefahr ausgesetzt, sich zu entzünden und brandig zu werden. Wenn in der Hütte Königin Margerita ein Reisender mit erfrorenen Händen oder Füßen bei uns ankam, massierten wir ihn sehr sanft mit Vaselin. Wir begannen die Massage an den Spitzen der Finger und der Zehen und schritten von hier, indem wir immer nur leise und ohne starken Druck die Haut berührten, nach dem Rumpfe hin so lange fort, bis sie wieder rot und warm wurde.

Bei einer Monte Rosabesteigung hat kürzlich Dr. Gurgo, dessen Hände erfroren waren, an sich erfahren, wie große Vorsicht man bei dem Reiben der Haut anzuwenden hat. „Er konnte feststellen, daß die Hand, welche er weniger stark gerieben hatte, schneller heilte, als die andere stärker massierte.“[1]

Ist der Erfrierungszustand vorüber, so sind die Gefäße gelähmt, sie hören auf sich zu kontrahieren und die Haut schwillt infolgedessen an und rötet sich. Den Andrang des Blutes zur Körperperipherie merkt man deutlich, wenn man Schneebälle formt. Wir empfinden Kribbeln und die Haut schwillt an und wird rot. Verstärkt sich der Zustand, so entsteht eine Hautentzündung, aus der dann Ödem, Blasen, Geschwüre und andere Schäden erwachsen können. Bei einer Person, welche an einem stürmischen Tage bei uns in der Hütte Königin Margerita eintraf, schwollen die Füße der-

[1] G. Rey, Una escursione scolastica al Monte Rosa Torino. 1897, p. 20.

maßen an, daß sie drei Tage lang keine Schuhe anziehen konnte und schließlich hinkend fortgehen mußte.

Nach dem Erfrieren kann die Sensibilität der betreffenden Körperteile Monate lang verschwinden. Bei Frau BACELLI, welche mit ihrem Manne, dem Abgeordneten ALFRED BACELLI, zur Hütte Königin Margerita heraufkam, hatte die intensive Kälte in den Fingern ein Kribbeln hervorgerufen, das noch zwei Tage nach ihrer Rückkehr nach Gressoney anhielt.

Herr A. SELLA erzählte mir, daß ihm einstmals auf einer Alpentour, die er mit seinem Vater, QUINTINO SELLA, zusammen machte, die Hände erfroren seien, während er Stufen in das Gletschereis schlug. Das Thermometer zeigte — 16°. Dabei wehte ein so heftiger Sturm, daß er sich, als sie auf den Gipfel kamen, auf den Boden werfen mußte, um nicht vom Winde fortgetragen zu werden. Als sein Vater ihn rief, damit er ihm helfe, konnte er die Hände nicht öffnen, mit denen er die Hacke hielt. Die Nachwirkung der Kälte währte drei Monate lang; seine Hände waren unempfindlich, obwohl er sie bewegen konnte. Bei dem Vater war ein Daumen erfroren, von dem er infolgedessen den Nagel verlor.

VII

Über die Wirkung, welche die Kälte auf die Blutgefäße ausübt, habe ich schon zu Anfang meiner Laufbahn Versuche angestellt. Dieselben sind jetzt zu veraltet, als daß ich darauf noch eingehen könnte. Ich bin jedoch überzeugt, daß eine Untersuchung der Kältewirkungen noch immer zu den wichtigsten Forderungen der allgemeinen Physiologie gehört.

Vor Kurzem hat L. HERMANN[1] darauf aufmerksam gemacht, daß man die Kälte intensiver und lästiger empfindet, wenn man aus einem wenig erwärmten Raume in die freie Luft tritt, als wenn man im Winter aus einem gut geheizten Zimmer ins Freie geht. Diese Thatsache liegt darin begründet, daß, wenn durch einen längeren Aufenthalt in einem kalten Raume unsere Körpertemperatur etwas vermindert ist, eine weitere geringe Temperaturverminderung genügt, um das Zittern hervorzurufen.

Die größte Belästigung, welche wir während unserer Expedition zu erdulden hatten, wurde durch die Kälte verursacht. Am meisten litten wir, als wir zwischen 2500 und 3000 m Höhe kampierten. An

[1] L. HERMANN, Kleine physiologische Bemerkungen und Anregungen. PFLÜGERS Archiv 1897, S. 599.

einem Ofen konnten wir uns hier nicht erwärmen. Ich tröstete mich mit dem Gedanken an SAUSSURE, der sich im vorigen Jahrhundert auf dem Col du Géant in einer Höhe von 3365 m sechzehn Tage lang hatte aufhalten müssen. Er war Anfang Juli von Chamonix aufgebrochen. Nachdem er den Gletscher des Tacul überschritten, hatte er seine Zelte am Fuße des gleichnamigen Berges aufgeschlagen. Er überwand die Spalten und die äußerst steilen Seiten des Gletschers der Aiguille Noire und erreichte das Joch, welches nach Courmayeur abfällt. Kurz bevor er zum Gipfel kam und alle Gefahr überwunden zu sein schien, hörte man rufen: „Seile, Seile!“ Ein Träger, welcher voraufging und SAUSSURES Matratze trug, war in einem Gletscherspalt verschwunden. Glücklicherweise fiel er auf einen in dem Spalte befindlichen Schneeblock und wurde gerettet.

In seinem Berichte beklagt sich SAUSSURE über nichts anderes als über die Kälte; weder Pelze, noch Mäntel hatten ihn und seine Begleiter, wie er sagt, vor derselben schützen können. Er schrieb seine Notizen an schönen Abenden, während er einen Wärmstein unter den Füßen hatte. Die Hütte war so baufällig und die Kohlen brannten so schlecht, daß es nicht gelang, sie zu erwärmen. Ebenso konnte in den kleinen Zelten kein Feuer angezündet werden.

Die Figur auf S. 150 zeigt unser Lager bei der Hütte Linty. Man sieht darauf nicht das Zelt, welches uns als Laboratorium diente und in welchem Dr. ABELLI schlief. Ebenso fehlen auf dem Bilde die Zelte des Dienstpersonals.

Die Soldaten hatten die Leinewand ihrer Zelte mit Decken ausgefüttert und den Boden derselben mit einer Matratze belegt. In jedem dieser Zelte, die niedriger als die unsrigen waren, wohnten sechs Mann. Für gewöhnlich betrug die Temperatur innerhalb eines solchen Zeltes 8 bis 9°, eines Morgens maß ich bei einer Außentemperatur von unter 0° hier sogar 14°.

Wenn kein Wind wehte und ich in meinem Zelte, um zu lesen oder zu schreiben, zwei Kerzen anzündete, stieg die Temperatur darin von 0° auf 7 bis 8°. In der Folge wurden in allen Zelten eine oder zwei Stunden vor dem Zubettegehen die Alpinistenlaternen angezündet. In unseren Zelten war es im allgemeinen weniger warm, als in denjenigen der Soldaten, obwohl die Luft bei uns besser war. Die Zelte, welche unsere Offiziere im Felde benutzen, sind auf den Bergen zu durchlässig. Wenn der Wind weht, kann man es nicht erreichen, daß die Innenluft wärmer ist als die Außenluft.

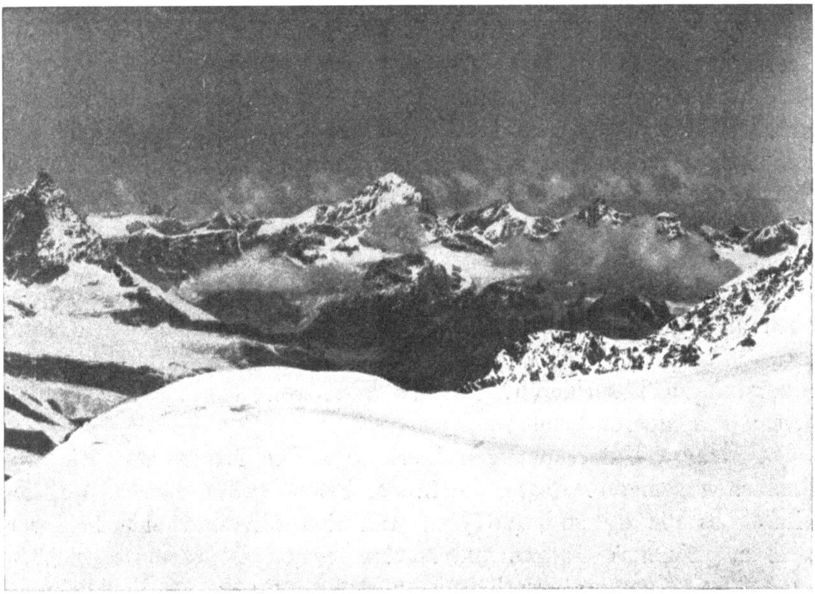

Matterhorn und Dent Blanche von der Hütte Königin Margerita gesehen.

EINUNDZWANZIGSTES KAPITEL.

Über die Veränderung des Blutes auf den Alpen.

I

„Dasjenige Höhenklima ist das beste und heilkräftigste, welches ein Maximum von hämopoëtischer Reaktion neben einem Minimum von Acclimatisationsbeschwerden zeigt."[1] Diese in der Versammlung des Centralvereins schweizerischer Ärzte zu Olten im Jahre 1893 von F. Miescher ausgesprochenen Worte drücken kurz die Anschauung über die sogenannte Höhenkur, die von den Ärzten jetzt durchweg acceptiert ist, aus.

30 Jahre früher hat Jourdanet[2] das Gegenteil behauptet, indem er hervorhob, daß in Amerika gemeinhin diejenigen Menschen

---

[1] F. Miescher, Über die Beziehungen zwischen Meereshöhe und Beschaffenheit des Blutes. Korrespondenzblatt für Schweizer Ärzte. Jahrgang 1893. Abgedruckt in Friedrich Mieschers gesammelten histochemischen und physiologischen Arbeiten. Leipzig 1897. Bd. II. S. 354.

[2] Jourdanet, De l'anémie des altitudes, et de l'anémie en général dans ses rapports avec la pression de l'atmosphère. Influence de la pression de l'air sur la vie. Tome premier, p. 176. Paris 1875.

anämisch sind, die über 2150 m hoch leben. JOURDANET hatte seine Überzeugungen durch lange Versuchsreihen gewonnen, die er während eines vieljährigen Aufenthaltes auf den Hochebenen Amerikas angestellt hatte. Nach ihm besteht bei den Bevölkerungen, welche an dem Himalajagebirge und den Andes wohnen, in intellektueller und physischer Beziehung eine Inferiorität, welche Erscheinung er auf den Mangel an Sauerstoff, d. h. auf eine chronische Anoxyhämie zurückführt.

Bei Haustieren, welche in Amerika in einer Höhe von 3700 m leben und die sie sich von dort hatten kommen lassen, fanden P. BERT und JOLYET, daß deren Blut in weit höherem Grade fähig war, Sauerstoff zu absorbieren, als das Blut von Tieren, die in dem Niveau des Meeres leben.

Genauere Untersuchungen hierüber stellte MÜNTZ an. Er trug Kaninchen gemeiner Rasse, die in der Ebene gelebt hatten, auf den Gipfel des Pic du Midi (2877 m) und ließ dieselben sich hier vermehren. Nach 7 Jahren untersuchte er zu Paris unter gleichen Druck- und Temperaturverhältnissen das Blut von den Nachkommen jener Tiere und verglich die gewonnenen Resultate mit denen, die er an dem Blute von Tieren aus dem Tieflande erhielt. Diese Prüfung ergab die folgenden Durchschnittswerte:

	Dichte	Feste Stoffe auf 100	Metall. Eisen auf 100 gr Blut mgr	Sauerstoff absorbiert von 100 gr Blut cbcm
Kaninchen vom Pic (Mittelw.)	1060,1	21,88	70,2	17,28
Kaninchen des Tieflandes (Mittelw.)	1046,2	15,75	40,3	9,56

Ähnliche Veränderungen beobachtete er an Schafen, die, dem Tieflande entstammend, 6 Wochen lang an den Abhängen des Pic du Midi in Höhen zwischen 2300 und 2700 m geweidet hatten.[1]

Um den klimatischen Einfluß hochgelegener Gegenden auf das Blut zu untersuchen, hat F. VIAULT, Professor der Histologie zu Bordeaux, im Jahre 1889 Reisen in Peru und Bolivia gemacht. Die Resultate der auf den Cordilleren angestellten Beobachtungen, welche er der Akademie der Wissenschaften zu Paris vorlegte, deuten darauf hin, daß in einer Höhe von 4392 m die Anzahl der roten Blutkörperchen die Norm weit übersteigt. Eine Vermehrung derselben

[1] Comptes rendus, 1891. Tome 112 p. 298ff.

tritt nach VIAULT schon in unbedeutenden Höhen, wie z. B. zu Arosa (2800 m) auf.[1]

Zu demselben Ergebnis gelangte REGNARD im Laboratorium der Sorbonne durch Untersuchungen an zwei Meerschweinchen, die er in der pneumatischen Kammer einem verminderten Luftdrucke ausgesetzt hatte.[2]

Wenn ich länger, als dem Leser vielleicht nötig erscheint, bei diesem Gegenstande verweile, so mag dies damit entschuldigt werden, daß es sich um Fragen handelt, die für das Leben in Berggegenden von großer Bedeutung sind; denn wenn es wahr wäre, daß man nur auf die Berge zu gehen braucht, um neues Blut zu erhalten, und daß die Höhenkur eines der wirksamsten Mittel gegen viele Krankheiten ist, so würde damit für den Alpinismus eine sichere Basis gefunden sein.

Um die Schwierigkeit derartiger Untersuchungen zu erkennen, sei darauf hingewiesen, daß die Zusammensetzung des Blutes, namentlich bei Einwirkung von Kälte und Hitze, in verschiedenen Körperteilen sich leicht verändert. Dies ist zuerst von ROVIGHI und WINTERNITZ beobachtet worden. Später hat MURRI[3] gezeigt, daß ein einfaches kaltes Bad, in dem man längere Zeit verweilt, eine Vermehrung der roten Blutkörperchen hervorruft, und daß diese Vermehrung nach einigen Stunden in eine Verminderung derselben umschlägt, welche Verminderung bei Personen, die an Chlorose leiden, 4—5 Tage andauern kann.[4]

Die Gesamtmenge der roten Blutkörperchen bleibt bei diesen Personen konstant, es ändert sich nur deren Verteilung in den einzelnen Zweigen des Gefäßsystems. Unter dem Einflusse der Kälte ziehen sich die Gefäße zusammen, so daß das Blut an der Oberfläche des Körpers an Dichte zunimmt, während umgekehrt bei Erwärmung des Körpers die Gefäße der Haut sich erweitern und infolgedessen ein größeres Quantum von Blutflüssigkeit in sich aufnehmen.

II

Dr. KUTHY aus Budapest hat über diesen Gegenstand in meinem Laboratorium eine Reihe von Untersuchungen ausgeführt. Aus der von ihm veröffentlichten Abhandlung[5] teile ich das Folgende mit:

[1] Comptes rendus, 1890. Tome 111 p. 917ff.

[2] P. REGNARD, La cure d'altitude. Paris 1897. p. 132 suiv.

[3] A. MURRI, Policlinico 1894, fascicolo V.

[4] Zu ähnlichen Resultaten gelangte Dr. E. MANGIANTI in der Klinik von Prof. BOZZOLO. Variazioni locali dei corpuscoli sanguigni per influenze termiche. Giornale medico dell' Esercito, 1895.

[5] DESIDERIO KUTHY, Modificazioni che subisce il sangue nelle regioni elevate per effetto della diminuita pressione barometrica. Rendiconti Accademia dei Lincei 6 settembre 1896.

Nach den Untersuchungen von Grawitz[1] zeigt sich im Blut „im Höhenklima eine erhebliche Eindickung desselben, die eine Folge der Trockenheit der Luft, der Vermehrung und Vertiefung der Atemzüge und dadurch gesteigerter Wasserabgabe des Körpers und speziell des Blutes ist.“ Gegen diese Hypothese haben Schumburg und Zuntz mit Recht eingewandt, daß der Wasserverlust, den der Körper erleiden müßte, um das Blut soweit einzudicken, daß die Zahl der Blutkörperchen von 5 auf 6 Millionen im Kubikmillimeter steigt, so groß sein würde, daß man die Abnahme des Körpergewichts bemerken müßte, was aber nicht der Fall sei.[2]

Die Hypothese, welche die meiste Wahrscheinlichkeit für sich hat, ist diejenige, nach welcher es sich hier um eine verschiedene Verteilung der roten Blutkörperchen und des Plasmas im Organismus handelt. Eine ähnliche Erscheinung hatte schon Lesser[3] nach der Durchschneidung des Halsmarkes im Blute von Tieren beobachtet, und kürzlich haben Cohnstein und Zuntz auf den Bergen noch größere Veränderungen in der Zusammensetzung des Blutes am Menschen beobachtet, indem sie „durch Erschlaffung und Verengung großer Gefäßbezirke die Blutkörperchenzahl zwischen $2^1/_2$ und $4^1/_2$ Millionen ändern konnten“.[4]

Ich habe mich mit diesem Problem nur vom Standpunkte der Kritik aus beschäftigt, um die Genauigkeit der von den Autoren bei diesen Studien bisher angewandten Methoden zu prüfen und um zu sehen, in wie weit die von denselben erhaltenen Resultate annehmbar sind. Meine Versuche teilen sich in zwei Teile: im ersten habe ich die Zusammensetzung des Blutes bei Kaninchen geprüft, die ich künstlich unterhalb des gewöhnlichen Luftdruckes hielt; im zweiten habe ich während eines Aufenthaltes zu Gressoney la Trinità vom 9. bis zum 14. Mai 1897 in einer Höhe von 1627 m mein eigenes Blut, sowie dasjenige einer anderen Person namens Giacinto und mehrerer Tiere untersucht.

Ich verwandte ausschließlich Kaninchen von 1500 bis 2000 gr Körpergewicht. Diese Tiere wurden eins nach dem anderen unter eine 18 l fassende große Glasglocke gesetzt. Innerhalb dieser Glocke lebten die Kaninchen gut ganze Wochen lang bei einem Luftdruck, der nur wenig geringer war als der auf dem Gipfel des Monte Rosa, d. h. bei einem solchen, der fast einer Höhe von 4560 m entsprach. Um die Glocke zu säubern und die Tiere zu nähren, wurden dieselben täglich ca. eine halbe Stunde lang herausgenommen.... Ein Kontator, der mit dem Rohr verbunden war, das die Luft in die Glocke führte, zeigte die Luftmenge, welche in die letztere eindrang, in Litern an.[5]

Die Anzahl der roten Blutkörperchen zählte ich nach der Methode von Malassez. Die Bestimmung des Hämoglobins wurde mit dem Fleischlschen

---

[1] E. Grawitz, Über die Einwirkung des Höhenklimas auf die Zusammensetzung des Blutes. Berl. Klin. Wochenschrift 1895, Nr. 33 und 34 (S. 743).

[2] Dr. Schumburg und Prof. N. Zuntz, Zur Kenntnis der Einwirkungen des Hochgebirges auf den menschlichen Organismus. Pflügers Arch. Bd. 63, S. 491.

[3] L. von Lesser, Über die Verteilung der roten Blutscheiben im Blutstrom. Arch. f. Anat. u. Phys. 1878. Phys. Abt. S. 83 f.

[4] Dr. Schumburg und Prof. N. Zuntz, a. a. O. S. 491.

[5] Für die Beschreibung des verwandten Apparates siehe D. Kuthy, Azione dell' aria rarefatta sulla virulenza del diplococco della polmonite. Rendiconti Acc. dei Lincei 1896, vol. V 2° sem., facc. 1. Ebenso Archives italiennes de Biologie Tome XXVI Seite 11.

Apparat ausgeführt. Die Blutdichte bestimmte ich nach der Methode von Hammerschlag.

Aus diesen Beobachtungen resultieren zwei Thatsachen: Die erste und wichtigste ist die Unexaktheit der bei den Untersuchungen angewandten Methoden, welche sich in dem Mangel an Übereinstimmung zwischen den mittels dieser drei Methoden gewonnenen Resultaten offenbart; die zweite ist die Veränderung, welche wahrscheinlich in der Zusammensetzung des Blutes in den Hautgefäßen der dem Einfluß der verdünnten Luft ausgesetzten Kaninchen auftritt.

Zu Gressoney la Trinità (1627 m) über die Zusammensetzung des Blutes beim Menschen und bei Tieren angestellte Beobachtungen.

Ich habe Gressoney la Trinità für meine Studien gewählt, weil es eins der höchstgelegenen Dörfer ist, die sich an den Abhängen der Alpen befinden, und weil ich sicher war, im Gasthofe Thedy alles zu finden, was für eine Beibehaltung der gewohnten Lebensweise nötig war.

Eine Woche vor der Abreise nach Gressoney prüfte ich täglich das Blut an mir selbst sowie an der Person, die mich dorthin zu begleiten hatte. Eine Reihe vorläufiger Versuche machte ich außerdem an einem 10 300 gr schweren Hunde und an zwei Kaninchen, von denen das eine 1630 gr und das andere 1550 gr wog. Ich trug Sorge, daß meine eigene Lebensweise sowie die meines Gefährten soviel als möglich immer die gleiche war. Ebenso suchte ich die Blutbestimmungen an jedem der dem Versuche unterworfenen Individuen stets zu der gleichen Tagesstunde vorzunehmen. Am Menschen wurden die Versuche zwischen 10 und 1 Uhr vor dem Essen angestellt; nach der Prüfung um 1 Uhr 30 Minuten wurde gespeist.

In der nachfolgenden Tabelle sind die Werte dieser Beobachtungen zusammengestellt. Ich bemerke noch, daß wir, um die Ermüdung vollständig auszuschließen, von Turin bis Pont St. Martin mit der Eisenbahn und von dort nach Gressoney la Trinità in einem Wagen fuhren.

Prüfung des Blutes von Menschen und von Tieren, angestellt zu Turin und Gressoney la Trinità (1627 m hoch).

	Mittelwert der zu Turin, 276 m hoch, angestellten Beobachtungen	Gressoney la Trinità 1. Tag	2. Tag	3. Tag	4. Tag
Kaninchen von 1630 gr Körpergewicht					
Anzahl der roten Blutkörperchen	6 000 000	6 240 000	6 880 000	6 720 000	6 080 000
Hämoglobin	75—80 %	75—80 %	80—85 %	75—80 %	75—80 %
Spez. Gewicht des Blutes	1,052	1,056	1,058	1,053	1,052
Kaninchen von 1550 gr Körpergewicht					
Anzahl der roten Blutkörperchen	6 800 000	7 040 000	7 200 000	6 580 000	6 620 000
Hämoglobin	75—80 %	75—80 %	80—85 %	75—80 %	75—80 %
Spez. Gewicht des Blutes	1,056	1,058	1,061	1,057	1,058

	Mittelwert der zu Turin, 276 m hoch, angestellten Beobachtungen	Gressoney la Trinità			
		1. Tag	2. Tag	3. Tag	4. Tag
Hund von 10 300 gr Körpergewicht					
Anzahl der roten Blutkörperchen	5 160 000	5 960 000	5 040 000	5 240 000	5 120 000
Hämoglobin	80—85 %	80—85 %	80—85 %	80—85 %	80—85 %
Spez. Gewicht des Blutes	1,057	1,058	1,057	1,056	1,057
Giacinto, Körpergewicht 58 kg					
Anzahl der roten Blutkörperchen	4 320 000	4 600 000	4 720 000	5 560 000	4 800 000
Hämoglobin	95—100 %	95—100 %	95—100 %	100 %	85—90 %
Spez. Gewicht des Blutes	1,058	1,060	1,060	1,061	1,056
Dr. Kuthy, Körpergewicht 65,5 kg					
Anzahl der roten Blutkörperchen	4 300 000	4 040 000	4 880 000	5 600 000	4 960 000
Hämoglobin	85—90 %	80—85 %	90—95 %	90—95 %	80—90 %
Spez. Gewicht des Blutes	1,058	1,060	1,061	1,060	1,058

Nach den in dieser Tabelle zusammengestellten Resultaten würde es scheinen, daß bei den Kaninchen während der beiden ersten Tage des Aufenthaltes zu Gressoney eine Zunahme in der Blutdichte aufgetreten wäre, während der Hämoglobingehalt des Blutes konstant blieb. Am dritten und vierten Tage zeigt das Blut der Kaninchen die Tendenz, wieder die Zusammensetzung anzunehmen, die es vorher in Turin hatte.

Die Veränderungen, welche ich an dem Blute bei Giacinto beobachtete, stimmen mit den von Viault, Müntz, Egger und Miescher gefundenen Resultaten überein. Die Vermehrung der Anzahl der roten Blutkörperchen war bei ihm während der ersten drei Tage zu Gressoney eine konstant zunehmende. Ebenso stimmen die aus den Bestimmungen des Hämoglobingehaltes und der Dichte des Blutes gewonnenen Resultate besser überein, als die Beobachtungen, welche ich vorstehend mitteilte, um zu zeigen, ob eine Eindickung des Blutes in den Gefäßen der Haut existiert.

Die Anzahl der roten Blutkörperchen betrug unter diesen Bedingungen durchschnittlich 4 300 000, der Hämoglobingehalt des Blutes 85—90 % und das spezifische Gewicht desselben 1,058.

Alle zu Gressoney angestellten Beobachtungen würden somit auf eine Zunahme der Anzahl der roten Blutkörperchen und der Dichte des Blutes hinweisen.

Aus diesen Beobachtungen darf man jedoch noch nicht schließen, daß infolge des verminderten Luftdrucks eine allgemeine Veränderung in der Zusammensetzung des Blutes auftritt. Derartige Versuche müssen mittels exakterer Methoden wiederholt werden. Vor allen Dingen müssen die Wasserverluste in Betracht gezogen werden, die unser Organismus durch die Lungen, die Haut und die Nieren erleidet.

III

In dem gleichen Jahre, in welchem ich den Monte Rosa bestieg, unternahm auch Prof. Piero Giacosa dorthin eine wissenschaftliche Expedition. Dem neunzehnten Kapitel ist auf S. 347 eine Abbildung von der im Thale von Gressoney 2445 m hoch gelegenen Alpe Lavetz vorangestellt, wo Professor Giacosa in den Jahren 1894—1896 zeitweise seinen Aufenthalt nahm. Auf der Alpe steht ein Häuschen, dessen unterer Stock einen Stall und dessen oberes Stockwerk zwei Zimmer enthält. Von diesen diente das eine als Laboratorium und Küche, das andere als Schlafraum und zugleich als Raum für feinere Untersuchungen. Man könnte für Studien auf den Bergen keine bessere Lage finden. Prof. P. Giacosa hat eine Reihe von Untersuchungen veröffentlicht, welche die chemische und bakteriologische Prüfung des Wassers und der Luft zum Gegenstande hatten und hier ausgeführt worden sind.

Mittels einer neuen Methode studierte Prof. Giacosa ferner die Veränderungen, welche das Hämoglobin im Blute durch die Wirkung der dünnen Luft auf den Bergen erfährt. Diese Beobachtungen wurden zu Turin, in der Alpe Lavetz (2445 m) und in der Hütte Königin Margerita (4560 m) angestellt, wohin Giacosa eine Sartorius'sche chemische Wage hatte bringen lassen.[1]

Bei einem von Prof. Giacosa auf den Monte Rosa unternommenen Aufstieg ergab eine an dem Blute von Dr. Scofone angestellte Prüfung eine geringe Zunahme des Hämoglobingehaltes.

Prof. Giacosa ließ für weitere Untersuchungen einen großen, 25 kg schweren Hund und einen Fuchshund von 12 kg Körpergewicht zur Spitze Gnifetti hinauftragen. Beide Hunde wurden unter konstanten Nahrungsbedingungen gehalten. Die gefundenen Werte des Hämoglobingehaltes im Blute derselben sind gleich denen, die unten erhalten wurden, weshalb Prof. Giacosa eine Zunahme des Hämoglobins im Blute als Folgeerscheinung des herabgesetzten Luftdruckes für ausgeschlossen hält. — Auch zwei Kaninchen, welche 5 Tage lang in der Hütte Königin Margerita gehalten wurden, zeigten keine deutliche Veränderung, woraus man hätte schließen können, daß eine Höhe von 4560 m auf die Zusammensetzung des Blutes Einfluß ausübe.

Bei den Versuchen, welche kürzlich Zuntz und die Gebrüder Loewy[2] über den Einfluß der verdünnten Luft und des Höhenklimas auf die Zusammensetzung des Blutes anstellten, wurden die Werte

---

[1] P. Giacosa, Il contenuto in emoglobina del sangue a grandi altezze. Rendiconti dell' Istituto Lombardo. Vol. XXX, p. 410.

[2] A. Loewy, J. Loewy und Leo Zuntz, Über den Einfluß der verdünnten Luft und des Höhenklimas auf den Menschen. Pflügers Arch. Bd. 66, S. 537.

verglichen, welche zu Berlin, Gressoney, auf dem Col d'Olen und in der Hütte Gnifetti gefunden worden waren. Aus diesen Vergleichen ergab sich, daß die Anzahl der roten Blutkörperchen in der ersten Woche ihres Aufenthaltes auf dem Monte Rosa eine Verminderung und in der zweiten eine teilweise Vermehrung aufwies, ohne daß jedoch die zu Berlin erhaltenen Werte übertroffen wurden.

Die auf dem Monte Rosa angestellten Beobachtungen würden somit Resultate ergeben haben, die zu den bisher herrschenden Ideen einer Neubildung von Blut in der verdünnten Luft im Gegensatze stehen. Es würde aber nicht gerechtfertigt sein, hier abzubrechen oder die entgegengesetzten Anschauungen anderer Physiologen zu übergehen.

Mit Vorliebe wurde der Einfluß des Höhenklimas auf die Zusammensetzung des Blutes unter der Leitung von Prof. MIESCHER im physiologischen Institute zu Basel studiert. Indem ich auf diese, in seinem Institute ausgeführten und durch seinen Tod leider unterbrochenen Arbeiten hinweise, erfülle ich die traurige Pflicht, dem Andenken meines verstorbenen Kollegen einen schuldigen Tribut zu zollen.

IV

Nachdem MIESCHER erkannt hatte, daß die gegenwärtig zu Hämoglobinbestimmungen verwandten Methoden durchweg unexakt sind, unterzog er die Leistungsfähigkeit der solchen Untersuchungen dienenden Instrumente einer eingehenden Prüfung und gelangte dazu, dem im Prinzip von ihm als zweckmäßig erkannten älteren FLEISCHLschen Hämometer durch wesentliche Verbesserungen eine neue Form zu geben und so die Brauchbarkeit des Instrumentes zu erhöhen. Auf diese Weise entstand die Arbeit von EMANUEL VEILLON: Der FLEISCHL-MIESCHERsche Hämometer und die Prüfung seiner Leistungsfähigkeit.[1]

Eine andere, auf Anregung von MIESCHER und unter seiner Kontrolle entstandene Arbeit ist die von F. EGGER veröffentlichte Abhandlung[2]: Über den Einfluß des Klimas von Arosa auf das Blut von Menschen und Kaninchen. EGGER hatte aus Gesundheitsrücksichten seinen Wohnort mehrere Jahre hindurch in Arosa

[1] Arch. für exper. Pathologie und Pharmakol. Bd. XXXIX. Abgedruckt in „Histochem. und physiol. Arbeiten von FRIEDRICH MIESCHER." Leipzig, F. C. W. Vogel. 1897. S. 423 ff.

[2] F. EGGER, Beobachtungen an Menschen und Kaninchen über den Einfluß des Klimas von Arosa (Graubünden, 1890 m) auf das Blut. Arch. für exper. Pathol. und Pharmakol. Bd. XXXIX. Ebenfalls abgedruckt in der erwähnten Sammlung von MIESCHERS Arbeiten, S. 464 ff.

genommen und hatte hier Gelegenheit, während eines Zeitraumes von fast 2 Jahren, an im ganzen 27 Personen den Einfluß des Höhenklimas auf die Beschaffenheit des Blutes zu untersuchen. Da aber die Mehrzahl dieser Personen Kranke waren, so dürfte der von EGGER beobachteten Zunahme der Blutkörperzahl eine große Bedeutung nicht zuzuschreiben sein, doch fand EGGER eine solche auch an Kaninchen, die er vom Baseler Laboratorium dorthin gebracht hatte.

Mittels des verbesserten FLEISCHL-MIESCHERschen Hämometers stellte EGGER an 12 neuangekommenen Menschen und 4 Kaninchen weitere Untersuchungen über den Hämoglobinzuwachs an. Mit einer einzigen Ausnahme ergaben diese Versuche an den übrigen 11 Personen im Durchschnitt eine Zunahme des Hämoglobins von 17,9, bei den Kaninchen eine solche von 16,5 %.[1]

Wenn die betreffenden Personen in das Tiefland zurückkehren, nimmt das Blut allmählich wieder die ursprüngliche Beschaffenheit an. Darüber, daß die durch Höhenkuren erzielte Verbesserung des Blutes nur von kurzer Dauer ist, herrscht jedoch unter den Ärzten allgemeine Übereinstimmung.

Nachdem festgestellt war, daß der Übergang aus dem Tiefland bei Basel (266 m) nach Arosa (1862 m, liegt ungefähr auf gleicher Höhe mit Gressoney la Trinità) in der Zusammensetzung des Blutes eine Veränderung hervorruft, suchte Prof. MIESCHER das Minimum der Höhendifferenz zu bestimmen, bei dem eine deutliche Zunahme in der Anzahl der roten Blutkörperchen wahrzunehmen war. Auf seine Anregung und unter seiner Leitung stellten dann J. KARCHER, E. VEILLON und F. SUTER zu Champéry (1052 m), Serneus (986 m) und Langenbruck (700 m) hierüber Beobachtungen an.[2]

Die von VEILLON und SUTER bei einem Übergang von Basel nach Langenbruck, einem Höhenunterschiede also von 434 m, angestellten Beobachtungen lassen es zweifelhaft erscheinen, ob die Ursache für die von ihnen beobachtete Vermehrung der roten Blutkörperchen und des Hämoglobins wirklich der verminderte Luftdruck ist.[3] Ein plausibler Grund für die Annahme, daß die Zusammen-

[1] Ebendaselbst S. 473.

[2] J. KARCHER, E. VEILLON und F. SUTER, Über die Veränderungen des Blutes beim Übergang von Basel (266 m) nach Champéry (1052 m), Serneus (986 m) und Langenbruck (700 m). Arch. für exper. Pathol. und Pharmak. Bd. XXXIX. Abgedruckt in den gesammelten Arbeiten MIESCHERS Bd. 2, S. 479.

[3] Ebendaselbst S. 438 ff.: An Kaninchen konnten die Verfasser, wie sie angaben, überhaupt keine beweiskräftigen Resultate erhalten; an 6 gesunden Personen fanden sie in Langenbruck eine Vermehrung der roten Blutkörperchen um 6,4 % im Mittel; von 26 gesunden Personen, die von Langenbruck nach Basel übergegangen waren, „reagierten 21 mit einer Abnahme der Blutkörperchenzahl in Basel; bei 5 nahm sie in Basel zu“.

setzung des Blutes durch eine so geringgradige Luftverdünnung verändert wird, ist uns bis jetzt nicht bekannt. Solange nicht das Gegenteil bewiesen wird, müssen wir vielmehr zugeben, daß die Ursachen für die beobachteten Veränderungen in den klimatischen Verhältnissen, in der intensiveren Wirkung der Sonnenstrahlen, in der größeren Trockenheit der Luft und in der veränderten Lebensweise zu suchen sind.

V

Wenn die von den erwähnten Forschern beobachtete Thatsache einer 6,4 procentigen Vermehrung der roten Blutkörperchen für eine so geringe Höhendifferenz in Wirklichkeit bestände, so müßte die Anzahl derselben sich während unseres Aufenthaltes auf dem Gipfel des Monte Rosa um das Zehnfache, also um 64 %, vermehrt haben; denn die vertikale Entfernung, welche uns von Turin trennte, ist 10 mal größer, als die zwischen Basel und Langenbruck, und theoretisch spricht, so viel uns bekannt ist, keine Thatsache dagegen, daß die Vermehrung der Blutkörperchen dem Zuwachs der Luftverdünnung nicht proportional gehen sollte.

Dies ist aber weder nach den während unseres dortigen Aufenthaltes von uns beobachteten Erscheinungen, noch nach den von Scofone und Zuntz ausgeführten Bestimmungen anzunehmen.

Für das vorliegende Problem müssen die Fragen in folgender Weise gestellt werden: Existirt eine wirkliche Vermehrung der roten Blutkörperchen? Bewirkt der verminderte Luftdruck eine Zunahme des Hämoglobins im Blute? Oder handelt es sich nur um eine verschiedenartige Verteilung der festen und flüssigen Teile des Blutes? Trotz der großen Autorität Mieschers glaube ich, daß es sich hier weder bei kleinen, noch bei größeren Höhen um eine Neubildung von roten Blutkörperchen handelt. Unlängst haben Suter und Jaquet[1] diese Frage definitiv zu lösen versucht. Diese Forscher begnügten sich nicht damit, einen einer Wunde entnommenen Blutstropfen zu untersuchen, sondern sie ließen ihre Versuchskaninchen vollständig verbluten und stellten an der so gewonnenen Gesamtblutmenge ihre Untersuchungen an. Dieselben wurden teils zu Basel (266 m), teils zu Davos (1600 m) ausgeführt. Da ein solches Experimentum crucis an demselben Tiere nicht zweimal vorgenommen, sondern nur an einander ähnlichen Tieren wiederholt werden konnte, so wird der Vergleich hierdurch sofort kompliziert. Diese Thatsache genügt, um die Resultate weniger überzeugend erscheinen zu lassen; denn obwohl die Verfasser sich bemühten, für alle untersuchten Tiere möglichst

[1] F. Suter und A. Jaquet, Höhenklima und Blutbildung. Die histochem. und physiol. Arbeiten von Friedrich Miescher. Leipzig 1897. S. 529 ff.

gleiche Bedingungen herzustellen, so bleibt dennoch nicht ausgeschlossen, daß die Verschiedenheit der in beiden Fällen erhaltenen Resultate durch äußere Einflüsse und nicht lediglich durch den veränderten Luftdruck bedingt war.

Die Verfasser gelangten zu dem Ergebnis, daß das Blut der Davoser Tiere eine größere Menge von Hämoglobin enthielt, als das der Baseler. Der Unterschied ist aber ein so geringer, daß es riskiert sein würde, demselben eine große Bedeutung beizulegen. Diese Verschiedenheiten können von anderen Ursachen abhängen. Das Kaninchen ist ein für derartige Untersuchungen wenig geeignetes Tier. Seine Furchtsamkeit ist sprichwörtlich. In meinem Buche „Die Furcht“[1] habe ich gezeigt, daß kein anderes Tier so starke und in die Augen fallende Zusammenziehungen der Blutgefäße aufweist, wie dieses. Kein anderes errötet und erblaßt leichter. Aus diesem Grunde zeigt sein Blut beständig die Tendenz, seine Zusammensetzung zu ändern. Wenn man weiter an den Zustand der Verdauungsorgane denkt, die niemals leer, sondern in beständiger Thätigkeit sind, so ist die Behauptung zulässig, daß sich jedes andere Tier besser für Blutuntersuchungen eignet, als das Kaninchen. Die Versuche von Suter und Jaquet haben somit diese Fragen nicht entschieden, aber sie haben den Weg gezeigt, auf dem man am sichersten zur Entscheidung gelangen kann.

Der Leser wird begreifen, wie schwierig diese Studien sind, wo das Festzustellende eine minimale Veränderung in der Zusammensetzung des Blutes ist. Die bei diesen Untersuchungen angewandten Methoden sind noch wenig exakt, und vielleicht sind die Fehler, die sich bei Verwendung derselben einschleichen, größer, als die Unterschiede, welche in der Beschaffenheit des Blutes auftreten.

Das flüssige Blut ist in einem System von Röhren eingeschlossen, die beständig ihren Durchmesser verändern. Insonderheit erweitern oder verengern sich dieselben an der Körperoberfläche, in der Haut oder in den inneren Organen durch den Einfluß von Kälte und Wärme, wie auch durch die Wirkung von Ursachen, welche von den Veränderungen des Luftdruckes unabhängig sind. Wenn die Gefäße sich verengern, ist das Blut weniger reich an festen Stoffen, während umgekehrt bei ihrer Erweiterung die roten Blutkörperchen in größerer Anzahl im Serum verteilt sind.

Die größte Schwierigkeit besteht darin, daß wir noch nichts Bestimmtes über den Ursprung der Blutkörperchen wissen. Es ist daher bis jetzt unmöglich, festzustellen, ob in den Organen, in denen sie sich entwickeln, durch irgend welche äußere Einflüsse eine

[1] A. Mosso, Die Furcht. Übersetzt von W. Finger. Leipzig 1889. S. 9ff.

größere oder geringere Aktivität für die Bildung derselben hervorgerufen werden kann. Dies gilt natürlich von Menschen wie von Tieren.

Die Ärzte der klimatischen Kurorte, erfreut über den Erfolg ihrer Kuren, suchen die materielle Ursache für die in dem Zustand der Kranken beobachtete Besserung aufzufinden. Sie studieren Personen, die anfangs leidend waren und deren Zustand dann durch die Bergluft schnell gebessert wurde. In diese Untersuchungen tritt die Suggestion als ein leicht zu übersehender Faktor ein. Es ist darum wünschenswert, daß an gesunden und kräftigen Personen ähnliche Beobachtungen mit exakteren Methoden angestellt werden.

Vielleicht genügt die Wiederholung einer Expedition wie die meinige, um diese Frage zu entscheiden. Ich hoffe, daß dies von anderen Physiologen bald geschehen wird. Wir müssen es dann den Ärzten der klimatischen Kurorte überlassen, die an gesunden Menschen gefundenen Resultate praktisch zu verwerten.

Die Blutmenge, welche unsern Körper normalerweise durchfließt, ist größer, als für denselben unbedingt nötig ist; denn der gesunde Organismus muß für zum Teil regelmäßig, zum Teil zufällig eintretende Ereignisse einen Überschuß an Blut zur Verfügung haben. Mit diesem Hilfsmittel gleicht die Natur z. B. die Verluste aus, die in regelmäßigen Zeitabständen in dem physiologischen Zustande des Weibes stattfinden, dasselbe Mittel wendet sie aber auch bei zufälligen Blutverlusten an, die sowohl bei dem Mann wie bei dem Weib eintreten können. Dieser das Bedürfnis überschreitende Überschuß des Blutes ist jedoch so groß, daß wir der Behauptung, es finde schon bei einer geringen Druckdifferenz sofort eine Neubildung von Blutkörperchen statt, nicht zustimmen können.

Die Natur ist beim Auffinden von Kunstgriffen zu glücklich und geht bei der Verwendung von Kompensationsmitteln zu ökonomisch zuwege, als daß sie sofort zu einer gesteigerten Produktionsthätigkeit der das Blut bildenden Organe ihre Zuflucht nehmen müßte. Dieser Mechanismus funktioniert nur in den extremen Fällen, wenn eine Gefahr droht, nicht aber bei geringen und kaum wahrnehmbaren Veränderungen des Luftdruckes.

VI

Mehr als durch den Luftdruck wird die Zusammensetzung des Blutes auf den Alpen, wie ich glaube, durch die Kälte modifiziert. Es würde von Nutzen sein, über diesen Gegenstand ähnliche Versuche anzustellen, wie sie Albertoni und Novi an Hunden ausführten und wie sie

MURRI an bleichsüchtigen Frauen anstellte. Infolge der Einwirkung eines vier Stunden andauernden kalten Bades wächst das Quantum des durch die Galle und den Urin eliminierten Eisens bei einem Hunde um das Dreifache. — Während des Winters leiden schwache Personen mehr an der Bleichsucht, als in der guten Jahreszeit. Diese Verarmung des Blutes hängt, wie MURRI zeigte, von der schädlichen Wirkung ab, die die Kälte auf die roten Blutkörperchen ausübt.

Ich erwähne diese Thatsachen nur, um die sehr verwickelten Verhältnisse anzudeuten, welche die Untersuchung des Blutes auf den Alpen so schwierig gestalten, und um auf die noch zu studierenden Probleme hinzuweisen. Es muß in erster Linie festgestellt werden, ob, wie MIESCHER und nach ihm fast alle Spezialisten behaupten, beim Aufstieg zu einer weniger als 1000 m betragenden Höhe wirklich eine Modifikation des Blutes als konstante Erscheinung auftritt. Sollte sich in der That eine Vermehrung der roten Blutkörperchen in den Gefäßen der Körperoberfläche zeigen, so ist weiter zu entscheiden, ob das Blut auch in den inneren Organen an Dichte zunimmt. Unsere Untersuchungen haben keinen Wert, bis nicht entschieden ist, ob es sich wirklich um eine Neubildung von Blutkörperchen oder nur um eine verschiedene Verteilung der festen und flüssigen Bestandteile des Blutes handelt.

Diese letzte Anschauung hat für mich eine größere Wahrscheinlichkeit als die erstere, obwohl die jüngste über diesen Gegenstand veröffentlichte Arbeit, die von SCHAUMANN und ROSENQVIST[1] (Universität Helsingfors), zu dem Schlusse führte, daß die Vermehrung der roten Blutkörperchen bei Tieren, die einem verminderten Luftdruck ausgesetzt waren, einer Neubildung derselben zuzuschreiben sei.

Alle diese Arbeiten gehen meiner Meinung nach von einem Grundfehler aus. Sie sind inspiriert von der Lehre P. BERTS über die Bergkrankheit. Nachdem der Schluß P. BERTS, daß „tout s'explique par la diminution de l'oxygène du sang“[2] als wahr angenommen war, wurde zur Erklärung der Thatsache, daß man sich nach den ersten überstandenen Leiden an das Leben in höher gelegenen Gegenden gewöhne, in der That behauptet, daß die Respirationskapazität des Blutes sich steigere, indem das Blut seine Zusammensetzung ändere. Einige, wie z. B. MIESCHER, haben behauptet, daß das Knochenmark das Quantum der roten Blutkörperchen bei ungenügendem Vorrat an Sauerstoff reguliere. REGNARD glaubt, daß Mikrocyten sich in rote Blutkörperchen umwandeln, andere nehmen an, daß die respiratorische

[1] O. SCHAUMANN und E. ROSENQVIST, Ist die Blutkörperchenvermehrung im Höhenklima eine wirkliche oder eine scheinbare? PFLÜGERS Arch. Bd. 68, S. 55ff.

[2] P. BERT, Pression barométrique, p. 1102.

Kompensation einfach durch eine Veränderung des Hämoglobins in den Blutkörperchen hervorgerufen wird.

Bis jetzt wurde noch nicht gezeigt, daß es dem Blute in so geringen Höhen, wie den von Prof. Miescher in Betracht gezogenen, an Sauerstoff fehle. Dieser und den später in derselben Richtung angestellten Arbeiten fehlt nicht nur eine experimentelle Basis, sondern auch das teleologische Fundament.

Die moderne Heilkunde schreibt der Höhenkur bei gewissen Krankheiten eine größere Bedeutung zu als anderen Heilmitteln. Diese Tendenz ist eine sehr vernunftgemäße und wir Physiologen werden dieselbe gewiß nicht anfechten. Die Höhenluft kann aus vielen anderen Ursachen nutzbringend sein, sie ist es aber nicht deswegen, weil der Mangel an Sauerstoff eine Vermehrung des Blutes herbeiführt.

In seinem kürzlich erschienenen Werke „La cure d'altitude“ hat Regnard zeigen wollen, daß die Vermehrung der respiratorischen Elemente des Blutes das Fundament einer Heilmethode sei und daß man Anämische, Rekonvalescenten u. s. w., die an schlechter Verdauung, an chronischem Bronchialkatarrh, an nervösen Erscheinungen, an Neurasthenie oder Melancholie leiden, auf die Berge senden müsse. Das Buch Regnards ist gewiß sehr interessant, und ich empfehle es allen, welche die Höhenkur kennen lernen wollen, die Schlußfolgerungen aber, denen der Verfasser selbst die größte Wichtigkeit beilegt, kann ich nicht mit der völligen Gewißheit ihrer Richtigkeit teilen. Nicht die Verminderung des Sauerstoffes, sondern das Licht, die Umgebung und die Bewegung sind die wirksamen Faktoren der Höhenkur.

Ich glaube nicht, daß der Aufenthalt in der verdünnten Luft eine sofortige Veränderung des Blutes hervorruft, „une véritable explosion de microcytes“[2], um mich der Worte Regnards zu bedienen. Ich glaube nicht, daß der Hämoglobingehalt des Blutes zunimmt, noch daß das Blut eines Tieres, das in verdünnter Luft lebt, immer ein größeres Quantum an Sauerstoff absorbiert. Ein solcher siegreicher Kampf des Organismus gegen die für das Leben in der verdünnten Luft ungünstigen Bedingungen, eine so auffallende Blutveränderung ist nach meinem Dafürhalten auf den Bergen nicht wahrnehmbar. Jedenfalls kann man diese Erscheinungen nicht als unbedingt festgestellt annehmen.

Die neuerlichen Diskussionen über die Höhenkur sind durch die Untersuchungen über das Akklimatisationsvermögen in großen Höhen hervorgerufen. P. Bert sprach dies zunächst als eine ein-

---

[1] Paris, Masson & Cie. 1897.

[2] P. Regnard, La cuse d'altitude, p. 166.

fache Vermutung aus; nachträglich suchte man nach Thatsachen, um den Beweis dafür zu führen. Gewöhnlich aber ist in der Wissenschaft der umgekehrte Weg der sicherere, d. h. erst Thatsachen, dann Theorien. Indem man die roten Blutkörperchen mit Schiffchen verglich, welche den Sauerstoff aus den Lungen in den ganzen Körper überführen, folgerte man, daß, wenn durch das von jedem Schiffchen fortgetragene Gewicht der Sauerstoff sich infolge der Luftverdünnung verringere, die Natur vorsorglich durch eine sofortige Neubildung von Blutkörperchen die Anzahl der Schiffchen vermehre. Diese Theorie steht aber, so schön sie auch ist, in Widerspruch mit den beobachteten Thatsachen. Hiervon haben wir einen Beweis an den Beobachtungen CONWAYS und anderer Reisenden. Nach diesen leiden die in Asien auf großen Höhen geborenen Menschen an der Bergkrankheit mehr als die Europäer. CONWAY sagt in der That in seinem mehrfach citierten Werke „Climbing and Explorations in the Karakorum-Himalayas“[1]: „As to our general experiences I may note as follows: The effect of altitude came upon us all quite gradually, and appeared to affect the native coolies (born and bred at 10000 Feet) as much as ourselves.“

Wir werden so auf einem anderen Wege zu der Annahme geführt, daß Sitz und Ursprung dieser Krankheit im Nervensystem zu suchen sind, und daß die Akklimatisierung eine Gewöhnung, d. h. eine gesteigerte Widerstandsfähigkeit ist, welche die nervösen Centren dem verminderten Luftdruck entgegenzusetzen vermögen.

Einen augenscheinlichen Beweis für die Thatsache, daß die Blutmenge auf großen Höhen nicht zunimmt, können sich alle Alpinisten leicht verschaffen, indem sie die Farbe der Haut und der Schleimhäute bei Personen beobachten, die auf den hochgelegenen Weideplätzen der Alpen leben. Man trifft oft solche Unglückliche, welche einsam mehrere Monate hindurch im Grunde eines über 2500 m hoch gelegenen Thales Schafe und Ziegen hüten. Ich habe niemals eine dieser Personen mit dem blühenden Aussehen angetroffen, das die Hirten und die Bauern des Tieflandes zeigen. Ihre Haut ist erdfarbig, und nach ihrem Aussehen ist man in der That anzunehmen geneigt, daß auf den Höhen, wie JOURDANET beschrieben hat, eine Anämie existiert.

Viele Ärzte schicken ihre Kranken in die Berge, damit sie sich dort schnell erholen, in dem Glauben, daß die verdünnte Luft eine sofortige Vermehrung der roten Blutkörperchen hervorrufe. Auch ich glaube, daß das Alpenklima eine Besserung des Zustandes herbeiführen kann, wenn man nicht über 2000 m hinausgeht. Aber dies geschieht

[1] Maps and Scientific Reports, p. 112.

nicht, weil der Mangel an Sauerstoff eine Reaktion im Organismus hervorruft, durch welche die Anzahl der Blutkörperchen vermehrt wird. Die Höhenkur ist in ihren Wirkungen der Wasserkur ähnlich, nur daß statt der Douchen und der kalten Bäder die scharfe Luft, der Wind und die Sonne auf den Körper einwirken. Andere Faktoren der Höhenkur sind das Licht und die Bewegung. Diese wirken modifizierend auf die Cirkulation des Blutes und des Lymphstromes. Ebenso sind hier die alpine Umgebung, das methodische Befolgen der vorgeschriebenen Kuren und die gesundere und naturgemäßere Lebensweise in Betracht zu ziehen.

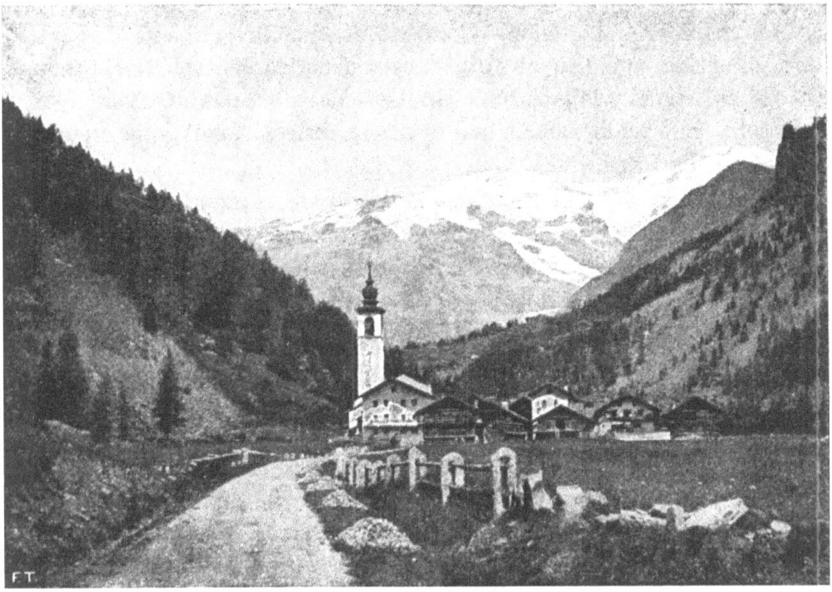

Gressoney La Trinità (1627 m).

ZWEIUNDZWANZIGSTES KAPITEL.

Erklärung der Bergkrankheit. Die Akapnie.

I

Die Bergkrankheit wurde als eine einfache, durch den Mangel an Sauerstoff verursachte Asphyxie angesehen. Die Sache ist aber komplizierter; denn wenn sich der Luftdruck vermindert, verliert das arterielle Blut einen beträchtlichen Teil seines Kohlensäuregehaltes und die durch diesen Verlust hervorgerufenen Erscheinungen treten früher auf, als die Wirkungen, welche dem Mangel an Sauerstoff zugeschrieben werden müssen.

Als ich während meines Aufenthaltes in der Hütte Königin Margerita beobachtete, wie die Atmung dort langsamer und schwächer wurde, ist mir der Gedanke gekommen, daß bei einer Luftverdünnung, die einem Drucke von weniger als einer halben Atmosphäre entspricht, die vorwiegende Ursache der Bergkrankheit der Mangel an Sauerstoff nicht sein kann. Ich hatte das mehrfach erwähnte Werk P. Berts, „La pression barométrique" mitgenommen. Als ich die Tabellen betrachtete, welche die Verminderung des Sauerstoff- und des Kohlensäuregehaltes im arteriellen Blute bei herabgesetztem Luftdrucke graphisch darstellen, gewahrte ich sofort, daß die Abnahme des Kohlensäuregehaltes im Blute auf hohen Bergen größer sein müsse als die des Sauerstoffgehaltes. In der That schreibt P. Bert: „Les variations de l'acide carbonique sont, considérablement plus étendues que celles de l'oxygène.“[1]

Wie schon im 16. Kapitel gesagt wurde, fanden Fraenkel und Geppert bei Analyse des Blutes von Hunden in verdünnter Luft, daß der Sauerstoffgehalt des Körpers sich bis zu einem Drucke von 410 mm nicht verändert. Wir wissen jedoch, daß auf dem Monte Rosa und auch in Höhen von nur 3300 m, wo das Barometer nur einen Druck von 500 mm anzeigt, die Bergkrankheit in sehr starkem Grade auftreten kann.

Hüfner, der auf dem Gebiete der Physiologie des Blutes eine der größten Autoritäten ist, hat, wie ebenfalls schon hervorgehoben wurde, gezeigt, daß erst bei einem Drucke von 238 mm in Hämoglobinlösungen von der Koncentration des Blutes eine Dissociation eintritt. An künstlichem Blute (wenn dieser Ausdruck erlaubt ist) würde somit Hüfner gesehen haben, daß das Hämoglobin auch auf den höchsten Spitzen des Himalaja nicht die Fähigkeit verliert, das normale Quantum von Sauerstoff zu absorbieren, und daß die Ursache der Bergkrankheit bis zu einer Höhe von 9000 m nicht in einer physischen oder chemischen Veränderung des Hämoglobins im Blute gesucht werden kann.[2]

Die aus den Versuchen von Fraenkel und Geppert, sowie von Hüfner resultierende Thatsache, daß die Sättigung des Blutes mit Sauerstoff sich nicht ändert in Höhen, die diejenigen, in welchen die Bergkrankheit auftritt, weit übersteigen, zwingt uns, die Ursache für jenes Leiden in etwas anderem zu suchen, als in der Verminderung des Sauerstoffgehaltes. Nach meiner Anschauung liegt sie in der Herabsetzung des Kohlensäuregehaltes im Blute.

In der That tritt die Bergkrankheit während der Nacht und im Zustande der Ruhe, wenn zweifellos der Sauerstoffverbrauch verringert ist, in verstärktem Grade auf. Ebenso ist dann aber auch die Kohlensäureproduktion vermindert. Anders als durch die Verminderung der Kohlensäure im Organismus läßt sich die wohlthuende Wirkung, die in der Nacht nach Anfällen von Brustdruck, sowie bei Herzklopfen und Atemnot durch ein einfaches Erheben aus dem Bette herbeigeführt wird, nicht erklären. Um dieses Wohlsein noch zu verstärken, ist es nicht nötig, die reine und kalte Außenluft einzuatmen, es genügt,

---

[1] A. a. O. p. 644.

[2] G. Hüfner, Über das Gesetz der Dissociation des Oxyhämoglobins und über einige daran sich knüpfende wichtige Fragen aus der Biologie. Arch. f. Anat. u. Phys., Phys. Abt., 1890, S. 1 ff.

sich zu bewegen und einige Schritte zu machen. Indem durch die Kontraktionen der Muskeln Kohlensäure erzeugt wird, wird im Blute das Gleichgewicht teilweise wieder hergestellt.

A. Loewy [1] hat zuerst beobachtet, daß man in der pneumatischen Kammer durch mäßige Bewegungen seinen Zustand verbessern kann; seine Versuchsperson konnte der Wirkung eines Luftdruckes, der noch nicht einer Höhe von 4500 m entsprach, ohne Muskelkontraktionen auszuführen, nicht widerstehen, nur wenn sie mit dem Ergostaten arbeitete, konnte sie sich vor drohenden Ohnmachtsanfällen schützen.

Die Ursache dieser Erscheinungen geht aus einer Prüfung der von Fraenkel und Geppert bei ihren Blutanalysen erhaltenen Resultate klar hervor. Aus der Tabelle, in der diese zusammengestellt sind, sieht man, daß die Hunde, denen das Blut für die Analyse entnommen war, weder bei dem gewöhnlichen Luftdrucke, noch in der verdünnten Luft immer ruhig waren. Wenn sie sich aufregten und intensiver atmeten, fand man in der verdünnten Luft zuweilen ein größeres Quantum von Sauerstoff im Blute, als bei gewöhnlichem Luftdrucke. Dies kann man natürlich für einen Versuchsfehler halten. Ebenso kann es vorkommen, daß man bei Verwendung der verdünnten Luft ein anderes Mal ein größeres Quantum von Kohlensäure im Blute findet.

Von 20 Versuchen, über welche Fraenkel und Geppert berichten, zeigen nur 7 solche Unregelmäßigkeiten. Zieht man aus den übrigen 13 Resultaten das Mittel, so ergiebt sich, daß das arterielle Blut in der verdünnten Luft weniger Kohlensäure enthielt, als beim normalen Luftdrucke. Aus den von Fraenkel und Geppert angestellten Blutanalysen geht hervor, daß das arterielle Blut des Hundes bei Drucken, die zwischen den Barometerständen von 460 und 198 mm variieren, 1,63 Teile Kohlensäure verliert, wenn 1 Teil Sauerstoff verloren geht.

Ich selbst habe gefunden, daß in dem arteriellen Blute eines Hundes, der in einer dem Gipfel des Monte Rosa entsprechenden Luftverdünnung atmet, durchschnittlich ein Sechstel des Kohlensäuregehaltes verloren geht. Dieses Ergebnis kann nicht als eine unbedeutende Variation angesehen werden; denn es handelt sich hier um eine Substanz, die sehr aktiv ist, an welche sich das Nervensystem das ganze Leben hindurch angepaßt hat. Wir werden im folgenden sehen, daß wir gegen eine Verminderung der im Blute enthaltenen Kohlensäure viel empfindlicher sind, als gegen eine diesem Verluste entsprechende Zunahme.

Für diesen neuen, von den Physiologen noch nicht untersuchten

[1] A. a. O. S. 16.

Zustand, der den Gegensatz zur Asphyxie bildet, bedarf es eines besonderen Namens. Mir kam der Gedanke, diesen Mangel an Kohlensäure im Blute durch ein griechisches Wort zu bezeichnen. Da aber die Griechen die Kohlensäure nicht kannten und deswegen auch keinen Ausdruck dafür hatten, habe ich statt dessen das im physiologischen Sinne die meiste Ähnlichkeit aufweisende Wort Rauch gewählt und davon die Bezeichnung Akapnie (von *ἀκαπνος*), deutsch ohne Rauch, gebildet.

Auf den Bergen würde demnach in einer Höhe, die der des Montblanc gleicht, noch keine Asphyxie, sondern vielmehr die Akapnie auftreten.

II

Die Frage, ob wirklich die Abnahme des Sauerstoffgehaltes für sich allein die Symptome der Bergkrankheit hervorruft und welchen Anteil hieran ein ungenügendes Quantum von Kohlensäure hat, läßt sich durch ein einfaches Mittel entscheiden. Dieses besteht darin, daß man, während man den Luftdruck vermindert, die relative Menge des Sauerstoffes vermehrt. Wenn man beobachtet, daß das Unwohlsein beim Einatmen einer stets gleichen Gewichtsmenge Sauerstoff unter starker Herabsetzung des Luftdruckes mit geringerer Heftigkeit auftritt, sobald man zugleich mit dem Sauerstoffe auch Kohlensäure einatmet, so wird man schließen müssen, daß die Akapnie in Wirklichkeit existiert und daß sie dazu beiträgt, die Bergkrankheit zu erzeugen.

Im nachfolgenden teile ich einen der Versuche mit, die in der pneumatischen Kammer über diesen Gegenstand angestellt wurden. Die hierbei eingeatmete Luft enthielt ein übernormales Quantum von Sauerstoff. — Ich bediente mich für diese Versuche des komprimierten Sauerstoffes, wie er von der Firma A. Warcher in Pegli geliefert wird. Derselbe ist in großen eisernen Röhren eingeschlossen, die 2800 l auf 120 Atmosphären komprimiert enthalten. Nach den von mir angestellten Analysen ist dieses Gas fast vollkommen rein. Mittels eines den Druck regulierenden Ventiles ließ ich den Sauerstoff in ein gewöhnliches, 500 l fassendes Gasometer übertreten. Die Verbindung zwischen dem Gasometer und der pneumatischen Kammer wurde durch ein dickwandiges Gummirohr hergestellt. Durch Öffnen eines an der Innenwand der Kammer angebrachten Hahnes konnte die Versuchsperson nach Belieben Sauerstoff in die Kammer einfließen lassen.

6. April. — Luftdruck 744 mm. Temperatur 15°.

Versuchsperson Giorgio Mondo, Diener des Laboratoriums. Nachdem Mondo außerhalb der Kammer 10 Minuten lang ruhig gesessen, bestimmt derselbe 6mal nacheinander seine Pulsfrequenz. Er findet stets 55 Pulsschläge in der Minute. Die gleichfalls bestimmte Atemfrequenz betrug 11 Atembewegungen pro Minute.

Um 8 Uhr 57 Min. tritt er in die pneumatische Kammer:

Stunde	Pulzfrequenz	Druck in mm
8 Uhr 59 Min.	55	664
9 „ 1 „	55	604
9 „ 5 „	63	544
9 „ 7 „	65	514
9 „ 10 „	64	484
9 „ 13 „	65	464
9 „ 16 „	67	454
9 „ 18 „	69	444
9 „ 20 „	72	434
9 „ 21 „	74	434
9 „ 22 „	76	364
9 „ 23 „	80	344
9 „ 25 „	81	343

Bis zu diesem Punkte hatte mir Mondo, mit dem ich mich durch das Fenster der Kammer unterhalten konnte, gesagt, daß er sich wohl befände. Die Farbe seiner Lippen und Wangen war normal, er war nicht schläfrig. Jetzt aber machte er mir mit der Hand auf den Kopf deutend ein Zeichen, daß er sich weniger wohl befände. In den nächstfolgenden 3 Minuten verschlechterte sich sein Zustand schnell. Ich bemerke, daß sein Gesicht blaß ist und einen leidenden Ausdruck angenommen hat. Der Barometerdruck war bis auf 336 mm gefallen. Er führte in der Minute 11 Atemzüge aus.

9 Uhr 28 Min. Pulsfrequenz 76. Druck **336** mm. Schwindel. Schwere Atmung. Übelkeit. Die Luftverdünnung entspricht einer Höhe von 6500 m. Diese Höhe war in einer halben Stunde erreicht worden.

Ich gebe ihm durch ein Zeichen zu verstehen, daß er für die Zwecke der Analyse eine Luftprobe nehmen soll. Unmittelbar darauf, um 9 Uhr 30 Min., öffnet er den Hahn des Rohres, durch welches der Sauerstoff zuströmt. In demselben Momente schließen wir den anderen Hahn, durch welchen die Luft in die Kammer strömt. Die Pumpe funktioniert weiter. Es strömen ca. 100 l Sauerstoff in die Kammer.

9 Uhr 32 Min. Pulsfrequenz 73. Druck 334 mm. Mondo schreibt auf ein Blatt Papier: Ich fühle mich besser.

9 Uhr 34 Min. Pulsfrequenz 64. Druck 314 mm. Er deutet mit der Hand nach dem Kopfe und giebt mir so zu verstehen, daß das Unwohlsein verschwunden ist. Er schreibt auf das vor ihm liegende Blatt Papier: „Als ich den Sauerstoff einatmete, bemerkte ich, daß meine Hände und Beine zitterten.“

9 Uhr 36 Min. Pulsfrequenz 63. Druck 294 mm.

9 Uhr 38 Min. Pulsfrequenz 63. Druck 290 mm. Mondo sagt mir, daß er sich wohl fühlt und daß alles verschwunden ist. Er zählt 19 Atemzüge in der Minute.

9 Uhr 41 Min. Pulsfrequenz 66. Druck 283 mm. Er schreibt: „Ich bin wohl, aber ich bemerke, daß der Puls stärker schlägt.“

9 Uhr 47 Min. Pulsfrequenz 80. Atemfrequenz 13. Nachdem er mir auf einige Fragen Antwort gegeben, schreibt er auf ein Blatt Papier: „Wenn ich spreche, fühle ich mich weniger wohl.“ Druck 256 mm.

9 Uhr 57 Min. Pulsfrequenz 92. Atemfrequenz 12. Druck 250 mm. Er schreibt: „Ich empfinde ein wenig Schwindel. Der Atem geht schwer.“

9 Uhr 59 Min. Pulsfrequenz 102. Druck 246 mm. Er nimmt die Flasche, um für die Analyse Luft aufzufangen, unmittelbar darauf öffnet er den Hahn, der den Sauerstoff einströmen läßt, der Druck beginnt wieder nach der Normale hin zuzunehmen. Nach 15 Minuten tritt Mondo aus der pneumatischen Kammer.

Überblicken wir diesen Versuch nochmals, so sehen wir, daß G. Mondo in 33 Minuten bei einem Barometerstande von 336 mm einen Grad der Luftverdünnung erreicht, der einer Höhe von 6500 m entspricht, und dem er wegen Übelkeit und Schwindel nicht länger Widerstand leisten konnte. Er läßt in die für die Luftprobe bestimmten Flaschen Kammerluft treten, die, wie die später vorgenommene Analyse ergab,

19,9 % Sauerstoff und
0,9 % Kohlensäure

enthielt. Der Puls, der vorher in der Minute 55 Schläge zeigte, wies bei dieser Druckverminderung deren 86 auf. Die Zahl der Atemzüge, normalerweise 11 pro Minute betragend, war auf 12 gestiegen.

Nachdem ca. 100 l Sauerstoff in die Kammer eingeströmt waren, schwand das Unwohlsein schnell und die Pulsfrequenz fiel von 86 Schlägen pro Minute auf 63, obwohl der Luftdruck in der Kammer nicht vermindert war. Anderseits stieg die Anzahl der Atemzüge von 12 auf 19. Dieselbe verlangsamte sich dann allmählich infolge der durch die Atmung in der Kammer sich langsam anhäufenden Kohlensäure. (Der Zufluß von reiner Luft in die Kammer war unterbrochen.)

Nach einem Zeitraume von 29 Minuten betrug der Druck innerhalb der Kammer 246 mm. Er entspricht dem höchsten Gipfel des Himalaja, d. h. einer Höhe von 8800 m. Mondo beginnt wieder wie vorher zu leiden. Der Puls schlägt 102 mal in der Minute, die Zahl der Atemzüge beträgt 12 pro Minute. Er entnimmt eine andere Luftprobe, deren Analysierung später

17 % Sauerstoff und
2,2 % Kohlensäure

ergab. Mondo atmet ein wenig Sauerstoff ein, um sich zu restaurieren und beginnt alsdann wieder abzusteigen.

In 15 Minuten ist Mondo aus einer Höhe von 8800 m zum gewöhnlichen Luftdruck zurückgekehrt. Aus der Kammer getreten, sagt er, daß er sich wohl befinde. Er berichtet weiter, daß er, während er die zweite Luftprobe nahm, empfand, daß ihm der Kopf warm wurde, die Hände zitterten und er etwas schwindlig war.

Das wichtigste Resultat dieses Versuches besteht in dem Verhältnis der Luftzusammensetzung. Beim erstmaligen Auftreten der

Symptome der Bergkrankheit, bei einem einer Höhe von 6500 m entsprechenden Druck, enthielt die Luft 19,9 % Sauerstoff, beim zweiten Male, d. h. bei einem 8800 m Höhe entsprechenden Drucke, dagegen 17 %. MONDO konnte, so zu sagen, weiter aufsteigen, so lange als die Luft weniger Sauerstoff enthielt. Der größeren Klarheit wegen muß man die bei gewöhnlichem Luftdrucke bestimmten Volumina auf das Gewicht zurückführen, welches der bei 336 mm und 246 mm Druckhöhe in der Luft enthaltene Sauerstoff besaß. In der untenstehenden Note[1] sind die entsprechenden Berechnungen ausgeführt. Aus denselben geht hervor, daß MONDO, in Gewicht ausgedrückt, bei 336 mm Druck 9,7 %, bei 246 mm Druck aber nur 6 % Sauerstoff atmete. Diese Thatsache kann beim ersten Anblicke paradox erscheinen; denn MONDO würde hiernach der Druckverminderung besser widerstanden haben, als das Quantum des Sauerstoffes verringert war (Verhältnis von 6 : 9,7). Zieht man aber die Kohlensäure in Betracht, so erklärt sich dieser Widerspruch; denn beim ersten Male enthielt die Luft 0,9 % Kohlensäure, beim zweiten Male dagegen 2,2 %.

Wir schließen daraus, daß man der verdünnten Luft, die einer Höhe von 8800 m entspricht, wenn man Kohlensäure zusetzt,

---

[1] Die Luft enthielt nach Volumen bestimmt:

19,9 % Sauerstoff,

nach Gewicht bestimmt:

22,0 % Sauerstoff.

Nach diesen Angaben läßt sich leicht das Gewicht des Sauerstoffes für je 100 Teile der während des Auftretens des starken Unwohlseins bei 336 mm Druck in der Kammer enthaltenen Luft berechnen:

$$760 : 22 = 336 : x,$$
$$x = \frac{22 \times 336}{760} = 9,7\,.$$

Hiernach kommen vor der Zuführung des Sauerstoffs auf 100 Gewichtsteile Luft 10,1 Gewichtsteile Sauerstoff. Nach dem Zutritt des Sauerstoffs ergab die Luftanalyse per Volumen 17 % Sauerstoff. Auf das Gewicht reduziert ergiebt dies:

$$20,95 : 23,01 = 17 : x,$$
$$x = \frac{23,01 \times 17}{20,95} = 18,7\,.$$

Bei gewöhnlichem Drucke entsprechen demnach 17 % nach den Volumen bestimmt 18,7 % nach Gewichtsteilen berechnet. Das Gewicht der Luft bei 246 mm Druck, d. h. in dem Momente, als G. MONDO sich zum zweiten Male unwohl fühlte, ergiebt die folgende Berechnung:

$$760 : 18,7 = 246 : x,$$
$$x = \frac{18,7 \times 246}{760} = 6,0\,.$$

besser widerstehen kann, als einer weniger verdünnten (der Höhe von 6500 m entsprechenden) Luft ohne Kohlensäurezusatz.

III

Wenn man im Ballon zu den höchsten Regionen der Atmosphäre aufzusteigen versucht, darf man nicht, wie P. Bert geraten hatte, einfach Sauerstoff mit sich führen. Die vorstehenden Untersuchungen über die Akapnie haben gezeigt, daß man, um das Gleichgewicht der Gase im Blute wieder herzustellen, dem Sauerstoffe auch ein hinreichendes Quantum von Kohlensäure hinzufügen muß. Man wird daher neben großen Vorräten von komprimiertem Sauerstoffe auf solchen Fahrten auch hinreichende Vorräte komprimierter Kohlensäure mitnehmen müssen. Eins der betrübendsten Blätter dieser Studien ist die von P. Bert mitgeteilte Abbildung der Gondel des Zenith in dem feierlichen Momente, in welchem sie sich am 15. April 1875 von der Erde erhob. Zwei Stunden später lagen Sivel und Croce Spinelli als Leichen in der Gondel. Die mit Sauerstoff gefüllten Bälle, welche an der Gondel befestigt waren, waren so klein, daß sie nicht einmal eine halbe Stunde lang ausgereicht haben würden. Die Luftschiffer starben, ohne den Sauerstoff verbraucht zu haben. Vielleicht unterließen sie, sich desselben zu bedienen, weil sie begriffen, daß es nichts half, vielleicht fielen ihnen beim Einatmen die Schläuche infolge der Akapnie aus den Händen.

Wenn es erlaubt ist, die in der pneumatischen Kammer ausgeführten Versuche mit aerostatischen Auffahrten zu vergleichen, so kann ich von mir selber sagen, daß ich, soweit ich hierüber aus der Litteratur unterrichtet bin, bis jetzt am höchsten in die Atmosphäre hinaufgestiegen bin.

Croce Spinelli und Sivel starben, als der Ballon eine Höhe erreicht hatte, in der der Luftdruck 262 mm betrug. Bei der höchsten mit Coxwell zusammen unternommenen Auffahrt erreichte Glaischer, bevor er das Bewußtsein verlor, eine Höhe von 8100 m. Wahrscheinlich ist er nicht über 10 000 m hinaufgekommen.

Der geringste Druck, bis zu welchem P. Bert in der pneumatischen Kammer gelangte, betrug 248 mm. Er verweilte aber bei dieser Druckverminderung, beständig Sauerstoff einatmend, nur 2 Minuten.

Bei Benutzung von Sauerstoff habe ich einmal einem Atmosphärendrucke von 220 mm, ein anderes Mal einem solchen von 192 mm widerstanden. Es machte auf mich einen sonderbaren Eindruck, zu sehen, daß ich die Barometersäule vollständig mit der Hand überspannen konnte.

Nachstehend beschreibe ich einen der an mir selbst ausgeführten Versuche.

Angelo Mosso.

8. April 1898. Luftdruck 750 mm. Temperatur 17°.

Nachdem ich 10 Minuten lang sitzend in Ruhe verharrt hatte, zähle ich meinen Puls. Ich erhalte pro Minute die Werte: 59. 59. 58. 59. 58.

Um 9 Uhr 7 Min. trete ich in die pneumatische Kammer, unmittelbar darauf beginnt die Pumpe zu funktionieren, welche die Luft im Innern verdünnt. Ein großes, mit Sauerstoff gefülltes Gasometer steht mit der pneumatischen Kammer in Kommunikation, so daß man je nach Belieben Gas in die Kammer eintreten lassen kann.

Stunde	Pulsfrequenz	Druck in mm
9 Uhr 12 Min.	63	600
9 „ 16 „	66	530
9 „ 19 „	68	510
9 „ 22 „	69	490
9 „ 25 „	69	480
9 „ 28 „	69	470
9 „ 32 „	69	440
9 „ 34 „	70	430
9 „ 35 „	71	410
9 „ 37 „	71	400
9 „ 44 „	76	380
9 „ 45 „	77	370

Bei diesem Druckwerte von 370 mm, der einer Höhe von 5700 m entspricht und den von Fraenkel und Geppert als die Grenze des normalen Sauerstoffgehaltes im Blute bezeichneten um 800 m übertrifft, führe ich 14 Respirationsbewegungen in der Minute aus. Ich notiere, daß ich mich wohl fühle und daß ich nicht sagen kann, daß mir etwas fehlt. Mein Zustand ist der normale.

9 Uhr 50 Min. Pulsfrequenz 80. Druck 360 mm. Von Zeit zu Zeit entsteigt mir ein Seufzer. Der Puls scheint mir schwächer geworden zu sein, ich empfinde ein leichtes Sausen in den Ohren. Indem ich die Tonleiter pfeife, bemerke ich, daß einige Töne nicht mehr so rein sind, wie in der normalen Luft.

9 Uhr 54 Min. Pulsfrequenz 84. Druck 350 mm.

5 Uhr 55 Min. Pulsfrequenz 83. Druck 340 mm. Der Puls ist schwächer, aber der Herzstoß ist, wie ich durch das Herzklopfen bemerke, ausgedehnter und kräftiger.

9 Uhr 57 Min. Pulsfrequenz 88. Druck 330 mm. Ich führe mit den Händen und den Beinen Bewegungen aus, ich recke mich und bemerke, daß ich mich nach der Ausführung einiger Muskelkontraktionen besser befinde.

10 Uhr 1 Min. Pulsfrequenz 92. Druck 330 mm. Ich empfinde einen leichten Blutandrang nach dem Kopfe. Atemfrequenz 15 pro Minute, Tiefe der Atemzüge normal.

10 Uhr 7 Min. Pulsfrequenz 92. Druck 320 mm.

10 Uhr 10 Min. Pulsfrequenz 92. Druck 320 mm. Ich trinke Wasser, ohne irgendwelche Belästigung bücke ich mich, um vom Boden die Flasche aufzunehmen.

10 Uhr 15 Min. Pulsfrequenz 107. Druck **320** mm. In der Zwischenzeit verschlimmert sich mein Zustand schnell. Ich werde etwas schwindelig. Ich sehe durch das Fenster die nahen wie die entfernten Gegenstände gut, aber ich bin nicht mehr fähig, beständig die Aufmerksamkeit anzuspannen, um den Puls zu zählen. Ich versehe mich zweimal und muß das Zählen unterbrechen. Ich verliere 2 Minuten und werde verwirrt, ich empfinde weder Übelkeit noch Zittern. Ich bin ruhig, aber zerstreut und kann den Puls nicht mehr zählen. Um die Lufterneuerung in den Lungen zu beschleunigen, versuche ich einige tiefe Inspirationsbewegungen auszuführen, aber es scheint, daß ich dadurch meinen Zustand vielmehr verschlechtere; denn ich empfinde darnach einen der Anämie des Gehirns zuzuschreibenden Anfall von Schwindel. Dies geschieht bei mir auch in der normalen Luft, aber jetzt sofort nach drei oder vier tiefen Inspirationen. Die Luftverdünnung entspricht einer Höhe von 7141 m.

10 Uhr 18 Min. Ich nehme Sauerstoff. Nachdem der Hahn geöffnet ist, trifft mich der aus dem Gasometer austretende Strom in der Höhe der Brust.

10 Uhr 20 Min. Pulsfrequenz 76. Es sind 150 l reiner Sauerstoff in die Kammer getreten. Der Radialispuls ist so schwach geworden, daß ich ihn nicht mehr zählen kann. Ich muß die Hand an den Hals legen und die Carotis suchen. Der Luftdruck in der Kammer beträgt jetzt 400 mm.

10 Uhr 22 Min. Radialispuls nicht wahrnehmbar, ich kann ihn nicht zählen; ich muß die Hand auf die Carotis an den Hals legen und finde die Werte: 62, 76. Ich befinde mich wohl, Atemfrequenz 18, dann 19 pro Minute. Herzstoß auf der Brust verschwunden. Ich lasse Luft in die Kammer treten.

10 Uhr 28 Min. Pulsfrequenz 62. Druck 320 mm.

10 Uhr 32 Min. Pulsfrequenz 66. Druck 290 mm.

10 Uhr 35 Min. Pulsfrequenz 66. Druck 270 mm. Ich schreibe, daß ich mich wohl befinde.

10 Uhr 37 Min. Pulsfrequenz 78. Druck 240 mm.

10 Uhr 38 Min. Pulsfrequenz 84. Druck 230 mm.

10 Uhr 40 Min. Pulsfrequenz 86. Druck **220** mm. Ich bemerke, daß das Übelbefinden schnell zunimmt. Ich empfinde einen leichten Schwindelanfall, es ist schwer, den Puls zu zählen. Leichte Übelkeit. Ich nehme in die Flasche eine Luftprobe, deren Analyse später ergab:

Sauerstoff 27,1 %; Kohlensäure 1,9 %.

Ich bemerke, daß die nervösen Erscheinungen intensiver sind als früher, obwohl die Pulsfrequenz jetzt eine geringere ist.

Ich nehme Sauerstoff ein. Ich befinde mich bald besser und kehre schnell zum Normaldrucke zurück. Aus der pneumatischen Kammer getreten befinde ich mich sehr wohl.

Aus der unten stehenden Berechnung[1] geht hervor, daß ich (da die betreffende Luft volumetrisch bestimmt 27,1 % Sauerstoff enthielt) bei 220 mm Druck von 100 Gewichtsteilen Luft nur 8,63 Gewichtsteile Sauerstoff einatmete, während ich bei 320 mm Druck deren

---

[1]
$$760 : 23 = 320 : x, \quad x = \frac{320 \times 23}{760} = 9{,}68,$$
$$20{,}95 : 23{,}01 = 27{,}1 : x, \quad x = \frac{27{,}1 \times 23{,}01}{20{,}95} = 29{,}8,$$
$$760 : 29{,}8 = 220 : x, \quad x = \frac{29{,}8 \times 220}{760} = 8{,}63.$$

9,68 einatmete. Die Analyse zeigte ferner, daß bei diesem Barometerstande von 220 mm ein geringeres Quantum von Sauerstoff und ein größeres von Kohlensäure (1,9 %) vorhanden war.

Trotz des Reichtumes an Sauerstoff war aber die Pulsfrequenz nicht wieder zur Normale zurückgekehrt, dieselbe blieb vielmehr, anstatt auf 58 oder 59 zu fallen, bei 62 Schlägen pro Minute stehen.

Während dieses Versuches war ich betroffen von der sehr schnell eintretenden Verschlimmerung meines Zustandes. Nachdem ich ca. 150 l reinen Sauerstoffes in die Kammer hatte eindringen lassen, verdünnte ich die Luft ein wenig, um den Sauerstoffgehalt derselben abzuschwächen. Während der Druck sich so langsam verminderte und die Zusammensetzung der Luft aller Wahrscheinlichkeit nach konstant blieb, bemerkte ich eine plötzliche Zunahme des Unwohlseins. Es trat Übelkeit auf, die ich vordem nicht empfunden hatte; obwohl die Pulsfrequenz jetzt nur 86 Schläge in der Minute betrug, während ich früher 107 Pulsationen pro Minute zählte, waren die nervösen Erscheinungen sehr viel ernster und derart, daß ich mich beunruhigte und den Versuch durch Einnahme von Sauerstoff unterbrechen mußte. Dieses plötzliche Auftreten von Unwohlsein empfand ich auch andere Male, ich erkläre es durch die Annahme, daß im Organismus Vorräte von Sauerstoff vorhanden sind, welche sich in der verdünnten Luft schnell erschöpfen.

Eine andere Thatsache, welche aus diesem Versuche klar hervorgeht, ist die, daß wir von jetzt an beim Studium der Bergkrankheit zwischen Cirkulationsstörungen und nervösen Störungen zu unterscheiden haben.

Während beim ersten Male, um 10 Uhr 15 Min., der Puls 107 mal in der Minute schlug, waren die nervösen Erscheinungen erträglich.

Beim zweiten Male, um 10 Uhr 40 Min., hatte ich nur eine Pulsfrequenz von 86 Schlägen pro Minute, aber die nervösen Erscheinungen waren ernstere. Wahrscheinlich konnte der Sauerstoff in stärkerem Grade auf das Herz wirken als auf das Nervensystem.

Als das Unwohlsein anfing, habe ich ein letztes Experiment gemacht: Ich führte, um die Luft in den Lungen zu erneuern, eine Reihe tiefer Inspirationen aus, doch habe ich hiervon keinen Vorteil verspürt.

Der wohlthuende Einfluß des Sauerstoffes tritt daher klar zu Tage, wenn wir in einer Luftverdünnung atmen, die eine Höhe von 7000 m übertrifft. Kaum atme ich hier Sauerstoff, als die Zahl der Pulsschläge von 107 auf 62 fällt. Ich atme keinen reinen Sauerstoff ein, weil der Kopf sich in einer gewissen Entfernung vom Tubus befindet. Eine Thatsache, für welche ich keine Erklärung weiß, ist die große Schwäche der Herzschläge während des Atmens in der mit Sauerstoff geschwängerten Luft. Der Radialispuls wurde hier so schwach, daß ich ihn nicht zählen konnte. Als ich die Hand auf die Herzgegend legte, bemerkte ich, daß auch hier der Umschlag sich nicht offenbarte; um den Puls zählen zu können, mußte ich die Finger auf die Halsarterien legen.

IV

Indem ich mich bei einem anderen Versuche dem höchsten Grade der Luftverdünnung, dem ich zu widerstehen vermag, aussetzte, achtete ich mehr auf die nervösen Störungen, an denen ich hierbei litt, als auf Puls und Atmung. Der Versuch war der folgende:

Angelo Mosso.

25. April 1898. Druck 742 mm. Temperatur 16,5°.

3 Uhr 40 Min. Ich setze mich um zu ruhen und warte in dieser Stellung, bis die Pulsfrequenz konstant wird.

4 Uhr 10 Min. Pulsfrequenz 70. 69. 69. 70; Zahl der Atemzüge 19 in der Minute.

4 Uhr 20 Min. Pulsfrequenz 70.

4 Uhr 30 Min. Pulsfrequenz 70.

4 Uhr 35 Min. Pulsfrequenz 70.

4 Uhr 41 Min. Ich trete in die pneumatische Kammer, man beginnt mit der Luftverdünnung.

4 Uhr 50 Min. Pulsfrequenz 74. Druck 502 mm. Zahl der Atemzüge 16 in der Minute.

5 Uhr 6 Min. Pulsfrequenz 88. Druck 340 mm.

Ich empfinde eine geringe Benommenheit des Kopfes. Bevor die ersten Symptome des Unwohlseins auftreten, mußte ich daher in 25 Minuten zu einem Grade der Luftverdünnung aufsteigen, der einer Höhe von 6400 m entspricht. Atemfrequenz 11 pro Minute. Bei 330 mm Barometerdruck versuche ich zu pfeifen, ich bemerke, daß es gut geht. Ich versuche mit den Armen und Beinen einige Muskelkontraktionen auszuführen, es scheint mir, daß ich mich danach besser befinde.

5 Uhr 10 Min. Pulsfrequenz 88. Während ich 1 Minute lang die Pulsschläge zähle, bemerke ich, daß ich leicht abgelenkt werde. Ich muß mit dem Zählen oft wieder von neuem beginnen. Um dasselbe zu erleichtern, muß ich mich damit begnügen, den Puls nur während 30 Sekunden zu zählen. Ich finde dann die Werte: 44, 41, 42.

5 Uhr 17 Min. Pulsfrequenz 44. Druck 322 mm.

5 Uhr 23 Min. Pulsfrequenz 83 (eine ganze Minute lang gezählt). Das Übelsein ist verschwunden, ich schreibe in das Protokoll, daß ich mich besser befinde. Ich kann die Pulsschläge während einer ganzen Minute kontinuierlich weiter zählen, ohne durch Zerstreutsein unterbrochen zu werden. Pulsfrequenz 80, 86. Zahl der Atemzüge 14. Barometerdruck 292 mm.

5 Uhr 28 Min. Ich befinde mich fortdauernd wohl. Pulsfrequenz 84. Barometerdruck immer 292 mm.

5 Uhr 30 Min. Der Kopf wird hier wieder schwer. Pulsfrequenz 86, 88. Zahl der Atemzüge 14 pro Minute. Aus dem Magen und dem Rektum entsteigen Gase. Es ist mir weder übel, noch bin ich schläfrig. Durch das Fenster sehe ich sowohl die nahen wie die entfernten Gegenstände gut.

5 Uhr 35 Min. Ich schreibe, daß ich nicht wohl bin. Ich finde meinen Zustand apathisch und indifferent.

5 Uhr 39 Min. Ich fülle die Flasche mit Luft, um diese später zu analysieren. Nachdem ich ca. eine halbe Stunde lang bei einem Barometerdruck von 292 mm (entsprechend einer Höhe von 7617 m) verharrt, öffne ich den Hahn, um Sauerstoff zuzulassen.

Ich befinde mich sofort besser, sobald ich den Sauerstoff einatme. Man schließt den Hahn, der die äußere Luft in die Kammer strömen läßt. Es traten ca. 100 l Sauerstoff ein. Der Barometerdruck steigt um kaum 1 cm, beginnt aber sofort wieder zu fallen, sobald ich durch Schließen des Hahnes den Sauerstoffzufluß unterbreche. Während dieser Zeit stelle ich keine Beobachtung an; ich bin müde und bedarf der Ruhe.

5 Uhr 47 Min. Pulsfrequenz 64. Druck 302 mm.

5 Uhr 50 Min. Pulsfrequenz 65. Druck 290 mm.

Die Hand auf die Herzgegend legend, bemerke ich, daß der Herzschlag stärker geworden ist. Der Puls ist aber fadenförmig und schwer zu zählen. Die Pulsfrequenz ist soweit unter die Normale gesunken, obwohl der Barometerdruck derselbe ist wie vordem. Die Anzahl der Atemzüge ist infolge des hinzugetretenen Sauerstoffes aber gewachsen, ich zähle jetzt deren 19 in der Minute.

5 Uhr 58 Min. Pulsfrequenz 66. Zahl der Atemzüge 18. Druck 252 mm.

6 Uhr — Min. Pulsfrequenz 69. Druck 232 mm.

6 Uhr 4 Min. Pulsfrequenz 73. Druck 222 mm. Der Kopf beginnt schwer zu werden.

6 Uhr 7 Min. Pulsfrequenz 80. Zahl der Atemzüge 18. Druck 202 mm.

6 Uhr 9 Min. Pulsfrequenz 84. Zahl der Atemzüge 18. Druck 192 mm.

Meine Handschrift ist wenig verändert. Meine Hände zittern nicht, ich empfinde weder Übelkeit noch Schläfrigkeit, nur ist mein Zustand apathisch. Nachdem ich den Bleistift auf den Tisch gelegt, rollte derselbe herab und fiel in den mit Wasser gefüllten Eimer, in dem die Röhren der Flaschen steckten, die zum Auffangen der Kammerluft dienten. Da ich nicht weiter schreiben kann und das Herausnehmen des Bleistiftes aus dem Wasser mir zu viel Belästigung verursacht, hob ich den Versuch auf, obwohl mich mein Zustand weniger belästigt als beim vorigen Versuche. Ich fülle die Flaschen mit Luft und öffne den Hahn für den Zutritt des Sauerstoffes. In 15 Minuten bin ich wieder beim normalen Barometerdruck angelangt. Eine halbe Stunde später saß ich bei einem meiner Freunde zu Tische, doch hatte ich nicht den Appetit der vorhergehenden Tage.

Bei diesem Versuche habe ich einer stärkeren Luftverdünnung widerstanden als beim vorstehenden; denn ich erreichte jetzt einen Barometerstand von 192 mm, während ich vorher nur bis zu 220 mm Druck gekommen war. Die Thatsache, daß der Grad der Widerstandsfähigkeit gegen die verdünnte Luft von einem Tage bis zum anderen wechselt, beobachtet man sehr oft. Es muß jedoch hinzugefügt werden, daß es schwer ist, zu sagen, wann die Symptome des Übelbefindens den immer gleichen Intensitätsgrad erreichen. Giorgio Mondo, der bei dem mitgeteilten Versuche in der verdünnten Luft nur einen Barometerdruck von 336 mm ertrug, war zwei Tage früher bis zu einem solchen von 324 mm gekommen. Das Unwohlsein nimmt nicht in gleichmäßiger Weise zu, sondern es wechseln hierin bei fortdauernder Zunahme der Luftverdünnung Perioden von gänzlichem Verschwinden und von mehr oder weniger starkem Wiederkehren beständig miteinander ab.

Aus diesen an mir selbst und an G. Mondo angestellten Versuchen geht mit Sicherheit hervor, daß die Zunahme der Frequenz der Herzschläge in der verdünnten Luft nicht von mechanischen, dem vermindernden Luftdruck zuzuschreibenden Einflüssen auf die Körperoberfläche abhängt; denn der Sauerstoff bewirkte bei einem konstanten Barometerdruck von 290 mm eine Abnahme der Anzahl der Pulsschläge von 88 auf 64 in der Minute (6 Pulsationen weniger als bei der Normalfrequenz). Die Funktion des Herzens ist daher durch eine chemische Ursache modifiziert und diese Modifikation tritt hier mit einer überraschenden und unerwarteten Intensität auf. Von nicht geringerer Wichtigkeit ist ferner die Zunahme, welche während der Einwirkung des Sauerstoffes in der Frequenz der Atemzüge zum Vorschein kommt; die Anzahl der letzteren stieg von 14 auf 19, während man doch das Gegenteil hätte vermuten sollen.

Aus den unten angefügten Berechnungen[1] geht hervor, daß als ich, bei 292 mm Druck angelangt, den Versuch unterbrach, ich von 100 Gewichtsteilen Luft 8,83 Gewichtsteile Sauerstoff einatmete und daß die Luft bei 192 mm Barometerdruck nach Gewicht bestimmt 8,1 % Sauerstoff enthielt. Auch hier wiederholt sich, was ich übrigens bei allen analogen Versuchen beobachtete, daß man das zweite Mal weiter aufsteigen kann, trotzdem die Luft mehr verdünnt ist und der Organismus über ein geringeres Quantum von Sauerstoff verfügt. In diesem zweiten Falle war jedoch das Quantum der Kohlensäure sehr vergrößert. Dasselbe betrug 2,1 %, während die bei 292 mm Druck in der verdünnten Luft in gleicher Weise angestellte Analyse nur 0,8 % Kohlensäure ergab.

---

[1] Die Luftanalyse ergab bei 292 mm Druck volumetrisch bestimmt 20,1 % Sauerstoff und 0,8 % Kohlensäure. Die Luftanalyse ergab bei 192 mm Druck volumetrisch bestimmt: 29,18 % Sauerstoff und 2,1 % Kohlensäure.

$$760 : 23 = 292 : x, \quad x = \frac{292 \,.\, 23}{760} = 8{,}83\,,$$

$$20{,}95 : 23{,}01 = 29{,}18 : x, \quad x = \frac{29{,}18 \,.\, 23{,}01}{20{,}95} = 32\,,$$

$$760 : 32 = 192 : x, \quad x = \frac{192 \,.\, 32}{760} = 8{,}1\,.$$

Es ist von Wichtigkeit, hervorzuheben, daß ich noch weiter als bis zu **11650** m (entsprechend dem Luftdruck von 192 mm) hätte aufsteigen können; ich unterbrach den Versuch nicht, weil ich mich, wie das erste Mal bei 292 mm Druck, schlecht befand, sondern es war ein Zufall, der mir die Unterbrechung auferlegte. Ich konnte, wie hervorgehoben, nicht weiter schreiben. Wenn ich mit weniger Sauerstoff eine über 100 mm geringere Druckherabsetzung ertrug, so muß man dies dem Umstande zuschreiben, daß diesmal in der verdünnten Luft 2,1 % Kohlensäure vorhanden waren.

Kürzlich hat der durch seine Studien über die Atmung hochverdiente Georg von Liebig eine Abhandlung über die Frage veröffentlicht, warum man in der sehr verdünnten Luft nicht mehr pfeifen könne.[1] Derartige Versuche hat auch P. Bert in der pneumatischen Kammer angestellt. Er fand hierbei, daß er schon bei einem Barometerdruck von 500 mm (entsprechend einer Höhe von 3334 m) nicht mehr pfeifen konnte.[2] Auch M. Schyrmunski[3] in Berlin fand, daß er in der pneumatischen Kammer in einer der Höhe des Monte Rosa entsprechenden Luftverdünnung nicht mehr pfeifen konnte.

Beim Lesen dieser Beobachtungen fiel mir sofort auf, daß diese beiden Physiologen von der Wirkung der verdünnten Luft mehr hatten leiden müssen, als ich selbst. Ich erinnerte mich ferner, daß meine Soldaten in der Hütte Königin Margerita oft am Abend pfiffen und mit einer wahren Meisterschaft den Gesang ihrer Gefährten begleiteten. Indem ich mehrmals und auch bei dem letzterwähnten Experimente die Versuche wiederholte, bemerkte ich, daß ich bis zu einem der Höhe von 8000 m entsprechenden Barometerdruck sehr gut pfeifen konnte, daß ich aber über diese Höhe hinaus die hohen Töne nur mit einer gewissen Schwierigkeit zu treffen vermochte. Wahrscheinlich kann der, welcher leidet, nicht mehr mit hinreichender Schnelligkeit die Exspirationen ausführen, welche zum Pfeifen nötig sind. Wir haben gesehen, daß bei einer starken Luftverdünnung sogar das einfache Sprechen Beschwerden verursacht. Schon A. v. Humboldt berichtet, daß er, zu Quito (3000 m) angekommen, beobachtete, wie das Sprechen in hohem Grade ermüdete.

---

[1] G. von Liebig, Warum man unter einem stark verminderten Luftdruck nicht mehr pfeifen kann. Münchener med. Wochenschr. 1897, Nr. 10.

[2] A. a. O. S. 752.

[3] Mendel Schyrmunski, Über d. Einfluß d. verdünnten Luft auf d. menschl. Organismus. Diss. Berlin 1877.

V

Schon auf dem internationalen Kongresse für Physiologie zu Bern i. J. 1895 habe ich auf dem Monte Rosa aufgenommene Respirations- und Pulskurven vorgelegt und hervorgehoben, daß man diese Erscheinung nicht anders als durch die Akapnie erklären könne.

Damals meinte ich diese Hypothese hauptsächlich durch die bei allen meinen Gefährten während des Schlafes auftretenden Atmungspausen zu stützen, welche letzteren bei meinem Bruder am vollständigsten waren und bei ihm regelmäßig 12 Sekunden währten. Wenn der Gehalt des Sauerstoffes im Blute sich bis zu einem Barometerdruck von 410 mm nicht ändert, so muß die auf dem Monte Rosa bei 423 mm Druck als eine konstante Erscheinung beobachtete periodische Atmung von der Akapnie herrühren. Es ist die ungenügende Menge an Kohlensäure, dieses reizenden Gases, wodurch trotz der verminderten Ration des in der Luft enthaltenen Sauerstoffes in der Funktion des Atmungscentrums so lange Ruhepausen hervorgerufen werden. Eine andere Mitteilung über denselben Gegenstand habe ich im vorigen Jahre vor der Biologischen Gesellschaft zu Paris gemacht.[1] Dr. Regnard trat meiner Lehre von der Akapnie mit der Behauptung entgegen, daß die Verminderung der Kohlensäure auf den Höhen eine unbedeutende Sache sein müsse.[2] Aus den in diesem Kapitel mitgeteilten Versuchen scheint mir aber das Gegenteil hervorzugehen.

Der Reiz, durch den die Atmung angefacht wird, ist ein gewisser Grad von Venosität des Blutes. Wenn der Kohlensäuregehalt im Blute abnimmt, hört das Bedürfnis, zu atmen, auf. Aus den von Hering und Ewald[3] angestellten Versuchen geht hervor, daß, wenn man einen Hund mittels eines Blasebalgs stark atmen läßt, das Blut ungefähr die Hälfte der in ihm enthaltenen Kohlensäure verliert.

Dieser Verminderung des Kohlensäuregehaltes ist trotz der entgegengesetzten Meinung der hervorragendsten Physiologen das Auftreten der unter dem Namen Apnoë bekannten Atempausen, von denen ich in den Fig. 52 und 53 Kurven wiedergegeben habe, zuzuschreiben. Dies war auch die Anschauung Mieschers.[4] Nach dieser Lehre, daß die Apnoë aus der Verminderung des Kohlensäuregehaltes im Blute entsteht, erklären sich nach meiner Auffassung alle die

[1] Société de Biologie le 27 février 1897.
[2] Paul Regnard, La cure d'altitude. Paris 1897, p. 97.
[3] A. Ewald, Zur Kenntnis der Apnoë. Pflügers Arch. Bd. VII, S. 575. 1873.
[4] Friedrich Miescher, Die histochem. u. physiol. Arbeiten, S. 272. Leipzig 1897.

Atmungsveränderungen, welche ich auf dem Monte Rosa beobachten konnte; die Erklärung für diese Erscheinungen muß eben in der Akapnie gesucht werden.

Dieser Zustand des Organismus, in welchem das Blut weniger Kohlensäure enthält, als es normalerweise besitzt, ist von der Physiologie noch nicht in allen Einzelheiten untersucht worden.

Lahousse hatte gefunden, daß, wenn man einem Hunde durch die Venen Pepton injiziert, im arteriellen Blute eine Verminderung der Kohlensäure eintritt. Sobald die Injektion in das Blut geschehen ist, tritt Erbrechen ein, es verlangsamen sich die Atembewegungen, und zuweilen zeigt der Thorax unter Auftreten von Atembeschwerden die Tendenz, still zu stehen. Es tritt ferner eine Abnahme in der Muskelkraft auf, das Tier zeigt sich ermüdet und geht taumelnd. Ebenso sind die Blutgefäße erweitert, der Blutdruck ist gering, die Frequenz der Herzschläge eine maximale und das Tier schläfrig und niedergeschlagen.[1]

Für diese Erscheinungen, welche denen der Bergkrankheit ähnlich sind, läßt sich im Organismus keine andere materielle Veränderung finden, als eine Abnahme der Kohlensäure im Blute und die Unfähigkeit desselben, zu gerinnen.

Die Menge der Kohlensäure ist fast um die Hälfte ihres Normalgehaltes vermindert; während das Quantum des Sauerstoffes um ca. 5 % gewachsen ist. Dieser Zustand währt nur kurze Zeit, nach Verlauf einer halben oder ganzen Stunde ist das Tier vollständig geheilt.

Die Symptome, welche bei einem durch Peptoneinspritzung vergifteten Tiere auftreten, sind denen der Bergkrankheit so ähnlich, daß ich mich hiermit besonders beschäftigen mußte. Die Ursachen des Unwohlseins sind aber in beiden Fällen durchaus nicht die gleichen. Die Injektion eines albuminösen Körpers in das Blut ist ein von der Verminderung des Barometerdruckes so verschiedener Vorgang, daß man glauben sollte, es existiere zwischen ihnen keinerlei Beziehung. Dennoch weisen beide in einer Hinsicht eine Ähnlichkeit auf, d. h. beide erzeugen den Zustand der Akapnie.

Im folgenden teile ich einen hierüber angestellten Versuch mit:

Um 3 Uhr nachm. wurde einem 6,5 kg schweren Hunde, an dem man 18 bis 20 Atembewegungen und 80 bis 90 Pulsschläge in der Minute zählte, in die Vena jugularis 30 ccm einer 10proz. Peptonlösung injiziert. Sofort verlangsamt sich die Atemfrequenz sehr und fällt bis auf 11 Respirationen pro Minute, während die Zahl der Pulsationen bis auf 156 zunahm. Das Tier ist niedergeschlagen; es bewahrt seinen gutmütigen Charakter, aber es schleicht in eine Ecke und will sich nicht mehr bewegen. Aus der Art, wie es die Beine hebt, um über ein Hindernis zu steigen, scheint hervorzugehen, daß es müde ist.

[1] Dr. Lahousse, Die Gase des Peptonblutes. Arch. f. Anat. und Phys. 1889, Physiol. Abt. S. 77.

Nach 15 Minuten werden diesem Hunde andere 46 ccm derselben Peptonlösung injiziert. Die Zahl der Atemzüge fiel bis auf 8 in der Minute und die Atmung wird sehr oberflächlich. Zweifellos wirkt das Pepton auf die Atmung und macht dieselbe weniger aktiv, während der Puls sehr frequent und dabei so schwach wird, daß man denselben nicht mehr zählen kann.

Um zu sehen, ob diese beiden charakteristischen Erscheinungen von der Akapnie herrühren, lasse ich das Tier in einer künstlich hergestellten kohlensäurereichen Luft atmen.

Dieser Versuch wurde auf folgende Weise angestellt: Zu 500 l Luft, die ich in ein großes Gasometer hatte eindringen lassen, füge ich 50 l Kohlensäure, so daß dieses Gemenge nach der vorgenommenen Analyse 16,7% Kohlensäure enthält. Das Gasometer kommuniziert mittels eines durch einen Hahn verschließbaren Gummischlauches mit einem dem Hunde aufgesetzten, aus Gummi gefertigten, kegelförmigen Maulkorb. Indem ich den Hahn öffne, streicht durch ihn ein starker Strom jener künstlichen Luft, die der Hund gezwungen ist einzuatmen.

Vor der Atmung der künstlichen Luft erhielt ich folgende Werte:

Pulsfrequenz pro Min.	Atemfrequenz pro Min.
194	12
182	12

Während der Atmung der 16,7% Kohlensäure enthaltenden Luft erhalte ich die Werte:

128	36
124	44
112	40
114	40

Bei Einatmung von normaler Luft ergeben sich darauf die Werte:

160	14
168	14
168	14

Bei nochmaliger Einatmung der an Kohlensäure reichen Luft erhalte ich:

110	36
106	40
120	40
116	40

Bei Einatmung von normaler Luft ergeben sich darauf die Werte:

162	22
156	14
170	14

Bei dem peptonisierten Tiere tritt eine gleiche Pulsbeschleunigung auf, wie sie sich bei uns zeigt, wenn wir im Zustande der Apnoë eine Reihe tiefer Atembewegungen ausführen. Weil die Erregung des verlängerten Markes in diesem pathologischen Zustande infolge des Mangels an Kohlensäure herabgesetzt ist, so verlangsamt sich die Atmung ebenfalls wie im Zustande der Apnoë.

Da ich die Thatsache, daß die Wirkung der Kohlensäure stets die Pulsfrequenz vermindert, bei wiederholten Versuchen bestätigt fand, so müssen wir schließen, daß dieses Gas im Zustande der Akapnie nutzbringend ist.

Wir sehen dieses Gas hier bei Verminderung der Kohlensäure im Blut zum ersten Mal als ein Gegenmittel angewandt.

Eine Bestätigung für die wohlthuende Wirkung der Kohlensäure glaube ich auch in dem Zusammentreffen der oben erwähnten beiden Schülerkarawanen in der Hütte Königin Margerita[1] erblicken zu müssen. Es waren 45 Personen beisammen, von denen jeder kaum 1 cbm Luft zur Verfügung stand; denn wenn die Rechnung auch 1,29 cbm ergiebt,[2] so ist in Betracht zu ziehen, daß der Raum, der von dem Körper jedes einzelnen, sowie von den in der Kammer befindlichen Möbeln und Vorräten, besonders aber von dem Brennmaterial eingenommen wird, in Abrechnung gebracht werden muß. Da die Hütte, um das Eindringen des Schnees zu verhüten, mit Kupferplatten luftdicht überzogen ist, so ist die Rechnung genau. Die einzige Ventilation bildeten die halbgeöffneten Fenster und die Ofenrohre. Wenn unter so ungünstigen Bedingungen 45 Personen in einem Raume von kaum 58 cbm nicht litten, so muß dies nach meiner Auffassung dem Umstande zugeschrieben werden, daß die Luft darin infolge der Atmung so vieler Menschen reich an Kohlensäure war.

Diese Thatsache erscheint seltsam, aber wir haben gesehen, daß für die Immunität gegen eine gewiß an Sauerstoff sehr arme Luft keine andere Erklärung annehmbar ist.

VI

Daß die Kohlensäure für das Leben von sehr großer Bedeutung ist, ist eine bekannte Thatsache. — Sie erzeugt die Atembewegungen, wirkt auf die Herzthätigkeit ein und veranlaßt die Zusammenziehung der Blutgefäße. Ebenso weiß man seit längerer Zeit, daß die Anhäufung von Kohlensäure im Blute für das Atmungscentrum ein spezifisches und stärkeres Reizmittel ist, als der Mangel an Sauerstoff. Meine Untersuchungen über die Akapnie zeigen, daß auch die Verminderung der Kohlensäure im Blute in intensiver Weise auf den lebenden Organismus einwirkt. Die Kohlensäure verbindet sich mit verschiedenen Substanzen im Blute, während sich der Sauerstoff ausschließlich nur mit der Substanz der roten Blutkörperchen verbindet. Das Dunkel aber, welches den Ursprung der Kohlensäure und ihre Wirkungsweise im Organismus umgeben, ist noch wenig gelichtet, während große Gebiete der Physiologie des Sauerstoffes,

---

[1] Siehe S. 84 ff.

[2] Die Hütte ist 9,20 m lang, 3 m breit und 2,10 m hoch. Für jede Person würde sich, wenn die Kammer leer wäre, somit ein Raum ergeben von

$$9{,}20 \times 3 = 27{,}60 \times 2{,}10 = \frac{57{,}960}{45} = 1{,}29 \text{ cbm.}$$

einst ebenfalls in Finsternis gehüllt, in weit höherem Grade aufgehellt sind. Ich halte es für wahrscheinlich, daß durch den verminderten Luftdruck, wie es beim kohlensauren Natron geschieht, einige Bicarbonate, die sich im Blute finden, dissoziiert werden.

Es giebt so lose chemische Verbindungen, daß sie, wie man dies im Hörsaal zu demonstrieren pflegt, bei einem verminderten Barometerdruck auseinanderfallen. Legt man in eine konzentrierte Lösung von doppeltkohlensaurem Natron einige Krystalle dieser Substanz und setzt das Ganze sodann unter eine pneumatische Glocke, so sieht man auch bei einem der Höhe des Monte Rosa oder dem des Montblanc entsprechenden Luftdruck, wie sich Kohlensäure entwickelt. Die Gasbläschen lösen sich in Menge von den Krystallen ab und steigen auf, so lange die Herabsetzung des Barometerdruckes andauert.

Loewy hat schon beobachtet,[1] daß, wenn man in der pneumatischen Kammer Kohlensäure einatmen läßt, dieses Gas ebenso wie der Sauerstoff gegen die auftretenden Beschwerden wirkt. Die Wirkungsweise ist aber nach Loewy in beiden Fällen verschieden; denn da die Kohlensäure eine intensivere Atemthätigkeit erzeugt, soll auch in den Lungen eine größere Ventilation entstehen. Wir haben aber bei der Betrachtung der vorstehenden Versuche gesehen, daß beim Beginn des durch die Luftverdünnung verursachten Unwohlseins die Vertiefung der Atemzüge und eine verstärkte Erneuerung der Luft in den Lungen nichts helfen. Es ist die Akapnie, welche uns den Schlüssel für die, nach Loewy infolge der Kohlensäurezufuhr auftretenden Erscheinungen giebt.

Prüfen wir diese paradox erscheinenden Thatsachen näher, so sehen wir, daß die Kohlensäure in ihrer Wirkung auf die Herzthätigkeit von Nutzen ist. In der untenstehenden Tabelle[2] sind die Werte

---

[1] A. a. O. S. 21.

[2] Giorgio Mondo.

11. März 1898. Barometerdruck 741 mm. Temperatur 18°.

In die Kammer getreten durchstreicht dieselbe Luft bei gewöhnlichem Druck.

Stunde	Pulsfrequenz	Temperatur
9 Uhr — Min.	60	17°
9 „ 5 „	60	
9 „ 12 „	60	

Man beginnt mit der Luftverdünnung:

		Druck in mm
9 Uhr 15 Min.	60	601
9 „ 23 „	64	571
9 „ 45 „	66	461
9 „ 50 „	69	391
9 „ 52 „	72	391
9 „ 54 „	73	390

zusammengestellt, die ich von einer Versuchsperson erhielt, der ich, als sie in der verdünnten Luft unwohl wurde, Kohlensäure zuführte.

Wir sehen sofort eine Abnahme in der Pulsfrequenz eintreten, sobald in die pneumatische Kammer Kohlensäure eingeführt wird. Trotz des Barometerdruckes von 400 mm kehrt die Pulsfrequenz von 73 Schlägen in der Minute auf 60 zurück. Aus der Kammer getreten, berichtete die Versuchsperson, daß sie bei dem Barometerstand von 390 mm schwer atmete und Kopfschmerz hatte, daß sie sich aber sofort besser befand, als die Kohlensäure eindrang.

Als ich diesen Versuch auch an mir selbst wiederholte, beobachtete ich ebenfalls, daß der Puls zur Normalfrequenz zurückkehrte, sobald Kohlensäure zugeführt ward, und daß dann auch die Atemzüge tiefer wurden. Bei 422 mm Druck (entsprechend ungefähr der Höhe des Monte Rosa) betrug die Anzahl der Pulsschläge 71 in der Minute. Sobald ich die an Kohlensäure reiche Luft atme, fällt die Pulsfrequenz auf 63 bis 62 Schläge in der Minute. Meine normale Pulsfrequenz beträgt 61 Schläge pro Minute. Der Barometerdruck blieb konstant. Das Quantum der eingeführten Kohlensäure betrug, volumetrisch bestimmt, 4,7 %.

Bei anderen Personen, wie z. B. bei Dr. Treves, trat der Einfluß der Kohlensäure auf die Herzthätigkeit weniger deutlich hervor, wohl aber wurde von allen beobachtet, daß der Zustand sich verbesserte. Als Dr. Treves bei einem Versuche am 10. März den einer Höhe von 6405 m entsprechenden Barometerstand von 340 mm erreicht hatte und dann Schwindel und Kopfschmerz empfand, gab er an, daß das Übelsein verschwand, sobald ihm Kohlensäure zugeführt ward. Es ist noch hinzuzufügen, daß der Luftdruck hierbei nicht zunahm, sondern sich im Gegenteil bis zu 330 mm verminderte.

Wir haben jetzt noch die Frage zu erwägen, ob vielleicht die Kohlensäure an sich im stande ist, den Rhythmus der Herzschläge zu verlangsamen. Ich habe auch hierüber in der pneumatischen Kammer Versuche angestellt.

Wir lassen 50 l Kohlensäure in die Kammer treten. Ich schließe den Zugang der Luft, damit der Luftdruck im Innern der Kammer sich nicht zu sehr vermindert.

Stunde	Pulsfrequenz	Druck in mm
9 Uhr 57 Min.	70	411
	66	
10 „ — „	62	411
	62	
10 „ 2 „	60	411

Mondo nimmt in die bereitstehende Flasche eine Luftprobe. Die später vorgenommene Analyse ergab 5,3 % Kohlensäure.

Für den nachstehenden Versuch diente mir ebenfalls GIORGIO MONDO.

12. März 1898. Barometerdruck 734 mm. Temperatur 18°.

Die Pumpe funktioniert und erzeugt einen hinreichenden Luftstrom.
Pulsfrequenz in der Minute: 53, 53, 53, 53, 54, 54, 54, 54, 55, 55, 54, 54, 54, 54.
Atemfrequenz in der Minute: 13, 13, 12, 12, 13.
Ich lasse in die pneumatische Kammer 50 l Kohlensäure treten.
Pulsfrequenz in der Minute: 52, 52, 53, 54, 55, 55.
Atemfrequenz in der Minute: 18, 15, 15, 16, 17.
Die Luftanalyse ergab, volumetrisch bestimmt, 4,7 % Kohlensäure.

Da die Pulsfrequenz während dieses Versuches keine Änderung erfuhr, so folgt hieraus, daß die Kohlensäure (die Versuchsperson atmete 4,7 %) auf die Herzthätigkeit keine Wirkung ausübt. Ein Einfluß derselben aber zeigte sich auf die Atmung, sofern die Zahl der Atembewegungen von 13 in der Minute auf 18 stieg.

Im Vergleiche mit dem vorstehend mitgeteilten war die beim letzten Versuche zugeführte Menge der Kohlensäure zu groß. Wir haben in Rechnung zu ziehen, daß die Gewichtsabnahme der Kohlensäure in der verdünnten Luft zu der Verminderung des Barometerdruckes in direktem Verhältnis steht. Wenn wir die volumetrische Bestimmung in eine solche nach Gewicht umrechnen, finden wir, daß MONDO bei 441 mm Druck nur ungefähr die Hälfte der Kohlensäuremenge einatmete. Um ihn auch bei gewöhnlichem Luftdruck in der Zeiteinheit die gleiche Menge Kohlensäure atmen zu lassen, mußte ich ihm daher, wenn anders der Vergleich ein vollständiger sein soll, nur 2,8 % dieses Gases zuführen.

Ich führte an MONDO einen Versuch mit Hinzufügung von 2,5 % Kohlensäure aus. Hierbei ergab sich, daß in der Pulsfrequenz keine Veränderung eintrat, während die Zahl der Atemzüge von 13 auf 15 in der Minute stieg.

Es kann somit als bewiesen angesehen werden, daß, wenn man bei gewöhnlichem Luftdruck 2—3 % Kohlensäure einatmet, hierdurch die Frequenz des Herzschlages nicht beeinträchtigt wird, während dieses Gas in der verdünnten Luft eine Beschleunigung der Herzthätigkeit hervorruft.

Dieser Unterschied rührt davon her, daß bei gewöhnlichem Luftdruck die Zunahme der Spannung der Kohlensäure in der Luft bis zu 4,7 % keine Wirkung hat, während in der verdünnten Luft, in der es dem Blute an Kohlensäure mangelt (und dies ist die Ursache der beschleunigten Pulsfrequenz), durch Hinzufügung einer geringen Quantität dieses Gases die normalen Bedingungen im Blute wieder hergestellt werden. Daher die hierbei auftretende Verlangsamung des Herzschlages.

VII

Der Leser wird verstehen, wie schwierig es ist, den Punkt zu bestimmen, bei dem ein Mensch, der in die Höhe steigt, aufhört, sich unter normalen physiologischen Bedingungen zu befinden, und krank wird. Beim Studium der Bergkrankheit dürfen die Physiologie und die Pathologie ebensowenig auseinander gehen, wie bei der Erforschung anderer Krankheiten; denn von dem einen Gebiet schreitet man unmerklich zum andern hinüber.

Mit den Versuchen über die wiederherstellende Wirkung der Kohlensäure soll die Richtigkeit der Lehre von der Akapnie bewiesen sein. Ich teile jedoch noch einige weitere Thatsachen mit, durch welche dieselbe ebenfalls bestätigt wird; sie werden uns außerdem noch besser erkennen lassen, welche Erscheinungen beim Aufstieg auf die Berge im Blute hervorgerufen werden.

Die Kohlensäure trennt sich nur schwer von der Blutflüssigkeit. Wenn das Blut die Lungen durchfließt, bleibt immer noch ein Teil dieses Gases in demselben zurück.

Wenn wir z. B. eine Flasche mit kohlensaurem Wasser viele Male nacheinander schütteln und dann von deren Inhalt so viel auf einen großen flachen Teller gießen, daß eine dünne Schicht gebildet wird, die Flüssigkeit darauf in ein Glas gießen und unter eine pneumatische Glocke setzen, so finden wir darin immer noch einen viel größeren Gehalt an Kohlensäure als in gewöhnlichem Wasser.

Auch bei starker Ventilation in den Lungen bleibt, wie Ewald durch die Analyse des während der Apnoë entnommenen arteriellen Blutes zeigen konnte, immer noch ungefähr ein Viertel des Normalgehaltes der Kohlensäure im Blute zurück.

Im nachfolgenden teile ich einen Versuch mit, in dem ich die exspirierte Luft bei verschiedenen Barometerständen untersuchte. Die hierbei angewandte Methode war die von Hempel. Obwohl ich mich hier auf die Mitteilung einer einzigen Versuchsreihe beschränken muß, habe ich die Thatsache, daß man dem Blute durch Luftverdünnung einen beträchtlichen Teil der in demselben enthaltenen Kohlensäure entziehen kann, durch viele Versuche dieser Art bestätigt gefunden.

In einer ersten Versuchsreihe analysierte ich die Luft, die bei verschiedenen Graden der Luftverdünnung aus den Lungen austritt.

Der Student der Medizin, Orest Polledro, hatte sich darauf eingeübt, in eine mit Salzwasser gefüllte Flasche auszuatmen und auf diese Weise ca. 800 ccm Luft zu sammeln. Die Flasche war oben durch einen Ebonithahn verschlossen. Am unteren Rande derselben trat ein Rohr aus, auf das ein Gummischlauch gesetzt war, so daß, wenn man in die Flasche oben hineinblies, das Salzwasser unten herausfloß.

Ich suchte mich zuvor gegen den Fehler zu sichern, den man dadurch begehen kann, daß man einen Teil der in den Lungen enthaltenen Luft am Ende einer normalen Inspiration auffängt. Fünf in Zeitabständen von ca. 5 Minuten nacheinander auf diese Weise angestellte Versuche ergaben für die exspirierte Luft volumetrisch bestimmt die folgenden Werte des Kohlensäuregehaltes:

3,1 % — 3,0 % — 3,5 % — 3,3 % — 3,5 %.

Der Unterschied von höchstens 0,5 % bei diesen Versuchen war mir eine hinreichende Bürgschaft für die Genauigkeit, die ich für die folgenden Versuche mit dieser Methode erreichen konnte.

O. Polledro, 24 Jahre alt, tritt in die pneumatische Kammer. In derselben sind auf einem Tischchen 5 Flaschen bereit gestellt, die, wie vorher beschrieben, mit Salzwasser gefüllt und oben verschlossen waren, während der aus jeder einzelnen derselben führende Schlauch, ebenfalls mit Salzwasser gefüllt, mit dem freien Ende in einen Eimer mit Wasser taucht. Nachdem Polledro sich ausgeruht und während die Pumpe einen genügenden Luftstrom durch die Kammer sendet, um die Anhäufung von Kohlensäure in derselben zu verhüten, nimmt er eine erste Luftprobe bei gewöhnlichem Barometerdruck, eine zweite bei ca. 580 mm Druck, eine dritte bei 420 mm, die vierte bei 420 mm, die fünfte bei 580 mm und die letzte wiederum bei normalem Luftdruck.

In der folgenden Tabelle sind die Resultate der Luftanalysen volumetrisch nach Prozenten bestimmt zusammengestellt. Die Versuche wurden im Januar d. J. an 4 verschiedenen Tagen ausgeführt. Bei jedem Versuche wurden die Luftproben in Zeitabständen von 20 bis 30 Minuten genommen. Es geschah dies, um den Druck wieder ins Gleichgewicht kommen zu lassen und Werte zu erhalten, die Höhen von 2150 bis 4600 m entsprachen.

Menge der Kohlensäure, welche bei verschiedenen aufeinander folgenden Barometerständen in der exspirierten Luft gefunden wurde.

Reihenfolge der Versuche	Druck 740 mm	Druck 580 mm	Druck 420 mm	Druck 580 mm	Druck 740 mm
I	6,1	7,8	5,9	4,7	5,5
II	5,7	7,2	5,4	4,7	4,2
III	4,1	6,2	4,3	5,0	3,8
IV	3,5	5,1	4,6	4,8	3,1

Aus den in dieser Tabelle mitgeteilten Resultaten geht klar hervor, daß das Quantum der mit der exspirierten Luft ausgeschiedenen Kohlensäure nicht so sehr von dem Grade der Herabsetzung des Luftdrucks, als von der Zeit abhängt, d. h. ein anfangs geringer wirkender Druckunterschied entzieht dem Körper eine größere Menge von Kohlensäure als bei der nachfolgenden doppelten Druckverminderung.

Ähnliche Versuche wie diese sind schon von A. Loewy angestellt worden.[1] Die Analyse der von ihm in der pneumatischen Kammer gesammelten Luft ergab „in den Ruheversuchen (Tab. III A) eine Steigerung der Kohlensäureausscheidung bei sinkendem Barometerdruck“. Wir aber sahen bei Wiederholung der Versuche an derselben Versuchsperson, daß das Phänomen komplizierter ist. Die größte Menge der Kohlensäure wird in der ersten halben Stunde ausgeschieden; darnach giebt das Blut, auch wenn der Luftdruck sich verdoppelt und man von 580 mm bis zu 420 mm Druck aufsteigt, weniger Kohlensäure ab.

Hier tritt daher ein Faktor ein, der bis jetzt vernachlässigt wurde, nämlich die Zeit. Ich habe Personen bei einem der Höhe der Hütte Königin Margerita entsprechenden Luftdruck zwei Stunden lang in der pneumatischen Kammer gehalten und habe dann gefunden, daß der Unterschied im Vergleiche mit dem normalen Luftdruck ein minimaler war, während man bei einem Barometerdruck von 580 mm in der ersten halben Stunde die in der vorstehenden Tabelle verzeichneten Werte erhält.

Kehrt man zum normalen Druck zurück, so wird, da die Kohlensäure sich wiederum im Blute anhäuft, eine geringere Menge derselben ausgeschieden.

Die Druckverminderung wirkt bei diesen kleinen Unterschieden von 580 bis 420 mm Druck wie ein mechanisches und physisches Mittel, welches dem Blut Kohlensäure entzieht, ohne daß hierdurch die Intensität der chemischen Prozesse im Organismus modifiziert wird.

Beim Studium der Respirationsquotienten muß man daher den Barometerdruck in Rechnung ziehen.

VIII

Seit längerer Zeit ist die Thatsache bekannt, daß der Wein auf den Alpen an Berauschungskraft verliert; nach der Ursache dieser Erscheinung ist aber bisher von niemandem gesucht worden. Es waren die vorstehend mitgeteilten Untersuchungen über die Akapnie, welche mir die Frage nahe legten, ob der in das Blut getretene Alkohol leichter durch die Lungen ausgeschieden wird, wenn man die Luft verdünnt.

Die Wirkungen des Alkohols sind leider sehr bekannt, über die Transformationen aber, welche derselbe im Organismus erfährt, wissen wir noch wenig. Die alte Anschauung Liebigs, nach welcher der

---

[1] A. a. O. S. 26ff.

Alkohol verbrennt und, indem er Kohlensäure und Wasser erzeugt, die Verbrennung anderer Substanzen im Organismus zurückhält, hat man aufgegeben. Man weiß jedoch, daß ein Teil des genossenen Alkohols (5 bis 10 %) mit der exspirierten Luft unverändert wieder aus den Lungen heraustritt, nachdem er vorher durch das Blut gegangen ist. Ein anderer Teil wird durch die Nierensekretion ausgeschieden und geht in den Urin, der Rest wird im Organismus verbrannt.

Ich bat meinen Assistenten, Dr. Benedicenti, hierüber genauere Versuche anzustellen. Die von ihm in meinem Institute begonnenen und in dem von Prof. Rosenthal in Erlangen fortgesetzten Versuche bestätigten, was ich voraussah. In der verdünnten Luft tritt der Alkohol leichter aus dem Blute aus, als in der gewöhnlichen Luft. Ebenso dauert der Rausch in der verdünnten Luft weniger lange an und tritt hier, auch wenn man das gleiche Quantum Alkohol genießt, in geringerer Intensität auf.

Nachdem Dr. Benedicenti 50 ccm absoluten Alkohol in 200 ccm Wasser verdünnt getrunken hatte und dann die exspirierte Luft eine halbe Stunde später bei gewöhnlichem und bei einem der Höhe von 2000 m entsprechenden Luftdruck analysierte, ergab sich, daß schon in dieser geringgradigen Luftverdünnung eine reichlichere Ausscheidung von Alkohol auftrat.[1]

Eine noch größere Exaktheit erzielt man bei Versuchen, die in dieser Weise an Tieren angestellt werden. Ich beschränke mich auf die Mitteilung eines einzigen. Aus diesem ergab sich, daß, wenn man einem 0,97 kg schweren Kaninchen durch den Oesophagus 15 ccm einer 29 proc. Alkohollösung eingiebt, dieses bei normalem Luftdruck in einer Stunde 0,0118 gr Alkohol ausscheidet, während es bei 570 mm Druck (entsprechend einer Höhe von 2300 m) in der Stunde 0,0156 gr Alkohol eliminiert. Die hierbei angewandte Methode von Subbotin gestattet, sehr geringe Spuren von Alkohol in der exspirierten Luft nachzuweisen.

Ebenso können mittels des verminderten Luftdrucks auch andere Substanzen, die sich in gasförmigem Zustande im Blute finden, oder lose mit den Blutkörperchen verbunden und im Serum gelöst sind, aus der Blutflüssigkeit eliminiert werden. So fand Dr. Benedicenti,[2] daß auch das Chloroform an Wirkung verliert, wenn die Tiere in die pneumatische Kammer gesetzt werden. Die Vergiftungserscheinungen verschwinden schneller in der verdünnten Luft. Wie die Analyse ergab,

---

[1] Die hierbei verwandte Methode war die von Strassmann. In Bezug auf die Einzelheiten dieser Untersuchung verweise ich auf die Originalmitteilung Benedicentis: Über die Alkoholausscheidung durch die Lungen. Arch. f. Anat. u. Physiol. 1896. Physiol. Abtlg.

[2] Arch. ital. de Biol. Tome XXIV.

wird bei vermindertem Luftdruck die Menge des durch die Respiration ausgeschiedenen Chloroforms vergrößert.

Wie POHL[1] gezeigt hat, können die die Vergiftung und die Anästhesie erzeugenden Chloroformdämpfe im Blute verbleiben, mittels eines lange Zeit durch das Blut gesandten Luftstroms kann man aber die ganze Menge des eingegebenen Chloroforms wieder gewinnen. Wahrscheinlich ist auch die Kohlensäure, wie das Chloroform und der Alkohol, mit dem Blute nur lose verbunden. Es ist aber auch möglich, daß diese Substanzen durch eine einfache physische und mechanische Wirkung im Blute zurückgehalten werden. Im einen wie im anderen Falle genügt die Herabsetzung des Luftdrucks, um dieselben aus dem Blute zu entfernen.

IX

Die verdünnte Luft erzeugt in den Lungen eine Veränderung, ähnlich derjenigen, die man an ihnen nach Durchschneidung der Vagusnerven am Halse beobachtet. Diese Veränderung ist nach meiner Anschauung ein Faktor, der beim Studium der Bergkrankheit nicht ausser Acht gelassen werden darf. Wir haben damit zwei neue Thatsachen gefunden, auf welche wir bei der Erklärung jener Krankheit unsere Aufmerksamkeit richten müssen: eine central auftretende, die Akapnie, und eine sich peripherisch äußernde, die Lähmung des N. vagus.

Die von der Lähmung der Vagusnerven herrührenden Erscheinungen sind auf S. 301 bereits erwähnt worden; es bleibt mir nur noch übrig, für das wirkliche Auftreten einer Vaguslähmung in der verdünnten Luft den Beweis zu liefern. Setzt man Hunde oder Kaninchen in der pneumatischen Kammer einem Luftdruck von 290 bis 260 mm aus, so werden die Lungen dieser Tiere hyperämisch und zeigen Kongestionen. Dies ist der Fall, auch wenn die Wirkung der verdünnten Luft nur eine halbe oder eine ganze Stunde andauert. Mit dieser Thatsache, daß in den Lungen jener Tiere, welche einem der Höhe von 7500 bis 8400 m entsprechenden Luftdruck ausgesetzt werden, eine stoffliche Veränderung auftritt, haben wir endlich auch für die Erklärung einiger der beim Menschen in großen Höhen auftretenden Lungenkrankheiten eine sichere Basis gefunden.

Am besten kann man die Versuche an vier 3 bis 4 Monate alten Hunden von demselben Wurfe anstellen. Von diesen werden zwei unter eine pneumatische Glocke gesetzt, in welcher die Luft bis zu einem Druck von 29 bis 30 cm verdünnt wird. Man hält diesen

[1] POHL, Über Aufnahme und Verteilung des Chloroforms im tierischen Organismus. Arch. f. exp. Path. u. Pharm. XXVIII. 1891.

inneren Druck auf konstanter Höhe, indem man durch die Glocke einen reichlichen Luftstrom fließen läßt. Dem dritten Hunde durchschneidet man die Vagusnerven, der vierte dient als Kontroltier. Untersucht man nun nach einer halben oder einer ganzen Stunde die Lungen der Tiere, welche sich unter der pneumatischen Glocke befanden, und vergleicht diese mit der Lunge des vagotomierten Hundes, so findet man, daß die Lungen aller dieser drei Hunde das gleiche Aussehen zeigen.

Die Lungen von Hunden, die der Wirkung der verdünnten Luft ausgesetzt waren, sind leicht ödematös. Ihre Farbe ist teilweise weniger hell als die normale und geht in ein rötliches Grau über, auf dem man dunkelblaue Flecken bemerkt. Andere Teile der Lungen zeigen die normale Farbe, aber man sieht auf diesen unregelmäßig zerstreute Flecken von dunklerer Farbe. Auf der Oberfläche der Lungenlappen und besonders am Rande derselben erkennt man umgrenzte Hämorrhagien, Ecchymosen und Blutergüsse von dunkelvioletter Farbe.

Die Lungen zeigen ferner eine größere Härte und Konsistenz. Beim Öffnen des Thorax ziehen sie sich weniger zusammen als bei normalen Tieren. Beim Einschnitt in das Lungengewebe tritt aus dessen dunkleren Teilen eine leicht schäumende Flüssigkeit aus.

Es sei noch hervorgehoben, daß ich an Lungen von ausgewachsenen Tieren, die dem gleichen Versuche unterworfen wurden, die erwähnten Erscheinungen der Hyperämie und Kongestion nicht immer gefunden habe. Diese Thatsache hat mich aber nicht überrascht; denn es ist bekannt, wie variabel die Phänomene sind, welche auch nach der Vagusdurchschneidung an Tieren derselben Spezies auftreten.

Die Lungenkongestion, welche ich in den vorstehend beschriebenen Versuchen beobachtete, giebt uns eine genügende Erklärung für die auffallende Verringerung der Vitalkapazität, die bei allen Personen, welche mit mir auf den Monte Rosa gekommen waren, in konstanter Weise beobachtet wurde. (S. Tab. X am Ende des Buches.) Sie war so groß, daß ich sie nicht anders als durch die Annahme einer Lungenhyperämie zu erklären weiß.

Einen Beweis für die Thatsache, daß auch am Menschen dieselben schweren Lungenalterationen auftreten können wie an Hunden und Kaninchen, sehe ich an der Lungenentzündung, von welcher der Soldat Ramella auf dem Monte Rosa befallen wurde. Dieselbe ist im ersten Nachtrag ausführlich beschrieben. Es ist dies eine neue Form der Lungenentzündung, welche in die alpine Pathologie eingeführt werden muß.

Durch die Lähmung des Vagus erklärt sich vielleicht auch der Tod des Dr. Jacottet auf dem Montblanc, der, wie die Autopsie ergab, durch ein Lungenödem verursacht ward. Ebenso wurde wahrscheinlich der Tod der Gebrüder Zoja auf dem Gridone zum Teil durch eine Vaguslähmung herbeigeführt.

Vielleicht werden manche Alpinisten durch die vorstehenden Beobachtungen in Angst versetzt; ihnen ist entgegenzuhalten, daß der Alpinist zu seiner eigenen Leistungsfähigkeit, die er sich durch Trainieren erwerben muß, Vertrauen haben soll. Ich selbst habe nicht gezögert, mich beim Studium der durch Vaguslähmung in der verdünnten Luft auftretenden Erscheinungen den stärksten Graden der Druckverminderung auszusetzen, denen der Mensch bis zur Stunde widerstanden hat.

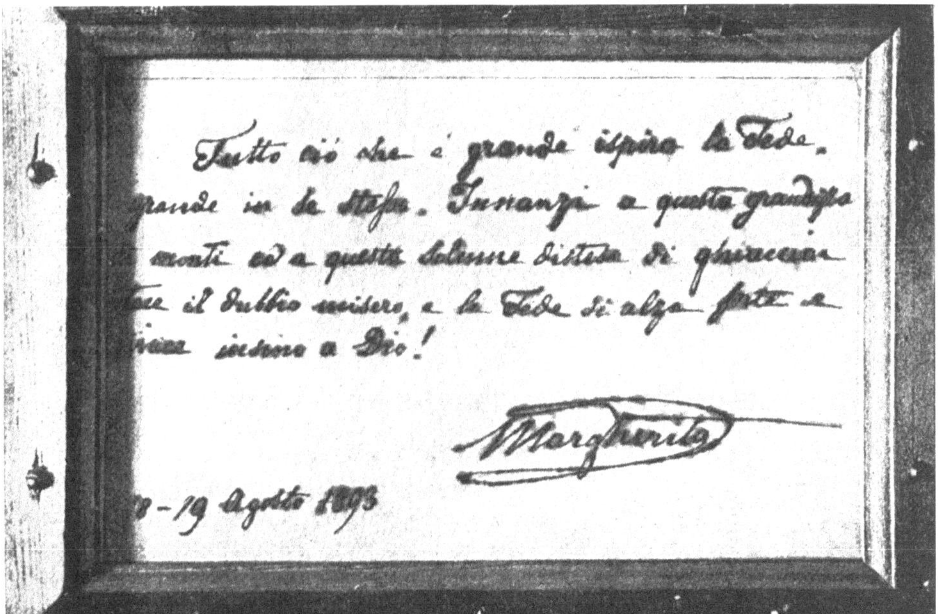

Inschrift Ihrer Majestät der Königin Margerita,[1] mit einem glühenden Stift auf einer Holztafel in der Hütte Königin Margerita ausgeführt.

[1] Alles das, was groß ist, flößt den Glauben ein, der groß ist in sich selbst. Im Angesicht der Größe der Berge und der feierlichen Ausdehnung der Gletscher schweigt der elende Zweifel und der Glaube erhebt sich stark und lebendig zu Gott empor.

18.—19. August 1893. Margherita.

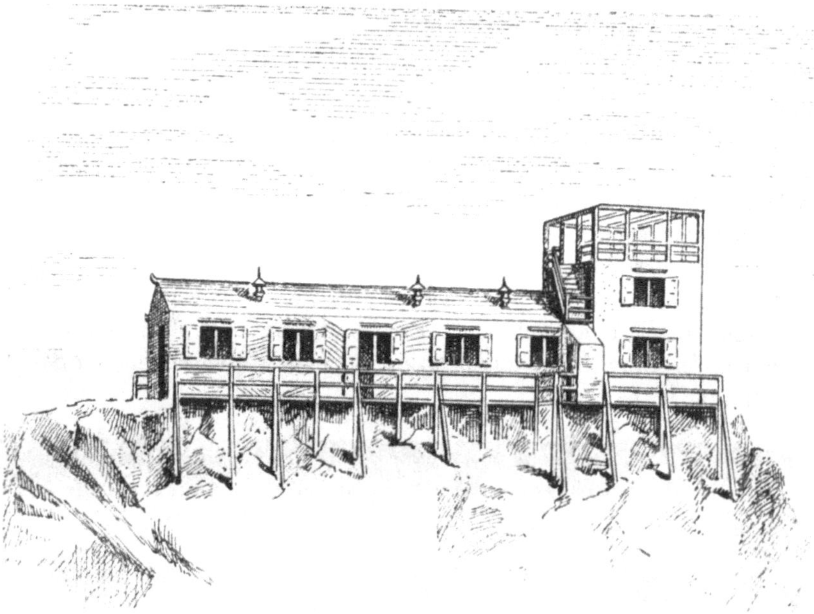

Das neue Observatorium Königin Margerita, welches i. J. 1898 auf der Spitze Gnifetti (4560 m) erbaut wird. (Plan des Ingenieurs Girola.)

DREIUNDZWANZIGSTES KAPITEL.

Das neue Observatorium und die Alpenstation auf dem Monte Rosa.

„Of the four great nations whose boundaries march with Switzerland perhaps none has more thoroughly explored its own frontier and mountains than Italy.“

Cunningham and Abney, The Pioneers of the Alps, p. 123.

I

Für das Studium der Alpen, des Himmels, der physischen Erscheinungen der Erde und des Lebens im Gebiete des ewigen Schnees wird im Jahre 1898 auf der Spitze Gnifetti, in einer Höhe von 4560 m, ein neues Observatorium erbaut.

Die Initiative zu diesem Unternehmen ging von Ihrer Majestät, der Königin Margerita von Italien aus. Vielleicht haben die Schwierigkeiten, die wir bei unserer Expedition auf dem Monte Rosa zu überwinden hatten, sowie die ungünstigen Bedingungen, unter denen Prof. Piero Giacosa und ich dort unsere Studien betrieben und die das Interesse Ihrer Majestät wachriefen, zu dieser Entscheidung beigetragen.

Der Plan, auf jener Spitze ein Gebäude zu errichten, welches ausschließlich wissenschaftlichen Untersuchungen dienen sollte, war einzig und allein ein Gedanke Ihrer Majestät der Königin, ohne daß derselbe der hohen Dame von anderer Seite nahe gelegt war. Ich erfülle nur eine Pflicht, wenn ich diese Thatsache der Wahrheit gemäß hervorhebe. Den Entschluß Ihrer Majestät überbrachte mir im Jahre 1895 der Senator PERAZZI. Gleichzeitig übergab mir derselbe die Summe von 4000 Lire mit dem Allerhöchsten Auftrage, für die Erbauung dieses neuen Observatoriums auf dem Monte Rosa ein Komitee zu gründen.

Auf den Vorschlag des Prof. TACCHINI, Direktor des Observatoriums des Collegio Romano, bewilligte das Ministerium für Agrikultur und Handel die in Raten auszuzahlende Summe von 10 000 Lire, indem es sich gleichzeitig verpflichtete, für das Personal und die Unterhaltung des Observatoriums jährlich eine feste Summe auszusetzen. Vom italienischen Alpenklub wurde uns die Summe von 4000 Lire übergeben. Se. Königl. Hoheit Prinz LUDWIG von Savoyen, Herzog der Abruzzen, trug 5000 Lire dazu bei.

In kurzer Zeit war auf diese Weise die Summe beschafft, welche zur Errichtung des neuen Observatoriums nötig war. Nachdem eine Kommission[1] ernannt war, entschied diese, daß das Observatorium des Monte Rosa unter der Direktion von Prof. ANDREA NACCARI mit der Universität Turin verbunden werden sollte. — Während der Sommermonate der Jahre 1896 und 1897 war das Wetter auf den Alpen so schlecht, daß man das Fundament für das Observatorium nicht vorbereiten konnte. Aus den im Jahre 1896 angestellten Versuchen aber ging nach Entfernung des Eises hervor, daß nur unter der bestehenden Hütte eine Felsunterlage vorhanden war, auf der das Observatorium erbaut werden konnte. Es konnte sonach nur an eine Erweiterung der Hütte Königin Margerita gedacht werden. Im Jahre 1897 wurde trotz des ungünstigen Wetters das Fundament durch Ebnen des Felsens vorbereitet. Es steht zu hoffen, daß Mitte des Jahres 1898 die Vorarbeiten vollständig beendigt sein werden und dann mit dem eigentlichen Bau des Observatoriums wird begonnen werden können.

[1] Zu der Kommission gehören: Der oben erwähnte Prof. TACCHINI, der Senator BLASERNA (Prof. der Physik an der Universität Rom), Dr. ALFONSO SELLA (Adjunkt am physikalischen Institut zu Rom), Prof. ANDREA NACCARI (Prof. der Physik an der Universität Turin), Prof. PIERO GIACOSA (Prof. der Pharmakologie an der Universität Turin), Prof. FRANCESCO PORRO (Direktor des astronom. Observatoriums zu Turin), der Advokat GROBER (Präsident des italienischen Alpenklubs), der Ingenieur GAUDENZIO SELLA, der Cavaliere GIACOMO REY als Kassierer, ANGELO MOSSO als Präsident des Komitees.

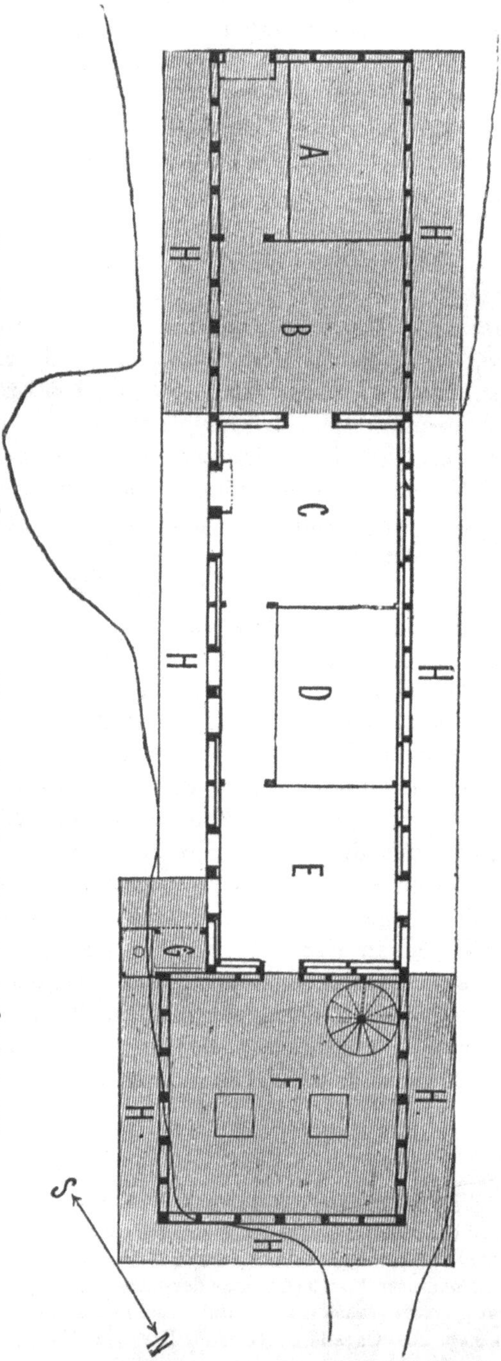

Fig. 64. Plan des neuen Observatoriums Königin Margerita (4560 m). Maßstab 1 : 132.

Den Plan des neuen Observatoriums zeigt die Fig. 64. Der mittlere unschraffierte Teil ist die bisherige Hütte Königin Margerita. Diese umfaßt nach dem auf S. 176 wiedergegebenen Grundriß die Zimmer *C*, *D* und *E*. Die schraffierten Seitenteile entsprechen den für das Observatorium bestimmten neu hinzukommenden Räumen. Dieselben werden unter der Leitung der Ingenieure Girola und Gaudenzio Sella, sowie des Präsidenten des Alpenklubs, des Advokaten Grober zu Alagna, hergestellt und noch im Jahre 1898 auf die Spitze Gnifetti gebracht werden.

Die Hütte Königin Margerita wird durch einen zweistöckigen Flügel *F* nach Norden hin verlängert. Derselbe ist, wie man aus der Zeichnung ersieht, etwas breiter als die alte Hütte und von dem Balkon *H H* umgeben. Die Seitenlänge der beiden übereinander liegenden Zimmer beträgt 4 m, die Höhe derselben entspricht derjenigen der Instrumente, die dort aufgestellt werden sollen. Auch nach Süden hin, an welcher Seite früher der Haupteingang war, ist die alte Hütte verlängert worden. Dieser Teil wird die neuen Zimmer *A* und *B* enthalten. Das eigentliche Observatorium wird aus vier Räumen bestehen (*D*, *E* und die beiden bei *F* erwähnten), während für Alpinisten die drei Zimmer *A*, *B* und *C* bestimmt sind. Der neue Eingang in das Gebäude wird am Mittelbau nach Süden hin angebracht werden. Die beiden Pfeiler, welche man rechts in der Zeichnung angedeutet sieht, werden vom Grunde aus aufgemauert und sind als Träger für Präzisionsinstrumente (Galvanometer, Instrumente zur Bestimmung der Gravität etc.) bestimmt. Bei *F'* sieht man in der Zeichnung die Treppen angedeutet, von denen die eine die beiden übereinander befindlichen Zimmer verbindet, während die andere nach außen zur Terrasse führt. Die letztere kann nötigenfalls überdeckt werden, damit die hier aufgestellten Instrumente vor den Sonnenstrahlen geschützt bleiben. Da die alte Hütte vollständig mit Kupfer überkleidet und mit Spitzen versehen ist und da außerdem Metalldrähte von hier bis in das Eis der Felsen hinuntergeleitet sind, so ist die alte Hütte gleichsam in ein System von Blitzableitern eingeschlossen. Da sich diese Einrichtung als Schutz gegen Blitze bewährt hat, so wird auch der neue als Observatorium dienende Teil des Gebäudes völlig mit Kupferplatten überkleidet werden.

Um das ganze Gebäude wird ein Balkon *H* herumgeführt werden. An der Südseite werden einige Quadratmeter des hier vorspringenden Felsens für Beobachtungen unter freiem Himmel geebnet werden. Die unregelmäßig verlaufende Linie, welche man in der Zeichnung bei der Eingangsthüre hervorspringen sieht, giebt die Form des bloßgelegten Felsens an, auf dem das neue Observatorium errichtet wird. Diese Linie setzt sich nach rechts hin und längs der Rückseite des Gebäudes fort.

II

Viele Alpinisten werden auf dem Montblanc das Observatorium Vallot, sowie das ebenfalls dort gelegene und in den Abhandlungen der Akademie der Wissenschaften zu Paris beschriebene neuere Observatorium Janssens gesehen haben. In seinem kürzlich erschienenen Buche „*A Guide to Chamonix and the Range of Mount Blanc*" hat Whymper von den inneren wie von den äußeren Teilen des letzteren Zeichnungen gegeben. Er bemerkt dann, daß es allmählich in den Schnee versinken wird. Dies ist durchaus richtig; denn da in jedem Jahre auf dem Gipfel des Montblanc viel Schnee fällt, so werden die unten liegenden Schichten immer mehr zusammengedrückt und versinken.

Am 26. August 1881 überschritt der Vicepräsident des italienischen Alpenklubs, Advokat F. Gonella, von der Hütte Aiguille Grise abgehend, den Montblanc. Zu dem Gipfeldome desselben emporgekommen, fand er diesen von einem breiten, senkrechten Spalt durchschnitten. Um auf die gegenüberliegende Seite zu gelangen, mußte er eine Strecke auf der italienischen Seite hinuntersteigen und so den Spalt umgehen. Als er endlich die Spitze erreichte, riß ihm ein starker Windstoß den Hut vom Kopfe und trug denselben in den Spalt, so daß er gezwungen war, mit einer wollenen Mütze auf dem Kopfe nach Chamonix abzusteigen. Der Führer Alfons Payot behauptet, daß er vor mehr als 10 Jahren gerade auf dem Gipfel des Montblanc einen ungefähr 100 m tiefen Spalt gesehen hat. Nach dem Ingenieur Imfeld jedoch liegt der den Gipfel des Montblanc bildende Fels etwa 20 m unterhalb der denselben bedeckenden Eiskuppe.

Als man, um den Felsen zu suchen, in die Kuppe des Montblanc einen Tunnel grub, fand man in einer Tiefe von 15 m im Schnee einen Pflaumenstein. Das Janssensche Gebäude wird allmählich in der gleichen Weise vom Schnee begraben werden. Die Kuppe des Montblanc behält dieselbe Höhe nur, weil sich in jedem Jahre neue Schneemassen auflagern, die die darunter liegenden Schichten nach unten schieben. Es steht zu befürchten, daß das Janssensche Observatorium vom Eise verschlungen sein wird, bevor die dafür verausgabten Gelder der Wissenschaft die erhofften Früchte gebracht haben.

Da das Janssensche Gebäude sich langsam auf die Seite neigt und die Registrierinstrumente infolge der Kälte kurze Zeit, nachdem sie in Gang gesetzt sind, stehen bleiben, so konnte der Richardsche Metereograph, der allein 12 000 Lire gekostet hat, noch nicht funktionieren. Nach meiner Ansicht ist die Weise, wie Janssen die Registrierapparate in Bewegung setzen will, nicht zweckmäßig. Statt einen einzigen Motor für alle Apparate zu wählen, wäre es besser gewesen, jedem einzelnen Instrumente einen besonderen Motor zu geben.

Das Observatorium Königin Margerita wird den großen Vorteil haben, eine solide Felsunterlage zu besitzen. Auf diese Weise werden die meteorologischen und geophysischen Registrierinstrumente eine feste Unterlage haben. Die Wichtigkeit der Errichtung dieses neuen Observatoriums hervorzuheben, wird kaum nötig sein; die ersten Resultate, die man in dem 3000 m hoch auf dem Ätna erbauten erzielte, genügen, um erkennen zu lassen, daß diejenigen, welche man auf dem Monte Rosa gewinnen wird, die in anderen Höhen und Breiten angestellten Beobachtungen ergänzen werden. Das neue Observatorium wird dem Studium der Geophysik, des Magnetismus, der tellurischen Ströme, der atmosphärischen Elektricität und der seismischen Bewegungen ein weites Feld eröffnen. Auch für die physische Astronomie wird dasselbe von Bedeutung werden und ebenso wird die Biologie durch bequeme Einrichtungen für mikroskopische, chemische und physiologische Untersuchungen reichen Gewinn davon haben.

Eine schwer zu lösende Aufgabe ist der Aufstellung der automatischen Registrierapparate, welche 6 Monate hindurch funktionieren müssen, durch die Kälte gestellt. Wir hoffen jedoch die Schwierigkeiten zu überwinden, indem wir elektrische Registrierinstrumente verwenden. Da die Metalldrähte nicht über die Gletscher gelegt werden können, weil sie zerreißen würden, so hoffen wir sie an den felsigen Abhängen gegen die Sesia herab befestigen zu können.

Der Aufenthalt im Observatorium Königin Margerita wird den großen Vorteil haben, daß die einzelnen Räume mit Holz geheizt werden können, während man auf dem Montblanc Petroleum verwendet, welches dreimal so viel kostet als Holz. Das Wohnen auf dem Gipfel des Monte Rosa ist, wie ich selbst auf meiner Expedition erfahren habe, ungleich bequemer als auf dem Montblanc. Wir hoffen, bald imstande zu sein, den Alpenforschern die für exakte Untersuchungen unbedingt nötigen Bequemlichkeiten darbieten zu können; bis zur Stunde ist es nicht möglich gewesen, solche Studien auf großen Höhen auszuführen.

Wenn ich in diesem Buche auf S. 436 die von Viktor Sella gefertigte Photographie wiedergebe, welche Ihre Majestät die Königin Margerita im Momente ihres Aufstieges auf die Spitze Gnifetti darstellt, so bin ich sicher, damit allen, welche sich für die Alpen interessieren, einen Dienst zu erweisen. Der 18. August 1893 bleibt ein denkwürdiger Tag für die Alpenwelt. An diesem Tage eröffnete unsere Königin durch die Einweihung der Alpenhütte, welche ihren erhabenen Namen trägt, einen neuen Zeitabschnitt für die Geschichte des Monte Rosa, indem sie durch ihre Liebe zur Wissenschaft diesen Berg dem Kultus der Natur erschloß.

III

Nachdem die Erbauung des Observatoriums gesichert ist, können wir auch an die weiteren, damit im Zusammenhange stehenden Einrichtungen denken. Den Centralpunkt für alpine Studien und für Ausflüge in die Gletscher wird ein Gebäude bilden, das in einer Höhe von 3000 m in der Nähe des Gasthofes des Col d'Olen errichtet werden wird.

Dieses Projekt einer nahe dem Col d'Olen zu errichtenden Alpenstation wurde von mir im Auftrage meiner Kollegen im Komite der *Accademia dei Lincei* in der Sitzung vom 7. November 1897 vorgelegt. Der Zweck dieser neuen Einrichtung soll vor allem darin bestehen, Naturforschern für alpine Studien die nötigen Hilfsmittel darzubieten. Soweit es der zur Verfügung stehende Raum gestattet, sollen hier besondere Laboratorien mit den unbedingt nötigen Apparaten und nicht transportierbaren Instrumenten eingerichtet werden. Dieses neue Gebäude wird wahrscheinlich 20 Zimmer umfassen, die als Laboratorien für Geophysik, Meteorologie, Biologie, Botanik und Physiologie eingerichtet werden; für astronomische Beobachtungen ist ein größeres Zimmer bestimmt, das eine Kuppel für den Refraktor haben wird. Der übrige Teil des Gebäudes wird für die Bibliothek, sowie für Sammlungen und Wohnungen eingerichtet werden. Da auf dieser Alpenstation ein Diener und ein Assistent beständig wohnen werden, so hoffen wir, mit ihrer Errichtung den alpinen Studien eine wirksame Anregung zu geben. Die einzelnen Experimentatoren werden sich bei ihren Untersuchungen nicht nur gegenseitig unterstützen können, sondern es wird sich auch unter den Naturforschern verschiedener Nationen ein Freundschaftsverhältnis herausbilden können, wodurch die wissenschaftliche Arbeit nur erleichtert werden kann.

Wie man aus der auf S. 255 wiedergegebenen Abbildung ersieht, besitzt der Monte Rosa nach der Vincentpyramide zu den Vorberg Hoheslicht. Auf einem Vorsprunge dieses Felsrückens ist in einer Höhe von 3620 m die Gnifettihütte erbaut, die größte und am leichtesten zugängliche aller bis jetzt in dieser Höhe errichteten Alpenhütten.

Von diesem Berge aus haben Zumstein und seine Vorgänger ihre ersten Versuche gemacht, um zu den Gipfeln des Monte Rosa hinauf zu gelangen. In der Höhe des Felsens Hoheslicht haben die Gebrüder Adolf und Hermann Schlagintweit zwei Wochen verweilt und vorbereitende Studien für ihre Forschungen in Centralasien betrieben.

Die höchsten Stationen, die wir bis jetzt in Europa besitzen, sind außer der schon genannten Ätnastation die auf dem Sonnblick im Hohen Tauern (3103 m) gelegene, sowie die des Pic du Midi in den Pyrenäen (2870 m). Die Monte Rosastation wird sie alle übertreffen, sowohl wegen der bequemen Maultierstraße, die zu ihr hinaufführt, als auch wegen der enormen Gletschermassen, die sie beherrscht, der Nähe des Gasthofes d'Olen und der großen Hütte Gnifetti, endlich wegen der leichten Verbindungen zu den Gipfeln des Monte Rosa und zum Observatorium Königin Margerita hinauf.

In geringer Entfernung von der Station liegt zwischen den Gletschern eine Insel, die in der Figur auf S. 255 sichtbare sogenannte Nase, auf welcher man eine Polarflora findet. Auch der Bakteriologie wie der Pathologie werden für ihre Untersuchungen neue Gebiete erschlossen werden.

Die telegraphischen und Telephonverbindungen, welche bis zum Gipfel des Monte Rosa hinaufreichen werden, werden der Meteorologie und der Geophysik große Bequemlichkeiten darbieten. Auch die Botanik wird aus diesen Einrichtungen Nutzen ziehen. Bis jetzt wurden Alpenpflanzen sozusagen nur im Vorübergehen studiert, durch die neu errichtete Alpenstation wird es möglich werden, auch über die Entwickelung der Schnee- und Gletscherflora Beobachtungen anzustellen, und ebenso wird man die Veränderungen bestimmen können, welche das Alpenklima und die Verringerung des Luftdruckes in den Pflanzen hervorrufen.

IV

Seit vier Jahrhunderten sucht man mit immer zunehmendem Eifer den Nordpol zu erreichen. Die Geschichte der Reisen in die arktischen Regionen ist eine der glänzendsten Seiten des menschlichen Fortschrittes. Keine Legende weiß schaurigere Ereignisse zu berichten, in keinem Kampfe mit den Elementen erscheint der Mensch heldenmütiger als in dem, den er hier gegen die Allmacht der Natur zu bestehen hat. Weder die Entbehrungen noch die Leiden derer, die in den Eismassen ihre Kühnheit mit dem Leben bezahlten, halten andere ab, sich mit verstärktem Mute den Stürmen des Meeres, den schwimmenden Eisbergen, der viermonatlichen Finsternis des Winters preiszugeben. Märtyrer der Wissenschaft, fürchten sie weder die Kälte, die 45° erreicht, noch die nie endenden Katastrophen, noch die schrecklichste aller Todesarten, den Hunger.

Landesregierungen, Parlamente, Privatpersonen stellen ungeheure Summen zur Verfügung, sobald sich nur ein vertrauenerweckender Mann in jene Gegenden zu reisen bereit erklärt, und kaum taucht die Nachricht auf, daß eine Expedition verunglückt oder verschollen ist, so erwacht in der ganzen Welt das Bedürfnis, durch neu auszusendende Expeditionen die Spuren der Verunglückten aufzusuchen und ihnen Hilfe zu bringen.

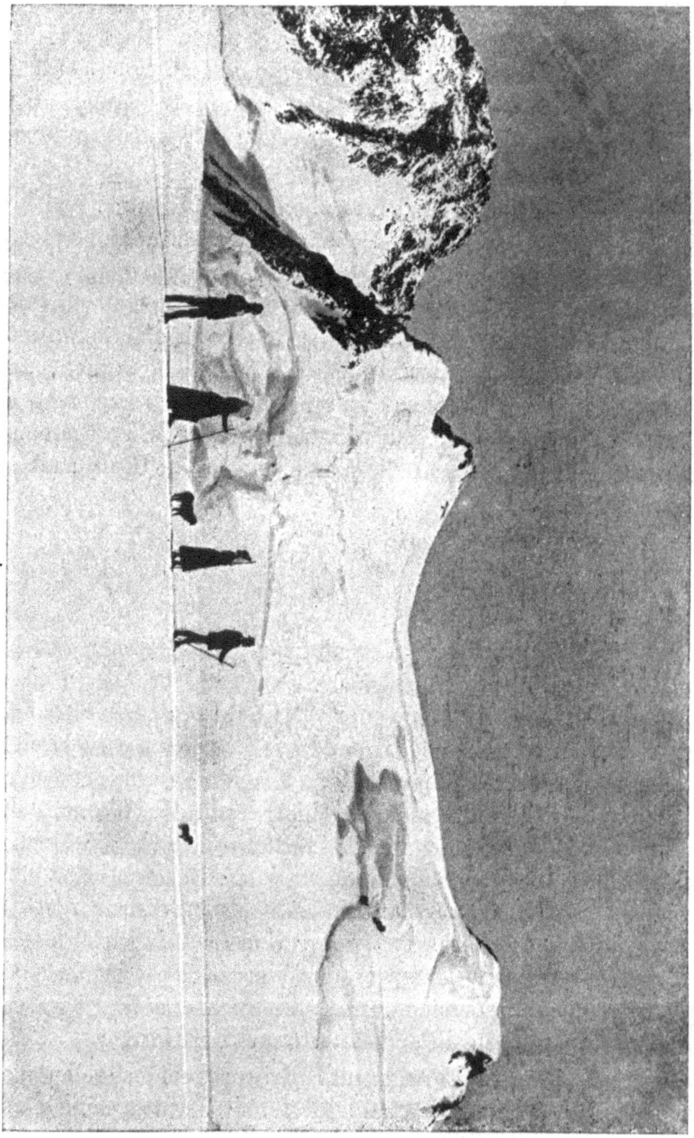

Fig. 65. Ihre Majestät die Königin Margerita im Aufstieg auf die Spitze Gnifetti begriffen (18. August 1893).

Einst glaubte man, daß der Nordpol eine Eiskuppe sei, welche festes Land bedecke, oder vielleicht auch eine Insel, auf welche man sicher den Fuß setzen könne. Jetzt wissen wir, daß sich am Pole ein tiefes Meer ausdehnt, auf dem ungeheure Eismassen, von Wind- und Meeresströmungen getrieben, umherschwimmen. Durch die Astronomen ist bereits bewiesen worden, daß der Pol kein fester Punkt ist, sondern daß seine Lage auf der Erdoberfläche wechselt. Von seinen düsteren Kreuzfahrten wird der Mensch daher keine Spur im Polarmeere zurücklassen. Die Entdeckung des Poles wird der Wissenschaft wenig und dem Handel gar keinen Nutzen bringen. „Im Grunde“, sagt Nansen,[1] „ist der Wunsch den Pol zu erreichen eine Eingebung des Dämons der Eitelkeit.“ Aber es ist nicht die Eitelkeit allein, welche jene Männer antreibt; mehr als alles andere zieht das Geheimnisvolle starke Seelen an. Die Hoffnung, einen Punkt zu berühren, der für unerreichbar gilt, entflammt jene Männer, deren Geistesgaben und deren Mut gleich bewundernswert sind.

Der Geist, der die Reisen zum Pole inspiriert, ist derselbe, aus dem der Alpinismus geboren ward. Aber warum, werden viele sich gefragt haben, sind der Reisenden so wenige, die zum höchsten Gipfel der Erde hinaufzugelangen versuchen? Noch immer fordert der den Montblanc um 4000 m überragende Gaurisankar mit seinen unbetretenen Schneemassen das Jahrhundert in die Schranken. Vielleicht wird es ausgehen, ohne daß dieser Gipfel unterjocht worden ist. Den Namen Everest, den dieser Berg von jenem englischen Oberst erhielt, der zuerst seine Höhe maß, wird er nicht für alle Zeiten tragen. Er erwartet noch seinen Besieger, dessen unsterblichen Namen die Geschichte auf ihn übertragen wird. Der Alpinismus wird gedemütigt bleiben, solange der Mensch nicht diesen höchsten Gipfel des Erdballs ersteigt, um von dort auf die Hochländer hernieder zu blicken, von welchen aus die arische Rasse ihre welterobernden Züge unternahm.

V

Sind die Nordpolexpeditionen gefahrvoller als die Aufstiege zu den höchsten Gipfeln der Erde? Ich glaube es nicht. Was das Himalajagebirge betrifft, so besteht für den Gaurisankar die Schwierigkeit, daß dieser Berg in dem unabhängigen Staate von Nepal gelegen ist, und daß, wer ihn ersteigen will, erst die Gebiete einer kriegerischen Bevölkerung zu durchschreiten hat. Da jedoch die englische Regierung in der Hauptstadt dieses Reiches einen Ver-

[1] Fridjof Nansen, Vers le pôle. Paris, p. 98.

treter hält, so sollte es für Europäer nicht allzu schwierig sein, eine wissenschaftliche Expedition dorthin zu senden, zumal der Gaurisankar in gerader Linie kaum den im Gangesthale gelegenen englischen Besitzungen 100 km von entfernt ist. Die Reisenden, welche bis zum Fuße der Himalajakette vordrangen, haben sicher die Gefahren übertrieben, die ihnen aus dem ungesunden Klima der vor der Hauptkette gelegenen Thäler erwuchsen. Das Schlimmste, was man sagen kann, ist, daß dort die Malaria herrscht. Wir wissen jedoch nicht, ob das Gebiet der Malaria sich bis über 4000 m ausdehnt. Wie dem aber auch sein mag, so sollten die Schutzmittel, über welche wir jetzt verfügen, hinreichen, um diese Schwierigkeit zu überwinden. Das Haupthindernis, wodurch jeder Enthusiasmus erstickt wird, ist die jetzt noch allgemein verbreitete Ansicht, daß der Mensch dem Grade der Luftverdünnung in jenen Höhen nicht widerstehen könne. Gegen ein so andauerndes Leiden, wie das der Atemnot, genügt kein Heldenmut. Die Furcht vor einer schleichenden Krankheit kann weder durch die romantischen Beschreibungen des Himalaja noch durch die poetischen Darstellungen, durch welche die Großartigkeit jener Berge besungen ward, gebannt werden. Ich bin aber meinerseits überzeugt, daß der Mensch den Gipfel des Gaurisankar ohne bedenkliche Leiden wird ersteigen können. Die in diesem Buche beschriebenen Versuche und Beobachtungen geben mir die Gewißheit, daß der Mensch sich langsam an die Verhältnisse des Luftdruckes, die er auf den Gipfeln des Himalaja vorfindet, gewöhnen kann. Wenn Vögel 8000 m hoch fliegen können, wird auch der Mensch sich langsam zu der gleichen Höhe erheben können.

Stellen wir zwischen den beiden in Rede stehenden Unternehmungen einen zusammenfassenden Vergleich auf! Eine Expedition zum Pol gewährt den Vorteil, daß die Verproviantierung eine leichtere ist; denn es ist immer die Möglichkeit vorhanden, durch Jagd oder Fischfang Fleisch zu erhalten, und ebenso können mit Nahrungsmitteln beladene Fahrzeuge sich bis zu den Eisfeldern vorwagen oder sich zwischen diesen hindurcharbeiten. Ferner bieten die Hunde, welche die Schlitten ziehen, selbst Nahrungsmittel dar, insofern sie im Notfalle einer nach dem anderen getötet und gegessen werden können. Die Natur ist in den Polargegenden weniger öde und die Gefahren sind dort geringer, als an den Abhängen des Himalaja. Nansen und Johansen konnten, bevor sie sich auf das Franz Josephland zurückzogen, einen großen Teil der Polargegend auf zwei Schlitten durchfahren. Zwei gleich starke und kühne Männer würden den letzten, noch unerforschten Teil des Himalaja nicht allein ersteigen können, ohne einem sichern Tode entgegenzugehen. Die Ostkette des Himalaja ist infolge der dort herrschenden Monsune und der dort auftretenden Regengüsse ungleich steiler als die Abhänge unserer Alpen.

Die dorthin zu sendende Expedition müßte daher nicht nur einen größeren Umfang annehmen, sondern bedürfte auch einer längeren Vorbereitung. Wenn ein solches Unternehmen weniger bedeutend erscheinen mag, so darf man doch daraus nicht schließen, daß es geringere Kosten verursachen würde. Die Bedeutung aber, welche eine solche Expedition für die Wissenschaft und die Geschichte der Erde ergeben würde, wird auch die kühnsten Polarfahrten in Schatten stellen, der Alpinismus wird erst durch die Eroberung der jungfräulichen Gipfel des Himalaja gekrönt werden.

VI

Die Ersteigung der höchsten Gipfel Asiens ist der Traum und das Streben der Alpinisten. Von den vielen Schriften, die hierüber veröffentlicht wurden, erwähne ich nur die von Clinton Dent.[1] Die Gebrüder Schlagintweit stiegen in den Jahren 1854 bis 1856 bis zu 22,259 Fuß (6787 m) auf. Conway erreichte im Karakorum eine Höhe von 22,600 Fuß (6887 m), Zurbriggen kam mit Fitz-Gerald zu einer Höhe von 24,000 Fuß (7300 m) empor. Diese letztere Angabe ist aber noch nicht sicher. Die von Graham i. J. 1883 gemachten Angaben sind anfechtbar. Nach den hierüber veröffentlichten Kritiken, wie nach den Beobachtungen der Eingeborenen und der indischen Offiziere scheint es, daß er nicht den Kabru, sondern einen Berg von geringerer Höhe erstieg.

Eine große Schwierigkeit, auf den Gaurisankar zu gelangen, besteht darin, Leute zu finden, die genügend trainiert sind, um den dort oft unerwartet auftretenden Zufällen gewachsen zu sein. Es ist z. B. nicht ausgeschlossen, daß man, um auf einen der höchsten Gipfel zu gelangen, zuvor einen solchen von 7000 m Höhe hinauf- und dann wieder hinabsteigen muß. Zieht man ferner in Betracht, daß die letzten Lagerplätze nur langsam verändert werden können, so leuchtet ein, daß alle sich häufenden Hindernisse nur durch kluge Organisation und durch große Freigebigkeit für die Verproviantierung beseitigt werden können. Da das tägliche Quantum an Nahrungsmitteln für die Person wenig mehr als 1 kg beträgt und man außerdem weiß, daß man über 5000 m Höhe hinaus nicht gut mehr als 10 kg tragen und nicht über 200 m pro Tag steigen kann, so kann man ungefähr die Zahl der Lagerplätze berechnen und die Zahl der Personen feststellen, welche nötig

[1] Clinton Dent, Above the Snow-Line. London 1885, p. 300. The future mountaineering.

ist, um die Vorräte zu den einzelnen Lagerstätten hinaufzutragen. Hat man für die Zelte, die wissenschaftlichen Instrumente und die für die Reise nötigen Gegenstände das Gewicht ermittelt, so läßt sich auch die Anzahl der hierzu notwendigen Träger bestimmen. Man kann diese Zahl gleichsam durch eine Pyramide darstellen, auf der die Vorräte wie auf einer Leiter stetig abnehmend und sich verzehrend nach oben befördert werden. Für die am höchsten gelegenen Stationen bedient man sich am besten europäischer Führer, da diese der Bergkrankheit besser widerstehen als die Eingeborenen.

Bei den bisher ausgeführten Reisen war die Geschwindigkeit des Aufstiegs zu groß. Die Eile hat große Nachteile zur Folge: erstens hat man nicht Zeit, das Nervensystem an die Wirkung der verdünnten Luft zu gewöhnen, sodann kann sich der Organismus nicht so schnell der auf ihn einwirkenden Kälte anpassen und endlich verzehrt die durch einen solchen Aufstieg herbeigeführte Ermüdung die zur Verfügung stehende Energie schneller, als sich dieselbe wieder herstellen kann. Unter solchen Bedingungen lähmt die Bergkrankheit auch die stärksten Menschen.

Wenn man kleine Sachen mit großen vergleichen darf, so bin ich der Meinung, daß wir auf der Gnifettispitze nur deswegen weniger litten, als dies bei meinen Kollegen während ihrer Montblancbesteigung (Kapitel 13) in einer geringeren Höhe der Fall war, weil wir uns durch langsames Aufsteigen (1000 m pro Woche) allmählich an die Kälte gewöhnt hatten und außerdem uns in der Hütte Königin Margerita wärmer zu halten wußten.

Die Anpassungsfähigkeit an die Kälte ist einer der Punkte, die bisher noch wenig untersucht sind. Wir können uns, wie wir dies bei Nansen sehen, an Kälte von -40^0 gewöhnen, aber der Temperaturwechsel darf kein plötzlicher sein, sondern der Organismus muß allmählich durch eine Serie von immer niedriger werdenden Temperaturgraden hindurch geführt werden. Wer eine Expedition auf den Gaurisankar organisiert, würde daher vor allen Dingen die Widerstandsfähigkeit der an derselben teilnehmenden Personen gegen die Kälte kennen müssen. Für eine vorbereitende Anpassung genügt ein monatlicher Aufenthalt auf der zu Füßen der Monte Rosaspitze sich hindehnenden Eisebene. Man hat hier noch den Vorteil, daß man gegen gefahrvolle Stürme immer in der Hütte Königin Margerita sichern Schutz findet.

Für eine solche Expedition ist es weiter unbedingt nötig, als Führer und Träger Leute zu wählen, die, wie die Soldaten Jachini, Marta und Sarteur, die mich bei meinem Aufstieg auf den Monte Rosa begleiteten, an das Leben auf den Bergen gewöhnt sind, d. h. Männer, bei denen der Stoffverbrauch im Vergleiche mit der geleisteten Muskelarbeit ein minimaler ist, bei denen sozusagen die nervöse Erregung, die direkte Ursache der Ermüdung, fehlt und bei denen endlich die innere Körpertemperatur auch bei den größten Anstrengungen nicht zunimmt. Die an den Abhängen des Himalaja lebenden Eingeborenen sind, trotzdem sie mit geringeren Kosten zu unterhalten sind als die Europäer, auf einer solchen Expedition nicht zu verwenden; denn da sie den Gipfel des Himalaja aus religiösen Vorstellungen für unerreichbar halten, so fehlt ihnen die moralische Stärke, die zu so langen und mühsamen Unternehmungen erforderlich ist. Daß man, wie dies bei den Eingeborenen der Fall ist, wenig ißt, hilft hierbei nichts; es ist vielmehr besser, wenn man für solche Expeditionen Leute wählt, die viel essen.

Es sind neue Probleme, die hiermit dem Alpinismus vorgelegt werden, und über welche noch Versuche angestellt werden müssen. Ich glaube jedoch, daß derjenige, der viel ißt oder der in seinem Blute eine größere Menge assimilierbarer Stoffe aufgehäuft hat, der Ermüdung besser widersteht, als derjenige, der wenig ißt und die kostbaren Vorräte der Gewebe angreifen muß. Alles, was den Organismus verzehrt, verschlechtert die Bedingungen für die Widerstandsfähigkeit gegen den herabgesetzten Luftdruck. Die Personen, welche sich bei fortgesetzten Anstrengungen mehr ihres Blutes und weniger der in den Geweben aufgehäuften Energie bedienen, sind zugleich diejenigen, bei denen die Ermüdungserscheinungen bei Höhenbesteigungen weniger andauern und weniger bedenklich sind.

Ich hoffe, daß es mir gelingen wird, in unserem neuen Observatorium einen ähnlichen Apparat zu konstruieren, wie den in Fig. 58 dargestellten, so daß man die Widerstandsfähigkeit von Personen, welche zum Himalaja aufzusteigen gewillt sind, hier prüfen kann. Die pneumatischen Kammern, deren man sich im Tiefland bedienen kann, sind zum Trainieren für große Höhen nicht geeignet. Man kann hier den höchstgradigen Herabsetzungen des Luftdruckes in geringerem Maße widerstehen, weil man nicht Zeit hat, sich an dieselben zu gewöhnen. Ich habe Luftverdünnungen widerstanden, die Höhen von 7600 und 11,600 m entsprechen, aber ich würde weniger gelitten haben, wenn ich mich denselben hätte anpassen können. Ein anderer ungünstiger Umstand bei solchen Versuchen im Tiefland ist die erhöhte Temperatur der Luft. Selbst im Winter ist die Rückkehr zum gewöhnlichen Luftdruck nach Beendigung des Versuches noch eine große Unbequemlichkeit. Auf dem Monte Rosa kann eine gründlichere Anpassung an die verdünnte Luft erzielt werden; denn von einem der Höhe von 4560 m entsprechenden Luftdrucke an kann man die Verminderung soweit treiben, daß sie Höhen von 8000 bis 9000 m entspricht; außerdem kann man sich, wie ich hoffe, langsam an so starke Druckherabsetzungen gewöhnen. Wir haben in der pneumatischen Kammer Apparate stehen, mittelst deren eine Person, immer auf der gleichen Stelle bleibend, Muskelarbeiten, wie die, welche man bei einem Aufstieg ausführt, verrichten kann.

Statt die pneumatische Kammer, wie dies bei der in Fig. 58 dargestellten geschehen ist, aus einem Stücke und aus Eisen zu fertigen, wird es für das Hinauftragen bequemer sein, sie aus zwei gleich großen Aluminiumplatten herzustellen und zwar so, daß jedes Stück an einem Ende und somit die ganze Kammer an beiden Enden kuppelartig verschlossen bleibt. Diese Form wird dem Luftdrucke am besten widerstehen. Vor der Thüre des Observatoriums ist auf dem Felsen schon ein Platz hergestellt, wohin man einen Benzinmotor stellen kann, der die die Druckverminderung erzeugende Pumpe in Bewegung setzen wird.

Nachdem sich der Organismus durch den Aufenthalt in der Hütte Königin Margerita den Luftverhältnissen einer Höhe von 4560 m angepaßt hat, wird es möglich sein, längere Zeit hindurch größere Druckverminderungen ertragen zu können, als dies bisher infolge des schnellen Überganges vom Normaldruck zu etwa 8000 m Höhe möglich war.

Ich hoffe diese Studien, welche das Ziel und gleichsam der Traum meiner letzten Alpenexpedition gewesen sind, noch beenden zu können. Wenn meine Erwartungen sich nicht erfüllen sollten, hoffe ich, daß andere Physiologen, die tüchtiger und jünger sind als ich, die von mir auf dem Monte Rosa begonnenen Studien beenden werden.

Soldat Ramella Korporal Jachini

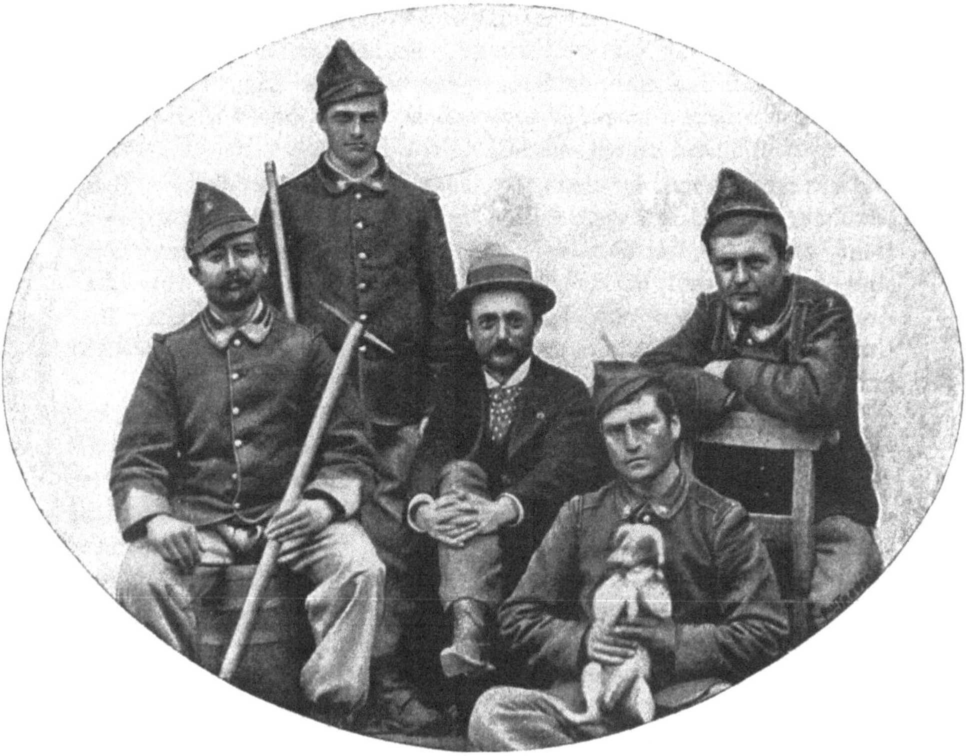

Korporal Camozzi Stabsarzt Dr. V. Abelli Soldat Marta

Erster Nachtrag.

Verlauf einer Lungenentzündung, welche sich auf dem Gipfel des Monte Rosa entwickelte und daselbst geheilt wurde.

Die vorstehende Photographie ist die letzte, welche Benno Bizzozero aufgenommen hat. Sie zeigt die aus dem Rekonvaleszenten Ramella, dem Stabsarzte Dr. Vittorio Abelli, den Korporälen Camozzi und Jachini und dem Soldaten Marta bestehende Nachhut der Karawane, welche uns zu Gressoney einholte. Ich habe diese Aufnahme als eine Erinnerung an den glücklichen Ausgang unseres Unternehmens hier vorangestellt.

Während wir uns 4560 m hoch in der Hütte Königin Margerita befanden, erkrankte, wie bereits mehrfach erwähnt wurde, einer unserer Gefährten an der Lungenentzündung, ein Fall, den man in so großer

Höhe nur selten zu beobachten Gelegenheit hat. Wenn die nachstehende Darstellung seiner Krankheitsgeschichte die Vollständigkeit vermissen läßt, die wir ihr gern gegeben hätten, so hoffe ich, daß neben den Unruhen und der Sorge jener Tage die Enge des Raumes und die sonstigen Schwierigkeiten, welche wir zu überwinden hatten, als Entschuldigung dienen werden.

„Pietro Ramella,[1] gebürtig aus Oropa, ist ein junger Alpenbewohner von 22 Jahren. Sein Körpergewicht beträgt 62 kg, seine Höhe 1,62 m. Sein Körper ist regelmäßig gebaut und stark konstituiert, doch hat R. für gewöhnlich ein etwas blasses Aussehen. Am 13. Juli betrug die Vitalkapazität bei ihm 3872 ccm. Als Knabe litt er an Ohrenschmerzen, sonst ist er seiner Aussage nach immer gesund gewesen.

Als einen Beweis für die Körperkraft des Soldaten Ramella führe ich einen der Märsche an, der von ihm ausgeführt wurde, als wir noch während der Zeit des Trainierens in der Ebene und in den Vorbergen Übungsmärsche anstellten. Mit einigen Gefährten war er am 5. Juli 1894 um 5 Uhr nachm. von Ivrea fortgegangen und um 5 Uhr früh am nächsten Tage zu Gressoney St. Jean angekommen. Ich befand mich mit Prof. A. Mosso eine Stunde weit unterhalb dieses Ortes, um die Gesellschaft zu erwarten. Als wir Ramella nach seiner Ankunft untersuchten, fanden wir eine Temperatur von 37,4° im Rektum, eine Pulsfrequenz von 98 und eine Atemfrequenz von 25 in der Minute. Sein körperlicher Zustand war ein ausgezeichneter, und er ging bald darauf mit seinen Genossen weiter bis nach Gressoney la Trinità, wo er um 10 Uhr ankam. Ohne die Haltezeiten in Rechnung zu ziehen, hatte er auf diese Weise einen Marsch von 12 Stunden zurückgelegt. Hinzugefügt sei noch, daß der Niveauunterschied des Weges 1400 m betrug und daß Ramella eine Last von ungefähr 15 kg in seinem Tornister auf dem Rücken getragen hatte. — Dieser und andere Märsche, die er in der Ebene zwischen Montanaro und Turin ausgeführt hatte, waren mir eine hinreichende Sicherheit für seine Körperkraft und für die Widerstandsfähigkeit, welche er der Ermüdung entgegenzusetzen vermochte.

Nachdem wir bereits einige Wochen auf den Gletschern des Monte Rosa zugebracht hatten, sandten wir Ramella, den wir ab-

---

[1] Diese Beobachtungen wurden von dem Stabsarzt Herrn Dr. Vittorio Abelli zusammengestellt und der Accademia dei Lincei vorgelegt. Rendiconti seduta 5 Luglio 1896. — In der Originalabhandlung sind drei Kurven mitgeteilt, die ich in diesem Auszuge der Kürze halber fortgelassen habe. — Archives italiennes de Biologie. Rome. XXVI.

sichtlich in Ivrea zurückgelassen hatten, die Nachricht, uns nachzukommen. Am 10. August 1894 reiste er dementsprechend um 7 Uhr früh mit dem Zuge ab. Er erreichte um 8 Uhr Pont St. Martin und ging von hier zu Fuße weiter nach Gressoney St. Jean, wo er um 5 Uhr nachm. eintraf. Nachdem er hier geschlafen, ging er am anderen Morgen um 6 Uhr mit einigen Gefährten und einem Führer weiter und erreichte mit diesen zusammen um 5 Uhr 30 Min. nachm. die Hütte Gnifetti (3620 m hoch), woselbst er gut schlief. Am nächsten Tage, dem 12. August, ging er um 5 Uhr 30 Min. früh von der Hütte wieder fort. Wie schon am vorhergehenden Tage, trug er auch jetzt einen ungefähr 20 kg schweren Sack mit Brot auf dem Rücken. Während der ganzen Reise, auch bei den beschwerlichsten Aufstiegen, hatte er keine Spur anormaler Ermüdung gezeigt. Auch während des letzten Teiles des Aufstiegs, des steilsten und schwierigsten, wollte Ramella keine Hilfe annehmen (obwohl drei Personen unserer Gesellschaft, wie dies immer geschah, der kleinen Karawane entgegengegangen waren, um die einzelnen zu unterstützen und sie durch ein wenig warmen Wein zu erfrischen), er trug seinen Brotsack bis zur Hütte Königin Margerita hinauf. Hier, es waren ihrer vier, trafen sie um 9 Uhr 12 Min. ein. Das Wetter war heiter und der Wind stark. Die Lufttemperatur betrug im Schatten -9^{0}.

Um die Erscheinungen der Ermüdung, sowie die Veränderungen, welche im Organismus unmittelbar nach der Ankunft in jener Höhe auftraten, kennen zu lernen, wurde jeder der Ankömmlinge beim Eintritt in die Hütte von einem Arzte untersucht. An dem jungen Ramella wurden die Beobachtungen von Prof. Ugolino Mosso angestellt. Aus den Aufzeichnungen kopiere ich den Teil, der sich auf die ersten Stunden nach der Ankunft in der Hütte Königin Margerita bezieht.

Pietro Ramella ist um 9 Uhr 12 Min. eingetroffen, er hat keinen Kopfschmerz, ist aber sehr müde. Das Gesicht ist etwas cyanotisch, die Hände sind sehr kalt. Nachdem die Schuhe und die Strümpfe ausgezogen sind, zeigen sich die Füße in normalem Zustande; dieselben werden mit einer wollenen Decke umwickelt, worauf sich Ramella sofort auf eine Matratze legt.

9	Uhr	18	Min.	vorm.	Puls	110	Atemfrq.	25	Temp.	im	Rektum	37,6°
9	„	27	„	„	„	102	„	20	„	„	„	37,05
9	„	45	„	„	„	110	„	20	„	„	„	37
3	„	—	„	nachm.	„	123	„	25	„	„	„	37,8
5	„	50	„	„	„	120—124	„	26	„	„	„	39

Er hat Kopfschmerz und Neigung zum Erbrechen; da er sehr niedergedrückt ist, geben wir ihm in einem halben Glase Marsalawein 10 cg salzsaures Cocaïn. Die Cyanose hat zugenommen, es treten Fieberschauer auf.

In der Nacht nimmt das Fieber noch mehr zu, am folgenden Tage spreche ich nach einer Prüfung der Lungen den Verdacht aus, daß es sich um eine Lungenentzündung handle. In der am Ende angefügten Tabelle sind die Beobachtungen zusammengestellt, welche während des Verlaufes dieser Krankheit gemacht wurden.

Während der ersten beiden Tage schwankte der Puls zwischen 118 und 100 in der Minute. Derselbe war so schwach und fadenförmig, daß man mittelst des Mareyschen Sphygmographen keine Kurven erhalten konnte. Ich hätte versuchen können, solche mit dem A. Mossoschen Hydrosphygmographen zu schreiben, den wir in der Hütte Königin Margerita bei uns hatten, aber ich hielt es nicht für angezeigt, den Kranken zu belästigen, zumal außer der großen Frequenz und der Schwäche des Pulses die Funktionen des Herzens und der Blutgefäße normal waren.

Auffällig war die Unregelmäßigkeit in der Frequenz und dem Umfange der Atembewegungen. Durch wiederholte Beobachtungen habe ich mich überzeugt, daß die Respiration bei Ramella oberflächlicher war als bei jedem von uns. Am dritten Krankheitstage betrug die Atemfrequenz nur 23 in der Minute. Dies rührt von dem Zusammenwirken mehrerer Faktoren her, welche sich in entgegengesetztem Sinne geltend machten. Es sind dies das Fieber, die Höhenlage, die Ruhe, die Veränderung in der Lunge selbst und die herabgesetzte Thätigkeit der nervösen Centren. Jedenfalls ist es für die Lehre von der Bergkrankheit von Interesse, daß die Tiefe der Atmung verringert war trotz eines Luftdrucks von nur 425 mm und trotz der Verkleinerung der respirierenden Fläche infolge der Lungenentzündung.

Als eine weitere Thatsache verdient hervorgehoben zu werden, daß die Atmung während der Krankheit periodisch verlief. Diese Erscheinung, welche bei uns allen während des Schlafes auftrat, zeigte sich auch bei Ramella deutlich während des wachen Zustandes, nur bestand hier in der Periodenbildung der Unterschied, daß auf 10 bis 12 oberflächliche 2 bis 3 tiefe Inspirationen folgten.

Die Atemfrequenz erreichte am zweiten Tage der Krankheit mit 32 Atemzügen in der Minute ihr Maximum, danach verringerte sie sich nach und nach bis auf 18 Respirationen in der Minute. In der Ebene hatte die Durchschnittsfrequenz der Atmung bei Ramella nur 18 in der Minute betragen. Auch die Pulsfrequenz fing nach dem zweiten Tage an abzunehmen, dieselbe fiel von 118 Pulsschlägen (Frequenz am 13. August) bis auf 64, ohne je das Minimum von 50 Pulsationen zu erreichen, das wir im Tieflande an ihm beobachtet hatten. Während der ganzen Zeit des Aufenthaltes in der Hütte Königin Margerita blieb der Puls bei ihm klein und schwach.

Bemerkenswert für den Verlauf dieser Lungenentzündung war auch der Gang der Körpertemperatur. Dieselbe erreichte anfangs fast 40° (39,9°) und schwankte an den folgenden Tagen zwischen 38,8° und 38°. Die Pneumonie ging am siebenten Tage zu Ende, der Verlauf des Fiebers während derselben kann als eine langsame Lysis betrachtet werden.

Die bei der akuten Lungenentzündung ziemlich selten vorkommende lytische Heilung deutet auf einen anormalen Verlauf hin, von dem wir die Ursachen diskutieren müssen. Die Annahme, daß die Pulmonitis durch Erkältung entstanden sein könnte, scheint mir keine große Wahrscheinlichkeit für sich zu haben. Wäre dies der Fall gewesen, so müßte die Krankheit unter den Alpinisten viel häufiger auftreten, als dies im allgemeinen geschieht. Nach den Erfahrungen, die ich selbst in den Alpen gewonnen, glaube ich vielmehr, daß Lungenentzündungen in höher gelegenen Gegenden weniger häufig sind, als in der Ebene.

Aller Wahrscheinlichkeit nach handelt es sich um eine fibrinöse akute Pulmonitis, obwohl dies mangels eines Mikroskopes durch die Untersuchung des Auswurfes nicht bestätigt werden konnte. Das fast gänzliche Fehlen des Hustens, die physische Beschaffenheit des Sputums, das in typischer Weise rostfarbig blutig und zäh schleimig war, das Fehlen der charakteristischen Symptome des Bronchialkatarrhs, berechtigten uns zu der Annahme, daß es sich hier in Wahrheit um eine Infektion durch den Fraenkelschen Pneumococcus handelte.

Sobald die Diagnose feststand, war die erste Frage, welche wir erwogen, die, ob sich der Zustand des Kranken durch sein Verbleiben in jener Höhe verschlimmern würde, oder ob andererseits der verminderte atmosphärische Druck auf den Verlauf des Fiebers und der Lungenentzündung günstig wirken werde. An den ersten beiden Tagen wurden wir durch die Zunahme der Cyanose und die Abnahme der Körperkräfte in große Sorge versetzt. Da aber an jenen Tagen auf den Alpen heftiger Sturm ausbrach, der uns nicht einmal gestattete, aus der Hütte zu treten, war die Möglichkeit, den Kranken nach unten zu transportieren, gänzlich ausgeschlossen.

Die schnelle Entfieberung erweckt den Glauben, daß die verdünnte Luft günstig auf den Verlauf der Krankheit gewirkt hat. Sicherlich hatte der Pneumococcus hier eine geringere Virulenz, als er gemeinhin bei Infektionen besitzt, die in der Ebene auftreten. Die Thatsache, daß keiner der unserigen von der Krankheit ergriffen wurde, obwohl sich der Kranke zusammen mit uns in dem engen Raum einer schlecht ventilierbaren Hütte befand, beweist, daß die Bazillen nicht sehr virulent sein konnten. Wenige Kranke dürften

Beobachtungen über den Verlauf der Lungenentzündung, welche der Soldat Ramella überstand.

Tag	Stunde	Puls	Atmung	Temperatur im Rektum	Beobachtungen
August 12	9,— n.			39,5°	Starker Kopfschmerz, die Respiration ist periodisch, d. h. es wechselt eine gewisse Anzahl oberflächlicher Atemzüge mit 1 bis 2 tiefen Inspirationen ab.
13	6,20 v.	118	32	39,9	Vesikuläres Atmen im ganzen Umfange der Lunge außer rechts unten hinten, wo es unbestimmten Charakter hat. Ein Spitzenstoß ist nicht auffindbar, Herzdämpfung vergrößert, Herztöne nicht verändert, aber sehr schwach, Puls klein, an der Radialis nicht wahrnehmbar. Rechts unten hinten Dämpfung, knisternde Geräusche, leichte Verstärkung des Stimmfremitus. Gänzliches Fehlen von Husten; Atem periodisch, intensiver Kopfschmerz in der Stirngegend, Somnolenz, deutliche und ausgebreitete Cyanose, Zunge leicht belegt.
	9,45 v.	102	30	39,5	
	12,— v.			38,9	
	4,30 n.			38,6	
	5,— n.	104	24	38,5	
	7,— n.			38,2	
14	7,— v.			38,7	Bronchialatmung hinten rechts unten keuchend, heftiges Nasenbluten, beständiger Kopfschmerz. Husten fehlt. Urin wenig, konzentriert, dunkel.
	10,30 v.	98	29	38,6	
	5,30 n.			38,7	Beständiger Kopfschmerz, kein Husten, Bronchophonie, Knistergeräusche, Lungendämpfung entsprechend dem Sitze der Entzündung vergrößert.
	9,— n.	96	24	38,1	Die periodische Atmung sehr ausgesprochen.
15	6,— v.	94	25	38,8	Mit seltenen und schwachen Hustenstößen erscheint der charakteristische Auswurf von stark fauligem, dem Kranken selbst unerträglichem Geruch. Das Kopfweh ist stärker geworden. Patient erhält $1/2$ g Phenacetin und eine Tasse starken Kaffee.

Beobachtungen über den Verlauf der Lungenentzündung, welche der Soldat Ramella überstand.

Tag	Stunde	Puls	Atmung	Temperatur im Rektum	Beobachtungen
August 15	11,— v.			38,1°	Kopfschmerz sehr gemildert, der Kranke nimmt ein Eidotter mit Marsalawein, 2 Stunden später Fleischbrühe mit Ei.
	4,30 n.	96	23	38	
	9,— n.			38,7	Leichter Kopfschmerz, der Kranke schläft; er hat warmen Wein und außerdem Marsala genommen.
16	6,— v.	92	24	38,4	In der Nacht tritt der Kopfschmerz wieder auf, der am Morgen verschwunden war; der Kranke hat eine Tasse Kaffee genommen, er klagt über eine lästige Empfindung in den Ohren, als ob er Wasser in den äußeren Gehörgängen habe, obwohl dieselben normal sind. — Blutiger Auswurf, der wie immer leicht, beim ersten Hustenstoß herausbefördert wird.
	5,— n.			38,5	Man bemerkt einen herpetischen Ausschlag an den Lippen, Kopfschmerz verschwunden; der Kranke hat Fleischbrühe mit Ei genommen, ebenso Rotwein und Marsala. Patient ist für zwei Stunden aufgestanden.
	9,— n.	95	22	38,3	Das Kopfweh kehrte für 3 Stunden zurück, der Kranke nahm Fleischbrühe und etwas Rotwein.
17	8,— v.	90	21	37,7	Der Kranke hatte eine gute Nacht, kein Kopfweh.
	2,— n.			38	Der Kranke ist ruhig, er nahm eine Suppe. Auswurf geringer und weniger gefärbt.
	5,— n.	86	23	38,1	Die lokalen Symptome sind fast vollständig verschwunden. Die Vesiculäratmung ist zurückgekehrt. Die knisternden Geräusche sind verschwunden. Husten fast verschwunden. Puls filiform, man fühlt ihn an der Radialis schlecht. Cyanose vermindert.
	9,— n.			37,9	Der Kranke sagt aus, daß er sich besser befinde, er schläft ruhig.
18	6,30 v.	90	22	37,8	Der Kranke hat die ganze Nacht hindurch geruht. Spärlicher schleimig-eitriger Auswurf.
	4,30 n.	80	19	37,4	4 Stunden lang aufgestanden. Der Kranke aß. Leichte Cyanose mit Blässe. Puls filiform und Atmung periodisch.
19	7,— v.	64	19	36,8	Während des ganzen Krankheitsverlaufes trat im Thorax kein stechender Schmerz auf.

jedoch mit der gleichen Sorgfalt behandelt werden. Wir vier Ärzte waren während des ganzen Tages um ihn, pflegten ihn und suchten ihm Mut einzuflößen. Obwohl es nicht möglich war, den Kranken zu isolieren und wir in seiner Nähe wohnen und schlafen mußten, so wurden doch andererseits keine Vorsichtsmaßregeln außer acht gelassen, durch welche eine weitere Infektion verhütet werden konnte. Besondere Sorgfalt verwandten wir darauf, den Auswurf unschädlich zu machen. Derselbe wurde stets in Gefäßen aufgefangen, die eine desinfizierende Sublimatlösung enthielten. Jeder Gegenstand, den der Kranke während des Essens oder des Trinkens berührte, wurde gleichfalls mit Sublimat desinfiziert. Für alles andere, was von dem Kranken herrührte, verfügten wir über ein Desinfektionsmittel von so absoluter Wirksamkeit, wie es keine Klinik besitzt. Unterhalb des Fensters der Hütte Königin Margerita, das sich nach Süden hin öffnet, liegt 1500 m tief der Vigne-Gletscher. Was man aus diesem Fenster in das Thal der Sesia warf, fiel steil hinab in schwindelerregende Tiefe.

Der Verlauf dieser Pneumonie kann, wie bemerkt, von einer geringen Virulenz der Krankheitskeime herrühren, es ist aber auch möglich, daß die verdünnte Luft das Fieber herabgesetzt und die Ausbreitung des Infektionsprozesses vermindert hat."

In meinem Laboratorium hat Dr. Desiderio Kuthy aus Budapest einige Fragen, die sich aus der Krankheitsgeschichte dieser Pneumonie ergeben und die auch Dr. Abelli bereits angedeutet hat, einer experimentellen Prüfung unterzogen. Es ist möglich, daß die Keime der Pneumonie (Fraenkelscher Pneumococcus) in jener Höhe an Aktivität verlieren, und daß die sehr schnell erfolgte Heilung des Soldaten Ramella auf die geringere Virulenz der Infektionsstoffe zurückzuführen ist; es ist aber auch ebensogut möglich, daß der Widerstand, den unser eigener wie der tierische Organismus dem Fieber und der Pneumonie entgegenzusetzen vermag, in jenen Höhen vergrößert ist. Dr. Kuthy stellte an Kaninchen zahlreiche Versuche an, indem er denselben die Keime der Pneumonie injizierte und sie dann mehrere Tage unter einer pneumatischen Glocke in einer der Höhe des Monte Rosa entsprechenden Luftverdünnung hielt. Da es sich bei diesen, bereits ausführlich mitgeteilten Untersuchungen[1] um minutiöse bakteriologische Fragen handelt, so beschränke ich mich hier auf die Wiedergabe der Hauptresultate dieser Studien. Mit denselben dürfte eine für die alpine Pathologie wichtige Forschung begonnen sein.

[1] Desiderio Kuthy, Azione dell' aria rarefatta sulla virulenza del diplococco della polmonite. Rendiconti, R. Accademia dei Lincei, Luglio 1896. — Archives italiennes de Biologie, Tome XXVI, p. 11.

Aus Kuthys Untersuchungen resultierten die beiden Thatsachen, daß die mit dem Fraenkelschen Pneumococcus infizierten Kaninchen leichter starben, wenn sie sich in einer Umgebung befanden, in der der Luftdruck dem auf dem Monte Rosa vorhandenen entspricht, und daß der Tod schneller eintritt, obwohl die Versuche andeuteten, daß die Virulenz des Pneumococcus verringert war, wenn der letztere sich in der verdünnten Luft entwickelt hatte.

Ich habe die Geschichte dieser Lungenentzündung hier wiedergegeben, wie sie kurz nach unserem Abstieg vom Monte Rosa von Dr. Abelli niedergeschrieben wurde. Ebenso habe ich Dr. Kuthys Beobachtungen zugefügt. Durch die Versuche aber, welche ich später selbst anstellte, sind meine Ansichten über die Natur und die Ursache dieser Lungenentzündung vollständig geändert worden.

Die Krankheit, welche den Soldaten Ramella auf dem Monte Rosa befiel, muß, wie ich glaube, als ein typischer Fall einer durch Lähmung des Vagus hervorgerufenen Lungenentzündung angesehen werden. Die Veränderungen, welche ich an Lungen von Hunden und Kaninchen infolge einer einfachen Herabsetzung des Luftdruckes in weniger als einer Stunde auftreten sah, rechtfertigen eine solche Diagnose.

Der anormale Verlauf der Lungenentzündung des Soldaten Ramella und die dabei beobachteten Symptome befestigen die Ansicht, daß die Ursache der Krankheit in dem verminderten Luftdruck gesucht werden muß.

Der Soldat Ramella hatte in der voraufgegangenen Nacht gut geschlafen, er gelangte in so ausgezeichnetem Zustande bis zum Fuß der Gnifettispitze, daß er die Last von 20 kg, welche er auf dem Rücken trug, an die Abteilung, welche ihm entgegengegangen war, um ihm beim letzten und schwierigsten Teil des Aufstieges behilflich zu sein, nicht abgeben wollte. Als er um 9 Uhr 12 Minuten in der Hütte Königin Margerita ankam, sagte er mir mit heiterer Miene, daß er sich sehr wohl befände. In weniger als 6 Stunden wurde sein Zustand beunruhigend. Es trat Erbrechen auf, der Puls wurde außerordentlich frequent und so klein, daß man ihn an der Radialarterie nur mit Mühe zählen konnte.

Auffallend ist in dieser Krankengeschichte die Pulsfrequenz von 123 Schlägen in der Minute, welche zu der niedrigen Temperatur im Rektum von 37,8° in keinem Verhältnis stand. Der ernste Zustand der Prostration des Kranken, seine Cyanose, das Erbrechen, die Ausbreitung der Herzdämpfung, die außerordentliche Schwäche des Herzstoßes, die Unregelmäßigkeit in der Frequenz und der Tiefe der Atembewegungen, welche bereits nach 5 Stunden auftraten, die wahrscheinlich von dem erschwerten Schlucken herrührende Lungengangrän, alles dies sind Erscheinungen, welche sich nur unter der Annahme einer Vaguslähmung erklären lassen.

Glücklicherweise hatte sich der Zustand des Soldaten Ramella schon nach 2 Tagen gebessert; wenn die Lähmung länger angedauert oder sich verschlimmert hätte, so würden wir vielleicht in die schmerzliche Lage gekommen sein, den Verlust eines unserer Gefährten zu beklagen, und es würde an dem Gipfel des Monte Rosa heute die traurige Erinnerung an einen tötlichen Fall von Paralyse der Herz- und Lungennerven haften, ähnlich dem des Dr. Jacottet auf dem Montblanc, über den ich auf S. 241 ff. berichtet habe.

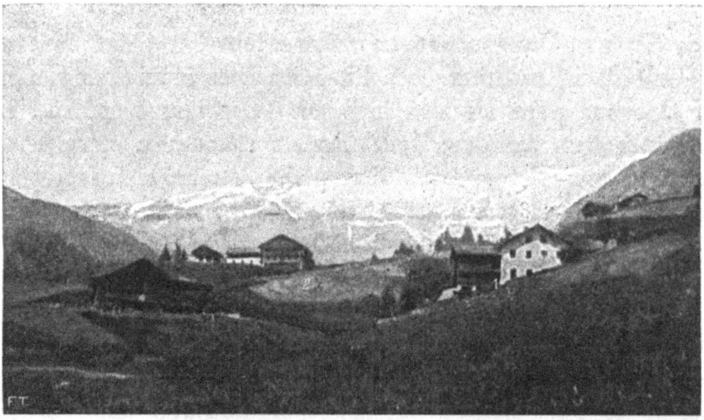

Orsia oberhalb Gressoney la Trinità. Die höchstgelegenen Häuser, welche am Fuß des Monte Rosa während des Winters bewohnt werden (1800 m).

Zweiter Nachtrag.

In der Hütte Königin Margerita angestellte meteorologische Beobachtungen.[1]

Die direkte Beobachtung der meteorologischen Vorgänge in großen Höhen hat für die allgemeine Kenntnis der Atmosphäre eine sehr große Bedeutung. Jeder Alpinist, der mit guten Instrumenten versehen ist, sollte exakte Beobachtungen anstellen und sie in Beziehung setzen zu den Angaben der registrierenden Instrumente, welche im Jahre 1887 ungefähr einen Monat lang im Observatorium Vallot auf dem Montblanc in Thätigkeit waren.[2]

Die von uns während unseres Aufenthaltes in der Hütte Königin Margerita gewonnenen Resultate stelle ich mit denen zusammen, die Dr. Alfonso Sella daselbst vom 22. bis zum 26. August erhielt.

Die Zeit unserer Beobachtungen währt vom 11. bis 26. August mit Ausnahme der Tage vom 19. bis 21. August, in welchen wir von der Hütte abstiegen und Dr. A. Sella zu derselben hinaufstieg. Die Beobachtungen wurden von 6 Uhr früh bis 9 Uhr abends in regelmäßigen Zeitabständen von drei Stunden ausgeführt. Für die Bestimmungen des Luftdruckes verwandten wir ein Goldschmidtsches Aneroidbarometer, für die der Temperaturverhältnisse ein an der Nordseite der Hütte angebrachtes und gegen direkte Bestrahlung geschütztes Thermometer.

---

[1] Die von uns angestellten Beobachtungen sind von Herrn Dr. G. B. Rizzo, Assistent am astronomischen Observatorium der Universität Turin, geordnet worden. Für diese Freundlichkeit, wie für die Abfassung der nachstehenden Nachträge spreche ich ihm auch an dieser Stelle meinen Dank aus.

[2] J. Vallot, Annales de l'Observatoire météorologique du Mont Blanc, 1893.

I. Atmosphärischer Druck.

Das Aneroidbarometer war vor dem Gebrauche gut kontrolliert worden. Ebenso waren die Konstanten desselben direkt bestimmt worden. Dies war aber nur für Drucke geschehen, die von dem normalen nicht erheblich abwichen. Es blieb daher zweifelhaft, ob diese Konstanten auch für die niedrigen Drucke auf dem Monte Rosa Gültigkeit hatten. Um sicher zu gehen, ließ ich im Turiner Laboratorium folgende neue Bestimmungen ausführen. Der Beobachter begab sich mit dem Aneroidbarometer und einem Quecksilberbarometer in die auf Fig. 56 dargestellte pneumatische Kammer, in welcher der Druck auf den der Höhe des Monte Rosa entsprechenden Wert vermindert wurde. Durch gleichzeitiges Ablesen beider Barometer konnte dann der Korrektionswert für das Metallbarometer bestimmt werden.

In der italienischen Meteorologie nimmt man als Tagesmittel des atmosphärischen Druckes das arithmetische Mittel der Ablesungen um 9 Uhr früh, 3 Uhr nachmittags und 9 Uhr abends; denn es hat sich herausgestellt, daß dieser Mittelwert nur unerheblich abweicht von dem aus stündlichen Ablesungen abgeleiteten.

Aus unseren Beobachtungen geht indessen deutlich hervor, daß die täglichen Druckschwankungen auf dem Monte Rosa anders verlaufen, d. h. eine andere Funktion der Tageszeit sind als in der Ebene, und daß das Tagesmittel genauer bestimmt wird, wenn man die Beobachtungszeiten 6 Uhr früh, 12 Uhr mittags und 9 Uhr abends festsetzt. Die diesen Zeiten entsprechenden Werte und die daraus gezogenen Mittel sind in der nachfolgenden Tabelle übersichtlich zusammengestellt:

August 1894 Tag	Atmosphärischer Druck in mm auf dem Gipfel des Monte Rosa (4650 m)			
	6 Uhr vorm.	12 Uhr mittags	9 Uhr abends	Mittel
11	426,2	426,8	427,5	426,83
12	27,2	29,0	30,5	28,90
13	29,0	28,5	27,5	28,33
14	26,2	27,8	30,0	28,00
15	29,0	29,7	29,5	29,40
16	28,0	27,0	27,6	27,53
17	26,0	25,0	27,0	26,00
18	25,5	25,0	25,0	25,17
22	22,0	25,0	26,5	24,50
23	27,3	28,0	29,1	28,13
24	29,2	30,5	31,8	30,50
25	31,9	31,5	30,5	31,30
26	30,8	30,6	29,6	30,33

Nur wenn uns sehr dringende Beschäftigungen abhielten, die Beobachtungen zu der festgesetzten Stunde zu machen, was freilich nur sehr selten der Fall war, ist der Wert aus unmittelbar vor- und nachher angestellten Beobachtungen interpoliert worden.

Unter normalen Bedingungen erreicht der Luftdruck in der Ebene sein erstes und gewöhnlich höchstes Maximum zwischen Sonnenaufgang und Mittag, weil die vormittägige Wasserverdunstung die Luft an Wasserdampf anreichert, dessen Spannung sich zum Luftdruck addiert. Dieser Drucksteigerung entgegen wirkt die zunehmende Erwärmung der Erdoberfläche, welche aufsteigende Luftströmungen und daher eine Druckverminderung hervorruft, deren Minimum zwischen 2 und 5 Uhr nachmittags zu liegen pflegt. Hierauf wächst der Luftdruck von neuem an, bis derselbe durch die Kondensation des Wasserdampfes (Taubildung) nach Mitternacht wieder absinkt, um nach Sonnenaufgang neuerdings zu steigen.

Diese Thatsachen sind den Meteorologen wohlbekannt. Man weiß ferner, daß in großen Höhen die Druckschwankungen nach einer anderen Regel verlaufen. Da durch die Luftströmungen, welche am Meeresspiegel das Minimum des Barometerstandes am Nachmittage bewirken, die Dampfmassen nach oben getragen werden, so wird die durch den Wasserdampf erzeugte Drucksteigerung erst später bemerkbar. Der Luftdruck steigt auch weiterhin noch an, weil zu der starken Feuchtigkeit sich nächtliche Abkühlung gesellt.

Dies wird durch unsere Beobachtungen vollständig bestätigt. Als mittleren atmosphärischen Druck fanden wir:

um	6 Uhr vormittags	427,56 mm,
„	3 Uhr nachmittags	428,03 mm,
„	9 Uhr abends	428,62 mm.

Es dürfte von Nutzen sein, die Werte des atmosphärischen Druckes, welche wir auf dem Monte Rosa erhielten, mit denen zu vergleichen, die an denselben Beobachtungstagen zu Turin gewonnen wurden. Dieselben sind in der nachfolgenden Tabelle einander gegenübergestellt:

Gegenüberstellung der atmosphärischen Drucke zu Turin (276 m) und auf dem Monte Rosa (4560 m).

August 1894 Tag	Atmosphärischer Druck		
	Turin	Monte Rosa	Differenz
11	734,69	426,83	307,86
12	39,07	28,90	10,17
13	35,99	28,33	07,66
14	34,52	28,00	06,52
15	36,86	29,40	07,46
16	36,45	27,53	08,92
17	34,60	26,00	08,60
18	36,72	25,17	11,55
22	39,82	24,50	15,32
23	42,74	28,13	14,61
24	42,88	30,50	12,38
25	41,02	31,30	09,72
26	40,47	30,33	10,14

Noch deutlicher ersieht man diese Variationen aus dem in Fig. 66 dargestellten Diagramm.

Man erkennt sofort, daß die großen Schwankungen an beiden Orten miteinander parallel verlaufen, obwohl dieselben auf dem Monte Rosa einen geringeren Umfang besitzen. Dies kann natürlich nicht anders sein; denn da der atmosphärische Druck zu Turin fast den doppelten absoluten Wert hat, so müssen auch die dort auftretenden Variationen im gleichen Verhältnisse stehen.

Ich teile noch eine letzte Beobachtung mit, die wir bei Gelegenheit der Bestimmungen des Luftdruckes machten. Dieselbe zeigt, wie man praktisch den Niveauunterschied zweier Stationen bestimmen kann, deren mittleren Luftdruck man kennt. In der Zeit, die für uns in Betracht kommt, betrug der Barometerstand zu Turin im Mittel

738,41 mm für eine Höhe von 276 m ü. d. M.[1]
für den Monte Rosa 428,07 „ „ „ „ „ 4559 „ „ „ „.

Für einen Niveauunterschied von 4283 m beträgt die Druckdifferenz somit 310,34 mm. Dies giebt im Mittel eine Druckverminderung von 1 mm auf je 13,8 m Höhenunterschied. Zwischen zwei Stationen, die der Oberfläche des Meeres nahe liegen, nimmt die Druckverminderung mit zunehmender Höhe schneller ab; es kommt hier ungefähr auf je 10 m eine Druckabnahme von 1 mm. Dies darf uns nicht überraschen; denn da die tiefer gelegenen Schichten der

[1] Höhe des Brunnens des Barometers im Observatorium zu Turin.

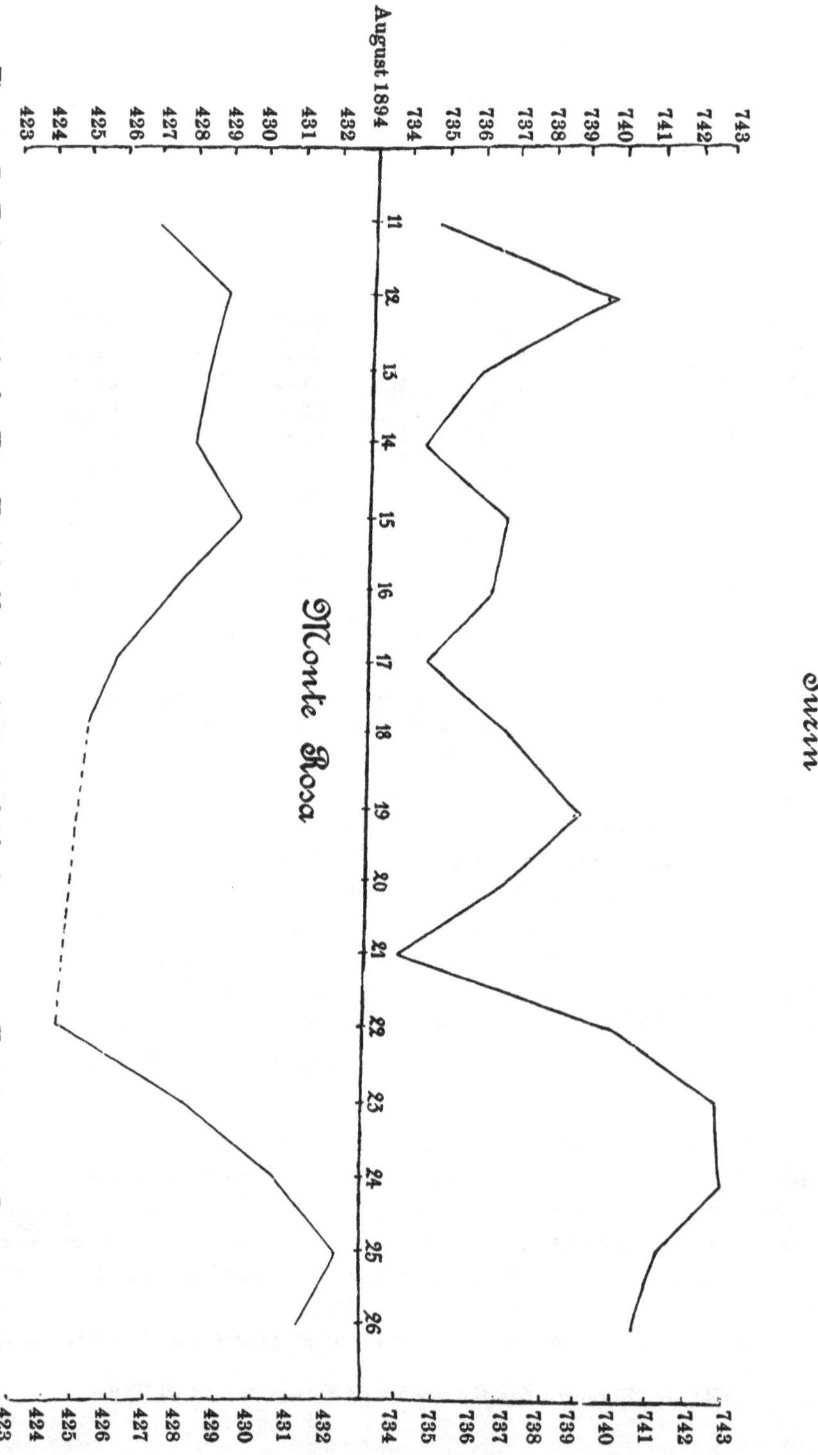

Fig. 66. Zu Turin (276 m) in der Hütte Königin Margerita (4560 m) gleichzeitig gemessene Variationen des Barometerstandes.

Atmosphäre eine größere Dichte besitzen, so müssen auch die Druckänderungen für gleiche Niveaudifferenzen unten größere sein. Die Formeln, welche zur barometrischen Höhenmessung dienen, sind aus den gesetzmäßigen Beziehungen zwischen Höhenlage und Dichtigkeit der Luft abgeleitet.

II. Temperaturverhältnisse.

In großen Höhen sind die Strahlen, welche die Sonne herniedersendet, wärmer als in der Ebene. Da aber die reine und durchsichtige Atmosphäre die Energie der Strahlen nicht zu absorbieren vermag, so erwärmt sich die Luft oben nur wenig. Aus demselben Grunde kühlt sich der Boden daselbst in der Nacht sehr stark ab. Hieraus erklärt sich, weswegen die Temperatur dort auch während des Hochsommers immer sehr niedrig ist. Unsere Beobachtungen zeigen dies sehr deutlich.

Da auf hohen Bergen die mäßigende Wirkung des Wasserdampfes fehlt, so ist der tägliche Verlauf der Temperatur daselbst verschieden von dem, den man in nahe über der Meeresoberfläche gelegenen Gegenden beobachtet. Man darf die dort herrschende tägliche Durchschnittstemperatur daher nicht in der gleichen Weise ableiten, wie in den Observatorien der Ebene. Nach meinen Erfahrungen nimmt man als Tagesmittel der Temperatur auf dem Monte Rosa am besten den Mittelwert aus den Beobachtungen, die man (in gleicher Weise wie die Bestimmung des Luftdruckes) um 6 Uhr früh, 12 Uhr mittags und 9 Uhr abends anstellt.

Die nachstehende Tabelle enthält die aus unseren Beobachtungen resultierenden Werte.

August 1894 Tag	Temperatur auf dem Gipfel des Monte Rosa (4560 m)			
	6 Uhr vorm.	12 Uhr mittags	9 Uhr abends	Mittel
11	— 14,0	— 2,0	— 9,0	— 8,3
12	— 9,0	— 9,0	— 10,0	— 9,3
13	— 10,0	— 4,0	— 9,0	— 7,7
14	— 5,0	— 4,0	— 7,0	— 5,3
15	— 6,0	— 2,0	— 7,0	— 5,0
16	— 7,0	— 2,5	— 7,0	— 5,5
17	— 8,0	— 8,5	— 11,5	— 9,3
18	— 13,0	— 8,0	— 14,5	— 11,8
22	— 8,8	— 5,0	— 7,0	— 6,9
23	— 5,2	— 3,5	— 4,0	— 4,2
24	— 6,0	— 3,8	— 6,0	— 5,3
25	— 3,5	+ 2,2	— 3,0	— 1,4
26	— 3,0	— 4,0	— 5,0	— 3,0

Es wird auch hier von Nutzen sein, die auf dem Monte Rosa erhaltenen Werte der Temperaturbestimmungen mit den zu Turin gewonnenen zu vergleichen. In der folgenden Tabelle sind dieselben einander gegenübergestellt.

In Fig. 67 sind diese Temperaturschwankungen durch ein Diagramm dargestellt.

Die Temperatur der Luft hängt überall und besonders auf den Bergen von einer großen Zahl von Umständen ab. Neben der Strahlung der Sonne kommen hierfür der Zustand des Himmels, die Feuchtigkeit, die Windrichtung u. a. in Betracht. Man begreift daher, daß das Wachsen und Fallen der Temperatur auf dem Monte Rosa im allgemeinen von den zu Turin zu beobachtenden Verhältnissen nicht wesentlich verschieden ist, obwohl im einzelnen bemerkenswerte Abweichungen vorkommen können. Nimmt man das Mittel aus der Gesamtzahl der in der Tabelle verzeichneten Werte, so lassen sich daraus Schlüsse ziehen, die nicht ohne Bedeutung sind.

Dieser Mittelwert sämtlicher Temperaturbeobachtungen ergiebt

für Turin + 21,6°,
für den Monte Rosa — 6,5°.

Die Differenz zwischen beiden Werten beträgt somit 28,1°.

Gegenüberstellung der Temperatur zu Turin (276 m) und auf dem Gipfel des Monte Rosa (4560 m).

August 1894 Tag	Temperatur		
	Turin	Monte Rosa	Differenz
11	21,6°	— 8,2°	29,9°
12	21,6	— 9,3	30,9
13	19,5	— 7,7	27,2
14	20,8	— 5,3	26,1
15	20,6	— 5,0	25,6
16	19,4	— 5,5	24,9
17	21,0	— 9,3	30,3
18	20,1	— 11,8	31,9
22	19,7	— 6,9	26,6
23	21,9	— 4,2	26,1
24	24,1	— 5,3	29,4
25	25,1	— 1,4	26,6
26	26,1	— 4,0	30,1

Vergleicht man die Temperaturunterschiede, welche zwischen diesen beiden Gegenden bestehen, mit ihren entsprechenden Höhenunterschieden, so ergiebt sich, daß die Temperaturabnahme für je

100 m des Niveauunterschiedes etwa einen halben Grad, oder genauer 0,65° beträgt.

Dieses Resultat stimmt vollkommen mit demjenigen überein, das bereits von anderen Beobachtern an anderen Orten gefunden wurde. So haben HIRSCH und HANN an einer großen Anzahl von Beobachtungen, die sie in verschiedenen Höhen teils in der Schweiz, teils in den Gebirgen Deutschlands anstellten, gezeigt, daß die mittlere Temperatur im Monat Augut für je 100 m nach aufwärts

in der südlichen Schweiz um 0,67°,
in der nördlichen Schweiz um 0,64°,
in den Bergen des Harz um 0,66°.

abnimmt.

Ebenso hat CARLO BRUNO bei einer guten Reihe von Beobachtungen, die er zu Mondovi und la Balme in den Seealpen anstellte, für den Sommer eine Temperaturabnahme von im Mittel 0,68° für je 100 m nachgewiesen.

III. Der Sturm vom 13. auf den 14. August 1894.

Am Schlusse dieses kurzen Berichtes über unsere meteorologischen Beobachtungen auf dem Monte Rosa will ich noch einige wenige Worte über den Sturm hinzufügen, den wir während unseres Aufenthaltes daselbst erlebten.

Ohne ein ausgesprochenes Fallen des Barometers, welcher nur Schwankungen um den Mittelwert anführte, erhob sich in der Nacht vom 13. auf den 14. August ein heftiger Sturm aus Norden, der bis zum Mittage des nächsten Tages anhielt. Wir hatten noch nie einen so heftigen Sturm erlebt. Als der Wächter FRANCIOLI aus der Hütte Königin Margerita trat, wurde er von dem Sturme zur Erde geworfen und trug eine Kontusion am Knie davon. Nachdem der Sturm zu toben aufgehört hatte, fanden wir, daß er die ganze Hütte mit einer Kruste von gefrorenem Schnee und den Balkon derselben mit einer dicken Reifschicht überzogen hatte. Die Eiskrystalle waren 12 bis 14 cm lang. Wir hatten auf den Alpen niemals etwas ähnliches gesehen. BENNO BIZZOZERO hat mich von diesen phantastischen Eisformen umgeben photographiert. Die Aufnahme ist auf Seite 277 reproduziert.

Wir haben den Ursachen dieses Sturmes nachzuspüren gesucht. Die Wetterkarten, welche man von den meteorologischen Centralstellen aus zu publizieren pflegt, lassen erkennen, daß zwischen dem 13. und 14. August der atmosphärische Druck in Europa verteilt war, wie die in Fig. 69 wiedergegebene Skizze anzeigt.

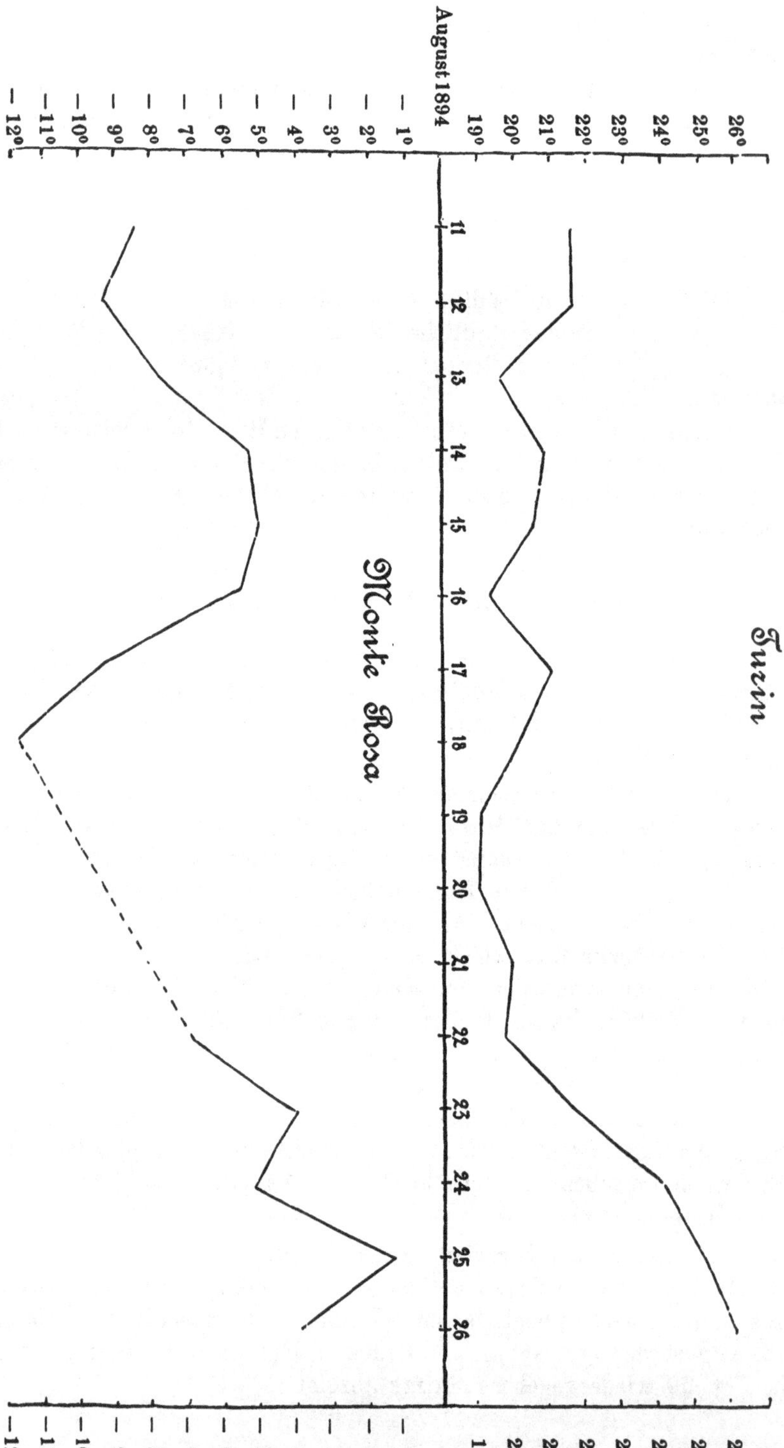

Fig. 67. Vergleich der gleichzeitig zu Turin (276 m) und auf dem Gipfel des Monte Rosa (4560 m) gemessenen Temperaturschwankungen.

Ein tiefes Minimum dehnte sich über England und Schweden aus, während über dem Meerbusen von Biscaya und der spanischen Halbinsel ein Maximum lag. Nach den für unsere Hemisphäre geltenden Windgesetzen zeigt die Luft bei einer Druckherabsetzung oder, wie man auch sagt, bei einem Cyklon eine Wirbelbewegung entgegengesetzt dem Uhrzeiger, während dieselbe bei hohem Druck, oder bei einem Anticyklon, eine dem Gange des Uhrzeigers gleichgerichtete Drehung aufweist. In der Nacht vom 13. auf den 14. August 1894 summierten sich auf dem Monte Rosa die Wirkungen des Cyklons und des Anticyklons derart, daß die Luft eine von Norden nach Süden gerichtete Bewegung erhielt und jener starke Sturm entstand.

Da das barometrische Minimum am folgenden Tage denselben Ort einnahm, während der hohe Luftdruck bedeutend weiter nach Osten rückte, so kehrte die Atmosphäre zur Ruhe zurück.

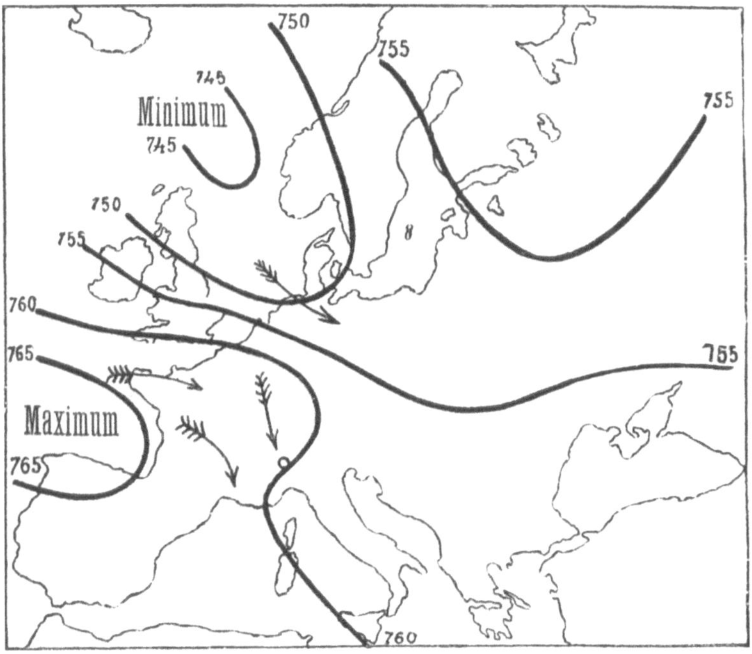

Fig. 68. Karte des Barometerstandes in Europa während des Sturmes am 14. August 1894.

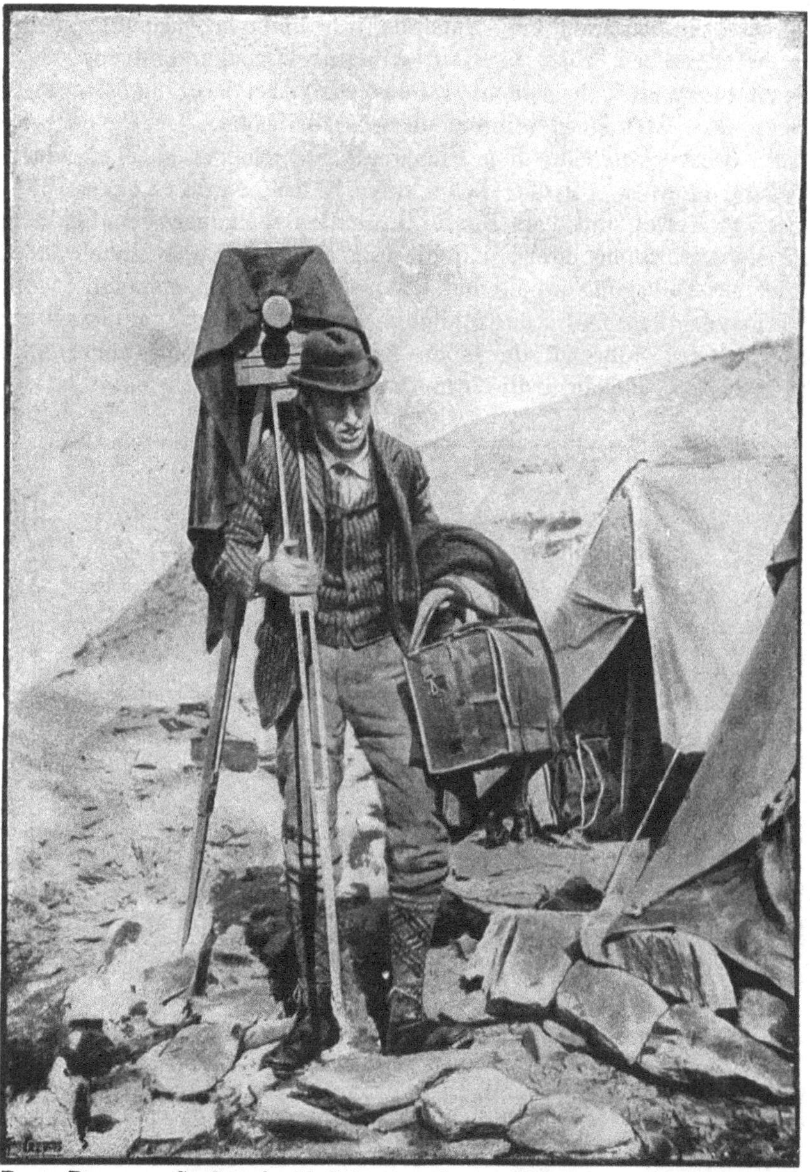

Benno Bizzozero, Student der Medizin, gestorben zu Varese am 4. September 1895.

Tabellen

der physiologischen Beobachtungen, welche während der Expedition auf den Monte Rosa im Juli und August 1894 angestellt wurden.

Die wichtigsten Messungsresultate bei den Personen, an welchen ich meine Beobachtungen machte, sind bereits mitgeteilt worden. Bevor ich dieselben hier mit anderen Versuchsergebnissen nochmals tabellarisch zusammenstelle, muß ich vorweg bemerken, daß nur zwei meiner Versuchspersonen, nämlich der Korporal Jachini und der Soldat Sarteur, von ihrem Heimatsthale Aosta aus schon früher bis zu ca. 3500 m aufgestiegen waren. Die übrigen Soldaten waren, obwohl sie Bergsoldaten waren, niemals über 2500 m emporgekommen, konnten daher nicht als Leute betrachtet werden, die sich größeren Höhen angepaßt hatten. Während des Jahres, in dem wir die Monte Rosabesteigung unternahmen, war keiner dieser Bergsoldaten auf den Bergen gewesen. Mein Bruder hatte im vorangegangenen Jahre einen Aufstieg bis zur Gnifettihütte gemacht. Benno Bizzozero war ein guter Alpinist. Im Jahre zuvor hatte er den Monte Rosa bis zur Zumsteinspitze (4563 m) von Zermatt aus über den Col du Lys erstiegen. Dr. A. Abelli ist ein erprobter Alpinist.

Die in der nachstehenden Tabelle zu unterst angeführten Soldaten Oberhoffer, Chamois und Ramella stiegen von Ivrea direkt zur Hütte Königin Margerita auf, während die erste Abteilung der Expedition, welche nach Abzug der Führer und Träger aus zehn Personen bestand, langsam den Gipfel des Monte Rosa erreichte, indem sie jede Woche nur 1000 m zurücklegte.

Name	Körpergewicht	Körpergröße	Alter
Eugen Camozzi . . .	65 600 g	1,70 m	22 Jahre
Santino Marta . . .	71 200 „	1,72 „	22 „
Albino Sarteur . . .	64 820 „	1,73 „	22 „
Germano Solferino .	64 100 „	1,71 „	22 „
Felix Jachini . . .	73 560 „	1,75 „	22 „
Karl Cento	69 120 „	1,71 „	22 „
Benno Bizzozero . .	56 340 „	1,78 „	21 „
Angelo Mosso . . .	74 500 „	1,70 „	49 „
Vittor Abelli . . .	60 000 „	1,67 „	35 „
Ugolino Mosso . . .	59 500 „	1,64 „	41 „
Joseph Oberhoffer .	58 300 „	1,61 „	22 „
Peter Chamois . . .	62 680 „	1,62 „	22 „
Peter Ramella . . .	63 920 „	1,62 „	22 „

Tabelle I.

(Siehe Seite 7 ff.)

Vergleich der Veränderungen in der Puls- und Atemfrequenz zu Turin (276 m) und in der Hütte Königin Margerita (4560 m), bei der gleichen Ermüdung durch Heben von zwei je 5 kg schweren Hanteln bis über den Kopf, in Pausen von 4 Sekunden.

Name	Höhe	Datum	Anzahl der Hebungen	Puls		Atmung	
				vorher	nachher	vorher	nachher
		Juli					
Korporal Eugen Camozzi	276 m	12	44	74	100	19	20
	"	13	48	89	112	19	18
		August					
	4560 m	16	**150**	**100**	**136**	**20**	**28**
		Juli					
Soldat Santino Marta	276 m	12	62	70	88	20	24
	"	13	94	74	94	22	22
		August					
	4560 m	14	**185**	**92**	**134**	**24**	**24**
		Juli					
Soldat Albino Sarteur	276 m	12	80	64	78	20	17
	"	13	110	68	100	19	14
		August					
	4560 m	16	**143**	**96**	**132**	**16**	**22**
		Juli					
Korporal Felix Jachini	276 m	12	51	66	78	18	22
	"	13	56	70	72	18	22
		August					
	4560 m	14	**76**	**68**	**104**	**18**	**24**
	"	15	**131**	**80**	**106**	**20**	**28**
		Juli					
Soldat Peter Chamois	276 m	12	82	60	74	21	24
	"	13	121	62	68	20	18
		August					
	4560 m	13	**119**	**96**	**128**	**22**	**28**
		Juli					
Soldat Jos. Oberhoffer	276 m	12	95	74	82	24	24
	"	13	124	70	86	23	22
		August					
	4560 m	14	**130**	**82**	**118**	**24**	**28**

Tabelle II.

(Siehe Seite 270.)

Luftvolumen, eingeatmet in einer halben Stunde in verschiedenen Höhen.

Die Versuche wurden während der Expedition auf den Monte Rosa von Prof. Ugolino Mosso angestellt.[1]

Reihenfolge	Name	Datum	Stunde	Liter Luft inspiriert in 1 Minute	Temperatur der Luft	Luftdruck	Liter Luft inspiriert in ½ Stunde
I. Gressoney la Trinità (1627 m).							
1	Jachini	21. VII.	9,25	8,702	17°	65 cm	261,075
2	Jachini	21. „	2,4	9,50	18	„	285,010
3	Solferino . . .	22. „	3	6,867	21	„	206,223
4	Sarteur	23. „	3	6,93	25	„	207,983
5	Sarteur	24. „	1,30	5,77	26	„	177,203
6	Solferino . . .	24. „	3,55	9,65	24	„	289,633
II. Lagerplatz auf der Alpe Indra (2515 m).							
7	Jachini	26. VII.	10,45	9,68	15°	62 cm	290,405
8	Solferino . . .	26. „	4,30	6,952	16	„	208,561
9	Solferino . . .	29. „	9,35	8,014	10	„	240,421
10	Sarteur . . .	29. „	10,50	5,833	10	„	174,990
11	Jachini	29. „	2,16	9.437	12	„	283,126
III. Lager bei der Hütte Linty (3047 m).							
12	Jachini	1. VIII.	2,30	8,129	15°	51 cm	243,898
13	Solferino . . .	2. „	3,39	10,122	13	„	303,660
14	Sarteur	3. „	3	7,345	12	„	220,354
IV. Hütte Gnifetti (3620 m).							
15	Jachini	7. VIII.	2,20	7,721	10°	48 cm	231,649
16	Solferino . . .	7. „	4,20	7,732	5	„	231,866
17	Sarteur	8. „	5,25	7,294	7	„	218,828
V. Hütte Königin Margerita (4560 m).							
18	Jachini	12. VIII.	4,28	9,214	7°	43 cm	276,427
19	Jachini	13. „	5,30	9,643	13	„	289,296
20	Sarteur	16. „	4,35	6,402	12	„	192,065
21	Sarteur	17. „	10,25	5,061	8	„	151,830
22	Solferino . . .	18. „	10,20	8,907	20	„	267,220
23	Solferino . . .	18. „	1,45	8,639	19	„	259,171
VI. Auf der Rückkehr zu Gressoney la Trinità (1627 m) angestellter Versuch.							
24	Sarteur	23. VIII.	10	5,374	15°	65 cm	161,229
25	Jachini	23. „	11,20	10,65	12	„	301,973
26	Solferino . . .	23. „	15,40	6,595	12	„	197,861

[1] Die Luft wurde mit demselben Kontator gemessen, dessen ich mich bediente, ebenso wurden dieselben Ventile und dieselben Guttaperchamasken verwandt. Diese Versuche dienten dazu, die Quantität der in verschiedenen Höhen in einer halben Stunde eliminierten Kohlensäure zu bestimmen.

Tabelle III.

(Siehe Seite 304.)

Vergleich der Luftvolumina, die zu Gressoney la Trinità und auf dem Gipfel des Monte Rosa eingeatmet wurden.

Prof. UGOLINO MOSSO.

Ort	Datum	Stunde	Temperatur der Luft	Liter Luft inspiriert in 30 Minuten	Liter Luft inspiriert in 1 Minute	Mittlere Atem-frequenz	Mittelwert d. Inspiration
Gressoney la Trin. (1627 m)	24. VII.	10,10	24°	208,29	6,94	12	0,758
Hütte Königin Margerita (4560 m)	12. VIII.	7,40 vorm.	8,6	257,87	8,59	13	0,660

Atem-frequenz auf die Minute	Luftmenge in ccm, die bei jeder Inspiration in die Lungen eingeführt wurde													
	Gressoney la Trinità.													
11	602	482	602	602	506	554	554	554	530	506	530			
13	602	482	554	626	530	482	602	554	530	457	530	554	578	
13	530	578	578	602	578	602	723	433	578	578	482	578	530	
14	506	554	385	506	482	457	409	576	530	433	433	361	554	482
13	482	795	578	506	554	457	554	554	457	433	578	409	457	
11	771	650	626	554	650	554	530	482	626	578	530			
12	578	433	578	530	771	530	650	626	650	843	482	506		
	Hütte Königin Margerita.													
13	964	795	530	554	650	795	650	482	626	698	578	385	626	
13	698	602	433	674	939	698	409	819	602	578	698	602	554	
12	554	1325	602	723	867	698	578	867	482	626	1180	843		
12	698	674	723	891	361	385	723	771	506	674	771	747		
12	747	650	891	578	867	578	723	915	626	626	723	843		
12	554	771	578	674	578	1036	1012	433	1012	1036	698	1012		
13	626	650	626	771	578	747	939	1060	771	602	819	626	626	
13	578	723	867	602	625	891	771	1036	747	626	771	313	602	
13	915	698	939	1132	843	578	1012	843	698	795	650	939	674	
14	674	723	939	578	723	1060	723	530	433	1132	1084	723	771	530

Tabelle IV.

(Siehe Seite 304.)

Vergleich der Luftvolumina, die zu Gressoney la Trinità und auf dem Gipfel des Monte Rosa eingeatmet wurden.

Benno Bizzozero.

Ort	Datum	Stunde	Temperatur der Luft	Liter Luft inspiriert in 30 Minuten	Liter Luft inspiriert in 1 Minute	Mittlere Atem-frequenz	Mittelwert d. Inspiration
Gressoney la Trin. (1627 m)	24. VII.	9	20°	262,69	8,75	11	0,808
Hütte Königin Mergerita (4560 m)	12. VIII.	8,15	5,3	274,74	9,15	15	0,611

Atem-frequenz auf die Minute	Luftmenge in ccm, die bei jeder Inspiration in die Lungen eingeführt wurde
	Gressoney la Trinità.
10	723 602 891 747 964 771 1060 1084 723 1180
10	867 650 843 891 747 843 674 915 939 723
10	891 795 650 578 819 530 674 626 819 7230
10	723 723 723 723 482 650 578 602 698 747
11	723 674 771 819 723 843 723 723 728 771 626
12	771 723 723 626 650 819 506 771 771 843 626 819
11	482 843 554 602 361 602 723 433 409 409 361
12	795 843 698 843 723 771 795 795 771 819 939 795
13	915 915 988 771 771 867 578 578 650 361 457 554 482
11	578 747 843 843 915 771 843 843 795 843 674
9	939 602 723 723 795 819 289 626 578
10	747 795 891 723 964 891 964 915 674 723
10	1084 771 843 795 795 674 795 457 698 723
	Hütte Königin Margerita
	12. August 1894, 8 Uhr 15 Minuten. Tempcratur 5,3°.
14	771 650 602 674 602 554 650 747 506 578 506 843 723
15	385 482 650 530 530 530 578 602 578 578 674 626 506 578 602
16	626 650 457 578 578 723 795 554 530 457 578 650 747 506 506 602
15	650 674 771 602 530 578 482 602 457 723 771 578 723 554 482
16	578 506 650 506 578 554 530 554 554 530 482 530 602 554 554 554
16	626 602 530 554 650 602 602 506 602 698 602 554 554 554 578 506
15	650 626 650 747 385 506 482 698 795 698 385 602 506 626 554

Tabelle V.

(Siehe Seite 304.)

Vergleich der Luftvolumina, die zu Gressoney la Trinità und auf dem Gipfel des Monte Rosa eingeatmet wurden.

Korporal CAMOZZI.

Ort	Datum	Stunde	Temperatur der Luft	Liter Luft inspiriert in 30 Minuten	Liter Luft inspiriert in 1 Minute	Mittlere Atem-frequenz	Mittelwert d. Inspiration
Gressoney la Trin. (1627 m)	23. VII.	9,50	18°	140,960	4,90	8	0,587
Hütte Königin Margerita (4560 m)	17. VIII.	11,40	8	238,59	7,95	9	0,883

Atem-frequenz auf die Minute	Luftmenge in ccm, die bei jeder Inspiration in die Lungen eingeführt wurde
	Gressoney la Trinità.
8	602 939 915 939 964 843 915 723
6	1132 1156 843 939 964 988
7	964 1612 915 843 843 1084 867
6	1156 819 698 1084 1036 1084
7	964 723 964 964 723 723 337
7	674 530 843 843 723 1200 602
7	602 650 915 723 723 843 578
7	723 964 843 723 650 7230 643
8	1325 409 482 626 602 698 602 602
	Hütte Königin Margerita.
10	674 747 819 723 819 771 747 795 867 867
10	891 747 771 988 771 939 939 1036 915 1036
11	891 843 867 795 409 433 530 891 723 964 939
9	578 1036 819 915 1060 482 939 1084 747
8	1060 667 915 843 674 578 602 433
7	795 1084 1205 1397 867 1277 1025
7	1132 1229 1180 915 1277 891 1180
7	1229 1277 915 1132 1277 1108 1205
7	1253 1132 1180 1108 1108 1277 1084

Tabelle VI.

(Siehe Seite 304.)

Vergleich der Luftvolumina, die zu Gressoney la Trinità und auf dem Gipfel des Monte Rosa eingeatmet wurden.

Soldat Sarteur.

Ort	Datum	Stunde	Temperatur der Luft	Liter Luft inspiriert in 30 Minuten	Liter Luft inspiriert in 1 Minute	Mittlere Atem-frequenz	Mittelwert d. Inspiration
Gressoney la Trin. (1627 m)	24. VII.	8,50	18°	168,70	5,620	10	0,562
Hütte Königin Margeria (4560 m)	14. VIII.	8,56	8	174,84	5,824	10	0,582

Atem-frequenz auf die Minute	Luftmenge in ccm, die bei jeder Inspiration in die Lungen eingeführt wurde											
	Gressoney la Trinità.											
8	1205	723	1012	915	891	915	843	1180				
8	1229	1180	1108	891	964	1084	1036	843				
7	1446	1325	1084	843	964	964	843					
8	843	964	843	1084	843	964	964	964				
8	843	843	650	795	723	1446	1017	1036				
8	1132	1036	1205	747	819	723	626	698				
9	650	843	554	650	650	698	771	843	650			
9	674	771	795	843	723	602	602	602	650			
	Hütte Königin Margerita.											
11	482	482	554	482	554	602	650	626	578	530		
10	698	482	602	626	602	674	578	626	602	602		
11	602	602	602	674	530	723	698	602	554	602	1397	
11	795	457	457	385	457	578	506	482	457	530		
12	554	457	506	530	482	506	409	409	554	482	409	530
11	554	482	433	626	626	530	482	482	482	433		
10	409	433	409	482	626	361	433	385	482	433		
11	409	361	361	409	385	385	361	385	361	409	433	

Tabelle VII.

(Siehe Seite 304.)

Vergleich der Luftvolumina, die zu Turin und auf dem Gipfel des Monte Rosa eingeatmet wurden.

Soldat Chamois, der von Ivrea ohne anzuhalten aufgestiegen war.

Ort	Datum	Stunde	Temperatur der Luft	Liter Luft inspiriert in 30 Minuten	Liter Luft inspiriert in 1 Minute	Mittlere Atem-frequenz	Mittelwert d. Inspiration
Turin (276 m)	15. VII.	10	20°	231,567	7,719	18—19	0,428
Hütte Königin Margerita (4560 m)	15. VIII.	8,50	9,4	265,461	8,848	16	0,553
	16. VIII.	4 nachm.	9	277,752	9,115	15	0,617

Atemfrequenz auf die Minute	Luftmenge in ccm, die bei jeder Inspiration in die Lungen eingeführt wurde
	Turin.
18	433 457 408 384 480 480 384 432 504 360 432 409 457 457 409 480 384 480
19	457 433 409 433 409 457 384 432 384 482 457 409 433 457 457 409 480 433 457
19	433 385 409 433 506 385 482 482 409 384 409 457 433 530 385 385 385 457 482
18	457 409 482 506 433 457 409 387 385 409 409 530 409 385 385 433 409 385
18	409 433 409 433 457 457 433 482 482 385 385 409 433 409 433 457 433 482
	Hütte Königin Margerita. Nachdem ich am 12. in der Hütte angekommen war, stellte ich am 15. die Beobachtungen über die Atmung an.
16	650 650 650 650 674 723 650 674 482 723 723 698 771 674 747 723
16	674 674 626 723 674 674 723 698 698 747 723 771 698 698 723 698
16	694 723 698 723 723 771 674 723 723 674 650 698 674 650 674 650
16	675 674 650 698 530 698 723 650 626 698 698 626 674 723 674 650
16	771 674 650 698 674 674 554 626 650 650 578 626 650 554 698 626
16	771 674 650 698 674 674 554 626 650 650 578 626 650 554 698 626
17	650 530 602 602 602 578 530 674 578 626 626 650 723 698 626 650 602
	Hütte Königin Margerita. Am 4. Tage der Ruhe (16. VIII.), nachdem wir die Höhe von 4560 m erreicht hatten.
15	433 443 530 530 626 554 602 602 650 554 578 626 698 650 650
15	723 430 602 626 650 795 578 723 626 674 674 771 723 578 795
15	723 674 674 723 626 723 819 891 313 771 747 747 819 698 650
14	626 650 626 626 602 650 650 674 602 674 626 626 650 626

Tabelle VIII.

(Siehe Seite 304.)

Vergleich der Luftvolumina, die zu Turin und auf dem Gipfel des Monte Rosa eingeatmet wurden.

Soldat Oberhoffer, der von Ivrea ohne anzuhalten aufgestiegen war.

Ort	Datum	Stunde	Temperatur der Luft	Liter Luft inspiriert in 30 Minuten	Liter Luft inspiriert in 1 Minute	Mittlere Atem-frequenz	Mittelwert d. Inspiration
Turin (276 m)	13. VII.	8 vorm.	21°	267,076	8,90	20	0,445
Hütte Königin Margerita (4560 m)	15. VIII.	8 „	7	275,824	9,19	19	0,483

Atem-frequenz auf die Minute	Luftmenge in ccm, die bei jeder Inspiration in die Lungen eingeführt wurde													
	Turin.													
20	456	432	480	432	456	408	432	408	456	552	408	384	408	552
	408	456	432	408	456	408								
20	384	408	408	456	442	456	552	576	384	408	384	384	552	408
	408	504	408	456	432	456								
21	504	504	384	384	504	408	456	432	504	408	408	384	360	552
	552	408	432	432	408	432	552							
20	432	456	480	384	384	384	504	408	408	504	456	432	408	504
	528	504	408	408	432	432								
20	480	456	408	408	504	456	408	456	456	552	552	384	384	552
	384	456	456	456	480	480								
	Hütte Königin Margerita nach dem dritten Ruhetage.													
17	432	456	552	480	576	480	504	744	504	1056	456	408	456	576
	360	480	432											
19	480	528	504	576	504	480	480	552	480	456	528	480	552	384
	312	432	504	576	576									
19	552	552	432	480	480	600	600	480	408	456	384	504	528	408
	360	552	288	456	432									
19	336	360	600	480	456	456	528	480	456	456	456	480	552	600
	480	360	432	408	624									
20	456	456	456	528	552	504	408	384	384	480	624	456	480	576
	528	456	480	600	528	552								
17	720	648	792	576	552	648	672	552	672	648	600	576	624	600
	504	504	360											
17	480	576	504	600	504	480	480	552	504	528	528	504	624	576
	504	576	504											
15	576	576	528	672	576	672	552	576	576	648	528	552	480	648
	648													
17	552	480	552	624	528	432	456	528	576	480	576	432	360	552
	576	576	504											
15	600	576	600	552	864	648	696	744	792	672	648	648	600	360
	576													

Tabelle IX.

(Siehe Seite 304.)

Vergleich der Luftvolumina, die zu Gressoney la Trinità und auf dem Gipfel des Monte Rosa eingeatmet wurden.

Soldat Solferino.

Ort	Datum	Stunde	Temperatur der Luft	Liter Luft inspiriert in 30 Minuten	Liter Luft inspiriert in 1 Minute	Mittlere Atem-frequenz	Mittelwert d. Inspiration
Gressoney la Trin. (1627 m)	23. VII.	8,5	10°	192,58	6,41	10	0,641
Hütte Königin Margerita (4560 m)	12. VIII.	9,45	11,6	166,29	5,54	14	0,390

Atem-frequenz auf die Minute	Luftmenge in ccm, die bei jeder Inspiration in die Lungen eingeführt wurde													
	Gressoney la Trinità.													
10	723	530	674	723	602	723	650	650	602	433				
10	530	554	698	554	843	698	747	530	385	650				
10	747	650	650	554	554	578	530	554	482	723				
8	602	694	723	819	723	530	819	771						
9	1036	723	1205	964	843	723	843	1012	723					
9	843	723	723	723	964	843	723	771	578					
10	1084	723	723	795	650	650	819	915	747	964				
9	723	723	723	674	723	867	578	771	723					
9	723	723	602	409	626	602	747	554	795					
9	771	771	626	867	891	819	795	795	723					
10	530	433	482	554	530	602	530	506	530	482				
	Hütte Königin Margerita.													
12	482	409	433	433	337	385	409	433	361	409	385	361		
12	457	385	409	385	385	385	482	433	578	433	409	554		
12	457	457	385	313	265	289	409	409	457	361	313	313		
13	337	337	289	289	361	337	337	361	385	265	409	313	313	
14	361	361	241	313	313	241	241	361	361	265	265	265	337	313
13	241	241	241	433	433	361	337	265	241	241	241	241	216	
14	192	433	433	409	433	409	385	385	313	289	289	313	289	241

Tabelle X.

(Siehe Seite 209.)

Vitalkapazität einiger Teilnehmer an der Besteigung des Monte Rosa, gemessen zu Turin (276 m) und in der Hütte Königin Margerita (4560 m).

Die nachstehenden Zahlen geben das Mittel aus drei aufeinander folgenden Beobachtungen in ccm. Damit die Lungen in den Normalzustand zurückkehren konnten, wurde zwischen je zwei Messungen eine Pause von 4 bis 5 Minuten gemacht.

	Turin	Hütte Königin Margerita	Differenz
A. Mosso	3888 ccm	3108 ccm	780 ccm
B. Bizzozero	4200 „	3653 „	547 „
Solferino	4556 „	4434 „	122 „
Marta	5206 „	4651 „	555 „
Sarteur	5205 „	4723 „	482 „
Jachini	4795 „	4508 „	287 „
Die Soldaten Chamois und Oberhoffer stiegen ohne Aufenthalt von Ivrea zum Monte Rosa auf.			
Chamois	3678 „	3276 „	402 „
Oberhoffer	3179 „	2734 „	445 „

Alphabetisches Namen- und Sachregister.

Die Zahlen beziehen sich auf die Seiten.

FSC
www.fsc.org
MIX
Papier | Fördert gute Waldnutzung
FSC® C083411

Kolibri 360 GmbH
Ferdinand-Jühlke-Straße 7
99095 Erfurt, Deutschland
produktsicherheit@kolibri360.de